U0214143

中文翻译版

肌肉骨骼影像学案例教程

Musculoskeletal Imaging：A Teaching File

原书第 3 版

原　著　Felix S. Chew

　　　　Hyojeong Mulcahy

　　　　Alice S. Ha

主　审　蔡祖龙　唐佩福

主　译　聂永康　蔡剑鸣

科学出版社

北　京

图字：01-2018-4864

内 容 简 介

本书由国际著名的影像学 Felix S. Chew 教授领衔撰写完成。共 8 章，涵盖全身各个部位的所有影像学检查手段，包括 X 线、CT、MRI、核医学、超声等，也包括疾病种类、创伤、肿瘤、关节疾病、内分泌及代谢病、感染、先天性和发育异常等。每个病例以未知的形式呈现，随读者阅读思考而呈现诊断结果。以简要病史开始，接下来是相关影像描述、诊断、要点讨论，帮助读者轻松把握正确的诊断和鉴别诊断思路的关键点及知识点。

本书内容丰富、经典实用，可供工作在临床一线的放射科和骨科医师、病理科医师参考，特别对青年医师来说，是一本良好的教材。

图书在版编目 (CIP) 数据

肌肉骨骼影像学案例教程：原书第 3 版 /（美）菲利克斯·楚（Felix S. Chew）等著；聂永康，蔡剑鸣主译 . —北京：科学出版社，2019.1

书名原文：Musculoskeletal Imaging：A Teaching File

ISBN 978-7-03-060080-6

Ⅰ . ①肌…　Ⅱ . ①菲…　②聂…　③蔡…　Ⅲ . ①肌肉骨骼系统－影象诊断－教材

Ⅳ . ① R680.4

中国版本图书馆 CIP 数据核字（2018）第 281443 号

责任编辑：路　弘／责任校对：韩　杨
责任印制：肖　兴／封面设计：龙　岩

Felix S, Chew, Hyojeong Mulcahy ,Alice S. Ha ,Musculoskeletal Imaging: A Teaching File,3th ed
ISBN-13: 978-1-60913-793-9

科　学　出　版　社 出版
北京东黄城根北街 16 号
邮政编码：100717
http://www.sciencep.com

北京画中画印刷有限公司　印刷

科学出版社发行　各地新华书店经销

*

2019 年 1 月第 一 版　开本：889×1194　1/16
2019 年 1 月第一次印刷　印张：34 1/2
字数：820 000

定价：220.00 元
（如有印装质量问题，我社负责调换）

主　审　蔡祖龙　唐佩福

主　译　聂永康　蔡剑鸣

译　者　(以姓氏笔画为序)

马　露	王　岩	王新江	卢明明	付岩宁
刘　烨	刘梦雨	李　涛	李　璐	李颖娜
吴　芳	宋　翔	张　君	张　欣	张兴华
张啸波	陈志晔	金　鑫	钟　燕	姚洪祥
聂红琴	聂思衡	崔　豹		

Musculoskeletal
Imaging
A Teaching File

THIRD EDITION

Felix S. Chew, M.D., ED.M., M.B.A.
Professor of Radiology
Vice-Chair for Academic Innovation
Section Head of Musculoskeletal Radiology
University of Washington, Seattle, Washington

Hyojeong Mulcahy, M.D.
Assistant Professor of Radiology
University of Washington, Seattle, Washington

Alice S. Ha, M.S, M.D.
Assistant Professor of Radiology
University of Washington, Seattle, Washington

Wolters Kluwer | Lippincott Williams & Wilkins
Health
Philadelphia · Baltimore · New York · London
Buenos Aires · Hong Kong · Sydney · Tokyo

病案教学是临床及放射实践中最常见的方式之一。本书为美国颇有影响力的专家在麻省总医院、华盛顿大学、梅奥中心等数十年从医教学资料的积累。每一个病例都精心挑选，为了教会专业医师如何基于影像掌握合理的诊断技能。病例囊括了影像检查手段，包括 X 线、CT、MR、核医学、超声等，也包含了所有的疾病种类，创伤、肿瘤、关节疾病、内分泌和代谢性骨病、感染、先天性和发育性异常、全身疾病的骨骼肌肉表现等。每一个病例都以未知的方式呈现，以简要的病史开始，并附几幅图像。接下来是相关影像的描述、诊断、要点讨论，重点在影像诊断的根据。从本书的编排上也反映出这一特点，即在每一病例标题上未编排疾病名称，目的是使读者在阅读病例时，避免先入为主，而是通过边阅读边思考做出诊断。影像讨论也侧重反映影像医生与临床医生之间、放射科内教学与培训中典型的问题。本书为美国放射科医师影像考试必备参考书之一。

我们本着认真学习的初衷，组织了一批对本书有浓厚兴趣的医师进行翻译，他们在工作之余挤出宝贵的时间，为本书的完成付出了艰苦的努力，对他们的辛勤工作深表感谢。在翻译过程中，难免存在纰漏之处，还请同道不吝指正！

解放军总医院放射科　聂永康　蔡剑鸣

2018年9月

病案教学是放射学教学的一种极具特征的方式之一。教学中早就需要这类综合性的系列丛书。病案教学方式把只能在教学医院开展的专家会诊呈现给广大读者。作为 Lippincott Williams & Wilkins 工作人员，我们非常自豪出版了这样的系列丛书，目的就是给各个阶段的放射医师提供病例资源及解答。

书中的病例均是从重要的医学中心病案中精挑细选出来的。而每个病案的讨论均是模拟放射科低年资医师与其他放射科医师的日常病案讨论的方式。

本丛书里每个病案设计为未知答案的形式，每个病例采用固定的方式：先给一些简要病史，然后是几张影像图片，接着是相关影像学表现、鉴别诊断、诊断、疾病讨论、图片说明。采用这种方式，作者引导读者阅片、思考，把重点放在诊断关键要点上。

作者期望本丛书对各个阶段的放射科医师都有价值，也期望对相关学科的临床医生有帮助。

The Publisher

　　《肌肉骨骼影像学案例教程》第 3 版，是一部改进、更新、权威的病案教学集，实际上，也是您所需要用来更新肌肉骨骼影像学知识、提高诊断能力的参考书。Chew、Mulcahy 和 Ha 三位博士在本版选择病例和材料汇集方面保持了前两版的高质量，这绝对不是一项小工程。

　　肌肉骨骼影像学已经有了飞速的发展，因此需要把旧版中的模拟格式老旧图像替换或更新为数字图像，在新病例中及时添加一些多层螺旋 CT 与 MRI 的图像。在新版中，所有这些都已完美呈现。

　　本版在形式上以更加简洁的方式，突出了病例的主要影像学特征和临床特征。如同前两版，每一至两页囊括不同的病例与图像；每章包含同一个部位的 50 个左右病例，而选择的病例也覆盖了全部疾病谱：关节炎、创伤、感染、肿瘤、代谢和先天性疾病。病例的影像学表现，讨论，合理的、恰当的鉴别诊断都一一呈现。每个病例之后都有简略的病理生理、病因综述总结。

　　您需要一本肌肉骨骼影像的速查参考书吗？您正在准备美国的放射科影像考试吗？您需要简捷的途径来更新知识或重新检测自己的肌肉骨骼影像知识吗？您想通过简单的、直接的方法检测自己的肌肉骨骼影像学诊断能力吗？这就是您需要的一本书。

　　怎么使用这本书就看你自己了。您可以只简单从头到尾地浏览全书每个章节的封面，做到熟悉肌肉骨骼影像的内容；或者您可以只看图像检测自己是否发现了重要的征象、得到了正确的答案；或者在应付考试填鸭式的复习空当浏览一下；或者工作中遇到类似的病例，查找本书进一步证实诊断或提出最恰当的鉴别诊断。这都是您的选择。

　　一书在手，阅读、标记、自我消化，拥有它、享受它，不仅能满足您在肌肉骨骼影像学方面的特殊需要，三位博士的辛勤劳动，以及丰富的信息，还会让您耳目一新。

Lee F. Rogers，M.D.

　　这本教学病案书，力图呈现在观片灯前，与肌肉骨骼影像学专家和大师级老师共同阅片的学习过程。与综合教科书根据病理生理编写不同，本书根据解剖部位编写，因此病例种类的跨度迥然不同，每一个病例都是为了教会步入影像学诊断领域的年轻医师如何基于影像做出合理诊断的技能。病例囊括了所有的影像检查手段，包括 X 线、CT、MRI、核医学、超声等，也包含了所有的疾病种类，创伤、肿瘤、关节疾病、内分泌和代谢性骨病、感染、先天性和发育性异常、全身疾病的骨骼肌肉表现等。每一个病例都以未知答案的方式呈现，以简要的病史开始，并附几幅图像。接下来是相关影像的描述、诊断、要点讨论，重点在影像诊断的根据。影像学讨论也侧重反映了影像会诊医生与临床医生之间、放射科内教学与培训中的典型问题。根据病理生理和解剖部位编写的大量的主题索引和疾病名称列表，使该书既可以用作参考书，也可以当作图谱集。

　　本书选择的病例并非与大家每天的工作内容一致，也非耗费脑力的专题综述。相反，病例提炼出每一个教学要点，精简出临床相关问题，满足好奇心，体现了作者的独具匠心。通过病例中提供的同类疾病，作者希望以点带面，让读者了解某一疾病的类似疾病。尽管本书是通过解剖部位编写，但对一些全身性或多骨疾病的病例，为方便起见，也包含了一些相关的其他部位的影像。许多疾病不止一个病例。还有很多讨论不是仅限于分析影像特征和鉴别诊断，也包括了影像背后的病理生理、临床特点和治疗方面的考量。

Felix S. Chew，M.D.
Hyojeong Mulcahy，M.D.
Alice S. Ha，M.D.

　　《肌肉骨骼影像学案例教程》第 1 版是在麻省总医院着手开始编写的，那时本人与 Leffler 是骨关节影像组成员。在 Maldjian 博士（先前在坦普尔大学，后来在纽约大学医学中心工作）的帮助下本书得以完成，当时本人在维克森林大学任肌肉骨骼影像部主任，同时第 1 版还得到了 Mulligan 博士和 Flemming 博士的帮助。第 1 版中大部分的病例资料来源于麻省总医院，而其余的病例大多来自各位作者教学工作中所积攒、搜集。我要感谢以前在麻省总医院同事的大力帮助，Rosenthal 博士、Kattapuram 博士和 Palmer 博士在病例搜集或指导我搜集病例中提供帮助。本书的第 2 版、第 3 版是在华盛顿大学完成的。第 2 版中共同作者有梅奥中心的 Roberts 博士，还有该医院 Lalaji 博士的帮助。同时要感谢我的前同事维克森林大学的 Boles 博士、Lenchik 博士、Rogers 博士。他们提供了很多有趣的病例。其他的一些资料是在华盛顿大学搜集的，并得到了 Richardson 博士的大力帮助。我也要感谢很多年轻医师的帮助，他们为最终定稿提供了建议。

Felix S. Chew

ACL	前交叉韧带	MFH	恶性纤维组织细胞瘤
AIDS	获得性免疫缺陷综合征	MR	磁共振
ANA	抗核抗体	MRI	磁共振成像
AP	前后位	MTP joint	跖趾关节
C_1，C_2	第一、二颈椎	ORIF	切开复位内固定
CMC joint	掌腕关节	PA	后前位
CT	计算机断层成像	PCL	后交叉韧带
DDH	髋关节发育不良	PD	质子密度
DIP joint	远端指间关节	PIP joint	近端指间关节
DISH	弥漫性特发性骨质增生症	PMNs	多形核白细胞
DISI	背侧骨间韧带不稳	PVNS	色素沉着绒毛滑膜炎
DPA	双光子吸收计	QCT	定量CT
DXA	双能量X线吸收计	RF	类风湿因子
FS	脂肪抑制	S_1，S_2	第一、二骶椎
FSE	快速自旋回波	SCFE	股骨头骨骺滑脱
GRE	梯度回波	SI joint	骶髂关节
HIV	人类免疫缺陷病毒	SLE	系统性红斑狼疮
HLA	人类淋巴细胞抗原	STIR	短时间翻转恢复
HU	亨氏单位	T_1，T_2	第一、二胸椎
IM	髓内杆	Tc-99m	锝-99m
IP joint	指间关节	TFCC	纤维软骨三角韧带复合体
IR	翻转恢复	THA	全髋关节成形术
K-wire	基尔希纳钢丝	THR	全髋关节置换术
L_1，L_2	第一、二腰椎	TKA	全膝关节成形术
LCL	外侧副韧带	TKR	全膝关节置换术
MCL	内侧副韧带	TMT joint	跗跖关节
MCP joint	掌指关节	VISI	足底韧带不稳
MDP	亚甲基二膦酸盐	WBC	白细胞

第1章
手及腕

【临床病史】男性，37岁，手指肿胀。

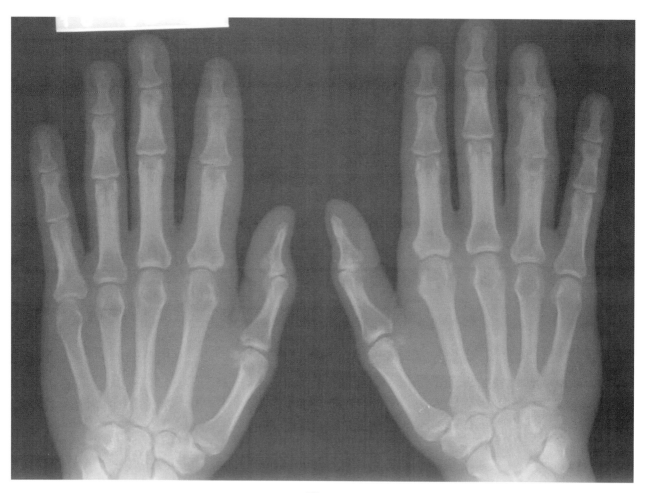

图1.1

【影像学表现】双手X线后前位片，左手显示整个示指软组织呈腊肠样肿胀，其他手指正常。示指仅有掌指关节的近端指骨桡侧骨质呈侵蚀样破坏，邻近近端指间关节和远端指间关节可见绒毛状骨膜炎。骨质密度正常。无关节错位和关节间隙变窄。右手环指软组织呈腊肠样肿胀，近端指间关节和远端指间关节均侵蚀破坏并有骨膜炎。

【鉴别诊断】银屑病关节炎、侵蚀性骨关节炎、风湿性关节炎、痛风性关节炎。

【诊断】银屑病关节炎。

【讨论】软组织腊肠样肿胀是弥漫性炎症的特征性表现，提示蜂窝织炎、潜在的骨髓炎及血清阴性脊柱关节病，如银屑病关节炎。腊肠样肿胀反映了肌腱、韧带及关节囊均受累，与此不同，梭形肿胀一般反映关节积液和关节滑膜炎。绒毛状骨膜炎和骨质侵蚀是炎性过程独有的表现。本病例中，骨膜炎较为明显，与周围正常骨质比较，病变骨皮质及形态出现异常。病变累及的分布特点——单一整个手指受累、邻近手指正常，为银屑病关节炎的特征性表现。银屑病关节炎的早期改变可早于或晚于银屑病皮肤病变的出现，有时间隔会达数年之久。虽然大部分患者关节改变相对隐匿、较轻，而有些患者的关节炎进展很快，进而导致畸形甚至功能障碍，对这些患者建议进行早期积极的治疗。

【临床病史】男性，55岁，皮疹。

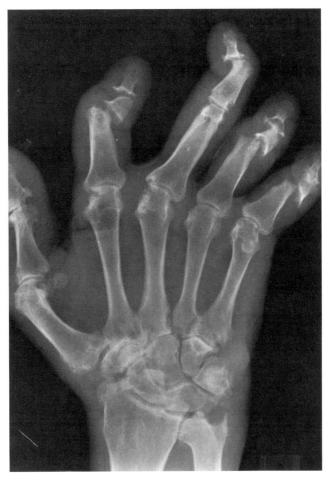

图1.2

【影像学表现】右手后前位X线片显示整个手及腕的多关节炎症。所有手指的远端指间关节及近端指间关节均严重受累，伴有关节两侧骨端侵蚀，导致关节软骨及软骨下骨的完全破坏。数个关节存在"笔在笔筒"畸形。整个腕关节受累，伴有骨侵蚀和成熟的骨膜新生骨，骨膜新生骨在尺骨茎突处最为明显。对侧手有类似表现。

【鉴别诊断】银屑病关节炎、侵蚀性关节炎、风湿性关节炎、痛风性关节炎。

【诊断】银屑病关节炎伴残毁性关节炎表现。

【讨论】银屑病是一种常见遗传倾向的皮肤病，表现为皮肤的干燥、粉红及鳞状改变，但无瘙痒。银屑病关节炎是一种与银屑病相关的炎性关节病，类风湿因子阴性。高达5%的银屑病患者存在银屑病关节炎。银屑病关节炎临床表现有五种类型：①非对称的少关节炎型，占50%以上；②以远端指间关节受累为主的多关节炎型，占5%～19%；③类似风湿性关节炎的对称性血清阴性多关节炎型，约占25%；④类似于强直性脊柱炎的骶髂关节炎和脊柱炎型，占20%～40%；⑤残毁性关节炎型，伴指骨的溶解吸收，占5%。患者可从一种临床类型进展到另外一种。本病例的主要X线表现为骨侵蚀和骨膜炎，为炎性关节炎表现。本病例不存在骨赘、软骨下硬化及不对称关节间隙消失等退行性骨关节病表现。慢性严重性风湿性关节炎会出现严重的骨质疏松，但银屑病关节炎骨质密度往往是正常的。银屑病关节炎与风湿性关节炎比较，其指间关节比掌指关节和腕关节受累更为严重。外周银屑病关节炎残毁性关节炎的主要特点是指间关节骨末端和远端指间关节的完全破坏。

3

【临床病史】女性，55岁，手指僵硬。

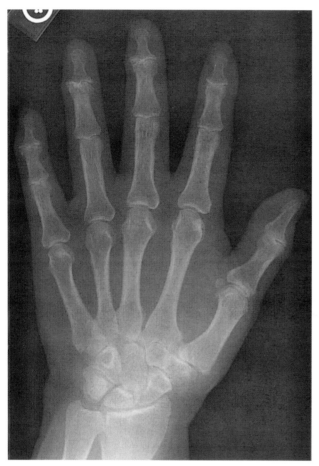

图1.3A

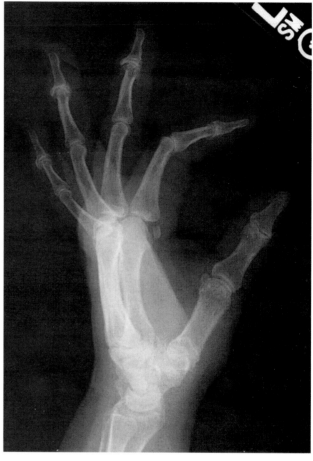

图1.3B

【影像学表现】左手X线后前位（A）及侧位（B）片，显示手指近端指间关节、远端指间关节和拇指的指间关节、掌指关节及基底关节的关节炎改变。关节改变以骨的增生肥大为主，伴有明显的骨赘和软骨下硬化，关节间隙非对称性变窄。骨质密度正常，软组织肿胀不明显。无明显的骨质侵蚀。

【鉴别诊断】骨关节炎、焦磷酸盐关节病。

【诊断】原发性骨关节炎。

【讨论】拇指基底关节（第一腕掌骨关节、舟骨-大多角骨-小多角骨关节）的增生肥大性退变通常只在原发性骨关节炎中出现。近端指间关节和远端指间关节也通常受累。如果不伴有炎性改变，软组织肿胀、近关节的骨质疏松、骨质破坏及关节僵硬一般不会出现。骨关节炎为多发性关节炎的最常见类型。其发病率随年龄增长而增加，常见于65岁以上的老年人。除了手关节外，其他常见发病部位包括髋关节、膝关节、第一跖趾关节、颈部和腰椎的滑膜关节。骨关节炎早期的形态学表现为关节软骨表面的纤维化，反映了软骨分子结构的破坏。软骨渐进性机械性侵蚀、变薄及裂隙形成，最终暴露软骨下骨。适应性骨赘形成、软骨下硬化及非对称性的关节间隙变窄形成了骨关节炎的典型影像学表现。而焦磷酸盐关节病的典型发病部位通常为掌指关节和桡腕关节。

【临床病史】女性，58岁，关节炎。

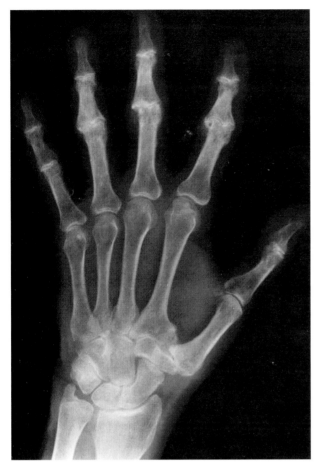

图 1.4A

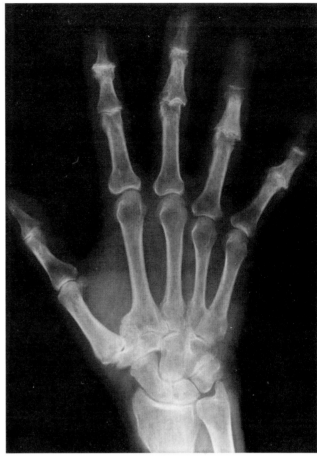

图 1.4B

【影像学表现】双手X线后前位片显示多关节病变，表现为非对称性关节间隙狭窄、骨赘及软骨下硬化。主要累及部位包括指间关节和拇指基底关节，而掌指关节及桡腕关节正常。第三、四、五指骨近端指间关节可见"海鸥翼征"。骨质密度正常。

【鉴别诊断】侵蚀性骨关节炎、骨关节炎、银屑病关节炎、焦磷酸盐关节病。

【诊断】侵蚀性骨关节炎。

【讨论】骨赘及软骨下硬化提示关节炎退行性改变。病变独特的分布特征为骨关节炎的特征，包括指间关节、拇指的基底关节。虽然由于关节内碎片及软骨破坏产物的出现，关节退行性改变通常有一些滑膜炎性反应成分，但当炎性反应呈侵袭性改变，并以此为主出现临床症状时，就称之为侵蚀性骨关节炎。X线片显示退行性骨关节病特点及原发性骨关节炎分布特点，而急性滑膜炎则引起炎症侵蚀性、关节间隙均匀变窄、有时强直。在后前位X线片上手指指间关节可见特征性的"海鸥翼征"表现，与中央侵蚀及周围骨质增生一致。本病好发于绝经期妇女（女：男为12：1）。炎性过程通常在几个月到几年内消失，最终导致残留的退行性改变。虽然银屑病关节炎可有相似的分布，但软骨下硬化和骨赘表现有助于排除其诊断。

1.5

【临床病史】女性，33岁，手持续性红肿和疼痛。发病时、发病2个月后及9个月后影像图像。

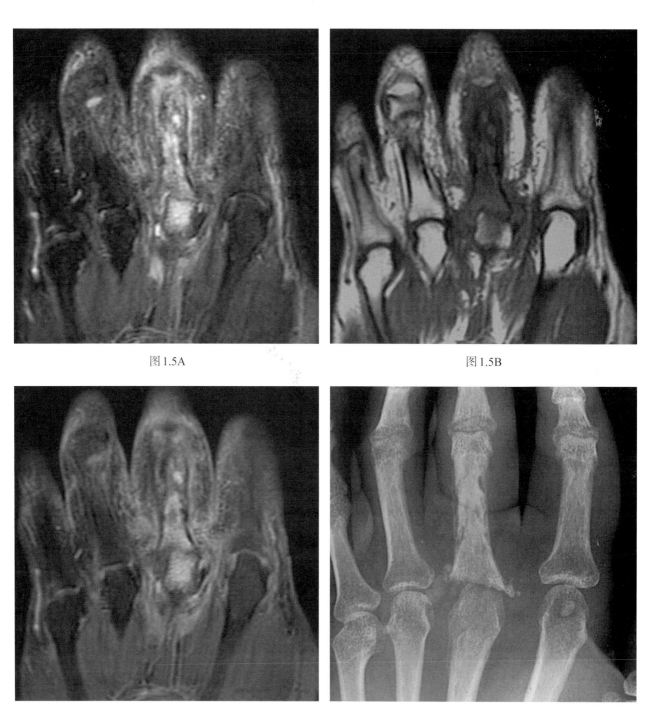

图1.5A

图1.5B

图1.5C

图1.5D

【影像学表现】

A.MRI冠状位T$_2$WI压脂序列图像，显示中指的近端指骨和第三掌骨头内的液体信号，周围软组织水肿。

B.MRI冠状位T$_1$WI图像，显示相对于T$_2$WI液体信号的骨髓低信号。中指近端手指的骨轮廓不规则。

C.MRI冠状位T$_1$WI压脂序列增强图像，显示病变骨及周围软组织的强化。

D.X线前后位片图像显示中指的近节指骨和第三掌骨头的破坏性及反应性改变。薄层的反应增生骨膜骨包绕近节指骨代表骨包壳，病变内高密度骨代表死骨，邻近骨显示急性骨质疏松。

【鉴别诊断】骨髓炎、骨折愈合。

【诊断】骨髓炎。

【讨论】继发于开放性骨折后的感染是已知的严重并发症。感染的发生主要取决于外伤时组织损伤程度、伤口大小、污染的严重程度和治疗。MRI图像上病变表现为病变处骨髓T$_1$WI呈低信号，而T$_2$WI或STIR序列呈明显高信号，增强后病变强化。其他表现包括骨包壳、死骨、脓肿及引流窦道。典型的临床表现有助于提高骨髓炎的诊断正确率，但复杂的临床状况如骨折愈合等降低诊断正确率。本病例患者临床表现提示感染，而影像学表现得以证实。

【临床病史】男性，50岁，免疫力低下，拇指畸形伴肿胀、疼痛。发病时、发病2个月后及9个月后影像图像。

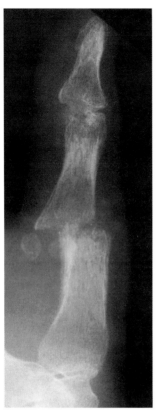
图1.6A

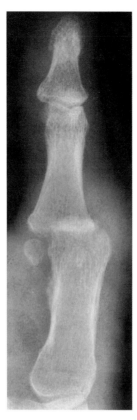
图1.6B

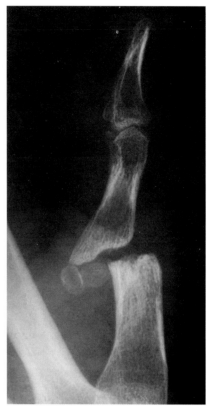
图1.6C

【影像学表现】

A.X线侧位片显示第一掌指关节软组织肿胀，关节表面骨质侵蚀，边缘模糊。可见掌侧半脱位。

B.发病2个月后X线斜位片显示关节骨质侵蚀区反应性骨增多，以及干骺端的骨膜炎。

C.发病9个月后并治疗后X线侧位片显示截断的、光滑完整的骨皮质边缘，骨膜炎消失。

【鉴别诊断】结核性关节炎、骨髓炎、化脓性关节炎、银屑病关节炎。

【诊断】结核性关节炎。

【讨论】本病例为单个关节的慢性破坏性关节炎，愈合后不伴关节强直。结核性关节炎可由源自于初始滑膜结核种植的结核性骨髓炎直接蔓延而形成，通常来自于既往存在的肺结核感染灶。滑膜的肉芽组织过度增生，蔓延至关节，破坏关节软骨及软骨下骨。一般无反应性骨形成。虽然可形成关节纤维强直，但不会形成骨性强直。病变可迁延并演进到轻微症状，常持续数月。结核性关节炎是少见的肺外结核类型，只占结核患者不到1%。结核分枝杆菌或非典型的分枝杆菌可为感染病原。结核性关节炎在免疫力低下的HIV感染患者中多见，而非HIV感染患者的发病年龄为30～60岁。其他易感因素包括关节外伤和系统性疾病，如糖尿病、药物滥用、关节内糖皮质激素注射及HIV感染等。HIV特征性灭活组织内用于抵抗结核的巨噬细胞和CD4淋巴细胞，所以毫不惊奇结核作为机会性致病菌之一，相当早即在HIV患者中出现，且较为常见。大部分结核患者HIV血清反应阳性，且此类患者通常伴有肺外结核。

病例 **1.7**

【临床病史】女性，63岁，慢性咳嗽。

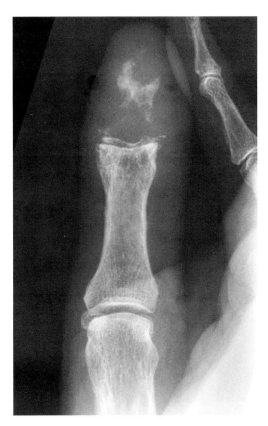

图 1.7

【影像学表现】拇指 X 线放大图像显示远节指骨弥漫性的混合溶骨性及穿透性破坏，伴周围软组织肿胀，关节间隙正常。

【鉴别诊断】感染、外伤、鳞状细胞癌、转移瘤、黑色素瘤。

【诊断】肺癌的溶骨性转移瘤。

【讨论】本病例影像学表现为骨的侵袭性破坏。鉴别诊断为感染性病变，但感染一般会累及邻近的关节间隙和骨。手和足的转移瘤，尤其是手指转移瘤，并不常见。本病例位于远节指骨或指甲下区，十分罕见，这类病变通常预后很差。指骨转移瘤通常表现为炎性症状，类似于急性感染。也可出现指甲剥离。指骨转移瘤的原发病灶最常位于肺、肾及乳腺。44%的患者伴有指甲下转移，表现为手指症状。远端指骨最常见的原发恶性病变为扁平上皮癌和原发黑色素瘤。指骨原发性肿瘤一般向骨皮质外侵蚀，影像上为特征性原发甲床病灶，而指骨转移瘤一般为广泛的穿透性破坏。

病例 1.8

【临床病史】女性，28岁，示指尖缓慢增大的肿物，有压痛。

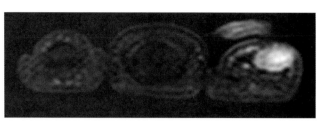

图 1.8B

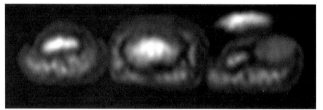

图 1.8C

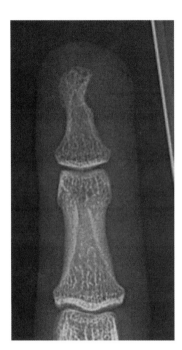

图 1.8A

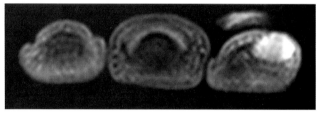

图 1.8D

【影像学表现】

A.示指X线后前位片图像显示远节指骨软组织肿物影，伴有骨质光滑侵蚀。

B.MRI轴位STIR图像显示软组织病灶呈高信号，紧邻并侵蚀远节指骨。

C.MRI轴位T$_2$WI图像显示病变内呈中等信号。

D.MRI轴位T$_1$WI压脂增强图像显示病变整体呈明显强化。

【鉴别诊断】血管球瘤、表皮样囊肿、异物肉芽肿、外生性软骨瘤、骨肉瘤。

【诊断】血管球瘤。

【讨论】本病例病灶定位对诊断很关键，病变应定位于指甲下软组织而不是骨内。虽然鉴别诊断应包括异物肉芽肿、表皮样囊肿、外生性软骨瘤、骨肉瘤，但临床表现有助于正确诊断。血管球瘤是一种起源于神经肌动脉球的错构瘤，神经肌动脉球是一种正常的特异性血管吻合复合体，周围环绕着神经成分，常位于各个内脏器官和四肢的真皮及表皮组织，指尖周围尤为多见。它的功能是人体体温的调节。典型的血管球瘤一般体积较小，呈富血供的软组织肿物。手指的血管球瘤一般位于指甲下区。X线图像表现为邻近骨质的表浅侵蚀。MRI表现不再赘述。病变可多发，骨内血管球瘤少见。外科切除可治愈。

病例 1.9

【临床病史】建筑工人，43岁，手指慢性肿胀。

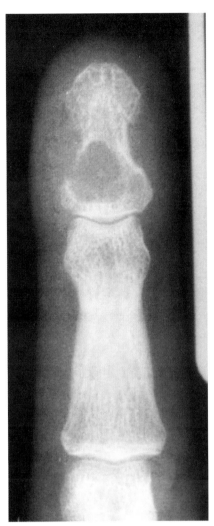

图1.9A

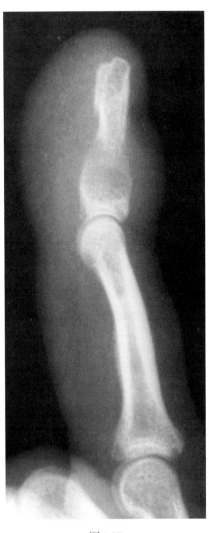

图1.9B

【影像学表现】

A.X线后前位片表现为远节指骨圆形透亮影，边缘清晰有硬化缘，偏心性生长。

B.X线侧位片显示起源于指甲床的指甲下软组织肿物，伴远节指骨背侧骨皮质侵蚀。

【鉴别诊断】血管球瘤、表皮样囊肿、异物肉芽肿、内生性软骨瘤、骨肉瘤。

【诊断】表皮样囊肿。

【讨论】被覆表皮的骨囊肿并不常见，一般常见于颅骨和远节指骨。骨内表皮样囊肿为外伤后病灶，由于穿透伤，表皮成分种植到骨内形成。表皮成分的生长形成缓慢增大的表皮样囊肿，其内充填着脱落的角质碎片、脂质成分和异物反应组织和碎片。几乎所有的指（趾）骨内表皮样囊肿报道均位于手部。大部分病例都有手指外伤史。最常见的外伤形式是手指尖严重的挤压伤。男性常见，男女比例为2：1。表皮样囊肿常发生于外伤后数十年，患者的外伤史常可追溯到孩童或青年时期。表皮样囊肿的临床表现一般为肿胀，常伴有红肿和压痛，偶可无症状。其典型的X线表现为边缘清晰的圆形透亮影，周围可见硬化缘，可引起指骨的膨胀性破坏。有时可见外伤时遗留的囊内异物。治疗方法为外科切除或刮出，一般不需要截指。

11

【临床病史】女性，50岁，双手畸形。

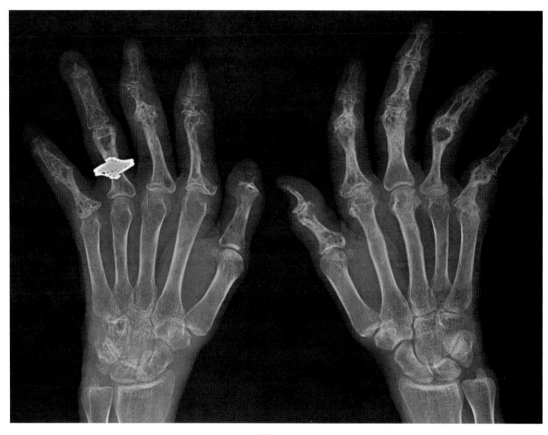

图1.10

【影像学表现】双手X线后前位片显示双手所有指骨的破坏性改变，呈蕾丝样表现，并可见骨的重建改变，掌骨、腕骨及远端尺、桡骨受累较轻，呈骨质疏松改变，周围软组织无肿胀。

【鉴别诊断】结节病、血管瘤病、内生软骨瘤病、痛风石性痛风。

【诊断】结节病。

【讨论】结节病中约10%会累及关节，最常表现为一过性、游走性的多关节疼痛，无影像学改变。少数患者会发展为慢性肉芽肿性关节炎，导致滑膜慢性、非干酪性肉芽肿性炎症。而骨内或邻近骨的肉芽肿可导致穿凿样骨皮质侵蚀或中心溶骨性病灶，伴有骨髓腔内非侵袭性特征。这个过程一般不会引起反应性骨改变，未受累的骨皮质和骨小梁会进一步加固且增厚。中节指骨和远节指骨为典型的受累部位。而由

多发肉芽肿性病变引起的特征性改变通常被描述为蕾丝样表现、格子征和蜂窝征。结节病骨受累最常见的影像学表现为手或足的蕾丝样或蜂窝样改变。而骨内的囊性病变实际上是骨内的实性结节性肉芽肿，而并非真正的囊肿。另外，1/3的结节病患者会有软组织的受累，可累及手、骨组织、肌肉、肌腱、皮及皮下组织或滑膜。骨性结节病的自然史多种多样，少数可自愈，部分患者会逐渐进展，甚至导致截指。系统性皮质激素类药物治疗可改善或稳定病情，但骨性改变一般不可恢复到正常。

影像学表现包括囊样病灶、蕾丝样改变和弥漫的骨破坏，可伴有不对称性软组织肿胀。有时体检时会发现指尖的增大，形成"假杵状指"，提示指骨受累。

【临床病史】女性，29岁，2年前发生过事故。

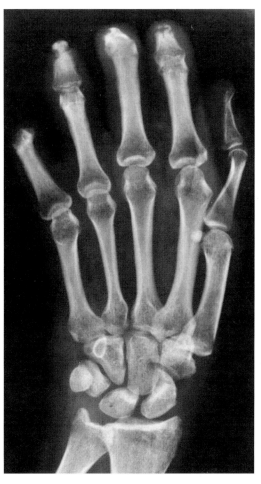

图 1.11

【影像学表现】手的后前位X线表现为手指远端的缺损，骨质缺损边缘可见骨皮质，愈合良好。在示指、中指和环指可见营养不良性钙化。拇指未受累。无骨质疏松和关节改变。

【鉴别诊断】温度伤（烧伤或冻伤）、糖尿病神经关节病、麻风病、硬皮病、莱施-奈恩综合征（Lesch-Nyhan Syndrome）。

【诊断】烧伤。

【讨论】多个连续手指远端部分的缺损，特别是远端指骨和远端指间关节的缺损，一般都是由外伤引起。而拇指不受累以及手、腕关节近端骨质正常提示非系统性或非血管性病变。而远端存在致密骨一般不会在外伤性截指中出现，更常见于严重的烧伤。烧伤可引起凝固性组织坏死，损伤的深度与烧伤时的严重程度和持续时间有关。最开始表现为软组织缺损和水肿，数周后会发生骨质疏松和骨膜炎。关节周围骨质增生在大面积烧伤后比较常见，一般在烧伤2～3个月后出现。这些成骨性改变的发病机制尚不明确，但好像与烧伤的严重程度无关。

13

病例 1.12

【临床病史】女性，45岁，胃肠道症状逐渐加重。

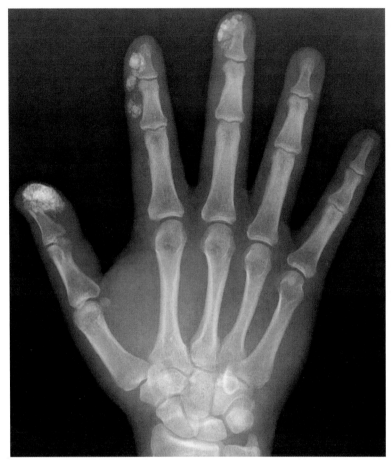 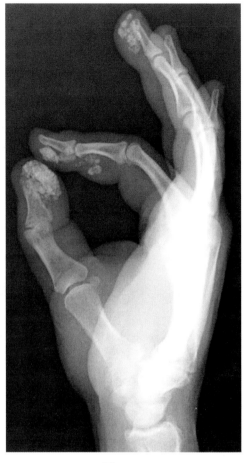

图 1.12A   图 1.12B

【影像学表现】右手的X线后前位片（A）及侧位片（B）显示多个指骨远端致密的、不定形钙化性羟磷灰石沉积。

【鉴别诊断】硬皮病、混合性结缔组织病。

【诊断】硬皮病。

【讨论】硬皮病（进行性系统性硬化）是一种以多系统纤维化为特征的自身免疫性结缔组织病，临床病程多变。特征性表现为皮肤的纤维化、增厚和发紧。以胃肠道和肾脏病变为主，但大部分患者影像学表现为骨骼肌肉系统改变。该病最常累及双手，表现为双手软组织的萎缩，软组织钙化、指骨体的再吸收及远端指间关节的侵蚀。骨质的侵蚀和破坏最常见于指骨体。软组织萎缩会形成圆锥样指尖。多个指（趾）骨及四肢其他部位可见皮下钙化。一般为营养不良性钙化，包括病变区的钙化性羟磷灰石沉积。钙化可发生在肌腱、腱鞘甚至关节腔内。而滑膜非炎性纤维化可引起屈曲性挛缩。

病例 1.13

【临床病史】女性，42岁，双手疼痛。

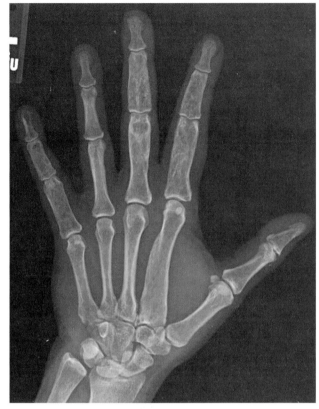

图 1.13A

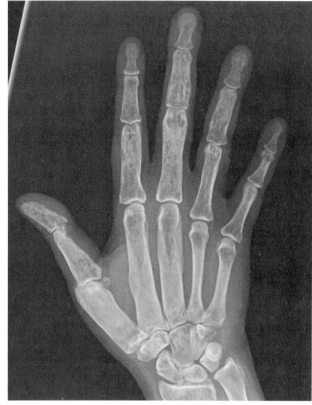

图 1.13B

【影像学表现】双手X线后前位片显示部分掌骨及指骨轻度膨胀，骨皮质变薄伴骨质疏松，骨髓腔内骨小梁结构模糊。受累掌骨呈圆柱形管状改变。可见磨玻璃密度透亮影。本病例为双侧且多骨发病，分布不对称。部分骨正常。

【鉴别诊断】骨纤维异常增殖症、镰刀细胞病、内生软骨瘤病、戈谢病。

【诊断】多骨型骨纤维异常增殖症。

【讨论】长骨的轻度膨胀和骨皮质变薄提示本病例是一种髓腔内占位性病，而病变非对称性分布又提示本病例为局灶性而非系统性病变。骨纤维异常增殖症是一种非遗传性疾病，造骨细胞的正常形态分化和成熟停止，正常骨质被富含骨纤维的组织所取代。病变可多发或单发，可单骨或多骨受累。70%～80%病例为单骨病变，而20%～30%的病例为多骨病变，2%～3%病例伴发内分泌功能障碍。典型的内分泌功能异常主要包括皮肤褐色素沉着和女性性早熟（奥尔布赖特综合征）。骨纤维异常增殖症削弱了骨结构完整性，容易导致病理性骨折和进行性骨畸形，大部分骨纤维异常增殖症患者会存在这些骨性并发症。骨纤维异常增殖症恶变极为罕见，但有相关文献报道。

病例 1.14

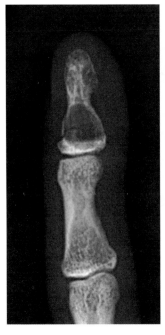 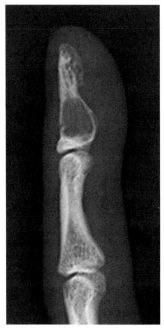 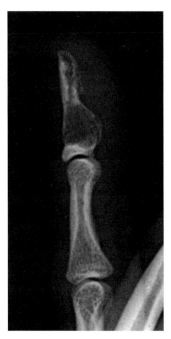

图 1.14A   图 1.14B   图 1.14C

【影像学表现】小指X线后前位、侧斜位片显示远节指骨近端轻度膨胀的透亮影，未累及关节面。膨胀的骨皮质受压变薄但连续，其内未见明显钙化影。病变内可见横向骨折线。关节未受累。

【鉴别诊断】无。

【诊断】内生软骨瘤伴骨折。

【讨论】病变表现为良性特征，有着边界清晰的硬化缘，骨皮质连续，虽然骨皮质薄，呈轻度膨胀改变。病变内无软骨基质钙化并不能排除内生软骨瘤。

孤立性的内生软骨瘤是位于骨髓腔内由成熟透明软骨构成的良性肿瘤性病变。它可能起自于取代生长板的软骨基质。内生软骨瘤男女发病率相同，好发年龄为10～50岁。患者通常无症状，多为偶然发现，大部分患者会出现病理性骨折。孤立性内生软骨瘤最常发病位置为手（约50%）、股骨近端及远端、肱骨近端。发生于手的内生软骨瘤最常累及掌骨的中远端和指骨近端。影像学表现为未骨化软骨取代骨形成的透亮影，其内亦可见典型的软骨基质矿化，表现为致密点状或绒毛状钙化，或分叶软骨骨化形成的环形或弧形高密度。内生软骨瘤骨内缓慢生长，形成骨皮质变薄、膨胀性改变，无骨皮质穿凿样破坏。因为内生软骨瘤压薄的骨皮质供血较差，病理性骨折通常愈合较慢。手的孤立性内生软骨瘤进展为软骨肉瘤的概率极其低。

【临床病史】男性，55岁，反复发作手痛。

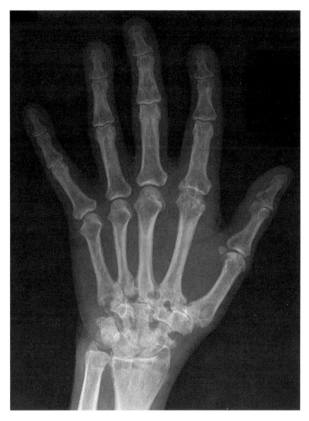

图1.15

【影像学表现】左手X线后前位片显示腕骨及示指近端掌指关节多发骨的穿凿样侵蚀，侵蚀区形成硬化缘，手舟骨可见悬坠缘。骨质密度正常，诸骨排列正常。多个指间关节、第二掌指关节、掌骨及桡腕关节可见非对称性关节间隙狭窄。

【鉴别诊断】痛风性关节炎、黄瘤症、银屑病关节炎、多关节网状内皮系统组织细胞瘤病、焦磷酸盐关节病。

【诊断】痛风石性痛风。

【讨论】痛风是由高尿酸血症引起（血浆内尿酸浓度大于7mg/dl）。高尿酸血症可以是特发性的，也可继发于已知状况，由过度摄入高蛋白饮食、尿酸分泌过多或肾排泄减少引起。有家族遗传倾向但为多基因控制。部分病例中发现由特殊基因突变形成嘌呤代谢功能缺陷，从而导致高尿酸血症。痛风与肥胖、糖尿病、高脂血症、高血压、动脉粥样硬化、酗酒、急性病发作和妊娠相关，与风湿性关节炎无关。由于治疗高尿酸血症药物的应用，有明显临床症状的痛风、痛风性关节炎及痛风石性痛风的发生率已经明显下降。痛风性关节炎与其他结晶体相关性关节疾病类似，但其在影像上表现为代谢沉着性疾病的特征，是最常见的代谢沉着性疾病。尿酸钠晶体沉着称为痛风石，它们经常在关节周围软组织中发现。痛风石一般需要有数十年的高尿酸血症的病史才会形成，且与高尿酸的程度和持续时间相关。抗高尿酸血症药物的应用使得痛风患者痛风石的发生率由20世纪50年代的50%下降到现在的3%，但关节和肌腱附近的沉着，仍会引起凹凸不平肿块样改变。病变区的肿胀可引起邻近骨质的慢性压力性侵蚀破坏，这种侵蚀具有边界清晰的硬化缘。新生骨会形成包壳包绕沉淀物，形成向外突出的悬坠边缘。关节间隙可保持正常直到病变晚期。痛风石性痛风可合并反复发作的痛风性关节炎。

病例 1.16

【临床病史】男性，21岁，滑雪板运动事故后手痛，持续一年。

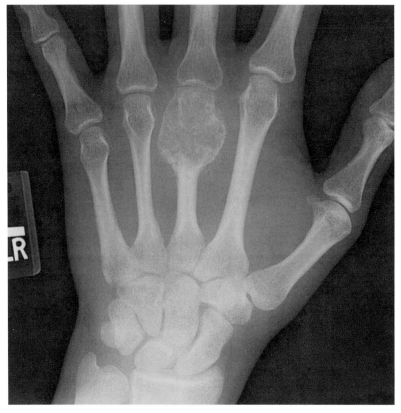

图1.16

【影像学表现】手X线后前位片显示中指掌骨远端1/3处膨胀性病变，并向骨骺延伸。病变呈对称性膨胀性改变，但周围包绕膨胀的薄骨壳。病变与邻近正常骨皮质之间的骨膜骨为不成熟骨，提示病变处于膨胀活跃期。病变内未见明显钙化影。

【鉴别诊断】巨细胞修复性肉芽肿、巨细胞瘤、动脉瘤样骨囊肿、内生软骨瘤。

【诊断】巨细胞修复性肉芽肿。

【讨论】巨细胞修复性肉芽肿为一种骨的非肿瘤性病变，是一种不明刺激引起的增生性修复反应过程。最常见于下颌、手和足。而骨巨细胞瘤在这些部位非常少见（梅奥诊所骨巨细胞瘤系列研究671例中小于1%）。除了发病位置，影像学上巨细胞修复性肉芽肿和骨巨细胞瘤很难区分，两者往往需要病理区分。另外，骨巨细胞瘤常具有局部侵袭性临床病程，而巨细胞修复性肉芽肿不具备此特点。

【临床病史】女性，70岁，双手快速进行性疼痛、肿胀及皮肤红色丘疹。

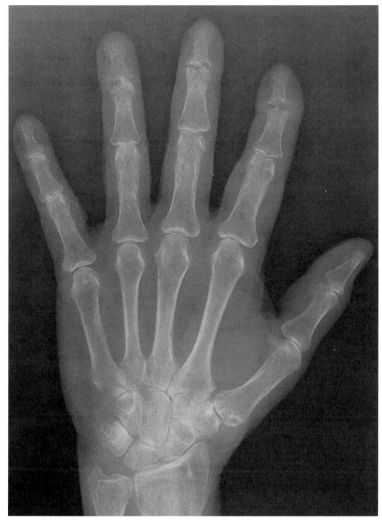

图 1.17A

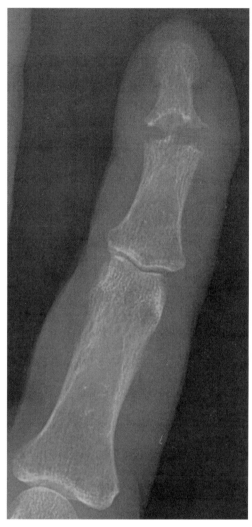

图 1.17B

【影像学表现】

A.手的后前位片显示软组织弥漫性增厚，多个关节可见骨侵蚀性改变，伴有悬坠边缘，以远端指间关节为著。

B.示指细节显示。

【鉴别诊断】多中心网状组织细胞增生症、侵蚀性骨关节炎、痛风性关节炎、银屑病骨关节炎。

【诊断】多中心网状组织细胞增生症。

【讨论】身体排泄或代谢异常引起的代谢沉着性疾病累及关节相对少见。骨骼肌肉系统的局灶性、肿块样代谢沉着疾病往往表现为临床隐匿、随机分布、缓慢生长的占位性病变。慢性骨侵蚀性改变伴有悬坠性边缘是这类疾病特征性的表现。本病例仅表现为弥漫性的软组织增厚，不支持痛风石性痛风诊断，后者为骨和关节最常见的代谢沉着性疾病，其特征性表现为手指表面软组织凹凸不平。另外，少数多中心网状组织细胞增生症表现为关节和肌腱周围软组织中富含脂质的巨噬细胞的沉积。皮肤结节较为常见。对于痛风和其他代谢沉着性疾病，表现为骨质密度及关节间隙正常，而并发骨内或关节旁的沉着性病变。硬化缘清晰的骨侵蚀性改变及悬坠缘是多中心网状组织细胞增生症的典型表现，但有时会进展为破坏性侵蚀性骨关节炎。异常脂质的来源尚未知，多中心网状组织细胞增生症可伴有恶性肿瘤病变，通常被称为副肿瘤综合征。

病例 1.18

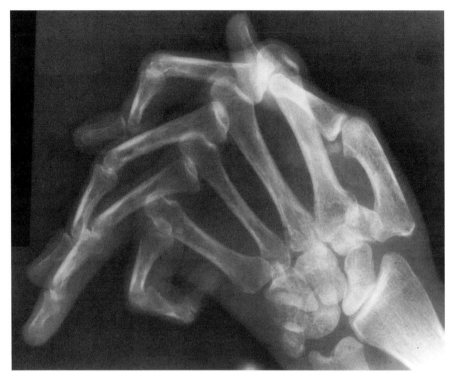

图1.18

【影像学表现】左手后前位X线片显示严重的掌指关节半脱位，伴明显的手指尺侧偏移。拇指的腕掌骨关节脱位，第一掌骨向近端回缩。整个腕骨向尺侧移位。示指和中指呈纽孔状畸形，小指呈屈曲样畸形。无明显骨质侵蚀及增生性改变，骨质密度接近正常，虽然轻度骨质疏松。

【鉴别诊断】系统性红斑狼疮（SLE）、硬皮病、脊椎关节病、风湿性关节炎。

【诊断】系统性红斑狼疮。

【讨论】系统性红斑狼疮是一种免疫复合物沉积导致的慢性系统性疾病。女性多见，男女比例1：8。有遗传倾向。发病时荧光抗核抗体检测阳性。骨骼肌肉系统表现最常见，常早于其他系统发病数月或数年。75%～90%的SLE患者表现为非侵蚀性对称性多关节炎，病变分布与风湿性关节炎类似。早期影像学表现为梭形软组织肿胀和关节旁骨质疏松，但无骨质的侵蚀和关节间隙的变窄。非侵蚀性的畸形关节病在SLE患者中最常见。手部SLE最常累及掌骨关节和指间关节。拇指、腕和足发病较肩、膝关节更为常见。10%患者可见寰枢关节半脱位。这些畸形在病变早期可恢复，影像学常为阴性，病变最后会发展为不可逆性畸形和继发退行性改变。骨坏死可发生在股骨头、股骨髁状突、肱骨头及其他部位，常为对称性改变。肌炎、肌腱削弱及自发破裂和软组织钙化是其他的骨骼肌肉系统表现。

病例 1.19

【临床病史】女性，45岁，双手疼痛、僵硬。

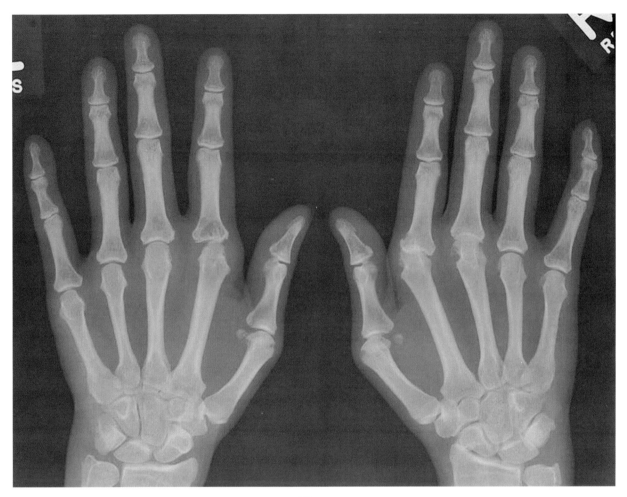

图 1.19

【影像学表现】双手后前位：右手第二、三掌指关节、左手第二掌指关节可见向尺骨侧轻度半脱位，掌骨头边缘受到侵蚀。左手第二掌指关节继发退行性改变。其他关节相对正常。各骨骨矿含量正常。

【鉴别诊断】类风湿关节炎，强直性脊柱炎，银屑病关节炎，骨性关节炎。

【诊断】类风湿关节炎。

【讨论】类风湿关节炎主要累及掌指关节，骨边缘受侵蚀为该病特征性表现，关节对位、对线异常对该病诊断有提示意义。虽然该病影像学特征常表现为双侧、对称性发病，但在疾病的早期或经过治疗后可以有双侧、不对称性表现。

在炎症消除几年后，可出现继发退行性改变，如软骨下骨硬化等。类风湿关节炎和原发性骨性关节炎均为常见疾病，两者的影像学表现容易混淆。但在该病例中，病变的分布并非骨性关节炎的好发部位。类风湿关节炎晚期通常表现为：全身慢性骨质疏松、骨边缘侵蚀进一步进展，侵蚀至软骨下骨，滑膜囊肿形成，关节半脱位及对位、对线异常，以及继发性骨性关节炎。在肌张力的作用下，骨质疏松的骨塌陷，导致骨压缩性破坏和骨的重塑，这在掌指关节中尤其常见。在疾病晚期，炎症可引起肌张力及肌腱失去平衡，导致关节中各骨排列紊乱。

病例 1.20

【临床病史】女性，35岁，双手晨硬。

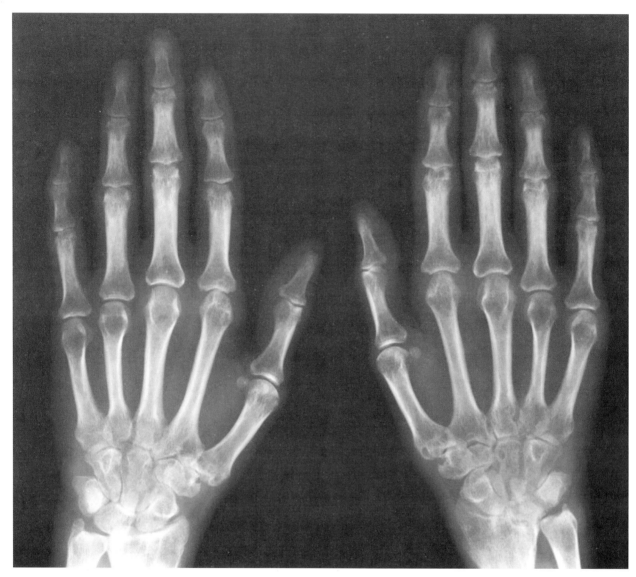

图1.20

【影像学表现】双手后前位X线片：双手关节近侧骨质稀疏。腕关节、掌指关节和近端指间关节的软骨间隙弥漫性变窄，并有多发骨侵蚀，尤以掌指关节明显。无骨质肥大性改变，如骨赘或软骨下骨硬化。

【鉴别诊断】类风湿关节炎、强直性脊柱炎、银屑病关节炎、骨性关节炎。

【诊断】类风湿关节炎。

【讨论】类风湿关节炎潜在的病理改变为慢性滑膜炎，伴有滑膜充血、水肿、渗出等。虽然该病在临床上通常为对称性发病，但是临床上表现出来的受累部位与影像学所看到的受累部位可不一致。该病例显示病变早期阶段的X线表现。该病早期影像学表现以掌指关节骨侵蚀最为典型，拍片时运用"接球手"手掌上旋斜位显示效果最好。随着病情进展，该病的影像学表现会更加明显，更有特异性，可以区别于其他类型的多关节炎。类风湿关节炎在人群中的患病率为1%，女性受累为主，男女比例为1：3。其临床病程70%的病例表现为进展性，临床症状会或快或慢地加重恶化；20%的病例表现为间歇性，病情反复缓解、恶化；10%的病例缓解期可持续数年。

【临床病史】女性，63岁，多发性关节炎。

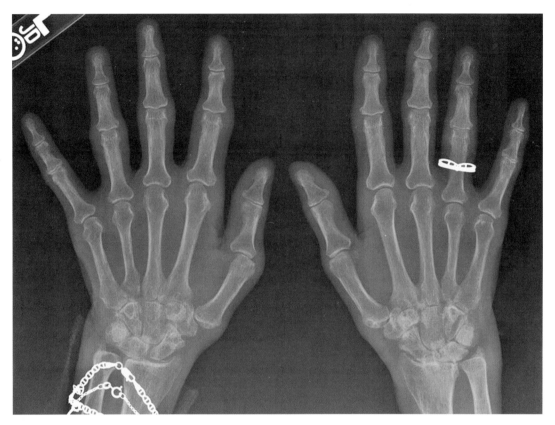

图 1.21

【影像学表现】双手后前位X线片显示，双手大多数近端指间关节梭形肿胀，双侧腕关节尺侧软组织肿胀，关节近侧骨质稀疏。双侧腕骨间关节间隙和桡腕关节间隙弥漫性变窄，右侧腕掌关节、腕骨间关节和桡腕关节可见骨破坏和软骨下囊肿。

【鉴别诊断】类风湿关节炎、强直性脊柱炎、银屑病关节炎、骨性关节炎。

【诊断】类风湿关节炎。

【讨论】通过这些X线片不难做出急性、对称性、炎症性的多关节炎的诊断。在手和腕部关节近侧出现双侧对称性骨质疏松均表明充血的存在，提示急性、系统性及炎症性病程。滑膜增厚和（或）关节液渗出使腕部和部分近端指间关节周围软组织呈梭形肿胀，释放入关节间隙的酶将关节软骨溶解造成了弥漫性的关节间隙变窄。该病例中无反应性新生骨形成，这是炎性病变的特点，而不支持退行性病变的诊断。骨的边缘受侵蚀是类风湿关节炎的特征性表现，但疾病的早期阶段骨侵蚀可能并不明显。该病例尽管没有这些表现，仍然可以被明确诊断。该病临床上通常表现为双侧对称性发病，但影像表现中双侧受累的严重程度并不一定一致，尤其是在疾病的早期阶段。在手部，该病以掌指关节和近端指间关节受累最为典型，而在腕部，通常累及整个腕部区域。

类风湿关节炎是一种系统性的自身免疫性疾病，其特征为累及骨骼肌肉系统，以小滑膜关节的多关节性关节炎为特点。本病好发于25～55岁。70%的病例起病隐匿，数周或数月发病；20%的病例数天或数周发病；10%的病例急性起病，数小时或数天发病。急性起病的表现与化脓性关节炎类似。该病的临床诊断标准包括晨僵，近端指间关节、掌指关节及腕关节的对称性肿胀，类风湿结节，血清类风湿因子及特征性的影像学表现。

23

病例 1.22

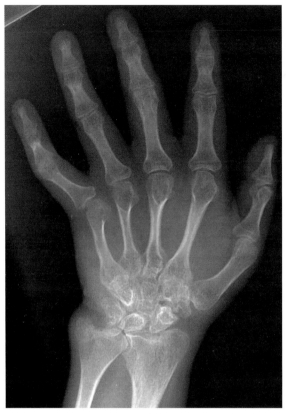 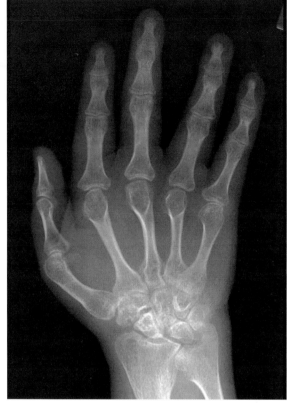

图 1.22A   图 1.22B

【影像学表现】（A，B）双手后前位X线片显示，双手弥漫性骨骺过度增长、腕骨变小、硬化。其余骨骨质稀疏。关节间隙基本正常，未见骨质侵蚀。

【鉴别诊断】幼年特发性关节炎。

【诊断】幼年特发性关节炎。

【讨论】儿童时期患有的系统性多发性关节炎是该病的特点，如本病例表现。所有长管状骨弥漫性对称性骨骺过度增长提示为儿童时期伴有充血的系统性疾病。弥漫性受累表现可以排除一些局灶性病变，如感染、癌症和血友病。缺乏骨髓膨胀表现基本可排除贫血，长管状骨中没有硬化和梗死表现可以帮助排除镰状细胞病。幼年特发性关节炎包括斯蒂尔病（Still disease）、幼年起病的血清阳性成人型类风湿关节炎和血清阴性脊柱关节病。该病的影像表现主要反映了慢性炎性关节炎作用于生长中的骨骼，通常并非特定指某种临床疾病。影像表现包括软组织肿胀、骨质疏松、骨膜炎、骨侵蚀、关节强直和生长发育障碍。起病年龄越小，影像表现越严重。上述表现并非都会同时出现，但当其中的一些联合出现时可做出诊断。该病有可能在成年后缓解，但通常会有永久性肌肉萎缩、发育畸形、关节强直导致的功能丧失、继发性骨性关节炎等后遗症。

将近70%的幼年特发性关节炎为系统性幼年型类风湿关节炎，又称斯蒂尔病，主要有3种临床表现。典型的系统性疾病通常在5岁前发病，全身症状严重，但关节轻度受累或不受累；多发性关节炎疾病可能会伴有系统性疾病，也可能发生在系统性疾病之后。受累部位呈对称性，可包括手部的掌指关节和指间关节，腕、肘、髋、膝、踝、足部关节和颈椎。该类型疾病预后通常较差；斯蒂尔病最常见的类型是少关节型和单关节型，好发于女性，与虹膜睫状体炎有关。膝关节单关节起病是最常见的表现，踝关节、肘部和腕部都是常见的发病部位。关节病变可以导致关节挛缩、肌肉萎缩、骨性关节强直、发育畸形、骨骺增生和生长板提前闭合。手部受累通常表现为软组织肿胀、骨质疏松、骨性关节强直、骨膜炎、生长发育障碍、骨骺压缩骨折和关节半脱位等。

病例 1.23

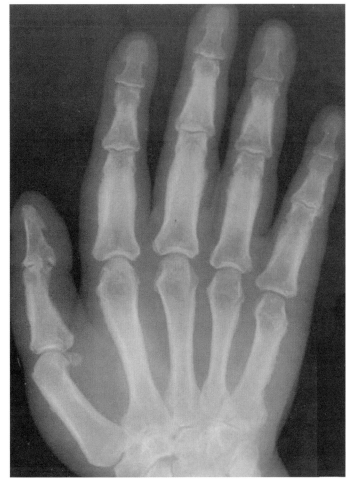

图 1.23A

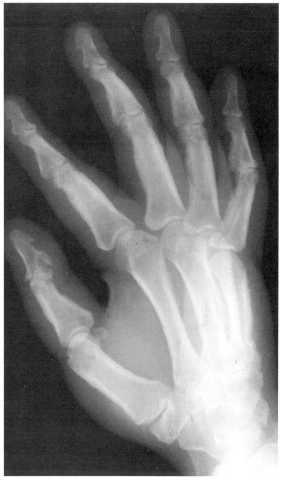

图 1.23B

【影像学表现】后前位（A）和斜位（B）X线显示，近端指骨骨干，第一、二掌骨骨干桡侧，第五掌骨干尺侧可见明显骨膜反应，并有弥漫性软组织肿胀。

【鉴别诊断】肥大性肺性骨关节病、家族性厚皮性骨膜病、甲状腺肢端病变、结节病、静脉淤滞。

【诊断】甲状腺肢端病变。

【讨论】甲状腺肢端病变是一种少见的以骨骼肌肉系统受累为主要表现的自身免疫性甲状腺疾病。该病特征性表现为手、足的掌骨、跖骨、指（趾）骨骨干的骨膜反应。第一至第三指骨桡侧和第四、第五指骨尺侧是骨膜反应发生的典型部位，可伴有弥漫性软组织肿胀和杵状指。但该病不会累及关节，通常不会出现关节疼痛。当只有单个指骨受累时，可以有类似恶性的表现。约1%的弥漫性甲状腺肿（Graves disease）患者会患甲状腺肢端病变。弥漫性甲状腺肿经常但并非一定伴有皮肤病和眼病，甲状腺肢端病变和皮肤病的出现是严重眼病的标志。

病例 **1.24**

【临床病史】男性，50岁，帽子尺寸不断变大。

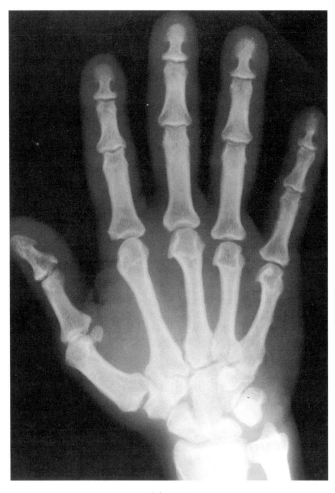

图1.24

【影像学表现】右手后前位X线显示弥漫性软组织增厚，指骨末端和长骨骨干，尤其是近节指骨变宽。关节对位对线、骨矿含量和软骨间隙显示正常，但掌指关节可见钩状突出。

【鉴别诊断】骨关节炎、肢端肥大症、弥漫性特发性骨质增生症、维生素A过多症、氟中毒。

【诊断】肢端肥大症。

【讨论】肢端肥大症是成年人生长激素分泌过多引起的。绝大多数病例的潜在病因是垂体瘤自主分泌生长激素，但垂体以外的分泌生长激素的肿瘤，以及中央型或外周型分泌促生长激素释放激素的肿瘤同样可以导致肢端肥大症。肢端肥大症有特征性临床表现，包括肢端肥大症面容、手足肥大、颌骨突出畸形和油性皮肤。该病常会伴有腕管综合征、骨性关节炎、高血压、雷诺现象和糖尿病等。很多情况下，垂体或下丘脑肿瘤的患者比生长激素分泌过多的患者更容易出现症状。该病依靠直接测量血清激素水平确诊。生长激素会激活骨的重建，而且对骨形成的促进要大于骨吸收，导致了骨量增多，骨皮质增厚，骨小梁增多。肌腱、韧带附着处骨膜新生骨的形成和关节囊附着处肥厚也会导致骨量增多。生长激素会提高软骨细胞活性，导致关节透明软骨增厚。但这种增厚的软骨缺乏正常关节软骨的生物力学特征，容易出现裂缝、溃疡、裸露骨面，最终导致退行性病变。

26

病例 1.25

【临床病史】男性，22岁，慢性肾衰竭。

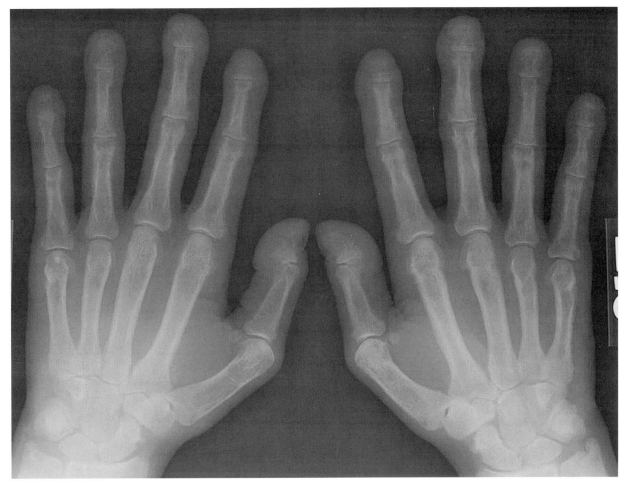

图 1.25

【影像学表现】双手后前位X线显示，双手指骨尺侧、桡侧可见严重骨膜下骨质吸收。所有远节指骨均因严重的骨质吸收导致骨缩短及杵状指。未见对线畸形，关节间隙未见异常。可见弥漫性骨质稀疏。软组织未见钙化。

【鉴别诊断】甲状旁腺功能亢进、骨质疏松、类风湿关节炎。

【诊断】甲状旁腺功能亢进（继发于肾衰竭）。

【讨论】甲状旁腺功能亢进促进破骨细胞性骨吸收，原发或继发性甲状旁腺功能亢进会导致甲状旁腺素分泌过多。继发性甲状旁腺功能亢进主要见于由慢性肾衰竭（如该病例）、胃肠道吸收不良引起的长期低钙血症。影像学表现为骨质吸收、棕色瘤、骨质硬化、软骨钙质沉着，且以手部明显。骨质吸收可累及所有骨表面，如骨膜下、皮质内（沿哈佛系统）、骨内膜、骨小梁、软骨下及韧带下。骨膜下骨质吸收是甲状旁腺功能亢进的特征性表现，好发于指骨桡侧缘，尤其是示指和中指的中节指骨桡侧。骨膜下骨质吸收也可见于指骨末端。继发性甲状旁腺功能亢进常伴有血管和软组织钙化。

27

【临床病史】女性，38岁，虚弱无力。

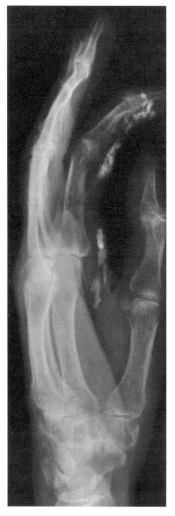

图 1.26A

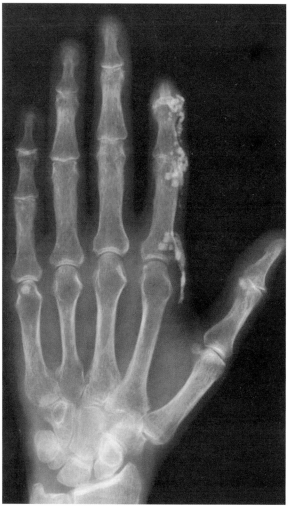

图 1.26A

【影像学表现】右手侧位（A）、后前位（B）X线片显示，右手示指严重屈曲变形，可见软组织内砾状钙化，掌指关节骨侵蚀。右手各骨可见骨质疏松。

【鉴别诊断】多发性肌炎、皮肌炎、硬皮病、钙化性肌腱炎。

【诊断】多发性肌炎。

【讨论】多发性肌炎是一类原因不明的以肌肉炎性或退行性病变为主要表现的疾病。多发性肌炎最常见的临床症状是逐渐接近身体中央的四肢无力，后期会出现咽喉肌肉无力，20%～50%的患者可伴有关节症状，如关节痛和关节炎。这些受累关节的临床和影像学表现可与系统性红斑狼疮和类风湿关节炎混淆。在该病例诊断中，软组织钙化可以排除系统性红斑狼疮和类风湿关节炎的可能，并且提示硬皮病或一些相关结缔组织病，如皮肌炎或多发性肌炎。羟基磷灰石结晶沉积症（钙化性肌腱炎）的钙化部位及分布特殊，且此病例钙化并未发生在肌腱，所以可以被排除。硬皮病和多发性肌炎不能依靠钙化相鉴别，但是屈曲畸形、掌指关节骨侵蚀和骨质疏松很少见于硬皮病。而且此病例缺乏硬皮病的特征性表现，如软组织吸收性改变和皮肤紧绷等。

【临床病史】男性，5岁，像婴儿一样虚弱。

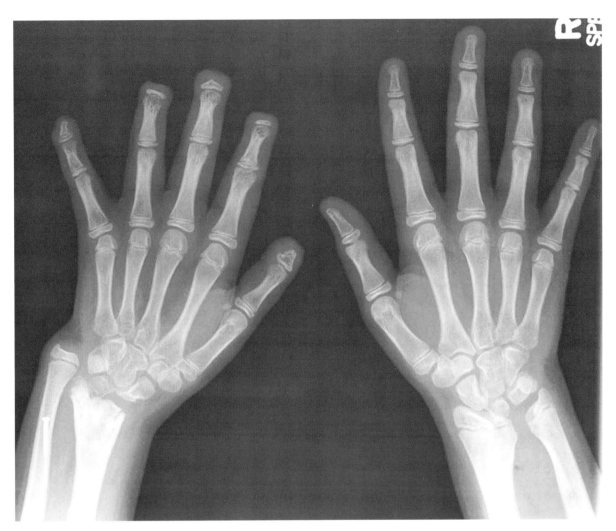

图1.27

【影像学表现】双手后前位X线片显示，手指尤其拇指远端不对称性缺失，远端骨光滑。双侧腕关节可见锥形骨骺及由此引起的桡尺远侧关节畸形。左侧桡骨比尺骨短，右侧尺骨远端桡侧可见拴系骺板，导致倾斜样畸形。

【鉴别诊断】栓塞性疾病、外伤、烧伤、冻伤、感染、莱施-奈恩综合征、先天性痛觉丧失、虐待儿童、代理性孟乔森综合征。

【诊断】栓塞性疾病（由新生儿脑膜炎引起）。

【讨论】指头的缺失最常见于机械性创伤和热损伤，且通常是意外事故或蓄意性创伤。但在此病例中，锥形骨骺不能用创伤解释。锥形骨骺可能是由于骨骺的中央部分过早闭合而周边部分继续生长引起的，与骨骺融合部分周围的干骺端变长，从而发展成锥形，也可以称为杯状干骺端。这种纵向生长受损也可以导致其累及骨的相对变短。生长受损是中心性的，所以不会出现成角畸形。指尖缺失和锥形骨骺可能是由栓塞性疾病引起的血管栓塞所导致的。生长板周边部分的过早闭合导致拴系、不对称的纵向生长。弥散性血管内凝血是新生儿脑膜炎的并发症之一，这些脑膜炎的长期后遗症无法反映感染的实际部位。

【临床病史】男性，42岁，拇指肿块缓慢增大。

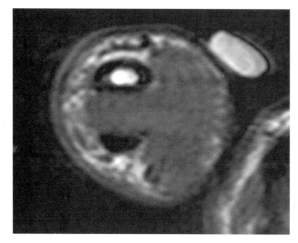
图1.28A

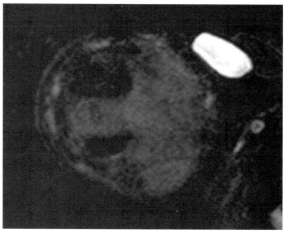
图1.28B

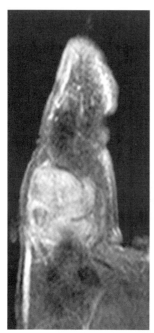
图1.28C

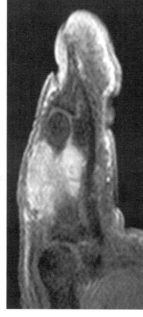
图1.28D

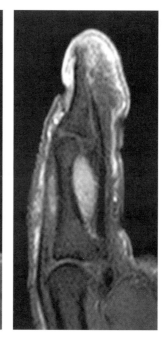
图1.28E

【影像学表现】

A.拇指MRI轴位T₁WI显示近节指骨骨干和屈肌肌腱之间可见等信号肿块，延伸到内侧软组织呈蘑菇状。

B.拇指MRI轴位STIR显示肿块呈等信号，邻近骨质未见水肿，腱鞘内未见液体。

C～E.MRI矢状位T₁WI压脂像增强扫描（内侧到外侧）显示整体病变强化。

【鉴别诊断】腱鞘巨细胞瘤、软组织肉瘤、神经鞘瘤。

【诊断】腱鞘巨细胞瘤。

【讨论】局限性腱鞘巨细胞瘤为手部最常见的实性肿瘤。腱鞘巨细胞瘤是一种良性滑膜增生性疾病，组织学上与色素绒毛结节性滑膜炎（PVNS）无法鉴别，其典型表现为成年人缓慢增长的肿块。腱鞘巨细胞瘤不含液体，在MRI上很容易与腱鞘囊肿区分，但与其他实性肿瘤相比缺乏特异性：T₁WI呈中等信号，T₂WI呈中等信号，增强扫描呈中等到明显强化。腱鞘巨细胞瘤通常累及手的掌侧，且与肌腱密切相关，偶尔可以发现邻近骨质受压侵蚀。

【临床病史】31岁，攀岩运动员，环指疼痛。

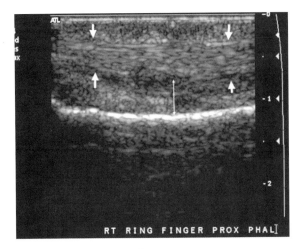
图 1.29A

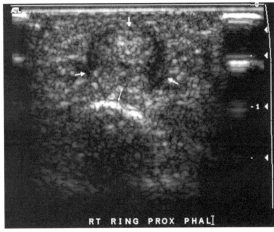
图 1.29B

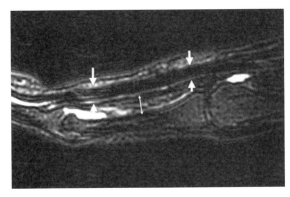
图 1.29C

【影像表现】纵断面（A）和横断面（B）环指近节指骨的掌侧面超声：屈肌肌腱显示完整但稍增厚（箭头）。但是屈肌肌腱沿着近节指骨向掌侧移位，呈弓弦状，距离骨表面约5mm（双箭头）。这种表现提示第二环状（A2）滑车断裂。矢状位STIR（C）：右手环指屈肌肌腱（箭头）与下面的近节指骨分离（双头箭头）。

【鉴别诊断】无。

【诊断】第二环状（A2）滑车断裂。

【讨论】手指的滑车系统是在手指弯曲时使屈肌肌腱贴近指骨掌侧面的韧带管道，滑车系统由一些韧带组成，包括5个环状滑车（A1～A5）和3个交叉滑车（C1～C3）。第二和第四环状滑车分别位于近节和中节指骨干，是环状滑车中最长和功能最重要的。滑车受损可导致屈肌肌腱向桡侧移位或者向掌侧弓起，造成疼痛和无力。在攀岩过程中滑车系统需要承受很强的抓握负荷，因攀岩造成的滑车断裂最常累及环指和中指。超声可以显示正常的环状滑车：呈极薄（0.3～0.5mm）的各向异性带，覆盖在屈肌肌腱上。在横断面上，滑车的浅表部分和声束方向垂直而呈高回声、纤维样表现，两侧部分由于各向异性而呈低回声。配合手指的屈、伸运动进行动态扫查，有助于区分固定的滑车和其下滑动的屈肌肌腱。超声下见屈肌肌腱没有走行在指骨的凹面内，而是由指骨掌面半脱位与掌指骨距离不等，则可以诊断滑车断裂。可以根据向掌侧面的最大弓状畸形的位置判断是哪个滑车发生断裂：第二环状滑车断裂时，最大的弓状畸形发生在近节指骨；而第四环状滑车断裂时，最大的弓状畸形发生在中节指骨。滑车断裂的早期诊断对于预防近端指间关节的固定挛缩尤为重要。但是疼痛、软组织肿胀和活动受限可能会影响临床检查，从而对滑车断裂的诊断造成困难。

1.30

【临床病史】男性，56岁，腕关节长期疼痛、不稳定。

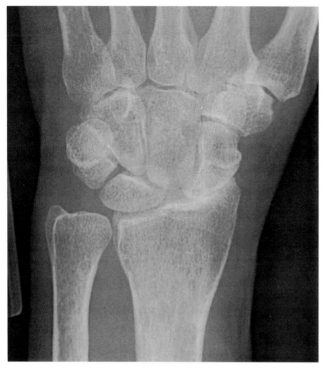

图1.30A

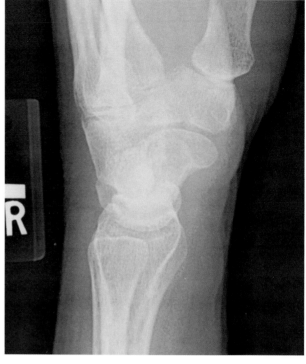

图1.30B

【影像学表现】

A.左腕后前位X线片显示，舟月骨关节间隙明显增宽，头状骨向近端移位，抵舟月关节间隙。桡舟关节关节间隙变窄，并可见软骨下骨硬化。月骨轻微旋转。

B.侧位X线片显示，月骨关节面轻度向背侧倾斜，未见软骨钙化，未见受侵蚀，骨质矿化正常。

【鉴别诊断】焦磷酸盐关节病、类风湿关节炎、骨性关节炎、创伤。

【诊断】焦磷酸盐关节病，伴有舟月骨进行性塌陷（SLAC腕）。

【讨论】二水焦磷酸钙（CPPD）结晶沉积症是一种二水焦磷酸钙结晶在关节组织沉积的多发性关节炎。二水焦磷酸钙结晶在局部关节组织产生，逐渐沉积于软骨、关节囊、椎间盘、肌腱和韧带，而不伴有症状。沉积于软骨时，影像学表现为明显的软骨钙质沉着病。焦磷酸盐关节病是一种关节结构损伤的退行性疾病，由二水焦磷酸钙结晶慢性沉积和关节软骨不可逆性损伤而引起，其退行性改变与骨性关节炎表现相似，但二者受累部位不同。在腕部，焦磷酸盐关节病特征为累及桡腕关节，而骨性关节炎的特征则主要累及手舟骨-小多角骨-大多角骨-第一掌骨关节。在一些重症病例中，可引起明显的舟月骨分离，伴有桡腕关节退行性改变。手舟骨、月骨分离，且头状骨向近端移位达手舟骨、月骨间隙，该综合征称为舟月骨进行性塌陷（SLAC腕），通常包括整个关节间隙的退行性改变。该病还通常累及肩关节（盂肱关节）、膝关节（尤其是髌股关节）、肘关节、踝关节和足（距舟关节）。但该病并非一定会有软骨钙质沉着病的表现，当没有残余软骨时则不会出现软骨钙质沉着病。焦磷酸盐关节病通常但不是一定伴有结晶诱导的滑膜炎急性发作。非常严重的退行性改变可能会导致类似于神经性骨关节病的表现。

【临床病史】男性，52岁，皮肤呈古铜色，伴有肝病。

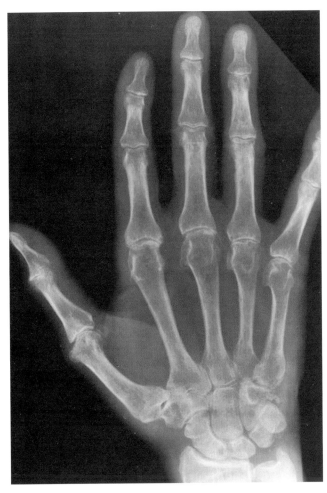

图 1.31A

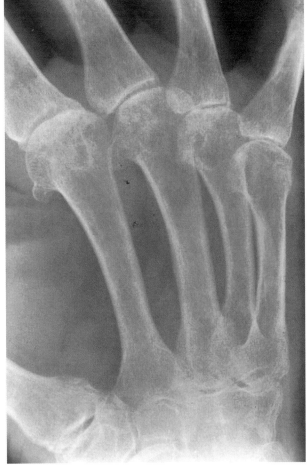

图 1.31B

【影像学表现】双手掌骨后前位（A）和斜位（B）X线片显示，所有掌骨头变平，伴有软骨下骨硬化和关节间隙消失。第2～5掌骨内侧面可见钩形骨赘。指骨间关节未见异常，但拇指与桡腕关节的基底部受累。骨矿化含量轻微减少。对侧手有类似表现。

【鉴别诊断】血色素沉着病、焦磷酸盐关节病、骨性关节炎、痛风。

【诊断】血色素沉着病。

【讨论】血色素沉着病的关节改变主要表现为退行性改变，但其累及部位与原发性骨性关节炎不同。焦磷酸盐关节病是二水焦磷酸钙结晶沉积症中的一种慢性退行性类型，影像学表现与血色素沉着病类似，但由于有潜在病因，临床特征可提示血色素沉着病诊断。二者鉴别诊断要点为，骨质疏松通常为血色素沉着病的特点，而不表现在焦磷酸盐关节病。血色素沉着病的病因为各种组织中的铁沉积，由于胃肠道对饮食中铁元素的吸收增加（原发）或输血、酗酒、饮食引起的铁摄入增加（继发）。高达50%的血色素沉着病患者会出现关节病，由铁和（或）二水焦磷酸钙结晶在关节沉积而引起。关节炎可以是遗传性血色素沉着病的唯一表现。该病典型的临床三联征为古铜色皮肤、肝硬化和糖尿病。实验室检查可见血清铁浓度和铁结合力升高。放血不能缓解严重的关节病症状。

【临床病史】男性，70岁，腕关节背面和尺侧面急性疼痛、肿胀。

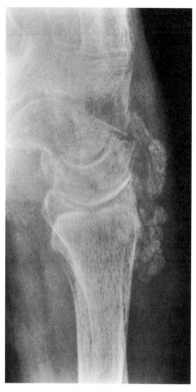

图 1.32A

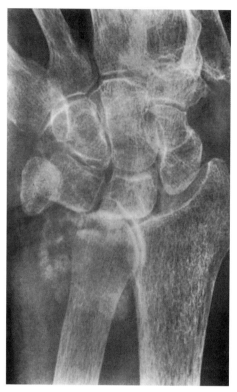

图 1.32B

【影像学表现】

A.腕关节侧位X线片显示，沿伸肌肌腱软组织肿胀伴有无定形钙化。

B.腕关节后前位X线片显示，桡尺关节远侧关节囊肿胀，由于钙化，使得部分可显示。伴随有骨质疏松和骨性关节炎。

【鉴别诊断】羟磷灰石沉积病、滑膜软骨瘤病、二水焦磷酸钙结晶沉积症、硬皮症、肿瘤样钙盐沉着症。

【诊断】羟磷灰石沉积病（钙化性肌腱炎和钙化性关节周围炎）。

【讨论】软组织中的无定形钙化是羟磷灰石晶体内钙的特征性表现，每个钙结晶集合体形状有些不规则，从边缘到中心密度大体均匀，没有明显的结构特征。钙化沿着预期的位置分布：腕和手的伸肌肌腱。桡尺关节远侧关节囊同样受累，此处的结晶如含钙的牛奶一样明显可见。羟磷灰石沉积可能与慢性微小损伤有关，在局部坏死组织中沉积，并且可能会引起伴有疼痛的炎性反应，急性发作。本病通常见于40岁以上患者，无性别差异，最常累及肩关节。主要鉴别诊断包括滑膜软骨瘤病。如果钙化为骨碎片或异位骨化，则应该有骨皮质和骨小梁结构。如果软骨内骨化发生时，软骨的钙化通常呈点状、絮状或环-弧形，但如果在这些位置，可能为异位软骨。软骨营养不良性钙化通常呈层状表现。二水焦磷酸钙结晶沉积于关节软骨，不累及肌腱，如果二水焦磷酸钙结晶游离于关节囊之外，在X线图像上通常不显示。

【临床病史】女性，69岁，手部外伤，摔伤可能性大。

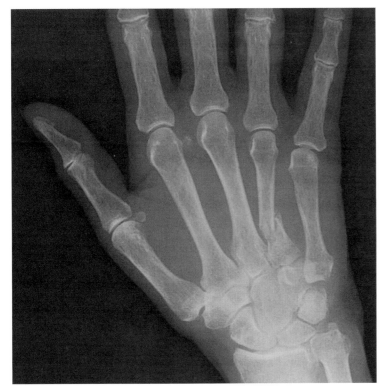

图1.33A

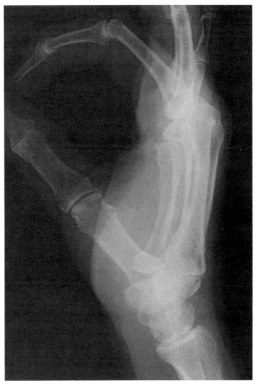

图1.33B

【影像学表现】掌骨后前位（A）和侧位（B）X线片显示，第四掌骨骨干近侧1/3骨折，第四掌骨变短并向桡侧成角。第四腕掌关节半脱位，第五腕掌关节全脱位，第五掌骨向掌侧移位，进入小鱼际，同时向近侧移位。

【鉴别诊断】无。

【诊断】第四掌骨骨折，第五腕掌关节向掌侧脱位。

【讨论】第四掌骨主要受其左右两侧的第三和第五掌骨保护，在该病例中，第五掌骨脱位使得左侧第四掌骨极易骨折。就像第五跖骨通常向背侧脱位，第五腕掌关节向掌侧脱位是一种少见的损伤。文献报道的少数病例中，有作者认为切开复位和内固定术有助于患者更好恢复。由于小鱼际的覆盖，第五腕掌关节向掌侧脱位很难通过常规体检发现，但通过认真观察M形腕掌关节，这种损伤在X线图像上不易漏诊。有争议的病例可以经CT检查确诊。

病例 **1.34**

【临床病史】男性，28岁，腕关节外伤。

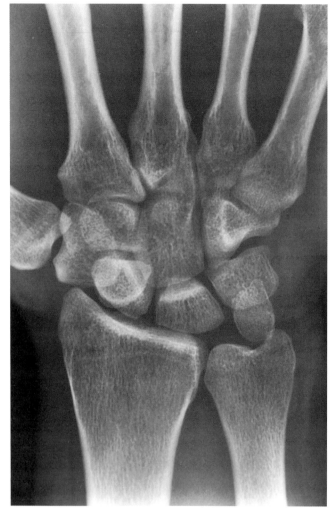

图1.34A

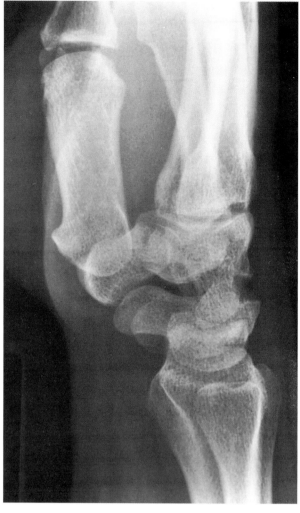

图1.34B

【影像学表现】

A.腕关节后前位X线片显示，手舟骨向前短缩，其远端皮质可见环形密度增高的征象。手舟骨、月骨之间的距离异常狭窄（与其他腕骨间关节相比）。

B.腕关节侧位X线片显示，舟月骨90°异常成角。

【鉴别诊断】无。

【诊断】舟骨旋转性半脱位（舟月骨分离）。

【讨论】手舟骨桥接近排和远排腕骨，正常情况下侧位上手舟骨长轴与腕平面成45°，以使得拇指可以向手指侧对折。当牵拉手舟骨的韧带损伤，穿过腕部的拇指伸肌和屈肌的牵拉力就会将手舟骨拉向近侧，并使其短轴旋转，在后前位片上，手舟骨表现为小圆形骨。在侧位片上，手舟骨长轴和腕部长轴之间的角度增加到将近90°。这种损伤可能是由于伸手以防向后跌倒时，手和腕部过伸，尺骨移位，腕骨间发生旋后运动（近排腕骨和远排腕骨之间的旋转），牵拉腕骨的韧带索承受来自桡骨的拉力从而撕裂。

【临床病史】男性，27岁，从脚手架上向后跌落。

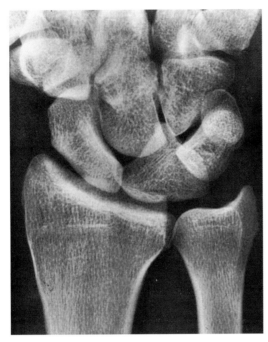

图1.35A

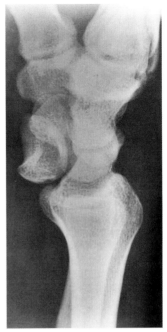

图1.35B

【影像学表现】

A.腕关节后前位X线片显示，月骨重叠呈三角形结构。

B.腕关节侧位X线片显示，月骨向掌侧脱位，并90°旋转移位。头状骨占据月骨的正常位置。

【鉴别诊断】无。

【诊断】月骨脱位。

【讨论】在后前位X线图像上，应该认识到月骨与其他腕骨重叠提示它们不在一个平面，呈三角形而不是梯形说明月骨发生了旋转，这些表现在侧位上得到了证实。月骨掌侧脱位是月骨周围损伤中最严重的一种。当向后摔倒时伸手撑地受到冲击，手和腕部过伸，尺骨移位，腕骨间发生旋后，牵拉腕骨的韧带承受来自桡侧的拉力，可导致一系列损伤。在第一阶段（月舟骨分离或旋转半脱位），附着于手舟骨的韧带近侧撕裂；或者是手舟骨骨折。在第二阶段（月骨周围脱位），手舟骨连带着手及头状骨从月骨背侧脱位。在第三阶段（腕骨间分离或三角骨脱位），三角韧带撕裂或被嵌入物撕裂，使得三角骨和月骨分离。尽管月骨依然在位，但其他腕骨向背侧脱位从而位于月骨背侧。月骨半脱位并向掌侧倾斜，但并没有完全脱位。在第四阶段（月骨脱位），背侧桡腕韧带撕裂，向背侧移位的腕骨将月骨从桡侧推向掌侧，手舟骨移至桡骨关节面遗留部位（原月骨的正常位置）。脱位的月骨同时向掌侧旋转90°，仍然经掌侧韧带与桡骨相连。月骨周围损伤在X线平片上不易被发现，尤其在没有骨折的情况下。

【临床病史】女性，57岁，摔倒时伸手撑地。

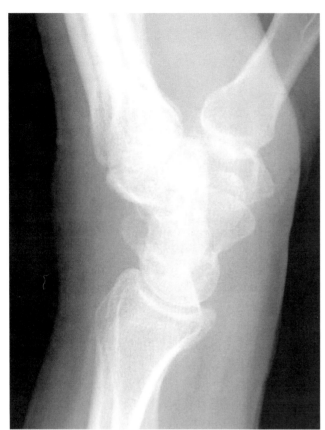

图 1.36A

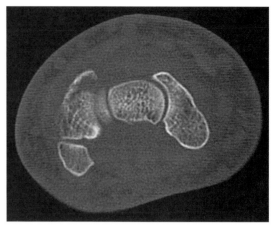

图 1.36B

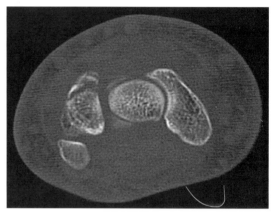

图 1.36C

【影像学表现】

A.腕关节侧位X线片显示，软组织肿胀，近排腕骨的背侧可见细微的骨碎片。

B～C.连续轴位CT图像显示，三角骨背侧骨折，轻微移位。

【鉴别诊断】无。

【诊断】三角骨骨折。

【讨论】三角骨骨折通常是由于直接受打击或强迫背屈引起的，常见于摔倒时伸手撑地，其机制是来自钩骨和尺骨茎突的压力。最常见的表现是骨背侧面的"薄片"骨折，可以通过制动治疗，移位的骨折需要手术修复。侧位X线片最容易显示薄片骨折。有三角骨点状压痛但普通平片未见异常的患者，可能需要CT或MR进一步检查以显示骨折。三角骨掌侧的骨折与月骨周围韧带的损伤有很大关系。

【临床病史】成年女性，腕关节桡侧软组织结节。

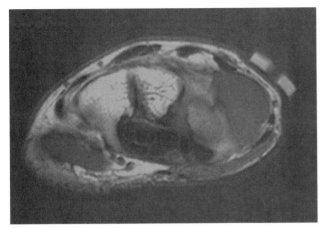
图 1.37A

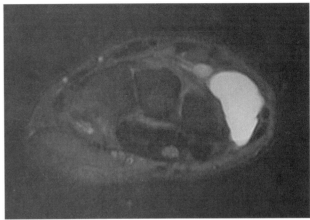
图 1.37B

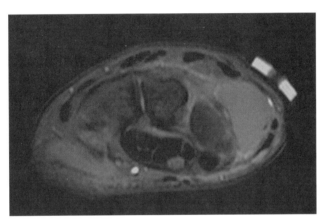
图 1.37C

【影像学表现】轴位 T_1WI（A），T_2WI 脂肪抑制像（B）和 T_1WI 脂肪抑制增强图像（C）显示，在手背腕管水平一分叶状肿块，T_1 低信号、T_2 高信号，该肿块增强扫描无明显强化，位于腕管内，与正中神经相邻。

【鉴别诊断】腱鞘囊肿、神经鞘瘤、脓肿、腱鞘巨细胞瘤、滑膜囊肿。

【诊断】腱鞘囊肿。

【讨论】腱鞘囊肿沿着腱鞘发展，最可能是由于滑膜疝入关节、腱鞘、甚至是神经被膜而形成。当囊肿迁移到皮下组织，与原始形成部位的连接可能会丢失。腱鞘囊肿内通常包含单纯的液体（T_2 高信号，T_1 低信号），还可以包含血性液体而表现为不均匀信号特征。腱鞘囊肿可以合并内部结构紊乱症（三角纤维软骨复合体和韧带撕裂）。区分腱鞘囊肿与实性肿块非常重要，注射钆对比剂有助于鉴别。腱鞘囊肿不同于实性肿块的中心强化，多数表现为边缘强化。因为钆在细胞外间隙扩散，如果在注药与成像之间存在较长的延迟，囊肿可表现为厚壁增强，甚至表现为均匀强化。在超声上，腱鞘囊肿表现为无回声的结构，伴有后方回声增强，有时可显示与关节囊或腱鞘的连接。慢性腱鞘囊肿可有内部回声，为残渣所致，彩色多普勒显示无血流。

【临床病史】男性，34岁，多病灶的骨痛1年。

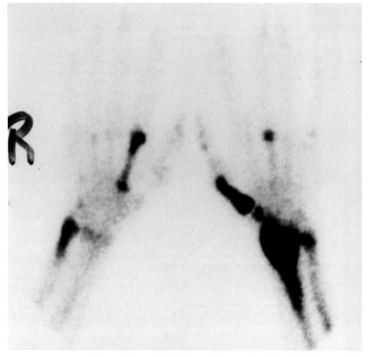

图1.38A

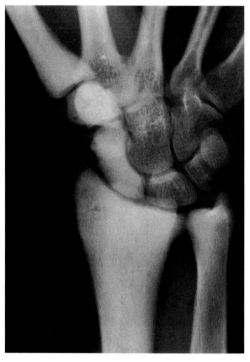

图1.38B

【影像学表现】

A.双手伽马相机放射性骨扫描的延迟图像显示，右侧尺骨远端、第二掌骨，左侧桡骨、尺骨、大多角骨、第一和第三掌骨头可见放射性浓聚。

B.左侧腕关节后前位X线片显示，桡骨和尺骨远端、手舟骨、小多角骨、大多角骨和第一掌骨显示致密硬化，皮层和髓腔之间的差异消失，可见残存很少的骨小梁。然而，受累诸骨未见扩大，形态正常。所见余骨未见异常。

【鉴别诊断】慢性硬化性骨髓炎、成骨细胞淋巴瘤、骨髓炎、畸形性骨炎、硬化性骨发育不良。

【诊断】慢性硬化性骨髓炎。

【讨论】骨扫描的异常和相应的硬化征象提示鉴别诊断包括成骨细胞肿瘤、骨髓炎、畸形性骨炎和硬化性骨发育不良。畸形性骨炎可因缺乏骨膨大和皮质增厚而被排除，硬化性骨发育不良因骨形态正常和缺乏临床病史亦被排除。结合患者的年龄，主要考虑为淋巴瘤和骨髓炎，桡骨活检标本的细菌培养证实金黄色葡萄球菌呈阳性。血源性骨髓炎最常见于成人，主要由金黄色葡萄球菌引起。皮质破坏和骨膜炎以及引起的包壳形成为早期的影像学表现。在亚急性和慢性骨髓炎阶段，反应性骨质增生可能导致致密硬化，临床症状相对轻微。细菌病灶长期存在于充满肉芽组织的骨腔内，外层被致密的反应性新生骨包绕。由于长期反应性的骨髓及骨膜新生骨的沉积而引起骨皮质增厚。匐行性窦道可能延伸到皮肤表面。即使急性感染经过适当的治疗，慢性骨髓炎可在急性骨髓炎发作多年后仍然存在。全身使用抗生素对于隐藏在死骨中的病菌是无效的。血培养结果几乎都是阴性的，病灶的细菌培养也经常是阴性的。

【临床病史】女性，31岁，摔倒时，手呈外展位。

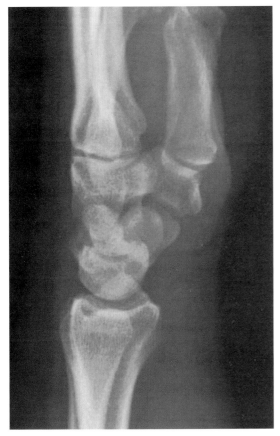

图 1.39A

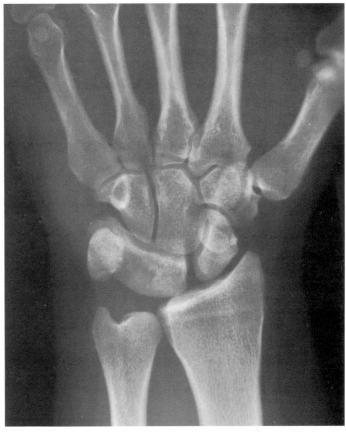

图 1.39B

【影像学表现】

A.腕关节侧位X线片示，月骨异常表现，合并轻微的掌侧成角，舟月角减小。未见骨折。

B.腕关节后前位X线片示，月骨和三角骨未完全分离。无骨折。

【鉴别诊断】无。

【诊断】腕骨融合。

【讨论】腕骨融合为较常见的异常，它是两个或多个腕骨在发育过程中未能分开而导致先天性融合。该融合畸形是由一个共同的胚胎腕前体在子宫内胎儿第5～8周的不完全空化造成的。可发生骨性、软骨性或纤维性融合。腕骨融合通常是只涉及同一排骨头的孤立畸形，最常见的融合发生于月骨和三角骨之间。这种畸形的患病率将近1%，60%是双侧的。腕骨融合通常是偶然发现的，但腕骨融合和相关的不完全受累关节的退行性关节炎已被证明为隐匿性腕关节疼痛的原因。多发腕骨融合或近、远排骨间的融合常合并其他畸形，包括跗骨融合、关节挛缩、软骨外胚层发育不良、心手综合征、特纳综合征和指（趾）关节粘连。这些融合畸形可能是家族性的。

【临床病史】男性，52岁，慢性腕关节疼痛。

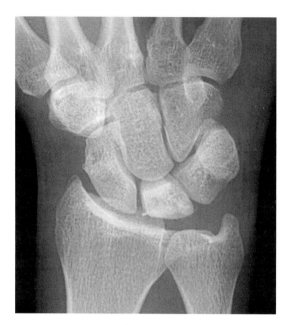

图1.40A

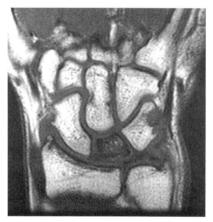

图1.40B

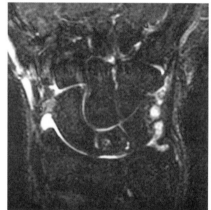

图1.40C

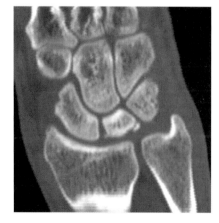

图1.40D

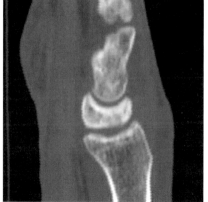

图1.40E

【影像学表现】

A.腕关节后前位X线片示，月骨呈致密影，可见微小的骨碎片位于邻近舟骨关节处，也很可能存在于相邻三角骨关节处。

B.冠状位 T_1WI MRI示，月骨绝大部分为低信号。

C.冠状位 T_2WI MRI示，桡腕关节间隔积液，月骨内局灶高信号区。

D.CT冠状位重建图像示，月骨硬化，相邻三角骨关节间隙内骨碎片。

E.CT矢状位重建图像示，月骨近端表面扁平、硬化。

【鉴别诊断】骨坏死，骨折。

【诊断】月骨骨坏死［月骨无菌性坏死综合征（Kienböck syndrome），月骨软化病］。

【讨论】在正常的腕关节，手的负重通过桡腕关节传导到前臂，约1/3的应力通过每个近排关节的腕骨传导（手舟骨、月骨和三角骨）。当尺骨相对于桡骨异常短小，即所谓的负向尺骨变异，应力会主要通过月骨而非三角骨进行传导，这可导致压力相关的月骨坏死。外伤也可发生类似过程，或许本病例即是其一。月骨无菌性坏死在双侧发生非常罕见。在CT上，硬化、变形和碎片为典型征象。在MRI上，月骨在所有序列上均呈低信号，可能由于硬化改变所致。由于月骨无菌性坏死的自然病程是进行性畸形和碎裂，T_2高信号更可能是反映了退行性囊性改变而不是血供重建和重构。

【临床病史】45岁，建筑工人，慢性腕关节尺侧疼痛。

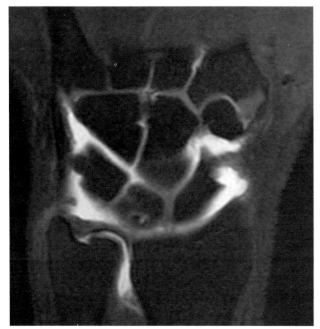

图1.41A

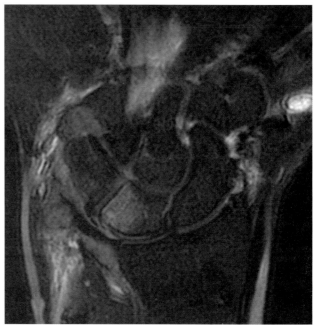

图1.41B

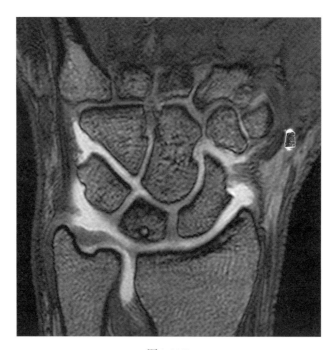

图1.41C

【影像学表现】

腕关节三关节间隙造影MRI成像。

A.冠状位T_1WI脂肪抑制MRI示，三角纤维软骨复合体（TFCC）向远侧膨出压迫尺骨头，月骨近侧软骨下骨改变，月骨三角骨韧带完整（未呈现）。

B.冠状位T_2WI脂肪抑制MRI示，月骨内的骨髓水肿。

C.冠状位梯度回波MRI示，月骨内的硬化和囊变形成。

【鉴别诊断】尺骨撞击综合征、月骨无菌性坏死、月骨挫伤或骨折。

【诊断】尺骨撞击综合征。

【讨论】尺骨撞击综合征（也被称为尺骨邻界综合征）的发生是由于三角纤维软骨复合体被镶嵌在尺骨头和月骨之间造成长期压迫而发生。患者的主诉可为慢性腕关节尺侧疼痛、肿胀和活动受限。尺骨头突出超过邻近的桡骨关节面是一种常见的诱发因素，这可能是解剖变异（正向尺骨变异）或各种原因如外伤造成桡骨缩短所致。手紧握、旋前和腕关节的尺侧偏移等都趋于动态增加尺骨的变异，可引起症状加剧。尺骨撞击综合征相关的影像学表现包括正向尺骨变异或桡骨相对缩短、尺骨头和邻近月骨的关节和软骨下的改变，以及三角纤维软骨复合体穿孔。鉴别诊断包括月骨无菌性坏死，后者通常是负向尺骨变异（桡骨突出超过尺骨头），导致月骨的负荷增加，而该病例中无这种改变；若先前没有外伤史，骨折和骨挫伤则不被考虑。

【临床病史】16岁，腕关节疼痛、肿胀。

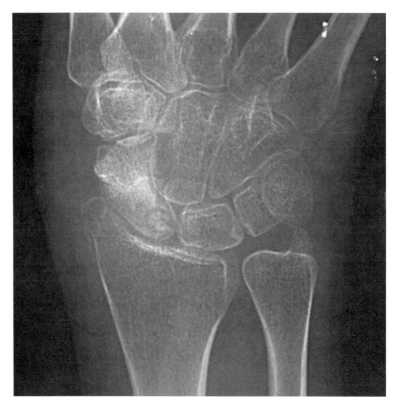

图1.42A

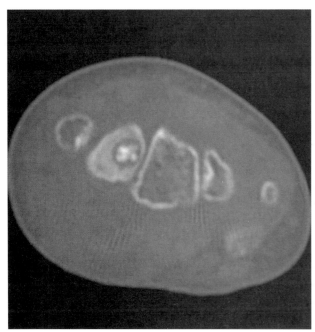

图1.42B

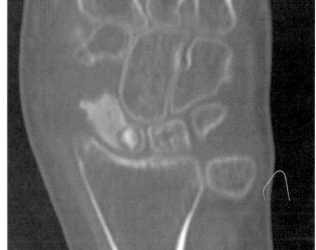

图1.42C

【影像学表现】

A.腕关节后前位X线片示，弥漫软组织肿胀、骨质疏松，而手舟骨表现为相对致密，手舟骨近极可见一透亮区伴有中央硬化。

B～C.CT轴位和冠状位重建图像示，手舟骨近极见一圆形病灶，呈薄的硬化边缘和致密、不规则的钙化中心。手舟骨的相邻部分硬化，但周围的骨骨质稀疏。

【鉴别诊断】骨坏死、内生软骨瘤、骨髓炎、骨样骨瘤、淋巴瘤、嗜酸细胞肉芽肿。

【诊断】骨样骨瘤。

【讨论】围绕手舟骨近极的影像表现提出鉴别诊断，它可以被看作是伴有死骨的溶骨性病变或伴有矿（骨）化中心的透亮区。针对死骨形成，骨坏死、骨髓炎、淋巴瘤和嗜酸细胞肉芽肿均可考虑，并且后三种病变均可伴有软组织肿胀和周围骨质疏松。CT扫描对X线片上伴有矿化中心病变的显示更加清晰。手舟骨硬化、软组织肿胀和周围骨质疏松等这些表现，与典型的和骨样骨瘤相伴而发生的关节下炎症反应完全相符，但与内生软骨瘤不符。骨样骨瘤为一种良性骨肿瘤，X线和CT上表现为伴有致密矿化中心的小（1cm或更小）透亮区，周围经常有广泛的反应性骨形成，特别是位于皮质的病变。当病变位于骨的关节下，患者可出现滑膜炎；典型临床表现为青少年或年轻成年男性出现逐渐加重的疼痛，夜间更剧烈，服用水杨酸类药物可明显缓解。骨样骨瘤累及腕骨并不常见。

病例 **1.43**

【临床病史】1岁，全身性疾病。

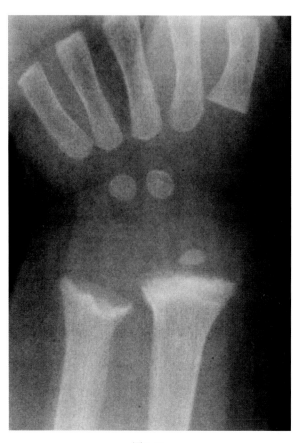

图 1.43

【影像学表现】腕关节后前位X线片示，桡、尺骨远端的骺板增厚、增宽，远端干骺端致密硬化，且呈现磨损的表现。

【鉴别诊断】佝偻病恢复期、低磷酸酯酶症、肾疾病、干骺端软骨发育异常。

【诊断】佝偻病恢复期。

【讨论】佝偻病是以类骨质钙化缺失为特点的全身性疾病的儿童期表现，最后共同通路是缺乏可供类骨质矿化的钙或磷（或二者均有），但可能与维生素D的可获得性、合成或生物学作用以及其激素活性代谢产物等异常有关。因为正常矿化和骨化的缺失，软骨持续生长，导致骺板增宽，这种典型的影像学表现在生长最活跃的区域更为明显。未钙化的软骨可变成肿块样，临床检查会有发现。影像学常见的异常区域包括肋骨肋软骨的连接处、股骨远端、胫骨的两端、肱骨近端、桡骨远端和尺骨远端。临时钙化带不规则、杂乱无章的矿化形成了磨损表现，对增厚骺板的机械应力可能会导致其增宽、呈杯状和弓状畸形。骨纹理（骨小梁征象）可出现模糊或粗糙，且会有一个延迟出现的骨化中心。佝偻病的骨骼对弯曲和剪切负荷无耐受，因此，常见应力性骨折和弓状畸形。在成功治疗佝偻病的初期，未钙化的类骨样钙质，临时钙化带表现为宽带，使骺板缩窄为正常宽度。未矿化的骨膜下类骨质的骨化尤为明显，形成新的骨膜新生骨。

病例 **1.44**

【临床病史】男童，9岁，有外伤史。

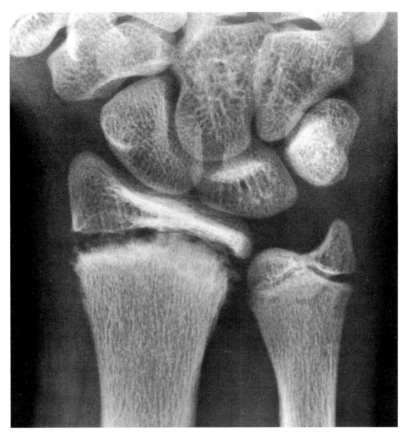

图 1.44

【影像学表现】腕关节后前位X线片示，桡骨骺板的临时钙化带显示增宽、不规则，但尺骨远端和第一掌骨骺板正常。

【鉴别诊断】外伤，佝偻病。

【诊断】骺板骨折（Salter Ⅰ型），愈合期。

【讨论】桡骨远端骺板的异常表现如干骺端增宽、不规则硬化与佝偻病表面上相似，但其余部位（尺骨远端、第一掌骨近端）正常骺板的存在排除了系统性或代谢性骨病作为诊断的考虑。骺板通过钙化软骨区与骨交错结合，从内部附着于干骺端，外部通过骨膜相连。骺板对于扭转或剪切应力的耐受性相对较弱，但抗拉伸和压缩。当骨骺从干骺端分离，通过骺板的分离层面位于软骨转化区，介于钙化和未钙化的软骨层之间，留下含生发层的骨骺和伴有钙化软骨的干骺端。不会发生移位，除非骨膜发生撕裂。如果分离骨骺的血供保持完整，生发层骺板软骨的生长可不会被骨折中断。然而，直到从干骺端一侧向内生长的血运得以重建，新形成的软骨才会骨化。因此，骨折后，骺板开始变宽，直到重新形成正常的软骨转化区；一旦增宽的骺板开始骨化，其厚度会恢复至正常。

49

病例 **1.45**

【临床病史】女童，2岁，嗜睡。

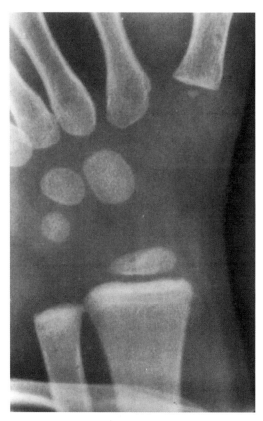

图 1.45

【影像学表现】腕关节后前位X线片示，桡、尺骨远端显示致密的横向干骺线，骺板的厚度正常，且无骨膜反应。

【鉴别诊断】重金属中毒，生理线。

【诊断】铅中毒。

【讨论】儿童慢性铅中毒（铅毒症）导致跨越正在生长的干骺端致密的横向线，所谓的铅线或铅带。铅干扰了生长期间原始骨松质的吸收，新生骨沉积于原始骨松质的顶部，但因为在接触期间原始骨松质的正常吸收不会发生，因此，即使只有微量铅存在，在X线片上出现一条明显的致密线。铅线是慢性铅中毒的晚期表现，且最易出现在膝关节或桡骨远端等生长发育最快的地方。铅线直到血铅浓度达到70～80 g/dl才会出现，它不受对潜在铅中毒治疗的影响，在4年内会自行消失。铅中毒曾有报道继发于枪伤后所残留的铅碎片。在生长过程中长期暴露于其他的重金属，包括磷和铋，可导致出现类似慢性铅中毒时见到的那些横向线。

【临床病史】女性，51岁，沿腕关节桡侧疼痛。

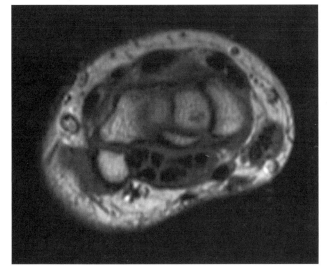

图 1.46A

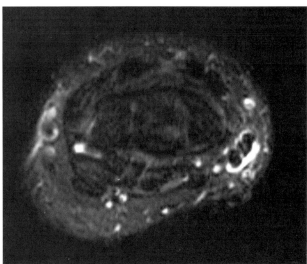

图 1.46B

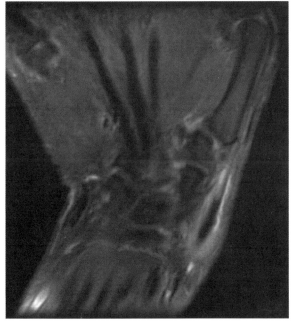

图 1.46C

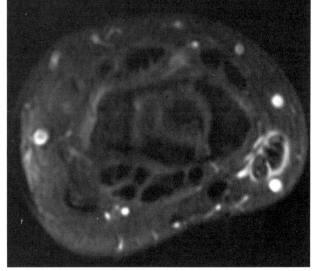

图 1.46D

【影像学表现】

腕关节轴位 T₁WI像（A）、轴位 T₂WI脂肪抑制像（B）和冠状位、轴位 T₁WI脂肪抑制增强像（C、D）显示，拇长展肌（APL）和拇短伸肌（EPB）增厚、不规则，T₂WI在这些肌腱中及其周围呈高信号。

【鉴别诊断】无。

【诊断】狭窄性腱鞘炎。

【讨论】狭窄性腱鞘炎是指涉及拇长展肌和拇短伸肌腱鞘异常增厚的一种临床疾病，这些肌腱穿过腕关节背侧的第一腔室。尽管有报道认为，这种综合征为初为人母过度使用拇指所致，但其更常见于 35～55 岁的女性。患者主诉当他们外展或伸直拇指时，在桡骨茎突之上会逐渐感到疼痛发作，临床上这种情况很难与发生在拇指基底部的骨关节炎相鉴别。如果不进行治疗，患者可发展为腱鞘纤维化，继而运动受限。

【临床病史】男性，38岁，骑水上摩托车撞到一个木制码头几周后，大鱼际持续疼痛。X线片（无图）在事件发生时是正常的。

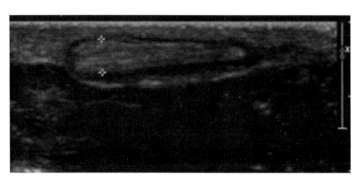

图 1.47A

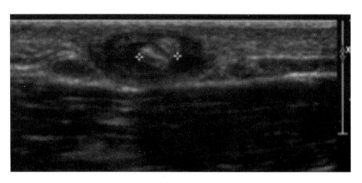

图 1.47B

【影像学表现】纵向（A）和横向（B）扫描超声示，与第一掌骨相邻皮下组织内可见一线状高回声病灶，周围有低回声的边缘。该病灶与患者的疼痛部位相一致。

【鉴别诊断】无。

【诊断】异物（木屑）。

【讨论】超声已成为检测位于浅表组织微小异物的极有价值的工具，尤其当X线检查呈阴性时。木屑表现为线状高回声病灶，异物可伴有异物周围的肉芽肿或脓肿形成。超声与静态成像方式如MRI或CT相比有多种优势。第一，通过与患者互动交流指出疼痛的确切部位，小异物在直接查找中更有可能被发现。第二，如果异物靠近血管神经束，其完整性和位置可以映射给外科医生。第三，相邻的肌腱可被动态观察以确定它们是否受累。

【临床病史】男性，56岁，关节肿胀、疼痛和长期咳嗽。

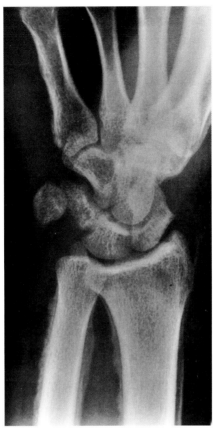

图 1.48

【影像学表现】腕关节斜位 X 线片示，沿桡、尺骨远端干骺端显示波浪状起伏的骨膜反应，对侧（无图）也有类似的发现。

【鉴别诊断】肥大性骨关节病、肢骨纹状肥大、维生素 A 过多症。

【诊断】继发性肥大性骨关节病。

【讨论】肥大性骨关节病是一种以杵状指和管状骨骨膜炎为特征的综合征。该病有原发性和继发性两种形式，其特征可不完全相同。继发性可为局限性，可伴有偏瘫、动脉瘤、感染性动脉炎和动脉导管未闭等，或者全身性病变，伴有各种各样疾病，包括肺、心脏、肝、肠道及纵隔等各种慢性和肿瘤性疾病，还有其他各种恶性肿瘤。肥大性骨关节病可作为若干副肿瘤综合征的其中之一而发生，其临床表现可先于、同时或滞后于恶性肿瘤的诊断。临床为呈关节病表现、以骨膜反应作为其单一的影像学特点，二者是肥大性骨关节病的典型征象。骨干和干骺端（但没有骨骺）受累是其特征，而且发生部位在小腿和前臂较股骨、肱骨、手或脚更常见。在老年患者，该病最常继发于支气管肺癌，尽管也可发生于其他肺的恶性、良性或慢性化脓性疾病、发绀型心脏病、肝或胆汁性肝硬化及炎症性肠病等。该反应的机制尚不明了。在青少年或年轻成年人，该病可表现为厚皮性骨膜病（原发性肥大性骨关节病），病因不明，也可包括脸和手的皮肤增厚及杵状指。原发性肥大性骨关节病占所有病例的 3% ~ 5%。在影像学上，肥大性骨关节病的原发性和继发性二者很难鉴别，但原发性的表现可能更严重，可累及骨骺，且病变可位于肋骨、骨盆和颅骨。

病例 1.49

【临床病史】女性，32岁，慢性腕关节疼痛。

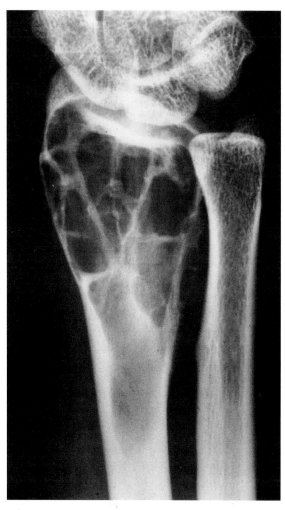

图 1.49

【影像学表现】腕关节后前位X线片示，桡骨远端可见地图样骨质破坏，病变自骨干远端延伸至关节面，桡腕关节及远端桡尺关节均受累。皮质显示变薄和轻度膨胀，有明显的骨嵴或骨柱横穿病变，无明显的基质矿化。病变与正常骨之间的移行区锐利，但远端有明确的硬化缘。尺骨侧皮质显示变薄，但完整，且有轻度膨胀。

【鉴别诊断】硬纤维瘤、血友病性假肿瘤、动脉瘤样骨囊肿、骨囊肿、骨巨细胞瘤。

【诊断】硬纤维瘤。

【讨论】粗大的骨嵴或骨柱表现提示该病变为隐匿性缓慢进展，骨发生重构以适应地图样破坏。病变大、侵袭性低，位于干骺端但延伸至关节面，这些在成人少见，包括软骨下囊肿、血友病性假肿瘤、骨

坏死，以及如本例中的病变——硬纤维瘤。骨巨细胞瘤，虽然也发生于该部位，但倾向于有更多侵袭性特点，且通常无硬化边缘或粗大的骨小梁。硬纤维瘤是一种罕见的骨内纤维性病变，组织学上与软组织纤维瘤病相同（腹外软组织的硬纤维肿瘤）。该病最常见于青少年和年轻成人，病变通常位于长骨干骺端的中央，其影像学特征往往是良性的。呈地图样、溶骨性病变，有一狭窄的过渡带但往往无硬化边缘，无基质矿化。可见骨内侵蚀、轻度的皮质膨胀，但通常不突破皮质。骨内含特征性的粗大骨嵴可提示该诊断。可表现为浸润性和偶尔局部侵袭性，但无转移潜能。行病灶刮除术后，局部复发常见，所以整体切除为治疗的选择。

病例 1.50

【临床病史】男孩，12岁，前臂痛。

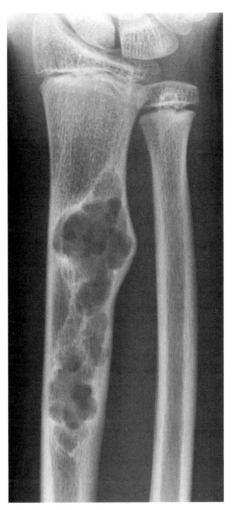

图 1.50

【影像学表现】前臂后前位 X 线片示，桡骨远端骨干可见一长的病灶，表现为多泡状改变，伴有硬化缘，骨皮质轻度膨胀，无基质内矿化。

【鉴别诊断】非骨化性纤维瘤、纤维发育不良、动脉瘤样骨囊肿。

【诊断】非骨化性纤维瘤。

【讨论】病变有非侵袭性的特点：有界线清楚的硬化缘，骨皮质轻度膨胀，无皮质变薄，以及缺乏皮质穿透改变和骨膜反应。长条形和多发泡状表现为非骨化性纤维瘤的特征（纤维黄色瘤）。非骨化性纤维瘤为一种非肿瘤性病变，被认为是生长板骨化缺失所致。有学者提出，压力或外伤与该病存在因果关系，但没有证实。该病变是自限性的，无生长或扩散的潜能，并且通过周围骨的填充可以自行消退。它们与纤维性骨皮质缺损（干骺端纤维性缺损）在组织学类型上相同。非骨化性纤维瘤较纤维性骨皮质缺损少见，易发生于较大的儿童或青少年。非骨化性纤维瘤表现为伴有硬化缘的透亮区，位于髓腔内偏心性生长，但仍可见位于膨胀的骨皮质内。一些病变有小梁状、扇贝壳样、多房性或多泡状表现，大小为 1～7cm，且较大的病变可发生骨折，或者引起疼痛。

病例 **1.51**

【临床病史】2周，刚出生的婴儿，母亲产前缺乏保健，3个月后再次复查。

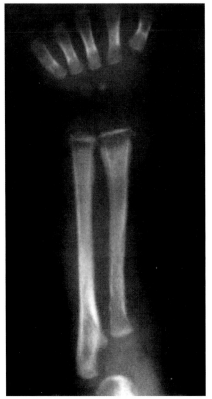 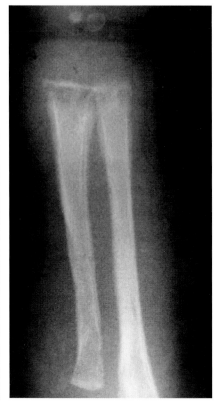

图1.51A   图1.51B

【影像学表现】

A.前臂后前位X线片示，干骺端区域轻度骨膜炎。

B.3个月后复查，前臂后前位X线片示，骨膜炎的范围显著增加，干骺端显示增宽、不规则，软组织肿胀程度增加，且在尺骨近端可能存在一局灶性透亮区。

【鉴别诊断】先天性感染如弓形虫病、梅毒、风疹、巨细胞病毒感染或单纯性疱疹，维生素A过多症。

【诊断】先天性梅毒。

【讨论】梅毒是由梅毒螺旋体引起的慢性感染。先天性梅毒是由生物体经胎盘迁移而获得，通常见于怀孕期间感染的妇女，胎儿的严重感染可能导致流产或出生后不久死亡。在幸存者中，对正在生长的骨骼的侵袭，尤其是在活跃的软骨内骨化的区域，构成了先天性梅毒的特征。在新生儿和非常小的婴儿中，骨骼异常包括骨软骨炎、骨干骨髓炎和骨膜炎。梅毒性骨软骨炎的典型征象为软骨内骨化区域的对称性受累，包括长骨生长板、肋软骨区，有时也涉及扁骨和脊柱，可见透亮区和不规则骨。在骨干骨髓炎，长骨的骨干可见局灶性溶骨病变和显著的骨膜炎。骨膜炎可为骨膜下感染的表现，或者也可能为骨髓炎或骨软骨炎愈后所致的反应性过程。及时、适当的抗感染治疗，这些病变可痊愈。尽管存在可靠的检测梅毒的血清学方法，一些流行病因素作为先天性感染的重要潜在原因造成了该病的再度出现。

【临床病史】女性，40岁，双侧慢性腕关节疼痛。

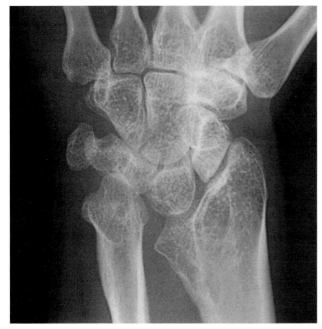

图 1.52A

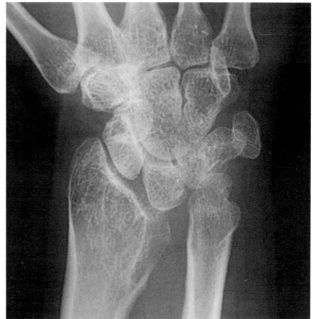

图 1.52B

【影像学表现】A ～ B、双侧腕关节后前位 X 线片。

【鉴别诊断】无。

【诊断】双侧马德隆畸形。

【讨论】马德隆畸形指的是腕骨向桡骨的尺侧和掌侧半脱位，桡骨相对尺骨发育不全。马德隆畸形起因于桡骨远端骨骺尺、掌侧部的生长紊乱，且具有遗传倾向。桡骨远端关节面发展为向掌侧和尺侧偏斜，并因此造成腕骨向掌侧移位。因为尺骨未受影响，它变得突出进而促成了这些临床表现如疼痛、活动范围减小和畸形等。尽管马德隆畸形的发生可伴有发育不良如遗传性多发性外生骨疣、内生软骨瘤病和多发性骨骺发育不良等，但与其联系最紧密的是 Leri-Weill 软骨骨生成障碍综合征，肢中性侏儒的一种类型。马德隆畸形也可能单纯通过伴有 50% 外显率和变异表达的常染色体显性遗传方式而发生。该病最常见于女孩，在高速生长期（通常年龄为 10 ～ 14 岁）发病。所谓的继发性马德隆畸形可能发生于创伤、感染、梗死或影响桡骨远端骨骺发育的其他损伤。X 线和 CT 上，桡骨远端的成角畸形、腕关节半脱位和尺骨的突出应该易于识别。在 MRI 上，可见将月骨和三角纤维软骨复合体与桡骨干骺端尺背侧相连的一条增厚的背侧韧带（维克斯韧带）。维克斯韧带的部位在 X 线片上表现为沿桡骨远端干骺端尺侧面的火焰形的透亮影。

【临床病史】男性，35 岁，桡骨远端骨折切开复位内固定术后 7 个月，腕关节背侧存在被抓住的感觉。

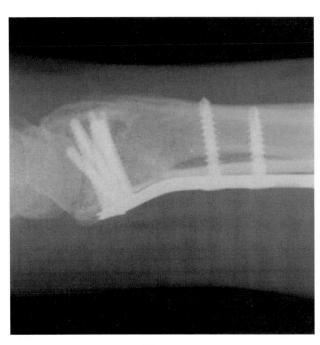

图 1.53A

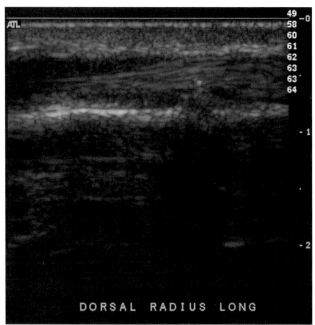

图 1.53B

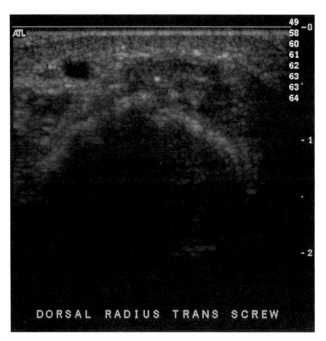

图 1.53C

【影像学表现】

A.腕关节侧位X线片示，桡骨远端可见骨折愈合，伴有掌侧钢板和多个螺钉内固定，其中一个螺钉突出穿过背侧皮质。

B.腕关节背侧纵向超声图像示，螺钉头部为一伴有后方声影的明亮的强回声灶，覆盖其上的伸肌腱直接附着于螺钉头部。实时成像显示腱鞘内肌腱可正常活动，但来自螺钉头部的撞击引起了症状。

C.横向超声图像，螺钉头部撞击指总伸肌腱的深面。

【鉴别诊断】肌腱激惹、腱鞘炎、腱鞘粘连。

【诊断】伸肌腱激惹。

【讨论】螺钉突起穿透骨表面在X线片上并不少见，但只是偶尔会造成问题。在这个病例中，突起的螺钉头部不幸直接位于指总伸肌腱的下方，螺钉头部对在其上来回移动的肌腱造成了阻碍，因此，患者会有被抓住的感觉。已有文献报道，涉及桡骨远端内固定物的并发症包括肌腱激惹和迟发性肌腱断裂。一项关于桡骨远端不稳定骨折行掌侧锁定钢板治疗后螺钉突出的研究发现，26%的螺钉自背侧皮质穿出至少0.5mm，且它们中的24%引起症状性腱鞘炎。即使存在金属，超声具有在动态再现患者症状时可同步显示解剖结构的能力，使其成为发现腕关节术后异常的一种非常有效的检查方法。在其他解剖部位，据报道螺钉头部穿出所引起的并发症包括假性动脉瘤形成和神经损伤。

【临床病史】女性，25岁，发生交通事故。

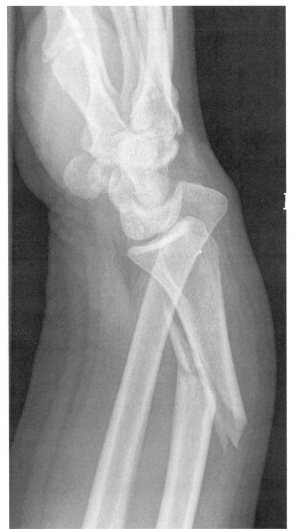

图 1.54A

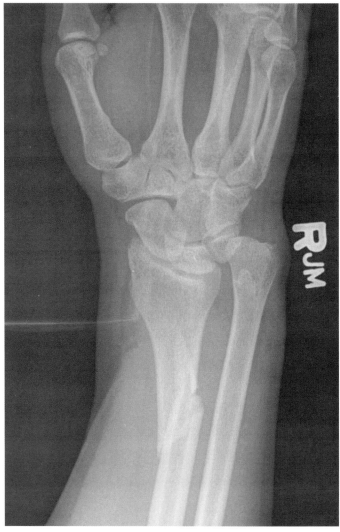

图 1.54B

【影像学表现】A～B.腕关节侧位和后前位X线片示，桡骨骨干远端中下1/3交界处可见粉碎性骨折，合并远侧断端的掌侧成角和远端桡尺关节的背侧脱位。

【鉴别诊断】无。

【诊断】盖氏骨折伴脱位。

【讨论】桡骨骨干骨折合并远端桡尺关节脱位被称为盖氏骨折伴脱位，约占成人前臂骨折的7%。成人桡骨骨干单纯骨折几乎总伴有远端桡尺关节分裂，一般认为损伤发生于跌落期间手外伸合并极度旋前的前臂上。在该病例中，远端桡尺关节脱位，且移位明显，在不太严重的病例中，远端桡尺关节可能只是半脱位或动力学的不稳定。腕关节旋前时行CT检查要记录该异常；旋后运动时，不稳定的远端桡尺关节倾向于减轻不稳定。对桡骨干骨折的治疗通常需要行切开复位内固定术，且往往要直接修复远端桡尺关节。在儿童，所谓的等同于盖氏骨折的损伤可发生于桡骨骨干远端骨折合并骨骺错位、与尺骨远端分离（Salter Ⅰ型）；然而，不同于成人损伤，远端桡尺关节的远侧韧带稳定器保持完整。

第2章
肘、臂及肩

【临床病史】女性，55岁，拦出租车时从路基摔倒。

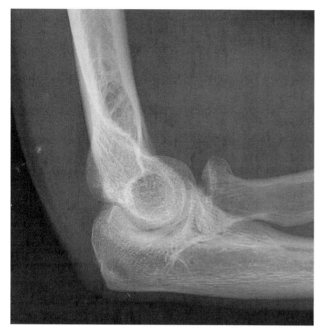

图2.1A

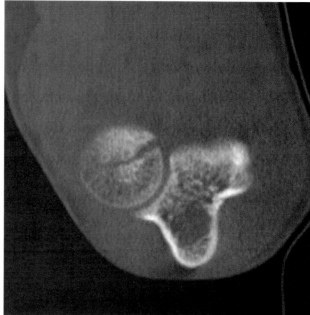

图2.1B

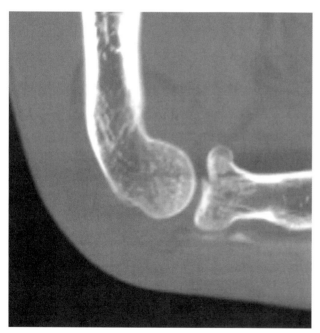

图2.1C

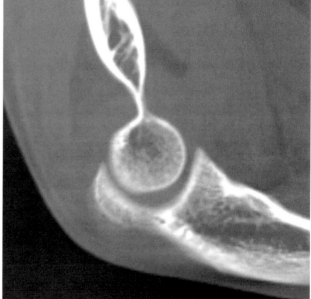

图2.1D

【影像学表现】

A.侧位像显示前后脂肪垫上移，提示关节腔液渗出。桡骨小头关节面骨折。

B.轴位CT显示骨折线横贯桡骨小头关节面。

C.经肱桡关节矢状位CT重建显示桡骨小头骨折片轻度压缩。

D.经尺骨-滑车关节矢状位CT重建显示前后脂肪垫上移。

【鉴别诊断】无。

【诊断】桡骨小头骨折。

【讨论】肘部脂肪垫征象可提示肘关节腔积液，液体使肘关节囊膨胀，抬高肘关节上部前后脂肪垫，使之从正常位置移位并可在侧位平片显示，移位的前脂肪层类似风帆，因此该征象又称"风帆征"。正常情况下，前脂肪垫的一小部分可见，显示为薄的、三角形低密度影，短基底面向肘关节。后脂肪垫位于鹰嘴窝，正常情况下不可见。在急性损伤情况下，脂肪垫征象提示骨折，但是各种情况导致的积液均可出现脂肪垫征象。桡骨小头、桡骨颈骨折一般是由于年轻患者倒地时手外展着地，由桡骨小头撞击肱骨小头所致。常导致两种骨折：一种是本例中经桡骨小头关节面骨折；另一种是桡骨颈骨折。桡骨小头骨折一般可通过内、外固定治疗，但有移位的粉碎性骨折是骨坏死的高风险因素，此时，可采用手术切除并假体植入进行治疗。

【临床病史】成年女性，摔倒后肘部畸形。

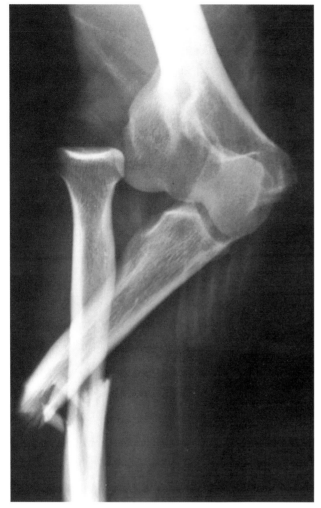

图 2.2A

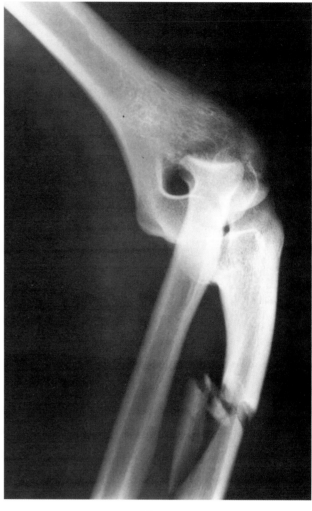

图 2.2B

【影像学表现】A～B.肘关节前后位及侧位片显示桡骨外侧脱位，尺骨中段骨折移位。

【鉴别诊断】无。

【诊断】蒙泰贾（Monteggia）骨折脱位（Bado Ⅲ型）。

【讨论】蒙泰贾骨折脱位是指尺骨骨折伴桡骨小头脱位。Bado分型是基于骨折部位以及造成的成角脱位方向，可分为以下几种类型：①近端尺骨骨折，伴桡骨小头向前成角向前脱位（65%）；②近端尺骨骨折，伴桡骨小头向后成角向后脱位（18%）；③喙突远端尺骨骨折，桡骨小头外侧脱位（16%）；④近端尺骨骨折，近端桡骨在桡骨粗隆以远骨折，伴桡骨小头向前脱位（1%）。这种损伤多见于成人尺骨近端骨干骨折患者。桡骨小头与肱骨小头在各投照位置下重叠。20%病例伴有桡神经损伤，但多数神经损伤均是一过性的。

病例 2.3

【临床病史】男孩，2岁，出生后上肢畸形。

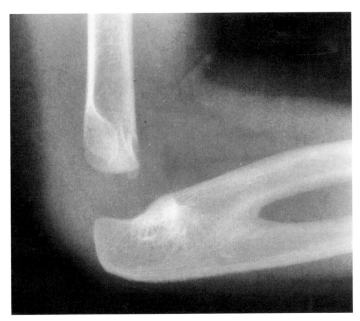

图 2.3A

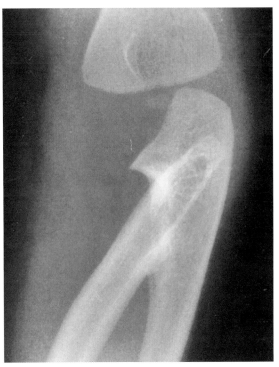

图 2.3B

【影像学表现】A ～ B.肘关节侧位及斜位片显示尺桡骨近端异常融合，皮质及髓腔相连续。

【鉴别诊断】无。

【诊断】尺桡骨骨融合。

【讨论】有文献报道两种类型尺桡骨骨融合：一种类型如本例是"真性"或近端骨融合，近端尺桡骨可见2 ～ 6cm长的平滑融合；另一种类型特点是桡骨小头先天性脱位。两种类型病因均为近端上臂未完成纵行分离，导致骨性或纤维融合。60%病例可双侧发生，散发型及家族型均见报道，散发型更加常见。相关其他表现还包括畸形内翻足、髋关节发育不良、拇指发育不全、马德隆畸形及其他分离畸形（如腕骨并合、指关节粘连）。伴随症状主要包括关节挛缩、多发遗传性外生骨疣及心手综合征等。后天获得性骨融合可由外伤、骨髓炎、Caffey病所致。在骨桥被观察到之前，仔细观察桡骨外翻或尺骨拴系有助于早期诊断。尽管一些病例可通过手术治疗，对先天性尺桡骨近端骨融合的长期病程研究显示，大部分患者较少或无功能障碍，对日常工作不构成影响。

【临床病史】男孩，11岁，骑登山车发生事故。

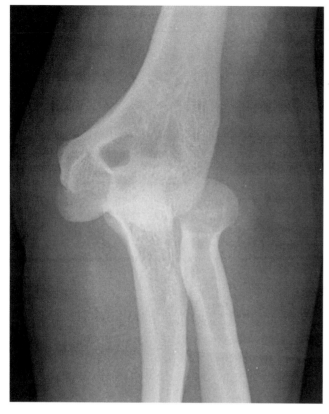

图2.4A

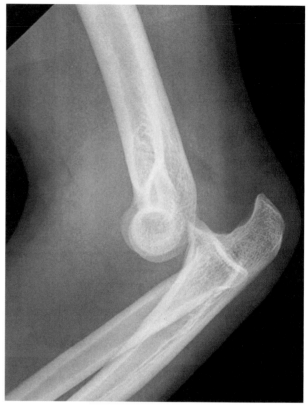

图2.4B

【影像学表现】A～B.肘关节正侧位片显示：肘关节后脱位，无骨折。

【鉴别诊断】无。

【诊断】肘关节后脱位。

【讨论】对骨骼未发育成熟的患者，肘关节是脱位最常见部位，在成人患者中排第三位（前两位依次为肩关节、指间关节）。急性肘关节脱位由摔倒或运动损伤时，外力传递至过度外展肘关节所致。典型脱位中，尺骨相对肱骨后移时，桡骨常常伴随移位。尽管需要仔细观察成人患者的喙突、桡骨小头及儿童患者的内上髁，肘关节脱位常不伴骨折。在儿童患者中，内上髁及正中神经均可出现卡压，需避免闭合复位。尽管肘关节后脱位最为常见，其他方向脱位也可发生。有一种少见的分叉脱位，尺桡骨可向不同方向分离。反复脱位提示不稳，常由内侧副韧带断裂、肱肌附着处撕裂、前关节囊损伤等单独或合并发生而导致。肘关节脱位并发症包括肱动脉损伤、正中或尺神经损伤及异位骨化（肘前肱肌最常见）。

【临床病史】患儿，2岁，逛商场后拒绝移动手臂。

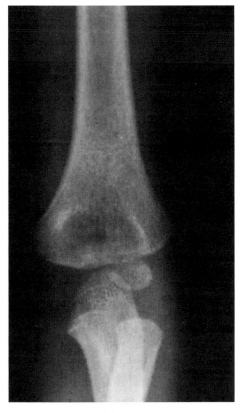

图2.5A

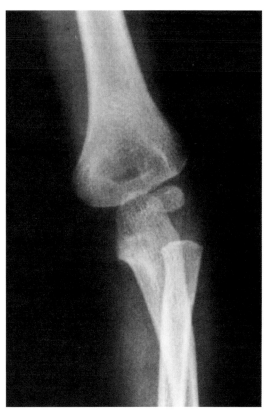

图2.5B

【影像学表现】A～B.左肘正斜位示，桡骨相对于肱骨小头存在微小半脱位。正常情况下，在任何投照方向桡骨粗隆近端骨干延长线应通过肱骨小头中央，但在本例中其并未通过。

【鉴别诊断】桡骨小头半脱位；桡骨小头脱位；正常。

【诊断】桡骨小头半脱位。

【讨论】桡骨小头半脱位（保姆肘，牵曳肘）是一种可自发复位的临时状况。通常病史为俯卧位前臂的突然拖拽，常出现在小儿手被成人牵拉突然摔倒时，成人会反射性地突然上提手臂以免着地，患儿桡骨小头会从松弛的环状韧带中滑脱。一些学者认为平片可正常，而另一些学者则注意到可能会有细微征象提示半脱位，如各种投照位下桡骨小头不与肱骨小头相交叉，则提示脱位或半脱位。复位手法采用屈肘及旋后的复合动作（患儿可有抵触）。当桡骨小头复位时可触及弹响。给患儿糖果并观察肘关节运动情况可判断操作是否成功。偶尔，环状韧带可出现卡压阻止复位。骨科医师会对复位失败或复发患儿进行外固定。孤立性桡骨小头脱位是一种少见情况，仅发生于儿童，此时必须仔细寻找伴随的骨折。某些遗传因素如指甲 - 髌骨综合征可导致桡骨小头脱位，但这比孤立性脱位还要少见。类似于牵曳肘的外伤也可出现在成人。

病例 2.6

【临床病史】男童，5岁，肘关节肿胀，就诊时及4个月后X线片。

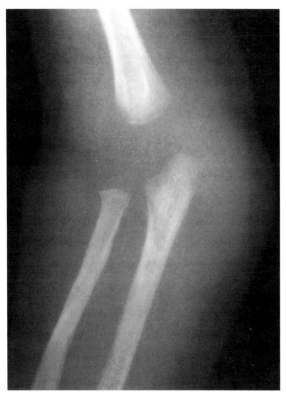 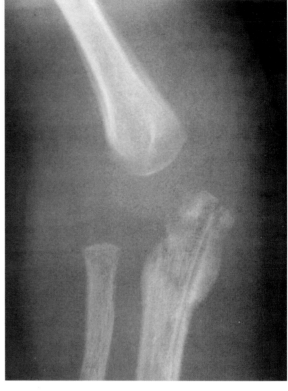

图2.6A   图2.6B

【影像学表现】

A. 就诊时肘关节斜位片示鹰嘴周围软组织肿胀。鹰嘴近侧干骺端可见细微骨膜反应，肘关节近关节面可见骨质疏松。

B. 4个月后肘关节斜位片示肱骨远端、尺骨近端骨膜反应明显增加。近关节面骨质疏松依然存在，以鹰嘴近端为著。

【鉴别诊断】化脓性关节炎、青少年慢性关节炎、外伤、莱姆关节炎。

【诊断】化脓性肘关节炎。

【讨论】关节微生物治愈是区别化脓性与非化脓性肘关节炎唯一可靠的方法。与非化脓性单关节炎性病变相关的表现包括风湿热、肝炎及反应性关节炎等情况。这些免疫改变一般出现在首发症状2～3周后。类似地，无菌性滑膜炎可以继发于邻近骨质或滑囊炎性反应之后。感染的潜在途径包括血液、邻近骨或软组织以及直接侵犯（事故或医源性）。典型的影像学表现包括关节液渗出及软组织肿胀（渗出造成的水肿及滑膜增生），骨质疏松（充血），关节腔变窄（炎性血管翳导致的慢性狭窄），周边及边缘侵蚀（炎性血管翳导致的骨质破坏），硬化性骨质改变（本例中的骨膜炎）以及迟发的骨关节强直（纤维性或骨性关节强直）。细菌性化脓性关节炎常见病原菌为金黄色葡萄球菌或链球菌类。在儿童，流感嗜血菌是重要病原菌之一。多关节受累常见于含荚膜的病原菌，如肺炎球菌或流感杆菌。

当化脓性关节炎继发于结核或真菌，影像表现则有不同，表现为修复骨质很少或无，病程一般更为隐匿。髋、膝较腕、肘更易受累。并发症包括滑膜囊变，软组织及肌腱损伤（尤其是肩关节肩袖断裂）或脓肿，骨髓炎，关节强直，局部充血造成的骨骺增生（如骨骺未闭合）以及骨性关节炎。

68

病例 **2.7**

【临床病史】男性，70岁，肘关节肿痛数天。

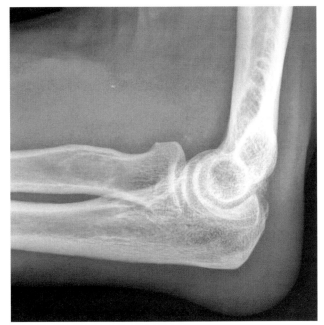

图2.7A

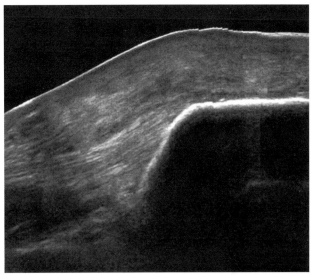

图2.7B

【影像学表现】

A.肘关节侧位片显示鹰嘴处软组织局部肿胀，无钙化及骨质改变。

B.经肿胀组织长轴超声图像显示该区域为不均匀回声组织及小的中央无回声区域，无钙化。彩色多普勒（未展示图片）可见内部血流。

【鉴别诊断】化脓性或非化脓性鹰嘴滑囊炎，类风湿关节炎。

【诊断】化脓性鹰嘴滑囊炎。

【讨论】鹰嘴滑囊炎是一种常见疾病。除部位之外，影像学表现无特异性，确诊需要穿刺组织做病理检查及培养。但是，化脓性滑囊炎患者可伴有全身感染表现，较非化脓性滑囊炎患者症状出现更早，且更严重。如果出现钙化，则需要考虑痛风石。类风湿关节炎患者同样也易患鹰嘴滑囊炎。鹰嘴滑囊肿胀还可继发于肘部摔伤，如果合并开放伤，可继发感染。

病例 2.8

【临床病史】29岁，烧伤患者，伴肘关节僵直。

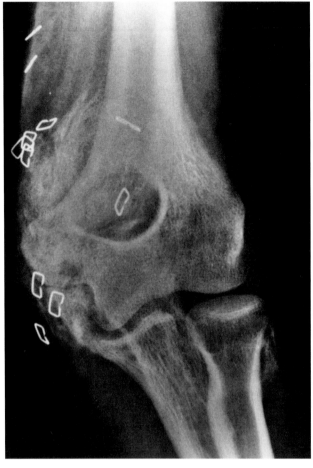

图2.8A

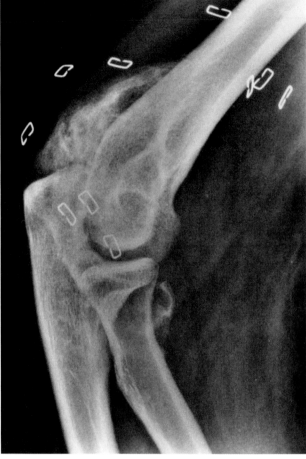

图2.8B

【影像学表现】A～B.肘部前后位及侧位X线片示，肘部软组织广泛骨化，累及肘关节。肘关节屈伸严重受限。手术标记背景提示皮肤移植的部位。

【鉴别诊断】创伤后改变，烫（烧）伤，胶原血管病。

【诊断】烧伤后异位骨化。

【讨论】高温可导致凝固性坏死，损伤的深度与热源的温度及持续时间有关。起初可见软组织缺损及水肿。可见局限或弥漫性骨质疏松（约30%的患者），其原因可能为过度充血、反射性交感应答或局部代谢改变。在随后几周可出现骨膜炎，被认为是局部骨膜刺激的继发反应。关节周围骨赘、骨刺或软组织钙化、骨化（约23%的病例）在大面积烧伤后常见，可出现在损伤后2～3个月。在成人典型表现为沿已有结缔组织框架进展，最常见于肘部周围。受累关节运动幅度将机械性受限。骨化的具体病因仍不详，似乎与烧伤的严重程度无关。烧伤所致的过度充血反应可引起骨质生长。挛缩最常见于肘部及手部。关节畸形可局限或广泛，由过度充血、压迫、感染或高热损伤所致。异位钙化所致关节强直的鉴别诊断主要包括创伤后、神经源性及其他原因。

病例 2.9

【临床病史】女童，6岁，摔伤。

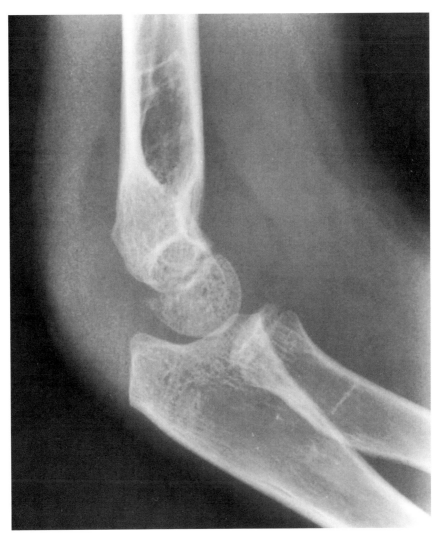

图2.9

【影像学表现】肘部侧位X线片示，前后脂肪垫征显示明显。肱骨远端轻度向后成角。肱骨前部皮质延长线（肱前线）应通过肱骨小头后1/3，但在本例，此线通过肱骨小头前1/3。骨折线未见明确显示。

【鉴别诊断】无。

【诊断】肱骨髁上骨折。

【讨论】脂肪垫征为提示肘关节骨折的线索。90%以上儿童或青少年出现后脂肪垫征可伴明显骨折，此年龄段患者无脂肪垫征实际上可除外关节内骨折，除非损伤十分严重导致关节囊破裂。髁上骨折占儿童肘关节骨折60%。桡骨头、颈骨折常见于成人，在儿童中少见。髁上骨折出现在摔倒时肘关节过度外伸。骨折线在肱骨远端横行走行，在髁上水平穿过冠状窝及鹰嘴窝。骨折远端向后成角，所以肱前线通过肱骨小头前部。后脂肪垫征几乎总是出现。骨折常完整，但是青枝骨折、隆起骨折或柔性弯曲也可出现。经典治疗为闭合式复位并固定。

【临床病史】8岁男童，联盟投手右肘疼痛。左右肘平片。

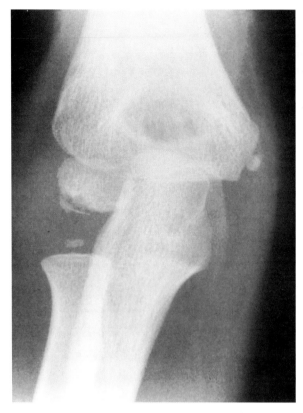

图2.10A

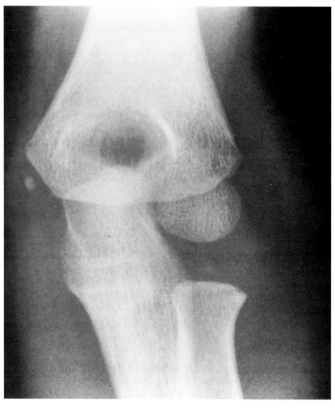

图2.10B

【影像学表现】

A.右肘前后位X线片（患侧）示，不规则的水平透亮线通过肱骨小头骨化中心。

B.左肘前后位X线片（健侧）正常。

【鉴别诊断】肱骨小头骨软骨病，剥脱性骨软骨炎，急性外伤。

【诊断】肱骨小头骨软骨病。

【讨论】肱骨小头骨软骨病，又称Panner病，以"小联盟队员肘"而著称。这是一种肱骨小头骨软骨病，多见于5～10岁男童。骨软骨病是一种统称，这里是指正在生长的骨骺缺血所致。肱骨小头是肱骨远端类圆形突起，与桡骨近端形成关节，被覆关节软骨。滋养血管自后侧进入，在间接性反复外翻压力或直接压迫时易于发生外伤性破裂，导致血管损伤。尽管大多数病变可通过再血管化自愈而不发生后遗症，但也可发生畸形、骨质吸收或肱骨小头直接碎裂。疼痛及僵直可限制肘部完全外展，最常见伴随的临床表现是关节肿胀，由积液和（或）滑膜增生引起。肱骨小头影像学表现包括穿过骨化中心的新月形裂隙（如本例）、密度增高、体积减小、骨质吸收或骨碎块。充血可导致桡骨头早熟。单侧损伤常见于小联盟棒球运动员的投球臂，也可见于体操运动员。鉴别诊断主要为剥脱性骨软骨病，为一种外伤性骨软骨损伤，常见于肱骨小头基本停止生长的较大年龄组。CT或MRI有助于判断是否存在骨碎块。

2.11

【临床病史】男童，7岁，外伤后。

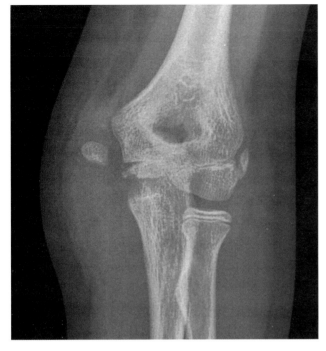

图2.11A

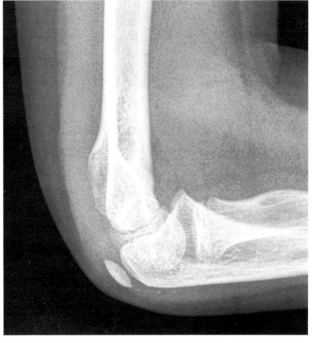

图2.11B

【影像学表现】

A.肘关节前后位X线片示，内上髁自肱骨远端撕脱，骨折线通过骨突面，邻近软组织肿胀。

B.肘关节侧位片未见脂肪垫征。

【鉴别诊断】无。

【诊断】内上髁撕脱性骨折（Salter Ⅰ型）。

【讨论】内上髁骨化中心5岁左右出现。这是旋前屈肌群总肌腱的起始部位，可由肌肉收缩导致撕脱。这常导致骨折块向远侧或向前移位。内上髁损伤常见于5～15岁年龄组，在青春期后期内上髁融合以后，这种损伤则不再出现。内上髁损伤远比外上髁损伤常见。其重要的伴随损伤是尺神经损伤，由于其路经肘部，会导致尺侧腕屈肌，第四、第五指指深屈肌及内在肌的运动减弱，并伴第四、第五指感觉缺失。

【临床病史】男童，9岁，外伤后。

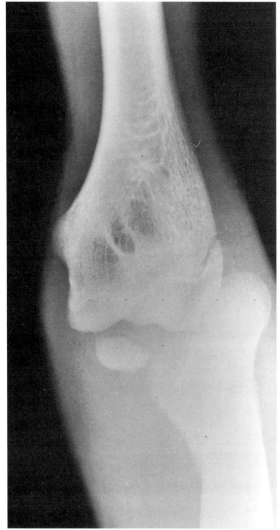

图2.12A

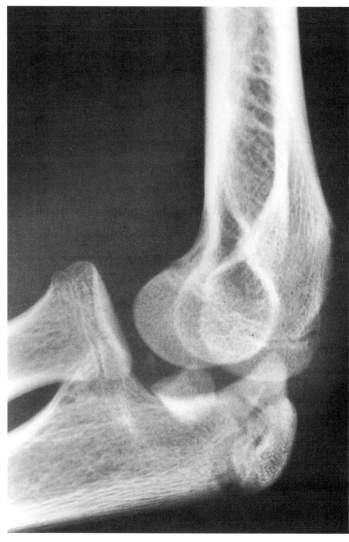

图2.12B

【影像学表现】A～B.肘关节前后位及侧位X线片示，肘关节向后脱位，内上髁自肱骨远端撕脱，骨折线通过骨突面，骨折块嵌入滑车与尺骨之间，妨碍了关节复位。

【鉴别诊断】无。

【诊断】肘关节后脱位，伴内上髁撕脱嵌入。

【讨论】肘关节脱位可由外力经内侧尺副韧带，使内上髁自肱骨远端分离。内上髁骨折块在外翻力的作用下可陷入至肘关节，需要手术复位。肘关节骨骺及骨突骨化顺序可总结为助记词序CRITOE：即C肱骨小头（小于1岁）、R桡骨头（5岁）、I肱骨内上髁（7岁）、T滑车（10岁）、O鹰嘴（10岁）、E肱骨外上髁（12岁）。骨化具体年龄可有变化，但顺序一般不变。

【临床病史】女性，57岁，肘关节外侧疼痛。

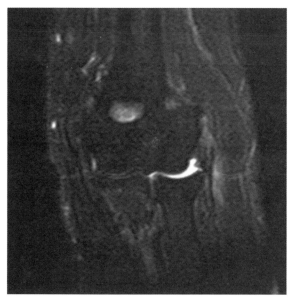

图2.13A

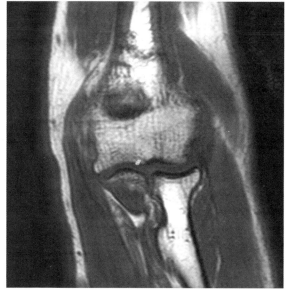

图2.13B

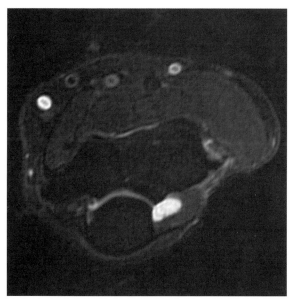

图2.13C

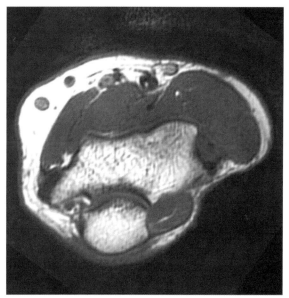

图2.13D

【影像表现】肘关节冠状位（A）、轴位（C）T$_2$WI脂肪抑制及冠状位（B）、轴位（D）T$_1$WI MRI图像显示，正常情况下为低信号的总伸肌腱信号增高伴增厚。

【鉴别诊断】总伸肌腱完全撕裂，外上髁炎。

【诊断】外上髁炎。

【讨论】外上髁炎表现为肘外侧疼痛，起病隐蔽，起初逐渐出现在剧烈运动后，随后进展表现为活动后疼痛。X线片一般表现正常，有些患者可见外上髁骨刺形成或总伸肌腱钙化。MRI有助于评价肌腱损伤程度及伴随韧带异常。外上髁炎肌腱在T$_1$WI、T$_2$WI信号均增高。肌腱一般增厚，邻近软组织可水肿。采用冠状位及轴位有助于评价这些外侧肌腱。此外，MRI还有助于评价其他额外结构，可用于解释对治疗反应无效（如肌腱损伤时）。超声检查也可用于评价外上髁炎，但与MRI相比特异性较差。

【临床病史】21岁，棒球联盟运动员，肘内侧疼痛。

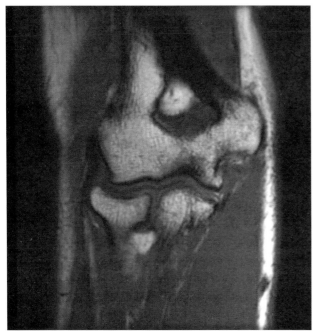

图2.14A

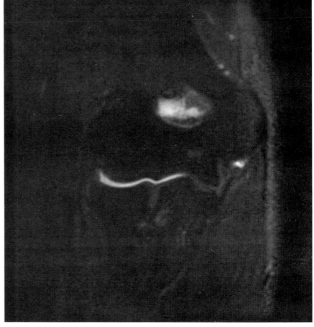

图2.14B

【影像学表现】

A.冠状位T₁WI MRI图像示，尺副韧带起始部见球状与肌肉相等信号。韧带远端表现为与尺骨相连的线样低信号结构。内上髁处的总屈肌腱起始部未见损伤。

B.冠状位T₂WI MRI脂肪抑制图像示，尺副韧带近端起始部高信号，提示撕裂部位。

【鉴别诊断】尺副韧带撕裂，内上髁炎。

【诊断】尺副韧带撕裂。

【讨论】尺副韧带（UCL，也叫内侧副韧带）起自内上髁下面，总屈肌腱深面，不附着于邻近内侧髁。尺副韧带包括较为重要的前束（嵌入冠状突内面顶点结节）；及临床较为不重要的后束（嵌入尺骨外侧面旋后肌嵴）。尺副韧带撕裂一般由反复的外翻力所致，可出现在棒球运动员举手过肩投掷时，可累及韧带近端起始部、中段及远段嵌入部。顶点结节撕脱性骨折可由同样机制产生。尺副韧带撕裂较内上髁炎更为常见。

【临床病史】男性，33岁，肘后部损伤。

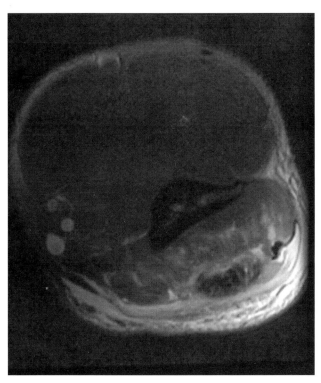

图2.15A

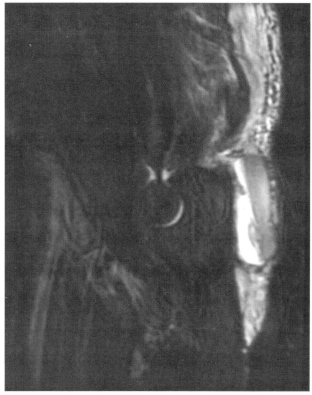

图2.15B

【影像表现】

A.轴位质子密度脂肪抑制MRI图像示，三头肌间隙内高信号，提示肌群后部周围水肿、出血。三头肌腱增厚，其内信号增高。

B.矢状位T_2WI脂肪抑制MRI图像示，三头肌腱挛缩，周围水肿、出血。三头肌嵌入部肌肉信号有所增高，但并未撕脱。鹰嘴滑囊出血，可见分层现象。

【鉴别诊断】无。

【诊断】三头肌腱撕裂，伴鹰嘴滑囊出血。

【讨论】三头肌腱撕裂为一种少见损伤，由肘关节外伸时使其减速的对冲力所致。这种损伤最常见于运动爱好者上肢力量训练时。尽管撕裂可发生于肌肉肌腱交界部，大多数病例出现于肌腱远端嵌入部。三头肌腱远端撕裂常伴有鹰嘴撕脱性骨折。在MRI，肌腱撕脱可直接显示，向近端挛缩在矢状位显示最佳。急性损伤可见周围出血水肿，但急性期临床诊断困难，多数患者直到亚急性期或慢性期才可显示。多数患者治疗需要手术修复。

2.16

【临床病史】女性，45岁，摔倒后肘部疼痛。

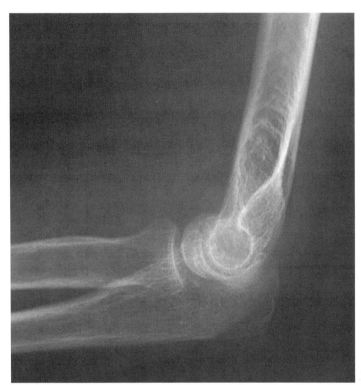

图 2.16A

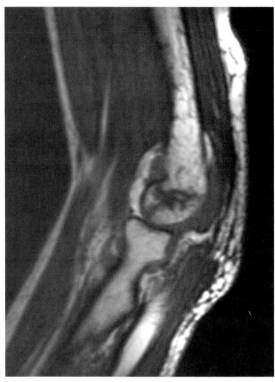

图 2.16B

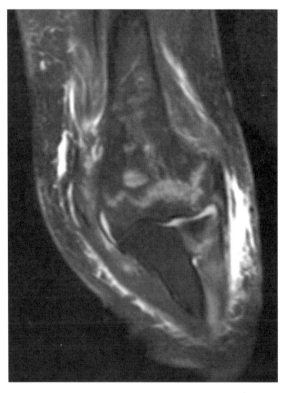

图 2.16C

【影像学表现】

A.肘关节侧位X线片示前后脂肪垫征。前后位及斜位未见明显骨折。

B.矢状位T_1WI MRI图像显示关节内复杂骨折，累及肱骨小头。可见积液抬高后侧脂肪垫。

C.冠状位T_2WI脂肪抑制MRI图像显示肱骨远端横跨肱骨上髁锯齿样骨折线。

【鉴别诊断】无。

【诊断】肱骨远端隐匿性骨折。

【讨论】脂肪垫征在识别肘关节骨折患者的价值再次得到验证，但其并不完美。在最近的研究中，20例成人肘部外伤伴脂肪垫征的患者，在随后0～12天的MRI检查中并未发现明显的骨折。作者还发现这些患者中75%可发现明显骨折，多数累及桡骨头，但是他们同样注意到实际处置并未因这些额外信息而改变。这些研究引发的内容曾在Rogers编者进行讨论。如果在急性期MRI的费用与方便性与平片一致，那理所当然成为可选择的诊断工具，尽管处置并未改变，确诊仍能对患者及其家庭、临床医生、保险公司及其他付款者等带来帮助。因此，Rogers认为费用及方便性是骨肌外伤得以更好诊断的真正障碍。

病例 2.17

【临床病史】男性，75岁，将仙人掌拉出院子时受伤。

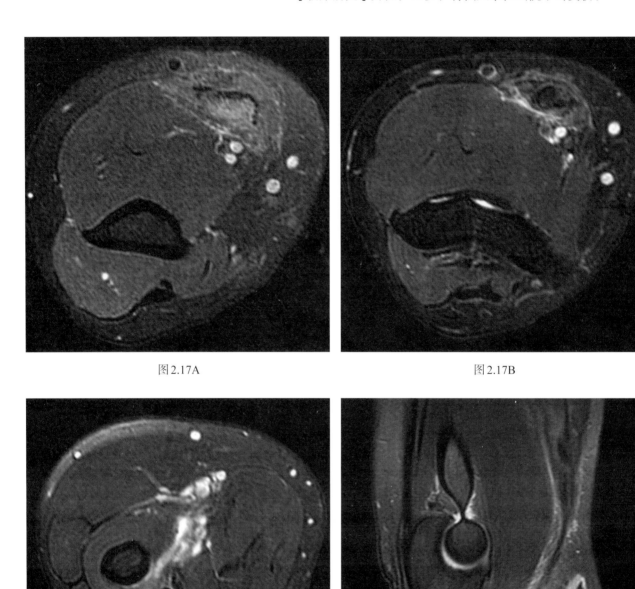

图2.17A

图2.17B

图2.17C

图2.17D

【影像学表现】

A.经肱骨干远端层面轴位STIR MRI图像示,二头肌肿胀,肌肉、肌腱内见高信号。

B.经肱骨上髁层面轴位STIR MRI图像示,二头肌腱缩回,增厚伴信号增高。

C.经桡骨二头肌粗隆层面轴位STIR MRI图像示,二头肌腱缺如,在原走行区见高信号。

D.矢状位质子密度脂肪抑制MRI图像示,二头肌腱、肌腹缩回。

【鉴别诊断】 二头肌腱绝大部分撕裂或完全撕裂。

【诊断】 二头肌腱完全断裂。

【讨论】 二头肌腱撕裂发生在屈曲以对抗强大外力时,最常见于中年吸烟男性优势侧手臂。完全撕裂最常见于桡骨近端二头肌粗隆附着处。完全撕裂时,肌肉收缩可使近端肌腱缩回,表现为上臂近端肿块或球状肿胀,远端手臂在绷紧的肘前筋膜下肿胀可不明显。二头肌腱可出现退行性增厚。二头肌腱完全撕裂在MRI上常表现为远侧肌腱缺如,近侧充满液体的肌腱鞘。少见征象包括肘前窝肿块、肌肉水肿及萎缩。部分撕裂表现为肌腱内高信号、二头肌腱鞘内液体及远端肌腱的增厚或变薄,但肌腱仍与附着处保持其连续性。二头肌腱断裂需手术治疗,但可有部分功能丧失,较为常见的是某些需反复旋后的运动。

病例 **2.18**

【临床病史】女性，45岁，外伤后进行性旋肩困难。此前曾行肩袖修复手术。

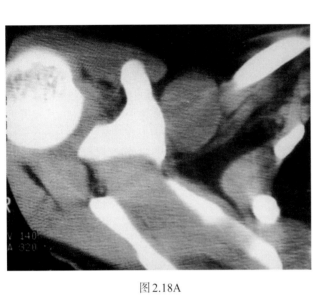

图2.18A

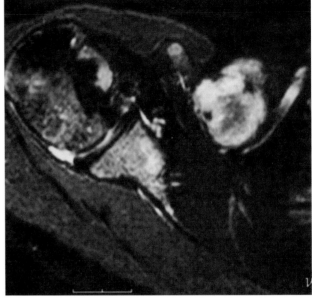

图2.18B

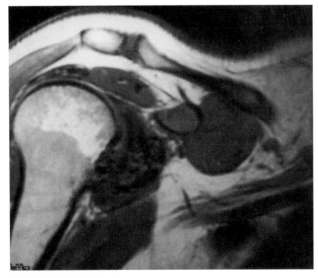

图2.18C

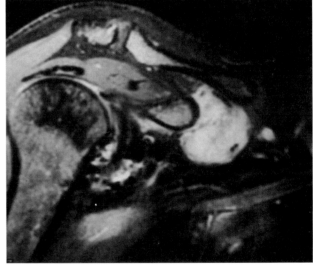

图2.18D

【影像学表现】

A. 轴位CT扫描（软组织窗）示，锁骨下区喙突内侧可见一直径约3cm球形肿块，呈等密度，无钙化。

B. 轴位T$_2$WI MRI图像示，锁骨下喙突内侧类圆形病变，呈高信号。

C～D. 冠状位T$_1$WI平扫及增强MRI图像示，病变明显强化。骨骺端异常改变与前次手术有关。

【鉴别诊断】腱鞘囊肿、纤维瘤病、术后瘢痕、软组织肉瘤。

【诊断】纤维瘤病（腹外硬纤维瘤）。

【讨论】纤维瘤病是起源于筋膜或肌腱膜表面的肿瘤性病变，有时可发生在既往外伤或手术部位。最早描述于腹壁，一般分为浅表型与深在型。深在型又根据其相对于腹壁位置，分为腹外型、腹型与腹内型。本例考虑为腹外型深部纤维瘤病。发病高峰为25～35岁，无性别倾向。肿瘤一般单发，但在15%患者同一肢体上可同时出现多中心病灶。好发部位按发病率递减一般为肩部、上臂、大腿、颈部、骨盆、前臂及腘窝。纤维瘤病无包膜，具有浸润生长模式，可局部侵犯。病变可生长巨大，并附着于周围骨骼、神经血管束等组织。纤维瘤病是由包埋在大量胶原基质内分化良好的成纤维细胞组成。由于不同程度的细胞含量、基质水含量及浸润性，CT值与MRI信号可多种多样，增强强化可不均匀。伴随骨改变包括骨膜炎、压迫侵蚀。治疗为手术切除，但局部复发常见，除非大面积切除。

病例 2.19

【临床病史】男童，11岁，上臂肿块。

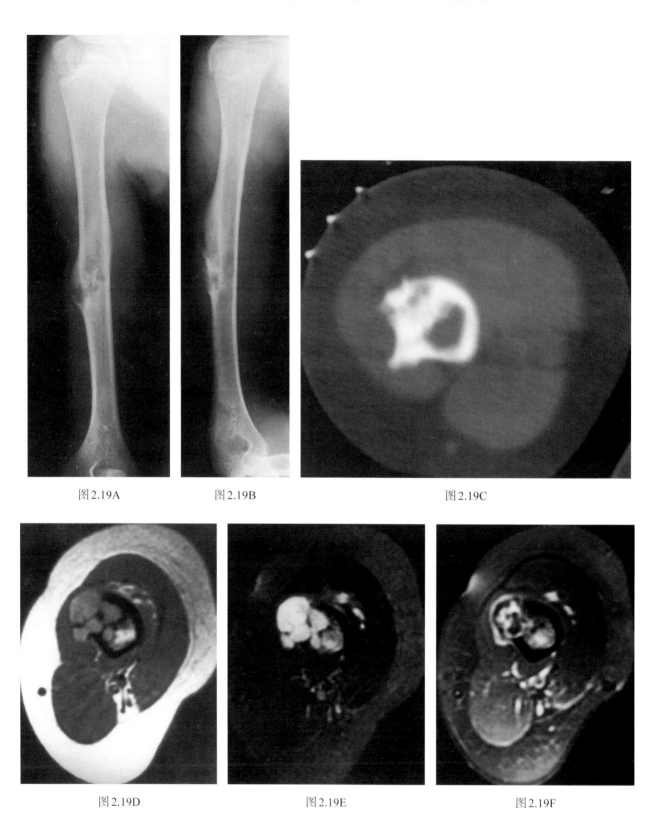

图 2.19A   图 2.19B   图 2.19C

图 2.19D   图 2.19E   图 2.19F

【影像学表现】

A～B. 肱骨前后位及侧位X线片示，肱骨干基于皮质病变，病变累及后外侧皮质，表现为增厚皮质所包绕的分叶状透亮区。

C. 轴位CT图像示，皮质明显增厚，基于皮质病变伴有蒂，增厚皮质周围可见低密度软组织成分。

D～E. 轴位T_1WI及T_2WI MRI图像示，病变分叶，T_1WI低信号、T_2WI高信号，病变的大部分位于皮质表面，但一部分突入髓腔。

F. 轴位增强T_1WI MRI图像示，病变部分增强。

【鉴别诊断】皮质旁（骨旁）软骨瘤、软骨肉瘤、骨软骨瘤、皮质骨肉瘤、创伤后畸形、动脉瘤样骨囊肿。

【诊断】皮质旁软骨瘤。

【讨论】皮质旁（骨旁）软骨瘤是一种良性、基于皮质的软骨性病变，除发生于骨表面外，与内生性软骨瘤类似。病变包括成熟软骨，且被覆骨膜。在病理检查中，皮质旁软骨瘤较内生性软骨瘤含有更多细胞成分，含有双核软骨细胞，如果不与良性的影像学表现对照，则会误诊为低级别软骨肉瘤。病变常见于青春期或年轻成人，男性多见。好发部位为肱骨及股骨近端，2/3累及干骺端，其余累及骨干。症状一般为疼痛和（或）水肿，但多数皮质旁软骨瘤是因其他原因检查而在平片上无意发现。经典影像学表现为钙化软组织肿块侵蚀邻近骨皮质。病变边缘骨膜反应可隆起，呈杯状改变。基质钙化仅见于一半患者，因此，不是诊断所必需。明显狭长病变伴皮质不规则增厚并非不常见。可出现反应性髓腔硬化及骨膜炎，但并不提示恶性变或病理性骨折，这些征象可能是对周围血管化的反应。MRI有助于显示分叶状形态及软骨病变特征性的T_2高信号。肿瘤大于4cm、累及髓腔、皮质破坏以及伴随软组织肿块，这些征象提示软骨肉瘤。需手术治疗，病变不复发。

【临床病史】男性，74岁，肩部疼痛。

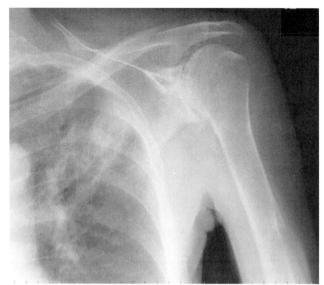

图 2.20A

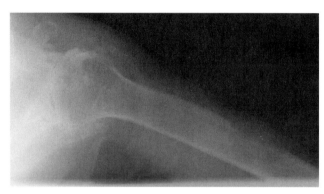

图2.20B

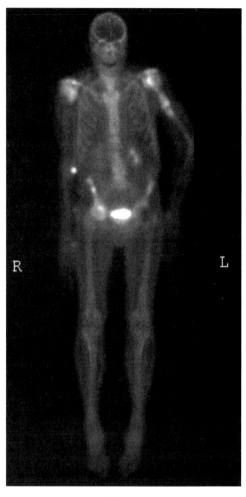

图2.20C

【影像学表现】

A～B.左肩前后位及腋位X线片示，左肺尖较大软组织肿块及肱骨干溶骨性病变。肱骨病变位于皮质中央，邻近反应性骨质改变轻微。偶见的盂肱关节退行性改变较为显著。

C.放射核素骨扫描示左肱骨干、右髂嵴、右髋臼可见放射性示踪剂异常摄取，可疑骨转移。肩关节摄取增加与骨性关节炎有关。

【鉴别诊断】转移瘤、骨髓瘤、淋巴瘤。

【诊断】肺癌骨转移，伴病理性骨折。

【讨论】转移引起的病理性骨折常见。病理性骨折最常见部位为椎体、肋骨、股骨近端及肱骨近端。转移所致溶骨、成骨或混合影像学表现均引起骨质变薄弱。

在长骨，破坏性病变穿过皮质全层可导致病理性骨折。皮质间裂隙通过阻止正常生物力学分散，使负荷应力不均匀异常分布而削弱骨。当骨皮质浸润、侵蚀及破坏时，骨质薄弱逐步加剧。成骨病变同样破坏皮质，反应性及基质骨使成骨病灶呈高密度，但结构并不稳固。骨骼可在正常活动的应力下骨折。皮质薄弱使骨骼更易于在拉力下受损，因此，长骨病理性骨折多为横向走行。转移灶出现疼痛，可能提示薄弱的皮质出现微骨折。骨转移出现病理性骨折患者的中位生存期仅18个月（包括所有原发灶）。

【临床病史】女童，10岁，左侧上肢疼痛。

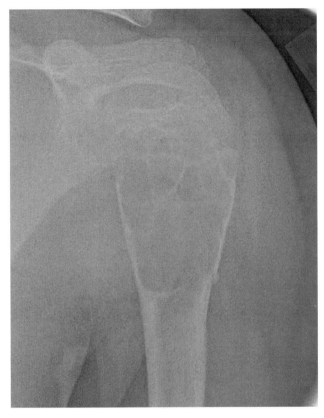

图2.21A

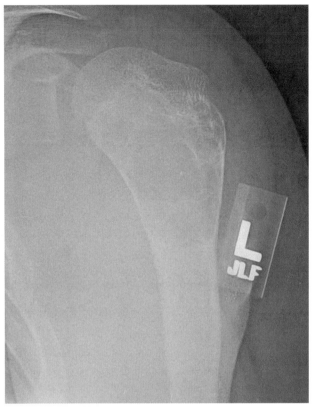

图2.21B

【影像学表现】肱骨前后位平片（A、B）示，在肱骨干骺端透亮区可见病理性骨折，病变位于中心且有轻微的硬化边。

【鉴别诊断】单纯性骨囊肿、动脉瘤样骨囊肿、骨纤维异常增殖症。

【诊断】单纯性骨囊肿伴病理性骨折。

【讨论】单纯性骨囊肿的发病机制尚不清楚；比较广为大家接受的病因理论是静脉回流受阻。该病男童发病率是女童2倍之多。20岁以前囊肿的典型部位是位于长骨的干骺端，之后是盆腔和跟骨。肱骨和股骨的单纯性骨囊肿有85%发生在干骺端的近端，长骨病变中有4%～12%累及骨干。尽管一些学者认为由生长板生长而来骨干病变具有潜伏性，但对于10岁以下的患者而言，此类病变比骨内病变具有更高的复发率（比如活动性的病变）。其他导致预后不良的因素有病变范围较大或形成多个小腔。单纯性骨囊肿往往表现为病变位于中央且有地图样透亮区，轻度的皮质变薄和轻微膨胀性改变。除此之外，病变更易沿着骨的长轴生长。CT或MRI可见液-液平面，X线片上不能显示的分隔，软组织改变及结节样强化。"骨碎片陷落征"（骨皮质塌陷）是诊断该病的典型征象，但据报道仅占20%，且仅为病理性骨折患者，且有开放性骨裂才有此征象。陷落的骨碎片由病理性骨折的囊壁移位至囊肿内部所致，碎片由病变向内部移位说明囊肿内部液性成分明显多于实性成分。一种变异的碎片称之为"活动门碎片"，碎片与骨膜相连不仅使其随着患者的体位变化而变化，而且使其不会陷落。有报道认为，外伤可使单纯性骨囊肿向动脉瘤样骨囊肿转化。发生于干骺端的鉴别诊断包括内生骨软骨瘤、骨纤维性疾病及动脉瘤样骨囊肿。发生于骨干，单纯性骨囊肿表现与骨纤维异常增殖症、嗜酸性肉芽肿及软骨黏液样纤维瘤等相似。发生于跟骨的病变要与骨内脂肪瘤及发生于骨小梁的假性囊肿相鉴别。单纯性骨囊肿的并发症主要有骨折、合并继发性畸形或是生长障碍。骨囊肿并不具有恶变潜能。

【临床病史】男性，86岁，右侧肩痛。

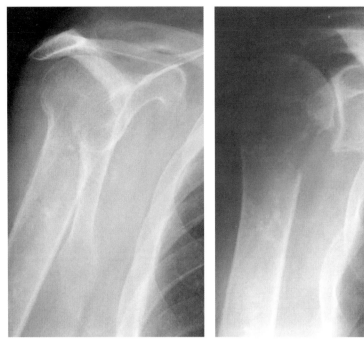

<table>
<tr><td>图2.22A</td><td>图2.22B</td></tr>
</table>

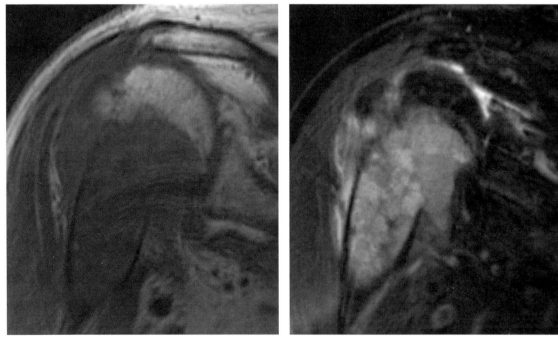

<table>
<tr><td>图2.22C</td><td>图2.22D</td></tr>
</table>

【影像学表现】

A.6年前的后前位胸片局部放大示，显示肱骨近端的软骨基质病变。

B.肩部前后位X线片示，可见肱骨颈内侧的骨质破坏，伴有环形-弧形钙化。

C～D.MRI斜冠状位T_1及T_2脂肪抑制图像示，可见一不均匀肿块，累及整个骨髓腔，侵蚀内侧骨皮质，延伸至肩关节。

【鉴别诊断】软骨肉瘤、转移瘤、淋巴瘤、恶性纤维组织细胞瘤。

【诊断】软骨肉瘤。

【讨论】该病例，患者在出现恶性征象之前，多年前的影像表现为内生性软骨瘤或是低级别软骨肉瘤。由内生性软骨瘤向软骨肉瘤的恶性转化是非常少见的。疼痛这一临床症状提示软骨肉瘤，尤其是病灶内有软骨钙化。软骨肉瘤的典型影像学表现包括骨髓腔内明显的扇贝样改变、不同程度的皮质增厚或破坏、矿化病灶内的透亮区。发生于扁平骨或外周的病变常见软组织肿块。60%～70%的时间，肿瘤内含点状或絮状钙化、环形骨化为软骨组织特征。透亮区的形成是由于未钙化的软骨组织替代正常骨组织所致。在CT上，病变内未矿化部分为黏液基质表现，CT值10～30HU，病变黏液基质成分越多，病理分级越高，恶性程度越高。在MRI上，病变黏液基质在T_2WI上表现为非常高的信号，T_1WI上信号高低不等。软骨肉瘤在CT或MRI上常呈明显的分叶状生长方式，为其典型特征。骨扫描可见示踪剂的浓聚增高。软骨肉瘤通常采取手术治疗。肿瘤的转移和预后与病理分级有关，低度恶性肿瘤10年生存率为85%，而高度恶性肿瘤为28%，若高度恶性肿瘤出现复发则降为10%。

【临床病史】男童，11岁，肩部疼痛、肿胀。

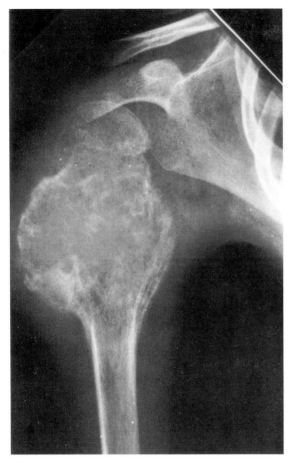

图 2.23A

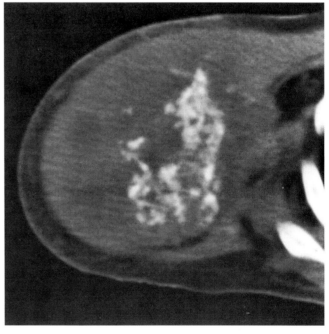

图 2.23B

【影像学表现】

A.右侧肩部前后位X线片示，肱骨近端膨胀性骨质破坏，伴有皮质穿透性破坏（爆炸样），可见局灶硬化区。病灶未跨过生长线。

B.病灶中央部水平CT图像示，环形皮质穿透性破坏及软组织肿块影，伴瘤骨及反应性骨化形成。

【鉴别诊断】骨肉瘤、尤因肉瘤、淋巴瘤、动脉瘤样骨囊肿、骨巨细胞瘤、血管肉瘤。

【诊断】毛细血管扩张型骨肉瘤。

【讨论】毛细血管扩张型骨肉瘤约占所有骨肉瘤的4%，表现有典型的病理特征，囊性区内充满各个时期演变中的出血组织，被覆巨细胞及肿瘤细胞，而不是典型的动脉瘤样骨囊肿所被覆的内皮细胞。骨样组织量非常少，病灶呈破坏性及溶解性，伴有较大骨外肿块，被薄的骨壳不完全包绕。25%～30%病例就诊时，表现为病理性骨折。它们生长迅速，并引起相对较小的骨反应；因此，其表现与动脉瘤样骨囊肿、骨巨细胞瘤和血管肉瘤非常相似。CT或MRI可显示液平面。毛细血管扩张型骨肉瘤的分布与传统的骨肉瘤相似。大部分位于干骺端；约10%位于骨干。最常发生于股骨，其次为胫骨和肱骨。其预后通常被认为较常规骨肉瘤更差，但这在最近文献中尚存在争议。

【临床病史】女童，13岁，肩关节肿痛。

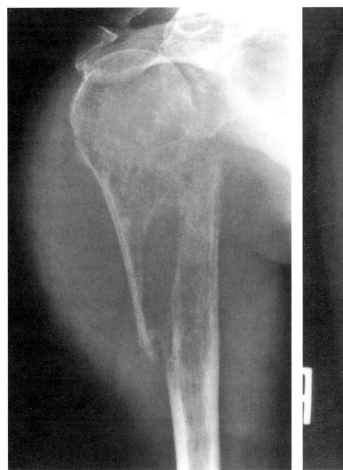

图2.24A

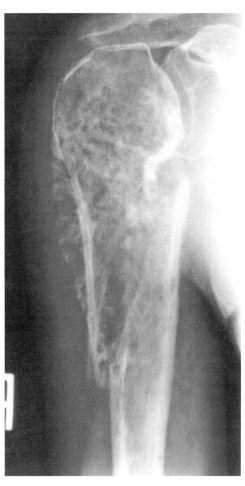

图2.24B

【影像学表现】

A.肩关节前后位X线片示，肱骨近端可见斜行病理性骨折，肩关节周围见软组织明显肿胀，肱骨骨质疏松。

B.放疗结束2个月后，随访检查可见软组织肿块明显缩小，同时可见骨膜骨形成及骨折愈合。

【鉴别诊断】尤因肉瘤，其他圆形细胞性恶性肿瘤，淋巴瘤，嗜酸性肉芽肿，转移，感染。

【诊断】尤因肉瘤。

【讨论】尤因肉瘤属于小圆形细胞性肿瘤，有时归类于尤因肉瘤肿块家族。尤因肉瘤常发生于20岁以下，主要表现为疼痛。1/3的患者有类似于感染的症状，包括发热、白细胞计数增多、红细胞沉降率加快。常发生于股骨干和扁骨，表现为溶骨性或穿凿样病变伴周围软组织肿块和骨膜反应。反应性硬化骨有时在边缘出现，但不出现在肿瘤髓质中。在影像上有时可通过软组织肿块中缺少反应骨将尤因肉瘤与其他骨肉瘤区别开来。原始神经外胚瘤在组织学上与尤因肉瘤不同，但常不能从影像上区分两者。将近15%～30%的尤因肉瘤病例在发现时有肺和骨转移。12%～15%的病例有局部复发。治疗方法包括化疗同时联合放疗或手术治疗。

病例 2.25

【临床病史】男性，19岁，左肩疼痛。

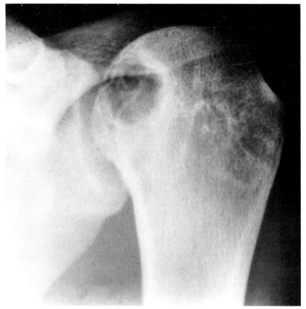

图 2.25A

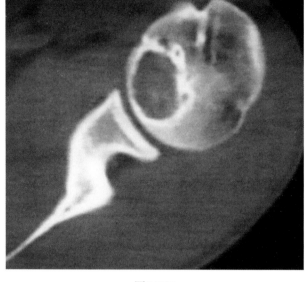

图 2.25B

【影像学表现】

A.肩关节前后位X线片示，肱骨近端骨骺内圆形透亮区伴薄且致密的硬化缘，病变蔓延至干骺端。

B.肱骨近端CT示，病变呈圆形伴边缘清晰的硬化缘，病变内可见少许基质矿化。

【鉴别诊断】软骨母细胞瘤、局限性骨脓肿、嗜酸细胞肉芽肿。

【诊断】软骨母细胞瘤。

【讨论】软骨母细胞瘤（Codman 肿瘤）是一种由软骨和蜂窝样组织混合而成的少见良性肿瘤。骨骺或骨突病变部位为特征性表现（98%），常蔓延至干骺端。2/3病变发生于下肢，约1/2的病例位于膝关节周围。大多数为青少年，80%发病于5～25岁。男性的发病率是女性的2倍。对于不典型年龄段的患者，可源于少见部位。软骨母细胞瘤的临床表现没有特异性，通常表现为疼痛，关节症状常见，1/3患者可见无菌性关节积液。影像学表现为骨骺圆形或椭圆形的透亮病灶，偏心或中心生长，边缘为地图样，常伴有薄的反应性硬化缘。与其他软骨类肿瘤一样，病变内可见散在斑点状或条形钙化。25%～50%的病变可累及关节下骨或干骺端。约1/2的病例存在钙化，对于细小的钙化需要CT进行观察。50%的病例可伴有干骺端骨膜炎，此征象可帮助排除其他来源的骨骺部透亮病变。当病变以囊性成分或出血为主时，常被误诊为单纯骨囊肿或动脉瘤样骨囊肿（发病位置可引导正确诊断）。外科刮除后病变常不复发，但部分病例会局部进展。

骨骺部透亮影最常见鉴别诊断为软骨母细胞瘤和局限性骨脓肿。骨骺部嗜酸细胞肉芽肿因为特别少见一般鉴别诊断不先考虑。骨巨细胞瘤也会侵犯骨骺并且包含有巨细胞成分，但其缺乏硬化缘可帮助鉴别诊断。骨骺线闭合后，内生性软骨细胞瘤、骨母细胞瘤、透明细胞软骨肉瘤等也应列入鉴别诊断。

【临床病史】男童，16岁，肩部疼痛1个月。

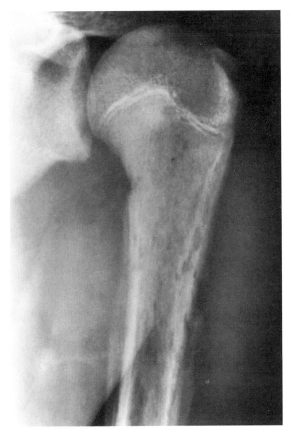

图 2.26A

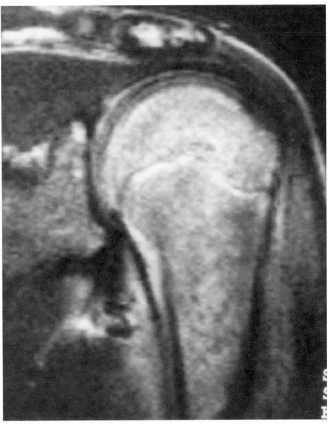

图 2.26B

【影像学表现】

A.肩关节前后位X线片示，肱骨近端干骺端及骨干穿透性骨质破坏，骨膜反应形成骨包壳包裹病变区域，干骺端内侧的骨皮质呈穿透样破坏。

B.MRI冠状位T₂WI图像显示，骨髓水肿，穿透性骨皮质破坏和内侧骨膜下积液。肱骨近端可见边界清晰的线样低信号骨膜新生骨包绕。肱盂关节囊内可见少量积液。

【鉴别诊断】感染、尤因肉瘤、骨肉瘤、淋巴瘤。

【诊断】急性骨髓炎。

【讨论】急性血行性骨髓炎好发于骨骺线未闭合的儿童。由于干骺端动脉分支环形纡曲走行并最终汇入大的窦状静脉，源于身体其他部位感染的细菌会通过滋养动脉进入骨内并在干骺端沉积。一旦菌群开始生长，它们可以穿过生长中心进入骨骺和髓腔内。随着急性炎性反应的进展，水肿和逐渐增多的脓液会增加骨髓腔内的压力，导致血流速度减低、血栓和坏死。脓液会通过哈弗斯管和Volkmann孔道透过骨皮质进入骨膜下间隙内，进而剥离骨膜，阻断骨皮质的血液供应。反应性的骨膜会形成骨包壳包裹坏死的骨皮质。最常见的病原菌为金黄色葡萄球菌。X线改变通常晚于其病理生理过程，但MRI对于早期病变的检出敏感，对于病变范围的确定也比较准确。系统性抗生素治疗常对骨髓炎有效，但脓液聚集需外科引流。病原菌有时会被隔离在无血供的坏死骨组织内达数十年之久，并且系统性抗生素治疗对其无效。

【临床病史】女性，62岁，外伤后慢性肩关节畸形数周。

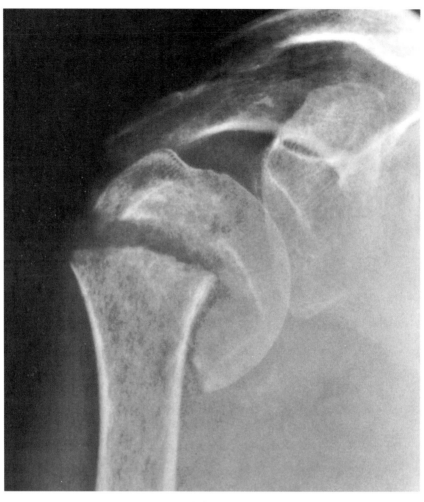

图 2.27

【影像学表现】肱骨颈骨折伴肱骨头内旋，可见清晰、锐利硬化缘。可见弥漫性骨质疏松。

【鉴别诊断】无。

【诊断】肱骨外科颈骨折不愈合。

【讨论】骨折修复的三个时期（炎性过程、修复过程和重构过程）可因局部环境的变化而改变或停止。炎性过程是由骨折区域的血肿和坏死组织诱导而产生的，最终会导致浆细胞和白细胞的聚集。接下来的修复过程，通过纤维血管组织的凝结为骨化建立组织框架，其形成的骨痂稳固了骨折的骨碎片，为下一步的重构做准备。重构阶段主要是以多余骨痂的重吸收为特征。

骨皮质的愈合主要依赖于骨痂，而骨松质的愈合依赖于骨内膜的沉积。严重创伤、制动不佳、感染、骨坏死、滑膜积液（含有纤溶酶）、嵌插的软组织、潜在的疾病背景、既往的放疗等局部因素可延缓骨折愈合的过程。老年人、营养不良、激素的应用、代谢紊乱等全身系统性因素同样可以减缓愈合过程。如果愈合过程延迟，则会形成骨折延迟愈合。而愈合过程停止，则形成骨折不愈合诊断。这种情况通常会形成纤维愈合或假关节。假关节的定义为由骨折部位的滑液腔形成的非关节异常活动。但不是所有的不愈合都会出现假关节。在 X 线片中，骨折末端部位会形成骨质疏松、萎缩或硬化缘。假关节最常见部位是活动频繁的肱骨干和股骨颈。

【临床病史】A.男性，58岁，右肩慢性疼痛，无外伤史。
B.相似病例：左肩疼痛。

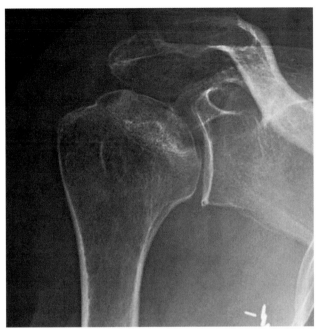

图2.28A

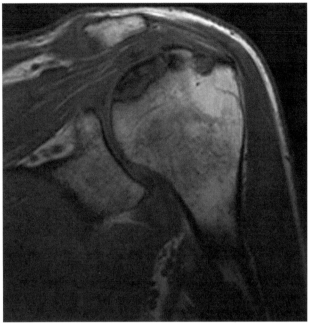

图2.28B

【影像学表现】

A.X线前后位片示沿肱骨头上关节面中心分布的不规则硬化及透亮影。关节面局部轻度受压。周围骨未见异常。

B.MRI冠状位T₁WI图像示肱骨头上关节面病变。骨皮质下可见不均匀的中到低信号，周围环绕低信号缘。MRI T₂WI（未列出）显示病变内的低信号和周围的骨髓水肿。

【鉴别诊断】骨坏死、骨折。

【诊断】骨坏死。

【讨论】病变发生在软骨下骨且无外伤史等特征性表现，可做出骨坏死诊断。因为关节间隙和关节盂均正常，所以不考虑关节炎可能。肱骨头是骨坏死或原位骨坏死最常见的部位。肱骨头发生骨坏死的危险因素与股骨头类似，包括糖皮质激素的应用、镰状细胞病和其他血红蛋白病变、减压病（沉箱病）、戈谢病、酗酒、系统性红斑狼疮等。肱骨头最主要的供血动脉为旋肱前动脉的分支，其在骨内走行纤曲且吻合支较少，这样的解剖特点决定了一旦血供减少，骨质很容易发生缺血改变。这个区域通过骨的重构愈合会导致若干年后的软骨下骨折和骨碎片的替代。由于患者能够代偿肱盂关节功能的缺失，通常病变发现较晚。而髋关节则不同，病变发现相对较早。病变发生发展可分为：Ⅰ期，X线正常而MRI异常。Ⅱ期，X线仅表现为骨质硬化而无骨折或软骨下塌陷。Ⅲ期，新月征和软骨下塌陷，提示软骨下骨折。Ⅳ期，广泛的塌陷和继发的退行性改变。Ⅴ期，晚期伴有继发退行性改变，累及关节盂。

【临床病史】男童，12岁，右上肢无力，双肩关节X线成像。

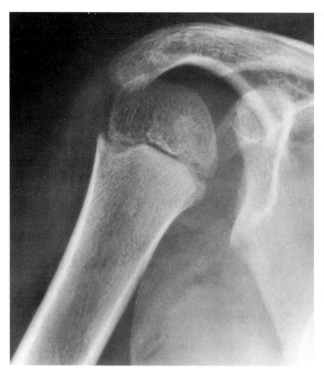

图2.29A

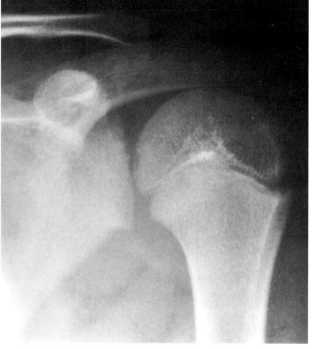

图2.29B

【影像学表现】

A.右肩关节前后位X线片。肱骨头发育不全。肩盂关节凹陷增大，肱骨头向上骑跨。

B.左肩关节前后位X线片。正常。

【鉴别诊断】无。

【诊断】臂丛神经麻痹（厄尔布麻痹）。

【讨论】锁骨骨折和厄尔布麻痹是两种最常见的产科创伤。两种损伤都可导致新生儿上臂活动受限。厄尔布麻痹是由于外力损伤上臂导致C_5及C_6神经根损伤。而另一种不常见的克隆普克麻痹，则是由于C_7、C_8及T_1神经根损伤所致。其中，对于神经根可逆性拉伤的患者，90%可完全自愈。而对于完全撕裂的患者，最终会导致肩胛骨的发育不良和抬高、肩盂的发育不良，以及喙突和肩峰发育异常。另外，还会合并上肢的发育不良，包括骨性和软组织发育不良。肱骨扭转程度的CT测量（类似于胫骨扭转程度测量）有助于肌腱移植术的策略制订。与锁骨骨折一样，新生儿的臂丛神经麻痹可能是由于难产导致的，特别是对于肩位和臀位分娩的患儿。锁骨骨折是新生儿分娩较为常见的并发症（2%），而臂丛神经麻痹仅仅占0.4%。另外类似的情况通过其他机制也可发生在子宫内。诱因不明的臂丛神经麻痹预后更差，部分病例恢复时间较长，大部分病例永久麻痹。

【临床病史】女性，48岁，突发肩关节疼痛、无力。无外伤史。6个月后临床症状缓解和异常影像学表现消失。

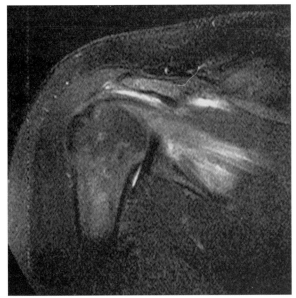
图 2.30A

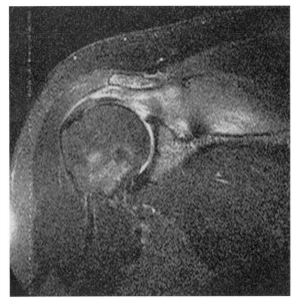
图 2.30B

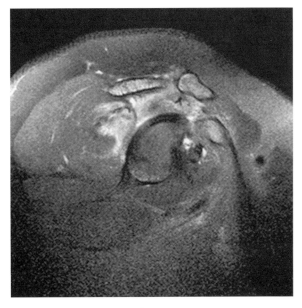
图 2.30C

【影像学表现】MRI斜冠状位（A、B）及斜矢状位（C）T₂WI压脂图像显示冈上肌及冈下肌水肿。

【鉴别诊断】Parsonage-Turner综合征（PTS）、肌炎、神经病变、肩袖撕裂。

【诊断】Parsonage-Turner综合征（急性臂丛神经炎）。

【讨论】Parsonage-Turner综合征又称急性臂丛神经炎，指肩关节特发性去神经损伤。儿童至老年人均可发病，男性相对多见。约50%的患者发病前2周内有病毒感染和疫苗接种的病史。MRI图像可表现为肩关节肌肉内T₂WI和翻转恢复序列图像上的异常高信号。急性期可表现为肌肉肿胀，慢性期则出现萎缩。肌肉水肿可（或不完全）局限于损伤神经支配区，神经可单支或多支受累。患者大多在发病后1年内自愈。

【临床病史】男性，70岁，肩关节疼痛、无力。

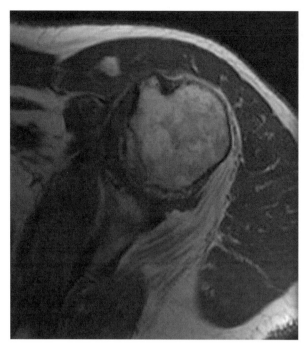

图2.31A

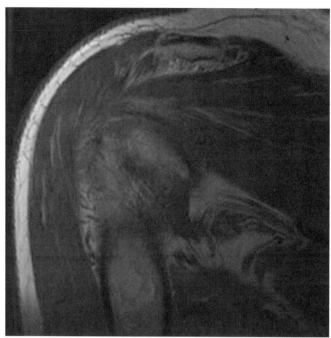

图2.31B

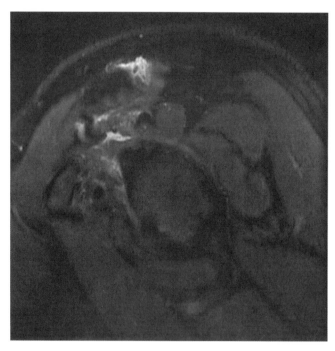

图2.31C

【影像学表现】MRI轴位（A）、斜冠状位（B）T₁WI及斜矢状位（C）T₂WI压脂图像显示小圆肌不成比例的脂性萎缩，不伴有韧带撕裂。

【鉴别诊断】小圆肌肌腱完全撕裂、四边孔综合征、Parsonage-Turner综合征。

【诊断】四边孔综合征。

【讨论】小圆肌是由腋神经远端分支支配，该神经在小圆肌下方向后走行经过四边孔，四边孔的下方为大圆肌，外侧为肱骨，内侧为肱三头肌腱长头。另外，旋肱后动脉也穿过所谓的四边孔。四边孔内神经的压迫可引起疼痛性去神经损伤，从而导致小圆肌的局灶性萎缩，有时三角肌也会受累。四边孔内神经压迫被认为大部分是由于外伤后纤维束的压迫而导致的。MRI图像上早期表现为肌肉水肿和肿胀。慢性改变包括肌肉萎缩和脂肪浸润。大部分患者只需要保守性治疗，部分患者需进行外科四边孔减压术。

【临床病史】男性，87岁，肩关节肿物，体积逐渐增大。

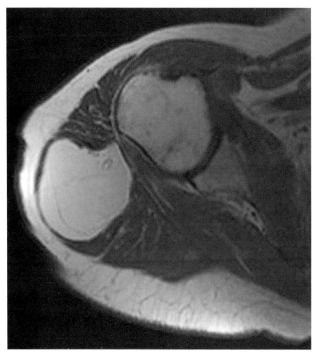 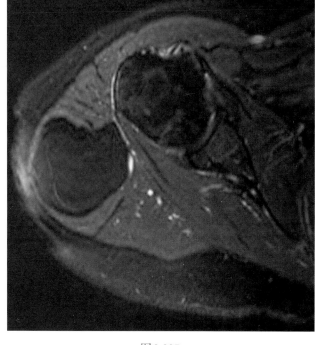

图2.32A

图2.32B

【影像学表现】肩关节MRI轴位T_1WI图像（A）及T_2WI压脂图像（B）显示三角肌内边界清晰的圆形肿物，在两个图像序列中，肿物的信号特点与皮下脂肪类似。病变内可见薄分隔，但其内信号均匀。

【鉴别诊断】无。

【诊断】肌肉内脂肪瘤。

【讨论】脂肪瘤是常见的间叶组织来源的良性肿瘤，最常发生于女性四肢的皮下软组织内。脂肪瘤一般无疼痛，活动性好，轻压可变形。痛性脂肪瘤一般叫作"lipoma dolorosa"，其特征性的表现为游走性的疼痛和多发脂肪瘤。

脂肪瘤按照发病部位一般分为皮下和深部脂肪瘤。局限在筋膜分隔内的深部脂肪瘤在体检中有时较硬，由于局部浸润及筋膜间隔膨胀所致。皮下脂肪瘤在图像上与皮下的脂肪组织难以鉴别。

在影像和病理上良性脂肪瘤内均可见骨性和软骨性成分，但病灶为脂肪肉瘤的可能性也增加了。CT值测量为负值即可诊断脂肪成分。在MRI图像上T_1WI高信号及压脂后低信号提示为脂肪成分，但也可见于细胞内的血红蛋白成分。单纯的脂肪瘤在CT和MRI上无强化，血管造影为无血供的病变。骨膜脂肪瘤和滑膜脂肪瘤不常见。关节内，边缘清晰的圆形或椭圆形富含脂肪的病变需与树枝状脂肪瘤相鉴别，树枝状脂肪瘤是在关节炎、风湿性关节炎或创伤后出现的一种滑膜化生病变。治疗方法为手术切除。

病例 2.33

【临床病史】男性，46岁，肩关节疼痛、无力3年。

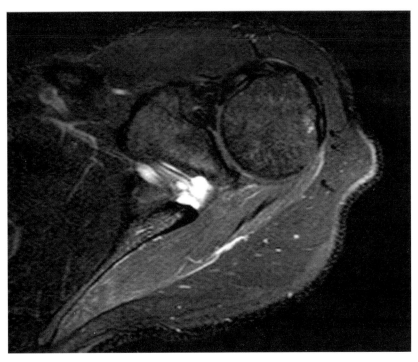

图2.33

【影像学表现】MRI轴位T$_2$WI压脂图像示冈盂切迹内肿物，呈多分隔高信号，病变向肩胛上切迹延伸。小圆肌信号增高。

【鉴别诊断】腱鞘囊肿、滑膜囊肿、神经鞘瘤和神经纤维瘤。

【诊断】腱鞘囊肿。

【讨论】肩胛上神经卡压最常发生在肩胛上切迹内。在这个部位，肩胛上神经支配冈上肌、冈下肌、盂肱关节、肩锁关节和肩关节囊的前2/3。第二最常发生的部位是邻近于冈下肌的冈盂切迹内，本病例就是发生在冈盂切迹内。临床表现为肩关节疼痛和无力、伴肱骨外展及外旋受限。慢性病变的X线表现为冈下肌的脂性萎缩，累及或不累及冈上肌。神经卡压的原因包括肩胛骨折、韧带增生、盂肱关节脱位、腱鞘囊肿、肿瘤、发育性切迹异常，以及肩胛上韧带、肩胛下横韧带或冈盂韧带等过度牵拉，常见于体力劳动者或举重运动员。

如果腱鞘囊肿发生在肩胛上切迹，那么冈上肌和冈下肌常同时受累。如果腱鞘囊肿发生在冈盂切迹的远端，那么冈下肌的单独受累是其典型表现。

MRI图像上病变表现为T$_2$WI高信号和T$_1$WI低或等信号。病变呈多分隔状但典型表现为不连续。本病例病变与撕裂的盂唇相交通，提示腱鞘囊肿是由盂唇撕裂引起的。

腱鞘囊肿是一种附着于腱鞘、肌腱、肌肉或软骨的良性囊性病变。通常在手、足或腕关节多见。腱鞘囊肿被认为是由组织退变和滑膜疝导致，可与关节腔和腱鞘交通。腱鞘囊肿通常会因为影响美观而被外科切除。根据发病部位，部分腱鞘囊肿会引起神经损害。有记载胫腓关节近端的腱鞘囊肿可引起跛行，肩胛上切迹内的腱鞘囊肿会引起冈下肌的萎缩。十字交叉韧带相关的腱鞘囊肿会引起膝关节的活动受限。半月板囊肿会引起肿胀、疼痛和活动受限。邻近骨皮质的腱鞘囊肿会侵蚀骨质或诱发骨膜反应。

【临床病史】男性，55岁，摩托车车祸外伤。

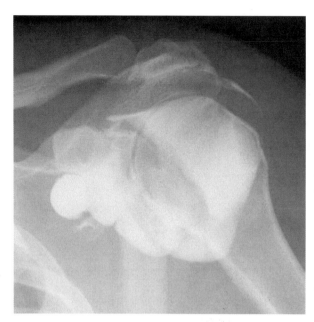

图 2.34A

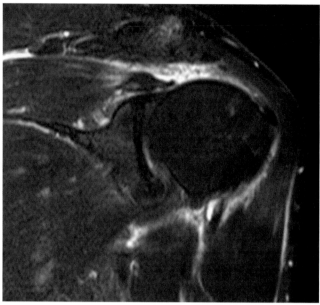

图 2.34B

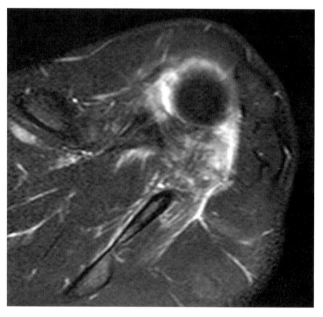

图 2.34C

【影像学表现】

A.前后位X线造影片示对比剂外渗到三角肌下-肩峰下滑囊。

B.MRI斜冠状位T_2WI压脂序列图像显示在冈上肌肌腱处的液体信号影和肌腱断端向内侧挛缩4cm。

C.通过肱骨头上方横轴位T_2WI MRI压脂序列图像显示高信号的液体取代正常的低信号肌腱结构。

【鉴别诊断】无。

【诊断】肩袖撕裂累及冈上肌腱。

【讨论】肩袖撕裂可由急性或反复创伤、机械撞击、退变、局部缺血或以上混合因素而引起。90%以上的肩袖撕裂是由于单个肌腱损伤而自发破裂形成，表现为慢性疼痛和无力。

Patte提出肩袖撕裂的分级系统：

1.矢状位层面测量，部分撕裂或完全撕裂小于1cm。

2.矢状位层面测量，冈上肌完全撕裂小于2cm。

3.矢状位层面测量；冈上肌（伴冈下肌及肩胛下肌）完全撕裂超过4cm。

4.肿块样完全撕裂伴继发肱盂骨关节炎。

肩袖的部分撕裂比完全撕裂更为常见，在肌肉-肌腱连接处肌腱嵌入关节侧损伤比滑囊侧更为常见，肌腱内撕裂最为少见。关节造影、超声和MRI可以诊断肩袖撕裂。关节造影检查中，对比剂可通过撕裂的肩袖渗漏到三角肌下-肩峰下滑囊内。在MRI或超声检查中，撕裂会形成充填液体和肉芽组织的裂隙。撕裂的肌腹会发生挛缩，以冈上肌尤为常见，同时可伴有肱骨头向上半脱位。部分撕裂可累及损伤肩袖的上或下表面或完全局限于肌腱内部。慢性撕裂则表现为肩峰肱骨距离变窄小于0.6cm，继发于反复撞击导致正常肩峰下凸翻转，以及肱骨头和肩峰下表面的囊性和硬化改变。

【临床病史】女性，27岁，霹雳舞外伤后急性前肩部疼痛。

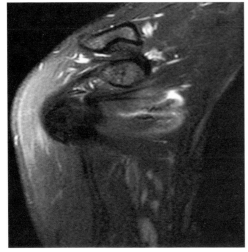

图 2.35A

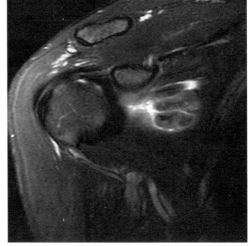

图 2.35B

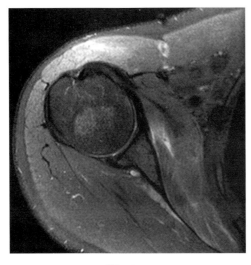

图 2.35C

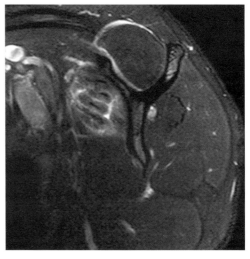

图 2.35D

【影像学表现】肩部斜冠状位（A、B）、轴位（C）及斜矢状位（D）T$_2$WI压脂序列MRI显示沿着肩胛下肌多个肌腱头的肌肉-肌腱连接处信号增高，肩胛下肌腱（A）本身完整。

【鉴别诊断】无。

【诊断】肩胛下肌拉伤。

【讨论】大部分肩胛下肌损伤是发生在肩袖撕裂的基础之上，伴有冈上肌腱和冈下肌腱的损伤。肩胛下肌孤立损伤少见，但有相关文献报道。提示肩胛下肌孤立损伤的临床征象包括肩关节内旋减弱而外旋增强。肩胛下肌损伤患者主诉为前臂上举高于肩部或放下低于肩部时，前肩疼痛、无力，不伴肩关节不稳。其损伤机制通常为间断的外伤，主要包括过度

伸直或前臂过度外旋、外展。CT关节造影及MRI轴位图像对于肩胛下肌腱的损伤的检出尤为敏感。部分撕裂表现为肌腱的增粗和不光整，而完全撕裂表现为肌腱的挛缩和肌腱前液体的积聚。部分撕裂后肩胛下肌腱常存在脂肪浸润征象，在MRI图像上表现为边界模糊和T$_2$WI异常高信号。大部分病例表现为肌腱的不连续和挛缩，但部分病例会表现为肌腱远端的增厚或钙化。对于肩胛下肌肌腹的撕裂，与身体其他部位肌腹撕裂一样，通常沿肌肉-肌腱的表面撕裂，在MRI图像上表现为T$_2$WI和STIR的高信号。肩胛下肌腱损伤的重要的并发症是肱二头肌腱从结节间沟错位，尤其是向内侧错位。伴随骨性损伤则不常见。

【临床病史】女性，14岁，翻车事故外伤。

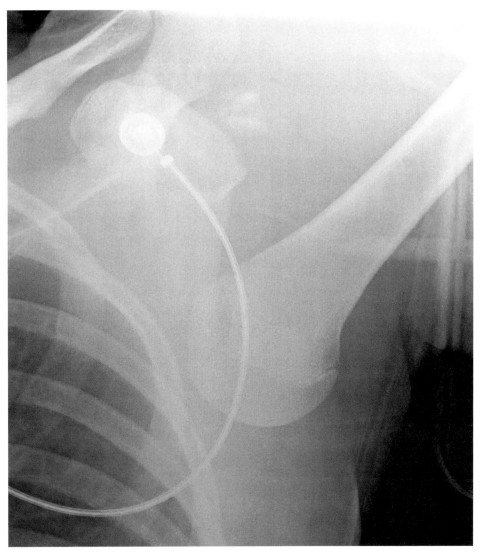

图 2.36

【影像学表现】右肩前后位X线片示肱骨头喙突下脱位伴肱骨干向上直举。大结节区多发小的骨碎片。右上臂不能放下。

【鉴别诊断】无。

【诊断】直举性肱骨脱位（下肱盂脱位）。

【讨论】盂肱关节脱位一般很容易被诊断，然而肱骨头的位置和损伤机制应该引起重视。该患者送至急诊时前臂高举过头顶且不能配合放射科技师恢复至正常体位。直举性肱骨脱位或盂肱关节下脱位是一种罕见的肩关节脱位形式。它是由于上臂高举时的过度外展所造成的。与常见的前脱位一样，肱骨头脱位至喙突前下的位置，但不同的是肱骨干向上高举或平行于肩胛冈，而不是向下平行于胸壁。80%的患者合并肱骨大结节的骨折或肩袖的撕裂。60%的患者会并发神经卡压，以腋神经为主。3%患者会出现上肢明显的血管损伤。

【临床病史】男性，27岁，橄榄球撞击伤。另一个相关病例。

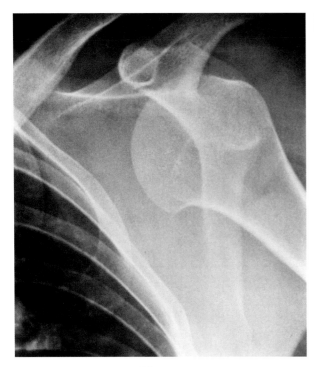

图 2.37A

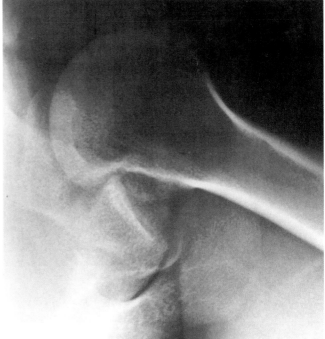

图 2.37B

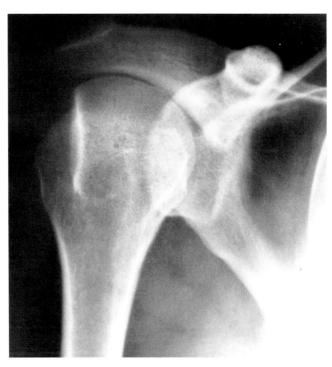

图 2.37C

【影像学表现】

A.肩关节前后位X线片示，肱骨头位于喙突下。

B.肩关节腋位X线片示，肱骨头位于肩臼前方。

C.相关病例为肩关节内旋前后位片可见肱骨头后外侧骨质缺损。

【鉴别诊断】无。

【诊断】肩关节（喙突下）前脱位。相关病例为既往肩关节关节前脱位合并肱骨头压缩性骨折（Hill-Sachs病）。

【讨论】盂肱关节的稳定性取决于关节周围的关节囊和韧带；盂肱关节的接触面积只占肱骨头横轴面积的1/3，这与球座上的高尔夫球相似，因此，成人中肩关节脱位较常见。在盂肱关节脱位的病例中，95%是肱骨头前脱位，最终导致肱骨头在喙突下向前、下、内侧脱位。

在肱骨头发生脱位后，肩关节关节盂唇前下表面对肱骨头后外侧的压迫可以导致肱骨头凹陷性骨折，即Hill-Sachs损伤。较大的Hill-Sachs病变可引起肩关节旋转时肩关节盂突的内嵌，最终造成反复脱臼。Hill-Sachs损伤的骨质缺损在肱骨内旋位图像显示最佳。相对于关节脱位本身而言，与其伴随的软组织损伤、关节盂前下撕裂致使关节盂和关节囊与肩臼分离（Bankart损伤），这些虽然不甚严重，但其也许更具意义。90%以上的年轻患者易合并此类损伤，且有时伴随肩臼的前下撕脱性骨折（Bankart骨折）。如果这些损伤不予处理，常将导致创伤后前肩不稳定或反复脱臼。40岁以上首次出现创伤性前肩脱臼的患者约1/3同时并发肩袖撕裂，这些肩袖撕裂可导致病期延长，或需外科手术修补。臂丛神经损伤与肩袖损伤也被认为一种共同损伤复合体。急性关节脱位采用闭合复位术治疗，前脱位最常见的手术治疗是Bankart修复，将关节囊的前部重新固定在肩臼。

病例 2.38

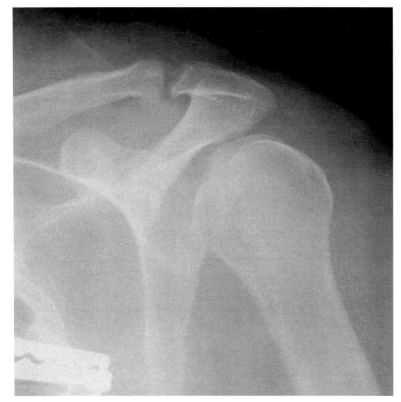

图2.38A

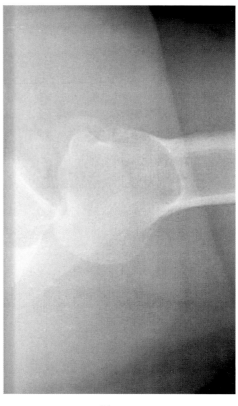

图2.38B

【影像学表现】

A.肩关节X线前后位片示，肱骨头位于正内旋位；相对于肩臼，肱骨头位置向外过远，沿肱骨头内侧可见一细的皮质线平行于内侧皮质。

B.腋位片示，肱骨头嵌入肩臼的后方。

【鉴别诊断】 无。

【诊断】 肩关节后脱位。

【讨论】 肱骨头与关节窝大小不一致易导致关节脱位。这种关节稳定性的维持很大程度上依赖于关节窝周围的关节囊结构。前脱位是肩关节最常见的脱位，肩关节后脱位少见，占所有病例中不超过5%。影像学表现甚细微，腋位与Y轴位图像具有诊断意义，它们可以显示肱骨头相对于关节窝向后移位情况。正位片可以观察到肱骨头趋向于固定在内旋位，盂肱关节间隙增宽（＞6mm）。支持急性或既往的关节后脱位证据可以寻找反Hill-Sachs畸形，一旦出现该畸形，则可进一步证明。50%以上肩关节后脱位初期不能被发现，在75%的病例中，肱骨头的内侧可以看到两条平行的骨皮质线：一条代表肱骨头的内侧骨皮质，而另一条代表肱骨头前方的嵌入性骨折的齿状缘，那是肱骨头与肩关节窝的后缘镶嵌。

【临床病史】17岁，寄宿学校学生，双侧肩痛，夜间痛为主。

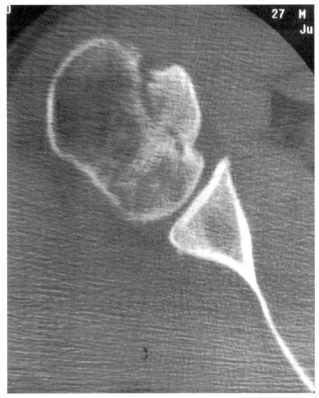

图2.38A

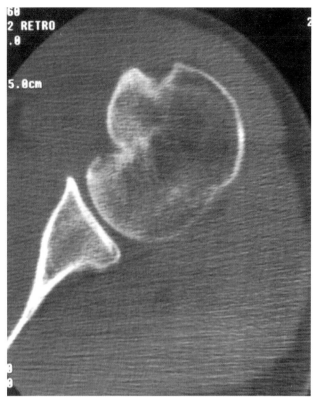

图2.38B

【影像学表现】（A，B）左右盂肱关节水平CT横轴位图像示，双侧盂肱关节位置正常，双侧肱骨头前部可见对称性压缩性骨折，右侧肱骨头小粗隆非移位性撕脱性骨折。

【鉴别诊断】双侧肩关节脱臼、继发于癫痫或外伤。

【诊断】癫痫发作并发反复双侧肩关节后脱位。

【讨论】肱骨头前部压缩性骨折被称为反Hill-Sachs病变，或"槽形"骨折。盂肱关节后脱位使肩臼的后缘嵌入肱骨头的骨松质内，CT比X线能更清晰地显示"槽形"骨折病变，但相伴随的肱骨小粗隆的撕脱性骨折可显示欠佳。本例中，该学生出现未被察觉的癫痫大发作，导致双侧肩关节反复后脱位。双侧肩关节后脱位是癫痫发作的少见并发症，癫痫的骨关节并发症还包括髋关节脱位、髋臼的中心性骨折、胸椎爆裂性骨折、肩关节前脱位、胸骨柄骨折脱位以及股骨和肱骨近端骨折等。不可控制的肌阵挛的其他病因可引起类似于在癫痫发作期间的这些骨关节损伤。肩关节后脱位也可由外伤造成，最常见的是跌落伤。

【临床病史】男性，31岁，肩部关节不适。

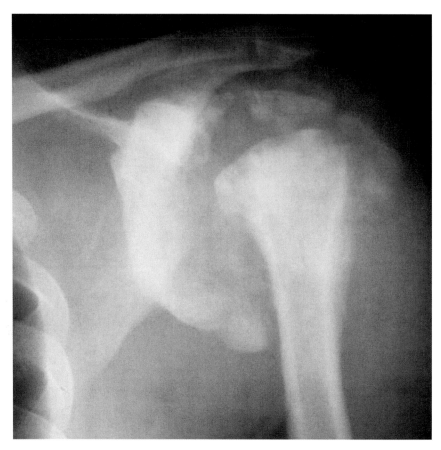

图2.40

【影像学表现】左侧肩关节前后位平片：关节窝明显畸形，溶骨性骨质破坏，明显的骨质增生，广泛的软组织钙化、骨碎片，肱骨近端的骨膜反应。肱骨头缺如，其邻近骨质结构未见骨质破坏。

【鉴别诊断】神经性关节病，化脓性关节炎，结核，转移，原发性恶性骨肿瘤。

【诊断】神经性关节病（Charcot关节）。

【讨论】盂肱关节破坏的病因包括感染、肿瘤和神经性关节病。典型的化脓性关节炎常伴有关节周围邻近骨的骨髓炎；能够引起这种程度的关节骨质吸收的骨肿瘤可表现出邻近骨的骨质破坏。结核可有类似的影像表现，但本例中，临床表现提示神经源性病变。尽管上肢神经性关节病最常见的病因是脊髓空洞症，其他病因还包括多发性硬化、脊髓脊膜膨出、脊髓损伤、夏科-马里-图思病（进行性神经性腓骨肌萎缩症）、酗酒、淀粉样变、先天性痛觉缺失、家族性自主神经异常，以及医源性注射类固醇药物等。神经性关节病可能是退行性关节病的晚期阶段，其特征性表现为骨碎片、密度增高、组织紊乱、关节肿胀及脱位（或者为方便记忆5个Ds：Debris，increased Density，Disorganization，joint Distention，Dislocation）。神经性关节病在下肢出现肿胀较常见，而在上肢中，如本例，萎缩更常见。

【临床病史】女性，49岁，持续性肩关节痛。

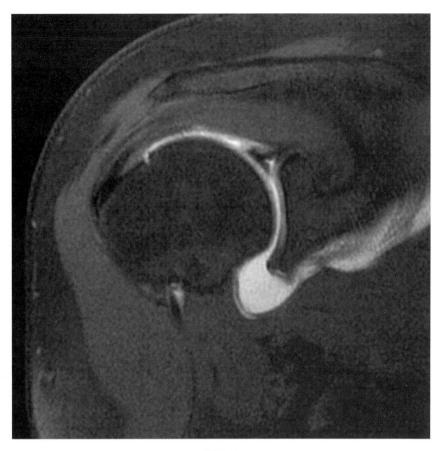

图 2.41

【影像学表现】T$_1$WI、压脂序列、关节腔内造影斜冠状位图像：造影剂扩散到上盂唇。

【鉴别诊断】无。

【诊断】肩关节上盂唇前后撕裂（SLAP撕裂）。

【讨论】盂唇及相关的关节囊结构的损伤通常与运动有关。SLAP损伤包括肱二头肌肌腱盂唇复合体从肩臼上缘分离，损伤的机制包括前臂突发外展时二腹肌长头腱的牵拉造成的损伤（例如运动时投掷动作）。SLAP损伤不一定会导致关节的不稳定，疼痛和弹响为较常见的临床症状。

SLAP损伤的分型系统如下：

1.（Ⅰ型）上盂唇不规则，肱二头肌腱完整（10%）。

2.（Ⅱ型）肱二头肌肌腱盂唇复合体撕裂（40%）。

3.（Ⅲ型）上盂唇桶柄样撕脱，关节造影在对比剂的衬托下可见完整的肱二头肌肌腱盂唇复合体（Cheerio征）（30%）。

4.（Ⅳ型）上盂唇桶柄样撕脱，病变延伸至肱二头肌长头腱近端。

除上述四型外，文献报道至少还有六种类型。MRI或CT关节造影可较好显示盂唇和关节囊损伤。SLAP损伤的主要鉴别诊断是孤立性肱二头肌肌腱损伤。治疗包括切除变性的部分盂肱关节组织以及周围的鞘膜囊肿，后者可缓慢潜入肩上切迹及冈盂切迹而引起神经病变。

【临床病史】女性，58岁，肩痛多年。

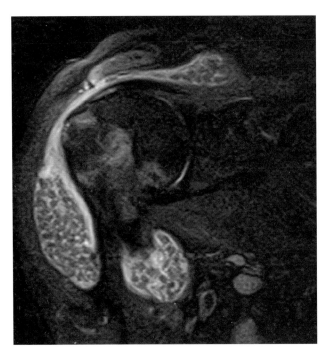

图 2.42A

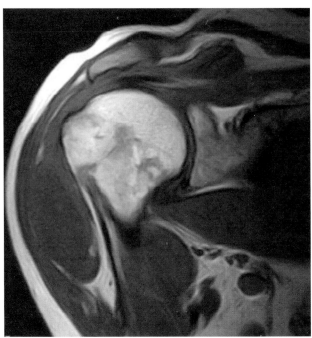

图 2.42B

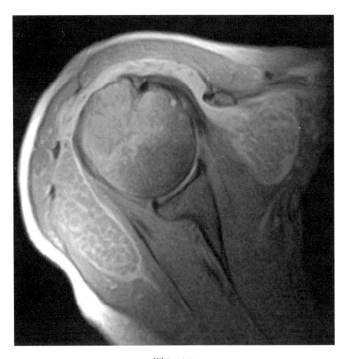

图 2.42C

【影像学表现】T$_2$WI FSE斜冠状位（A）、T$_1$WI斜冠状位（B）、T$_2$WI轴位（C）MRI图像：肩峰下、三角肌下滑囊内可见多发、微小等信号肿块。

【鉴别诊断】无。

【诊断】滑膜骨软骨瘤病。

【讨论】滑膜性骨化生最常见于关节，也可见于腱鞘和滑囊，通常该病仅累及一个关节，好发于20～50岁男性，常累及膝、髋、肘关节，但本例中病变位于肩关节。该患者主诉长期肩关节铰锁病史。常无关节腔积液，但出现关节腔积液时，行抽吸术可见血液样物质。常可见继发骨关节炎。这些小体可侵入到关节腔外、关节周围间隙。手术清创术后，一般不易复发，恶性变也极罕见。这些软骨结节最初形成绒毛结节样滑膜突起，然后这些突起带蒂、碎裂、骨化，形成一个周期循环。在滑液的滋养下，这些滑膜突起生长变大，但单个小体通常不会超过3cm。X线检查可见软组织突起、微小钙化、病变周围高密度影，成熟的骨小梁中心。在15%未见骨化或钙化的病例中，关节造影或MRI对显示病变最为有用。

【临床病史】女性，43岁，多发性关节炎。另有一个相关病例。

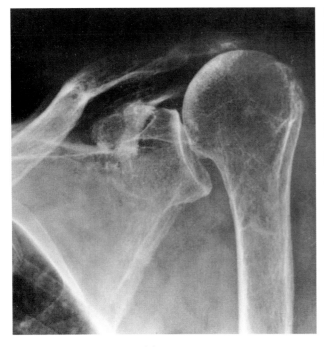

图2.43A

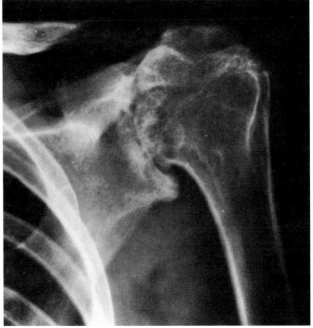

图2.43B

【影像学表现】

A.前后位X线片示，肩关节诸骨广泛骨质疏松。肱骨头向上半脱位，肩峰下缘适应性改变。未见明显骨质增生，也未见骨质侵蚀。周围软组织未见钙化。

B.相关病例。另一位患者的肩关节前后位X线片：盂肱关节两侧软骨下明显骨囊肿形成、象牙质样骨质改变。肱骨上移为慢性肩袖撕裂的间接征象。

【鉴别诊断】无。

【诊断】类风湿关节炎。

【讨论】类风湿关节炎常累及肩关节。肩关节关节囊包裹着肱骨头与肩臼的关节面，向内到喙突下，向下到肩臼下。滑膜的慢性炎症可扩散到邻近组织，包括盂肱关节本身、肩袖、肩锁关节以及邻近的胸廓。三角肌肩峰下关节囊、喙突下关节囊、肩关节周围的肌腱腱鞘等炎性改变也有助于这一过程。在盂肱关节中，滑膜炎导致关节软骨面的进行性破坏、软骨边缘和软骨下的侵蚀。肱骨头的侵蚀破坏比肩臼的破坏更为明显，这种侵蚀破坏的方式在疾病后期尤其特征性。滑膜炎最终可破坏邻近的肌腱，因此，常见肩袖撕裂或萎缩，结果是导致肱骨头相对于肩臼向上半脱位，肩峰的下表面适应性改变，肩峰下表面形成凹面以适应肱骨头的顶部，伴随骨质硬化、软骨下囊肿形成、骨赘形成。与类风湿关节炎累及的大多数关节不同，骨质硬化与骨赘形成，这些继发性退行性变并不常见于风湿性肩关节炎。一旦内科保守治疗无效，将会采取全肩关节置换。

【临床病史】男性，39岁，短暂性肩痛。

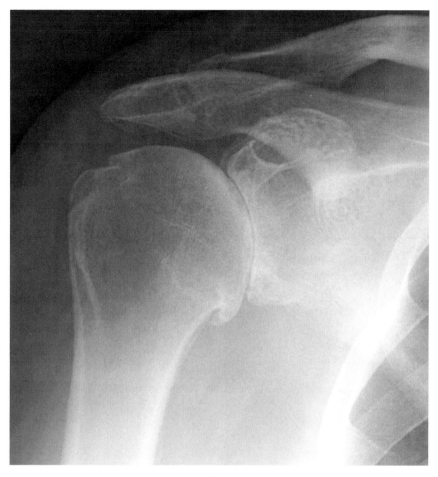

图 2.44

【影像学表现】肩关节前后位X线片示，盂肱关节的关节炎改变，包括关节软骨间隙变窄、软骨下骨质硬化和明显的骨赘形成。关节面扩大、重构，但无肱骨头半脱位、无关节侵蚀破坏或软组织钙化。肩锁关节未见受累。

【鉴别诊断】焦磷酸盐关节病、神经性关节病、创伤性关节病。

【诊断】焦磷酸盐关节病。

【讨论】影像表现为退行性关节病；然而，除非在原有疾病的背景下，盂肱关节骨关节炎很少表现出退行性变。焦磷酸盐关节病是退行性关节病的晚期阶段，是一种与二焦磷酸钙结晶沉着相关的疾病。这种病变，盂肱关节内可见软骨钙沉着、关节软骨间隙变窄、软骨下骨硬化、软骨下假囊肿形成以及关节缘骨赘形成等异常。骨赘特征性位于肱骨侧，正如本例，肩关节前后位片可见骨赘末端呈下垂样突起。如果关节软骨被破坏，则不会见到软骨钙质沉着。肩袖撕裂，关节囊内、肌腱内和滑膜囊内钙质沉积可为伴随相关表现。偶尔，也可见严重的、进行性的骨质破坏，类似于神经性关节病。

病例 **2.45**

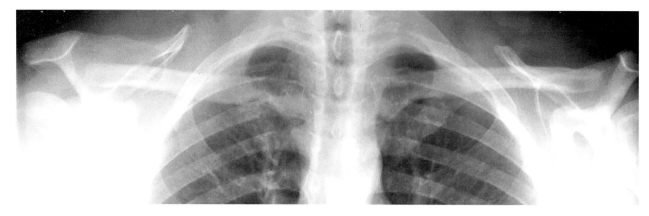

图 2.45A

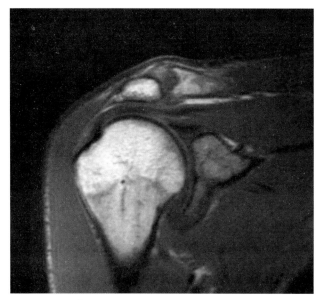

图 2.45B

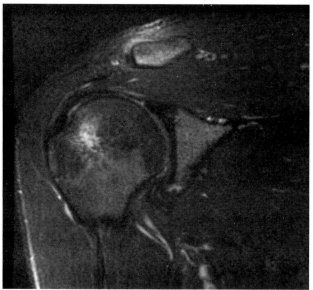

图 2.45C

【影像学表现】

A.锁骨前后位X线片：双侧肩锁关节增宽，锁骨远端骨质吸收。

B.第一个相关病例。斜冠状位T₁WI MRI：锁骨远端骨质缺失，关节囊肥大。

C.第二个相关病例。斜冠状位T₂WI 脂肪抑制序列MRI示，锁骨远端及其周围软组织内可见T₂高信号。

【鉴别诊断】锁骨远端骨溶解、肩锁关节分离、肩锁关节炎。

【诊断】锁骨远端骨溶解。

【讨论】锁骨远端骨溶解是指锁骨远端软骨下骨质吸收。骨溶解最初是用来描述肩关节直接外伤，其病因有多种，除了创伤之外，还包括反复施压（尤其是举重运动员）、代谢性疾病（甲状旁腺功能亢进）、炎症（类风湿关节炎、感染）、胶原血管病、多发性骨髓瘤、大块骨质溶解症等。临床早期，X线表现可正常。晚期改变包括锁骨远端形态不规则、骨质疏松肩锁关节间隙增宽等。MRI可见锁骨远端骨质缺失、T₂高信号，但T₂高信号不具有特异性，在无症状的患者中也常可见。

【临床病史】25岁，大学生，安全带所致肩部应力性损伤。

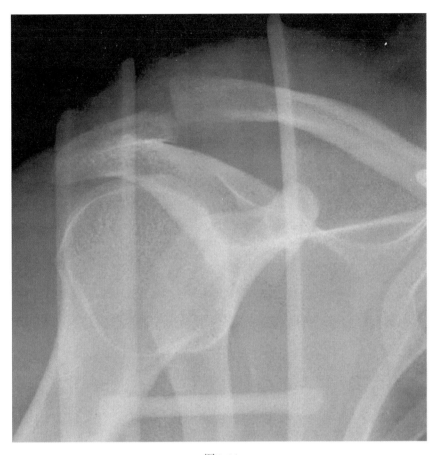

图 2.46

【影像学表现】右侧肩锁关节前后位 X 线片示，锁骨远端相对于肩峰向上半脱位，未见骨折征象。

【鉴别诊断】无。

【诊断】肩锁关节分离（2度）。

【讨论】肩锁关节损伤包括肩锁及喙锁韧带的损伤。肩锁关节半脱位因肩关节内收时受直接外力导致；或者当肩部处于弯曲内收的保护位时，来自盂肱关节的间接暴力传递到肩峰所致。在 X 线前后位片上，正常情况下，肩峰的下表面与锁骨远端处于同一平面。肩锁关节 1 度损伤，肩锁韧带被拉长而未见断裂；X 线片表现正常或轻微关节间隙增宽、软组织肿胀。当肩锁韧带（通常也包括斜方肌和三角肌的腱膜）完全撕裂（2度），锁骨远端呈现向上半脱位。

如果也伴喙锁韧带撕裂，或喙突撕脱性骨折（3度），锁骨脱位，锁骨与喙突间的关节间隙增宽。肩关节应力位可清晰显示半脱位，当患者托着前臂时可采用部分内旋。X 线进行投照时建议将双侧肩锁关节包全，因为有些无症状患者可见正常的关节松弛。与对侧喙锁关节相比，如果患侧喙突的上表面与锁骨的下表面错位超过 2 ～ 4mm，则可诊断肩锁关节分离。极少情况下，锁骨出现向下移位、向上嵌插或胸锁关节脱位（游离锁骨）。喙锁关节韧带创伤后钙化或骨化很常见，通常无症状。肩锁关节分离最常见的并发症是骨性关节炎。最严重的并发症是锁骨远端创伤性溶骨病变，活动性溶骨性改变可长达 18 个月，类似感染性病变。

病例 2.47

【临床病史】女性，39岁，肩痛。

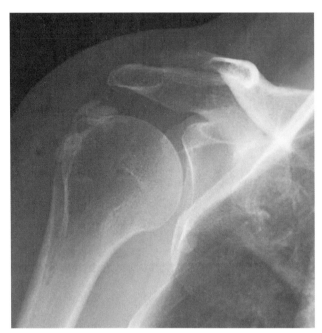

图2.47A

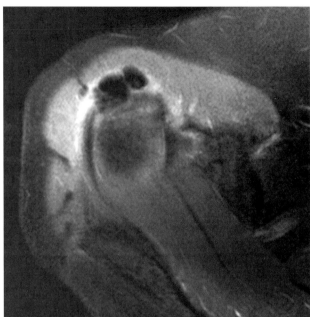

图2.47B

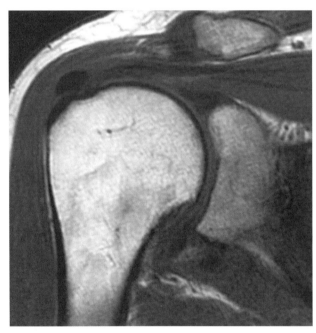

图2.47C

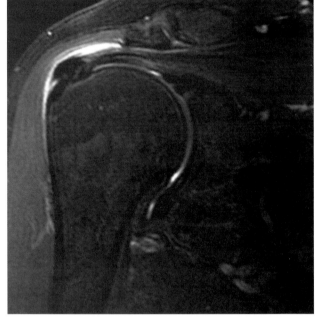

图2.47D

【影像学表现】X线外旋位（A），MRI轴位，PD压脂序列（B），MRI斜冠状位T_1WI（C），MRI斜冠状位T_2WI，压脂序列（D）：右肩关节肩袖撕裂处的冈上肌腱羟磷灰石钙沉积。在MRI上，钙沉积在T_1WI、T_2WI上均呈低信号。T_2WI上钙质沉积周围可见些许稍高信号，提示炎症或积水改变。

【鉴别诊断】钙化性肌腱炎、钙化性滑囊炎、关节内游离体。

【诊断】钙化性肌腱炎。

【讨论】X线片上软组织钙质沉积表现为不定形的高密度，边界常锐利，可有成角，其内无骨皮质及骨小梁结构，也无软骨钙化征象表现。反复出现钙化性肌腱炎或钙化性滑囊炎通常与羟磷灰石沉积相关。

此病多好发于40～50岁的成年人，主要表现为急性疼痛、肿胀、压痛。应用非甾体类抗炎药可迅速缓解症状。常累及肩关节，尤其是冈上肌肌腱。肌腱呈持续性萎缩以致断裂，但其原因不明，或为沉积物最初引起的局部软组织损伤，或为先前存在的软组织损伤引起沉积物的进一步累积。在近50%的病例中，肩关节钙质的沉积表现为双侧性，并移位到与其相连续的结构。经过临床治疗后，沉积物可以消失。其过程通常是单关节的，但多关节可同时消失，也可序贯消失。其他常见部位包括肱二头肌长头腱、腕部的伸肌、股骨嵴附着的肌腱（大腿内收肌群）、胫骨近端内侧缘（鹅足肌腱）、鹰嘴滑囊、转子滑囊及坐骨滑囊等。

【临床病史】男性，45岁，肩痛。

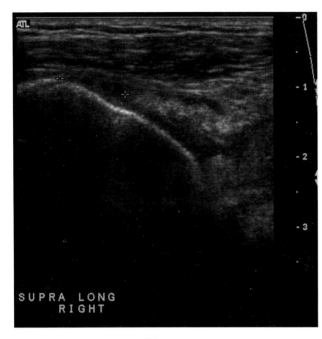

图2.48A

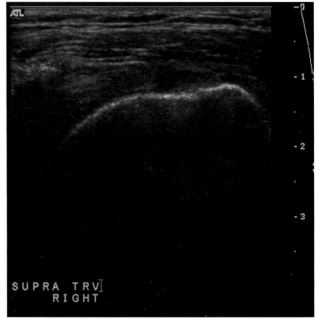

图2.48B

【影像学表现】

A.纵轴超声图像：冈上肌肌腱远端可见局部缺损，肌腱在缺损处与大粗隆分离，向内侧回缩1cm。缺损区填充物呈混合回声，穿透性增强。

B.撕裂水平横轴超声图像示，冈下肌肌腱完整，毗邻冈上肌肌腱收缩形成的间隙。

【鉴别诊断】无。

【诊断】冈上肌肌腱全层撕裂。

【讨论】冈上肌肌腱是肩袖撕裂最易损伤的肌腱。大多数全层撕裂发生在肌腱在大粗隆处的附着点，通常由前部开始延伸到后部穿越整个肌腱，但撕裂可以表现出各种各样的形态。冈上肌肌腱全层撕裂的超声诊断标准包括：①肌腱在正常位置缺如；②肌腱断端收缩形成的局限性缺损区，缺损区内可见液体、碎片或坠入的三角肌等填充。一些研究表明超声检测肩袖全层或部分撕裂伤的敏感度、特异度超过90%，包括非影像医生所做的研究也在其中。正如van Holsbeeck等所研究的，部分冈上肌肌腱撕裂的诊断标准包括：①在病变部位可见局限性混合的高/低回声区；②在正交平面可见低回声病变区，并向周围关节囊和滑膜囊延伸。

【临床病史】男性，52岁，高速车祸伤。

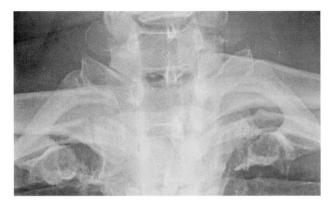

图2.49A

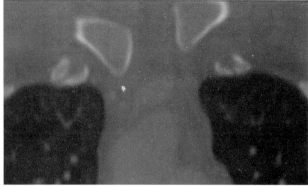

图2.49B

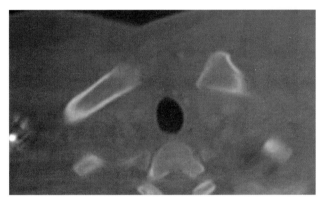

图2.49C

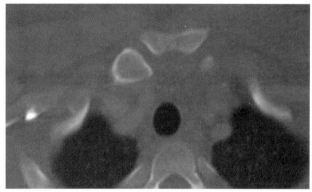

图2.49D

【影像学表现】

A.胸部前后位片（局部）：双侧锁骨内侧不对称，左侧高于右侧。

B.冠状位CT重建：左侧胸锁关节向上脱位。

C～D.轴位CT：左侧胸锁关节间隙比右侧宽。

【鉴别诊断】无。

【诊断】胸锁关节脱位。

【讨论】胸锁关节脱位极其少见。间接创伤可沿锁骨长轴传播导致胸锁关节的前或后脱位。胸锁关节的直接创伤可导致后脱位。后脱位需要紧急复位，因为脱位的锁骨头内侧可以挤压纵隔内大血管、膈神经、食管或气管。在这种情况下，也可出现气胸或血胸。胸锁关节前脱位是由于肩胛骨暴力性向后牵拉，致锁骨扭转，超出关节囊及周围韧带的束缚，并发症较少见。胸锁关节脱位需要与锁骨内侧骨骺撕裂鉴别，那是人体最后闭合的生长板，约在25岁闭合。两者都可导致相应部位疼痛及软组织肿块。可以根据CT表现做出明确诊断。

病例 **2.50**

【临床病史】A.男性,39岁,慢性肾衰竭。B～D.58岁,女性,血液透析,肩关节及后背多发肿块。

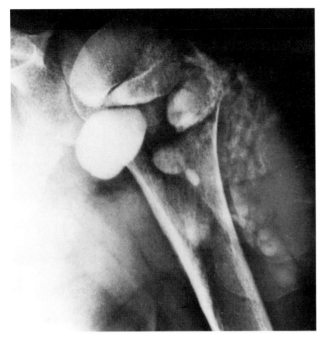

图 2.50A

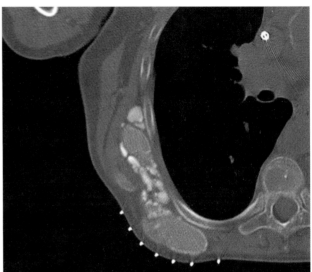

图 2.50B

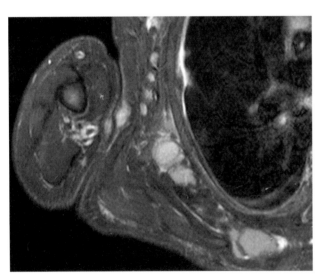

图 2.50C

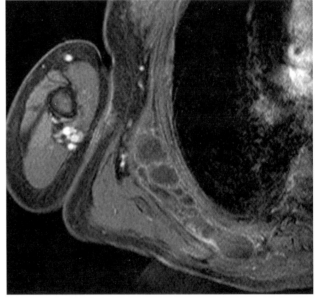

图 2.50D

122

【影像学表现】左肩前后位X线片（A）示，肩部可见多发致密钙化影，钙化性病变呈圆形或不定形，其下的骨质结构完整，其内可见少许液平。相关病例：CT引导下活检前平扫轴位CT（B）：多发局限性钙化，密度各种各样。轴位MRI反转序列（C）：多发包裹性液性信号强度。轴位T_1WI，脂肪抑制序列增强MRI（D）显示无强化。

【鉴别诊断】无。

【诊断】继发性肿瘤样钙质沉着症。

【讨论】诊断继发性肿瘤样钙质沉着症的关键在于认识代表钙化而非骨化的软组织密度，可见多个沉淀平面。关节周围钙羟磷灰石结晶在软组织的转移性沉积常见于慢性肾衰竭患者，这些患者往往进行血液透析或持久的门诊腹膜透析。出现钙质沉积的特定条件是高磷血症、高钙血症及高钙-磷比的混合产物。放射性核素骨扫描，钙质沉积可见同位素浓聚，常出现于X线显示病灶之前。因为结晶体通常呈现水悬浮液（钙乳症），CT和X线片表现出沉积液平面。其他透析相关的骨质改变还包括铝中毒，铝中毒可以表现出骨软化和淀粉样关节病。

【临床病史】男性，52岁，胸痛，吸烟史。

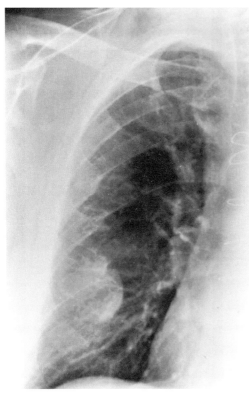

图2.51A

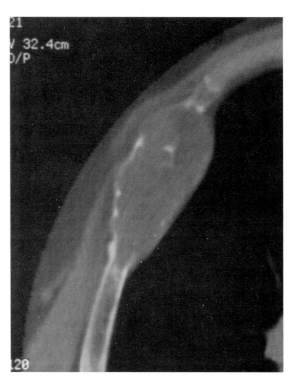

图2.51B

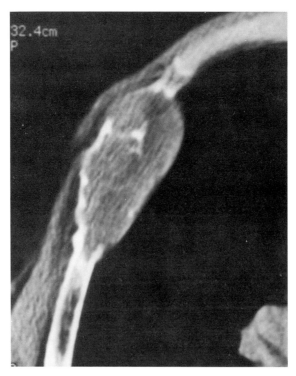

图2.51C

【影像学表现】

A.右肋前后位胸片（局部）示，源于胸膜的肿块（光滑，其上缘边界清楚，下缘边界模糊），右侧第五肋骨前部缺如。

B～C.轴位CT（骨窗和软组织窗）示，肋骨处见软组织肿块，呈膨胀性改变，正常骨皮质边缘大部分受到破坏。肋软骨未见受累。

【鉴别诊断】转移、骨髓瘤、淋巴瘤、尤因肉瘤、浆细胞瘤、嗜酸细胞肉芽肿、血友病假肿瘤、巨细胞瘤、棕色瘤。

【诊断】棕色瘤。

【讨论】骨局限性、破坏性病变伴骨皮质穿透破坏提示为侵袭性过程。在这种临床背景下，转移或骨髓的恶性病变应首先考虑。如果有甲状旁腺激素亢进基础，则棕色瘤应成为首选。典型的棕色瘤呈孤立性、膨胀性、偏心或皮质透亮影表现，该病可因受压引起疼痛或病理性骨折。病变可引起些许的反应性骨生成。该病变由出血、多核巨细胞和增生的纤维组织构成。随着潜在的代谢异常状况得到充分治疗，病变会出现硬化边，最终痊愈。虽然棕色瘤常见于原发性甲状旁腺功能亢进症，但继发性甲状旁腺功能亢进比原发性的发病率更高。因此，棕色瘤看起来更多见于继发性甲状旁腺功能亢进的患者。

【临床病史】男性，70岁，不断增大的背部肿块。

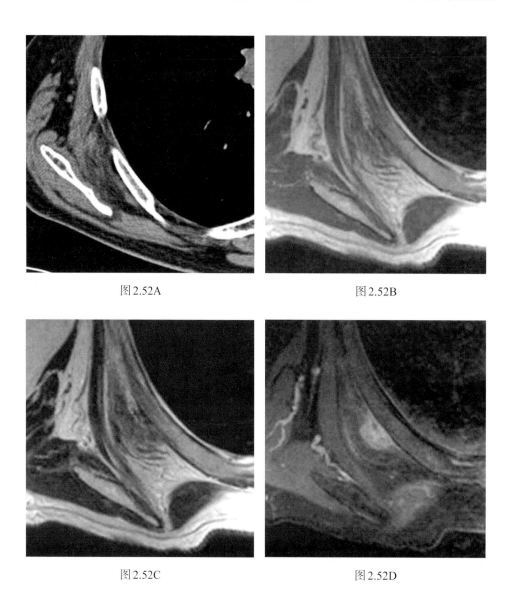

图 2.52A

图 2.52B

图 2.52C

图 2.52D

【影像学表现】

A.轴位CT示，肩胛骨深部可见一半圆形肿块影，病变紧贴胸壁，但未见骨组织和胸膜下间隙受侵蚀。病灶主要为脂肪成分，但其内也可见条索状软组织密度影。

B～D.分别为轴位T₁WI，T₂WI，T₁WI脂肪抑制增强序列：病变呈混杂信号，不均匀强化，呈条索状表现。

【鉴别诊断】脂肪肉瘤、不典型脂肪瘤、弹力纤维瘤、血管瘤、纤维瘤病。

【诊断】弹力纤维瘤。

【讨论】形态和发病部位具有弹力纤维瘤的典型特征。弹力纤维瘤为成人纤维组织的良性增生。此类纤维良性增生的其他病变还包括结节性筋膜炎、增生性筋膜炎、增生性肌炎和瘢痕形成。其病因被认为是上肢肌肉韧带慢性、反复外伤引发的退行性反应所致，该病常见于需要较强的臂力的举重运动员或举重物的工人中。该病常见于单侧，一旦出现双侧同时发病，则可确诊。弹力性纤维瘤具有许多富含脂肪的肿瘤的影像学特点，这些肿瘤包括脂肪肉瘤和血管瘤。X线片上呈半圆形、不均匀、低密度的肿块，该肿块与正常胸壁和肩胛骨的边界清楚。MRI上病变呈混杂信号，其内可见脂肪信号区。无论良、恶性纤维瘤病或纤维增生性病变，增强均可见强化。超声波图像中弹力纤维带呈低回声，病变位于前锯肌与胸壁之间对本病的确诊具有特征性。有时，单侧病变时可通过活检来除外脂肪肉瘤。弹力纤维瘤在尸检中的检出率11%～24%。在大规模的成人CT检查中检出率占2%。

第3章
脊　柱

【临床病史】女童，13岁，车祸后意识丧失，附另一个类似病例。

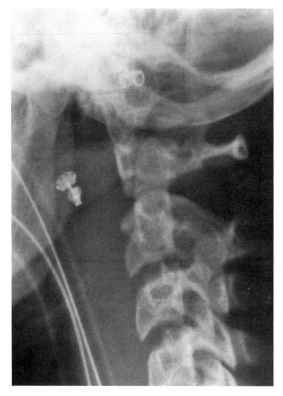

图3.1A

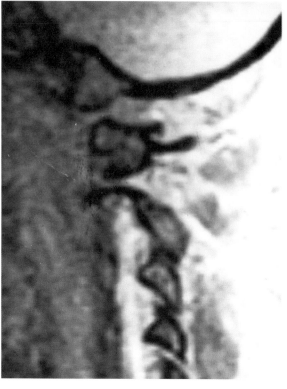

图3.1B

【影像学表现】

A.颈椎侧位X线片。椎体前方软组织极度肿胀，患者气管内可见插管影。颅颈交界处结构完整性难以辨别，但上颈椎显示完整。

B.另一类似病例，42岁女性，车祸受害者，从翻滚的摩托车弹射出来。矢状位T₂WI MRI通过左侧寰枕关节层面显示枕髁明显向前半脱位。右侧的寰枕关节（未附图）表现相似。

【鉴别诊断】无。

【诊断】寰枕关节脱位。

【讨论】对颅颈交界处的评价采用张口位及侧位X线片，如本病例，软组织肿胀为急性表现的固有征象。正常情况下，寰椎侧块的上面与枕髁呈关节连接。尽管目前有一些间接的X线检查方法可以评价颅颈交界处的病变，但这有赖于正确的摄片体位，而在紧急多发性外伤的情况下常很难做到。当根据外伤的机制及软组织肿胀表现高度可疑有损伤时，即使在X线片上枕髁和寰椎上关节面的关系显示正常，采用CT和MRI断层成像方法直接显示征象仍是必要的。

创伤性的寰枕关节脱位通常认为是致命的，但还是有相当一部分人幸存了下来。随着CT在颈椎外伤中越来越频繁的应用，一些不严重的寰枕关节脱位情况也逐渐被诊断出来。早期诊断很关键，以避免一些威胁生命的诊疗操作，如试图做屈伸动作查体，同时进一步制订适当的治疗方案。多发性创伤患者尤其需要关注。创伤性寰枕关节脱位的漏诊可能会导致一些就诊时神志清楚的患者病情恶化甚至猝死。通常有这种遭遇的患者都受过严重的脊髓损伤，但有文献报道称神经功能的预后非常良好。常伴随有颅脑损伤。治疗方法是Halo支架固定（Halo immobilization）和寰枢椎与枕骨的外科融合。

病例 **3.2** 【临床病史】成年女性，车祸受害者，病情急；另一相似病例为男性，从屋顶跌落。

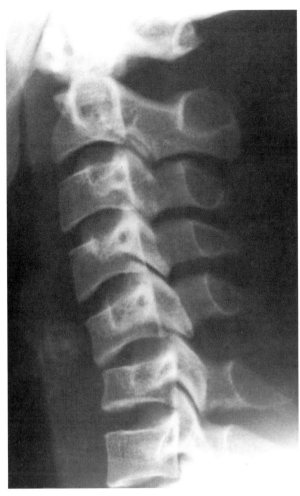

图 3.2A

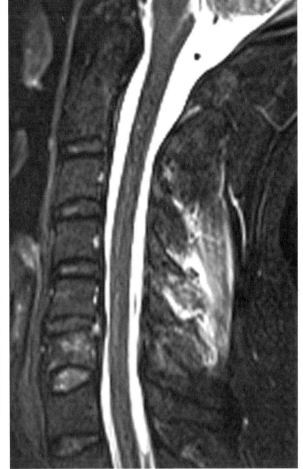

图 3.2B

【影像学表现】

A. 颈椎侧位 X 线片。$C_{5\sim6}$ 前椎间隙变窄，后椎间隙变宽，$C_{5\sim6}$ 棘突间隙明显增宽，椎前软组织轻度肿胀，无骨折表现。

B. 相似病例。矢状位 T_2WI MRI 显示 $C_{3\sim5}$ 平面后部软组织高信号，提示为过度屈曲损伤。同时有 C_6 椎体骨折。

【鉴别诊断】无。

【诊断】颈椎过度屈曲损伤。

【讨论】当颈椎受外力被迫屈曲，颈椎前部压缩后部分离。如果应力相对较小，可出现后部韧带的损伤（过度屈曲损伤）和椎体压缩性骨折。颈椎过度屈曲损伤的影像学特点是局灶性的脊椎后凸畸形伴前方椎间隙变窄而后方椎间隙变宽，棘突增宽。颈椎过度屈曲损伤导致后纵韧带复合体（包括后纵韧带、棘上和棘间韧带、关节囊和黄韧带）的撕裂。这种损伤致使椎体向前半脱位 1～3mm 伴有关节突关节的轻度半脱位，影像学表现可能很细微。在急诊处理中，颈椎的矫直的重要性应在对肌肉损伤的处理之后，一段时间后可能会出现脊柱局灶性后凸畸形。对液体比较敏感的 MRI 图像上可以显示颈椎后方软组织中的高信号，提示相应部位后部韧带的撕裂。如相似病例所示，损伤可发生于多个颈椎节段。如果不进行治疗，这种类型的损伤可引起迟发性颈椎不稳定。

【临床病史】男性，70岁，跌落。

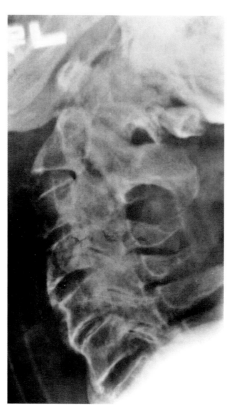

图3.3A

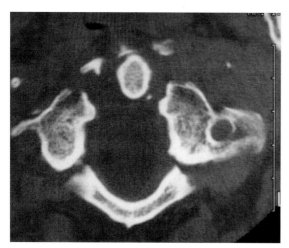

图3.3B

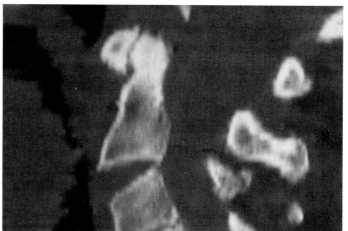

图3.3C

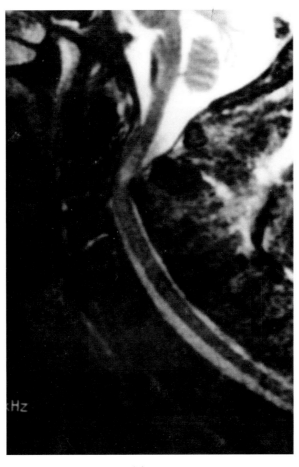

图 3.3D

【影像学表现】

A.颈椎侧位X线片示寰椎前后径增宽，$C_{2\sim3}$椎间盘间隙明显增大，伴随着脊柱局部明显前凸。同时椎体弥漫性特发性骨骨质增生。

B.CT横轴位示C_1椎体存在Jefferson爆裂性骨折。

C.CT矢状位重建图像显示$C_{2\sim3}$椎体的分离和前凸，C_1椎体后弓移位。

D.矢状位T_2WI MRI中线层面显示$C_{2\sim3}$颈椎水平处的颈髓后方受到机械损伤，颈髓内部的高信号提示挫裂伤。

【鉴别诊断】无。

【诊断】$C_{1\sim2}$复合型骨折。

【讨论】Jefferson骨折的鉴别诊断包括单纯的寰椎后弓骨折（可通过无椎前软组织肿胀来鉴别）和寰椎后弓的先天性不融合，可以通过CT来鉴别。该病例阐述当发现一处外伤后仔细筛查的重要性。$C_{2\sim3}$椎间盘间隙分离多数情况下提示并发的过伸损伤。Jefferson骨折是典型的轴向负荷损伤，包括寰椎的前、后弓骨折，骨折可发生于一侧或双侧。寰横韧带可完整，也可断裂，导致寰齿前或侧间距的增宽。如果纵向骨折线通过寰椎一侧的侧块时，内侧骨折块可保持与齿状突正常的位置关系，但外侧骨折块向外侧移位。一项研究表明，颈椎骨折在老年相对常见，占颈椎骨折的23%。事实上，所有的老年颈椎骨折都涉及到寰枢复合体，最常见的是齿状突骨折和$C_{1\sim2}$复合型骨折，如该病例一样。这种外伤有相当高的发病率和死亡率，主要是由于伴发的呼吸系统疾病。根据受伤情况治疗可以进行硬性颈椎围领、Halo支架（halo brace）或者外科手术治疗。

【临床病史】男性，54岁，慢性颈部疼痛。34年前在一次车祸中受伤。

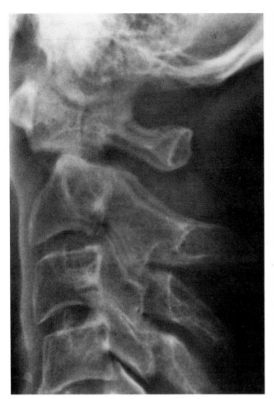
图 3.4A

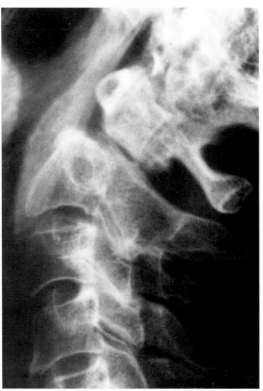
图 3.4B

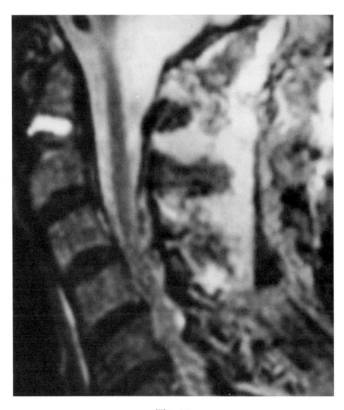
图 3.4C

【影像学表现】

A ~ B.屈曲及伸展位，颈椎侧位X线片显示，由于齿状突骨折的未愈合，导致C_1、C_2椎体在屈、伸位上的严重不稳定性移位。骨折断端边缘硬化、重塑形成假关节提示为慢性病变。$C_{1~2}$椎管边缘排列不齐。

C.齿状突中线位置矢状位T_2WI MRI显示，在C_2椎体与断裂的齿状突之间有液体高信号，颈后肌肉的韧带广泛水肿。

【鉴别诊断】无。

【诊断】齿状突骨折不愈合（游离齿状突）。

【讨论】C_2齿状突（齿尖）骨折横跨基底部，可能是由于头部的过屈过伸或者过度侧屈所致。Anderson分型将齿状突骨折分为以下三型，Ⅰ型：齿状突的上外侧骨折，被完整的翼状韧带撕脱，极为罕见；Ⅱ型：齿状突基底部骨折，"高位齿状突骨折"。Ⅲ型：上轴位，末端到枢椎基底部，"低位齿状突骨折"。

齿状突主要由骨皮质构成，所以其骨折后愈合情况不如由骨松质构成的椎体骨折。Schatzker等报道64%的Ⅱ型齿状突骨折会出现不愈合的情况，这些病例中100%会出现等于或大于5mm的分离。

当齿状突骨折进展到萎缩性骨不连时即称为齿状突游离。像其他部位的骨不连一样，骨折断端的边缘会出现硬化的包壳；同时可能会出现纤维愈合和假关节形成。虽然一些学者认为，齿状突游离是由于齿状突在发育过程中未与C_2椎体融合的先天性变异，但齿状突与C_2椎体融合的部位不在该位置。由于现存和潜在的力学不稳定性，C_1和C_2椎体的外科融合是最常用的治疗方法。

这是一例复杂的病例，齿状突的断端边缘硬化提示慢性过程，但后部的软组织肿胀提示继发的急性损伤。由于上颈椎的不稳定性，极轻微的外伤即可给脊髓带来灾难性的后果。

【临床病史】男性，23岁，一次高速车祸中坐在车的前排座，无神经功能受损。

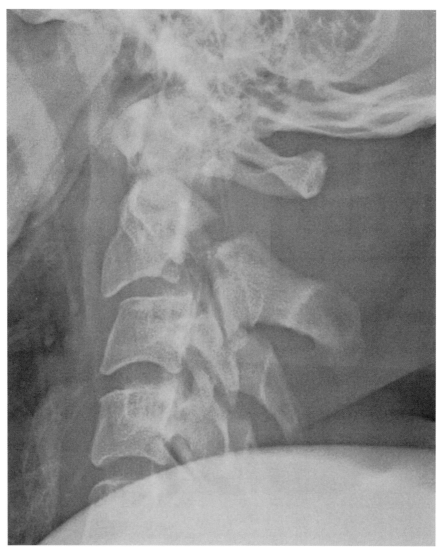

图 3.5A

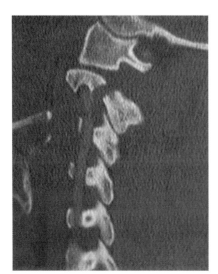

图 3.5B

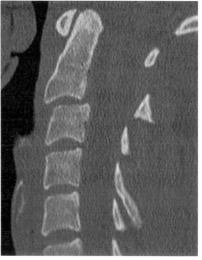

图 3.5C

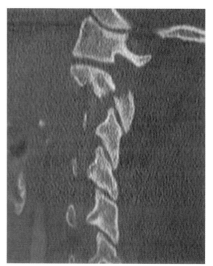

图 3.5D

【影像学表现】

A.颈椎侧位 X 线片显示水平的骨折线位于椎体两侧上下关节突之间的峡部，C_2 椎体的前部向前移位，C_2 椎体后弓向后移位，导致椎管节段性增宽。

B～D.颈椎 CT 矢状位重建（由左至右），显示骨折部位有轻微的移位，在张力负荷作用下，骨折呈倾斜冠状面形态。C_2 较 C_3 向前滑脱大约 3mm，左侧椎动脉被向前推移，$C_{2～3}$ 椎间隙轻微狭窄。

【鉴别诊断】无。

【诊断】创伤性枢椎滑脱。

【讨论】在创伤性枢椎滑脱中（Hangman 骨折），C_2 椎体双侧的峡部骨折、半脱位，较 C_3 向前滑脱，峡部是椎体上、下关节突所在位置的桥梁。

犯人在执行绞刑时，会站在一个活动门上面，在其颈部下巴的下方套上绳索，绞刑开始后，其上颈部被牵拉至过伸，同时受到身体重力惯性向下的暴力牵张，$C_{2～3}$ 水平的前纵韧带撕裂，椎体后部组织在峡部断裂，致使 C_2 和 C_3 分离。相似的 C_2 椎体后部骨折会出现在过伸的颈部受到轴向负荷（压缩而非牵拉暴力）的情况下，但是 C_2、C_3 不会发生严重分离。这种损伤机制可能发生在机动车事故中乘客向前移动，额部受到撞击，致使颈部过伸。

Levine 和 Edwards 对创伤性枢椎前滑脱 Effendi 分型修正如下：Ⅰ型，C_2 椎体向前移位不超过 3mm，且无成角；Ⅱ型，C_2 椎体向前移位超过 3mm 且有成角；ⅡA 型，C_2 椎体移位很小，但成角严重；Ⅲ型，严重移位和成角。

14% 的创伤性 C_2 椎体滑脱有合并伤，其中一半累及 C_1 后弓或齿状突。除了Ⅲ型的变型以外，由此产生的神经功能缺损通常没有或很小，因为 C_2 水平的椎管相对较宽且实际上骨折的各部分结构向四周移位。根据损伤的严重程度，可以选择保守或者外科治疗。

3.6

【临床病史】女性，35岁，车祸受害者。

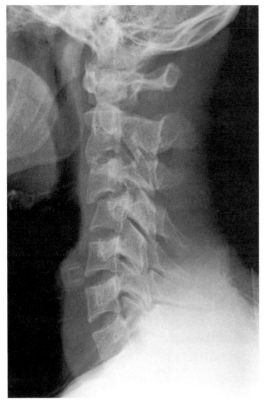

图 3.6A

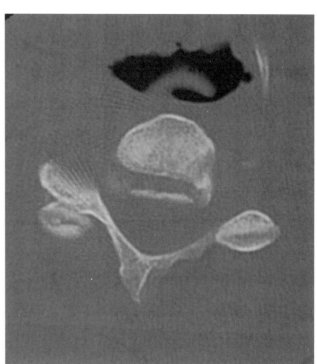

图 3.6B

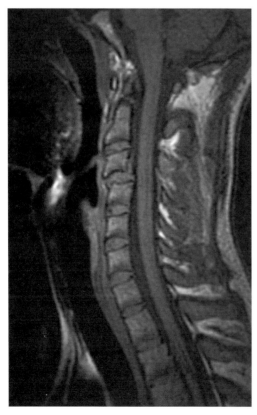

图 3.6C

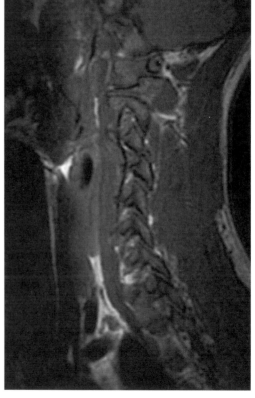

图 3.6D

【影像学表现】

A.颈椎侧位X线片显示C$_3$椎体较C$_4$向前滑脱25%，C$_3$的下关节突与C$_4$的上关节突脱位，使其关节突表面部分无覆盖。损伤层面上下小关节面影像重叠的不同可以证实椎体的旋转移位，脊柱局灶性后凸，且可见软组织肿胀。

B.C$_{3\sim4}$椎体层面的CT（骨窗）显示C$_3$的右下关节突较C$_4$的右上关节突向前移位，但左侧两者的关系正常。

C.矢状位MRI质子密度加权（PD）中线层面图像，显示C$_3$较C$_4$向前滑脱，椎间隙增宽。

D.右侧MRI图像显示C$_3$与C$_4$关节突脱位。

【鉴别诊断】 无。

【诊断】 单侧关节突关节脱位（单侧关节突关节绞锁）。

【讨论】 该病例X线片可做出诊断。C$_3$向前半脱位约椎体宽度的25%，连同C$_{3\sim4}$椎间隙增宽以及单个的关节突面的"跳跃"征象（其他的椎体上关节面与下关节面连接正常）。CT和MRI表现可以佐证。单侧关节突关节脱位可发生于颈部的过度屈曲和旋转。由于关节面的角度，轴向旋转和侧弯通常在中下部颈椎。在侧弯时，凹侧的关节突面基本压缩固定，对侧的关节块向前上骑跨，移位到椎间孔。下关节突的上部常发生骨折，可能由于撞击，脱位侧的韧带会受到破坏。如本病例，通过向前滑脱的椎体和关节突的脱位可以识别单侧关节突关节脱位。有时，可以看到脱位的下关节突入椎间孔（未示出），以及该平面的上关节突的未遮盖或者"裸露"（X线片显示）。通常还伴有软组织的肿胀。棘突呈扇形以及椎间隙增宽提示过度屈曲损伤。CT平扫可显示单个椎体相当于下方椎体的顺时针旋转。此外，可见"反向汉堡包"征象，由于正常的光滑、清晰的关节面被位置相反、凸起的关节面所替代而形成。73%的病例中，CT上可以看到合并的关节突骨折。MRI可以显示伴随的沿前、后纵韧带分布的病理性出血，MRI还可以显示并发的软组织损伤以及筛查椎动脉的内膜损伤。

【临床病史】女性，22岁，机动车事故，另附一个相似案例。

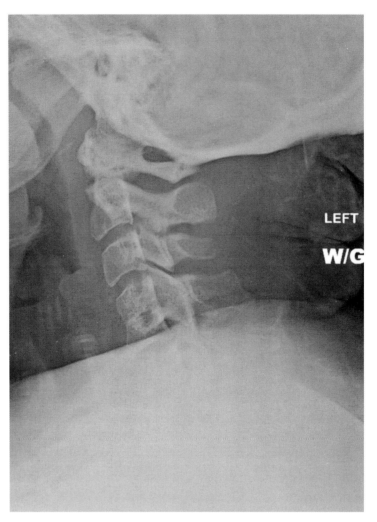

图 3.7A

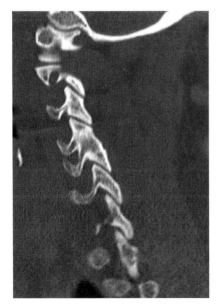

图 3.7B

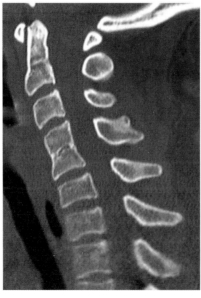

图 3.7C

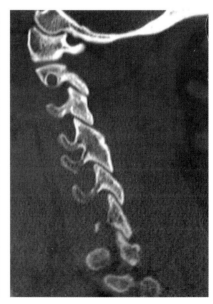

图 3.7D

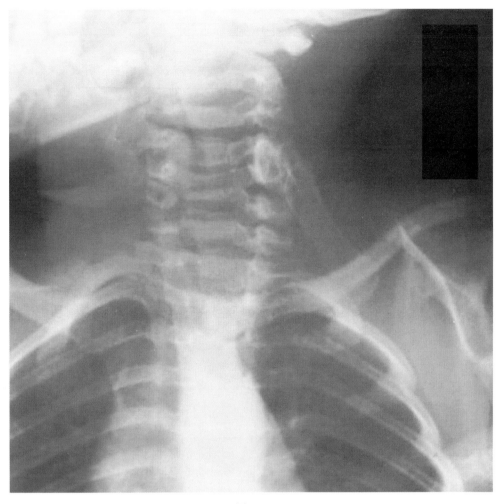

图 3.7E

【影像学表现】

A.侧位 X 线片上可见 $C_{4\sim5}$ 椎体先天性融合。

B～D.颈椎 CT 矢状位重建图像（左到右）：显示 $C_{4\sim5}$ 椎体以及后侧附件的融合。

E.相似病例：2 岁女孩。颈椎前后位 X 线片：颈椎椎体发育不良及肩椎骨形成。

【鉴别诊断】短颈畸形综合征（Klippel-Feil 综合征），幼年慢性关节炎。

【诊断】短颈畸形综合征（Klippel-Feil 综合征）。

【讨论】Klippel-Feil 综合征是一种起病原因不明的先天性疾病。大部分患者表现为颈部短且活动受限。Klippel-Feil 综合征可以合并其他多部位（心血管、肾、四肢）的病变，没有明确的遗传征象；可能由于在胚胎发育至第 6 周时循环系统受侵所致。常见表现为颈椎椎体的融合及脊柱的先天性侧弯畸形。颅颈交界处的畸形可导致神经功能的严重受损。将近 1/3 患者的肩胛骨会抬高并旋转，称为斯普伦格尔畸形（Sprengel 畸形）。常可见一附属骨从肩胛骨的内侧缘延伸至脊柱骨（肩椎骨）。一种基于融合水平面的分类系统将其分为：Ⅰ 型，单层面融合；Ⅱ 型，多发、不连续的节段融合；Ⅲ 型，多发、连续的节段融合。

病例 3.8

【临床病史】男性，27岁，车祸后经救治出现四肢瘫痪。附另一个相似案例。

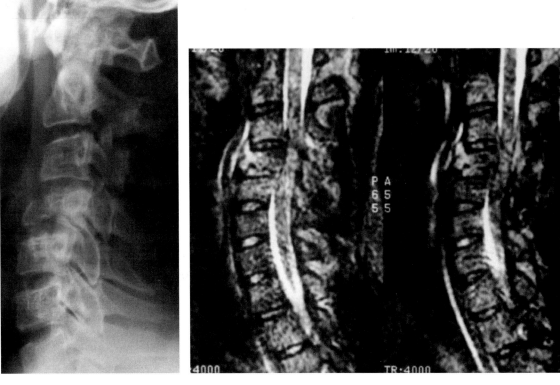

图3.8A   图3.8B

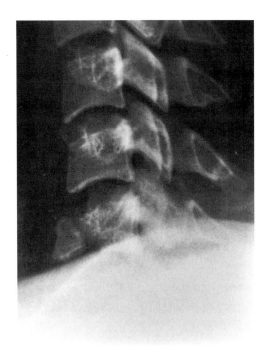

图3.8C

【影像学表现】

A.颈椎侧位X线片示，C₄椎体骨折伴前部软组织肿胀。C₄椎骨大致对齐，但其前下可见泪滴状断骨块，向前旋转。椎前软组织轮廓异常，使得轻度肿胀显示清晰。

B.正中线平面矢状位T₂WI MRI示，C₄椎体骨折，椎管狭窄，同时脊髓受到挤压。

C.另一个相似病例，颈椎侧位X线片示，C₆椎体泪滴状断骨块移位，同时椎体伴有压缩。

【鉴别诊断】无。

【诊断】过度屈曲泪滴状骨折。

【讨论】暴力作用引起的轴向压缩伴屈曲过度导致过度屈曲泪滴状骨折损伤，导致椎体骨折脱位。这种类型的负荷常见于在浅水区跳水，下巴下收撞击底部，颈部屈曲。巨大的后牵张拉力破坏后韧带并使得关节突关节脱位。前、中部脊柱被破坏，伴有纵向韧带和椎间盘撕裂。三角形骨折碎片（泪滴状骨碎片）从移位椎体的前下角脱落出来。椎体上面的部分向后移位，向前成角，导致颈椎完全破坏。这种损伤在X线片上表现为局灶性脊柱后凸、椎体后脱位，后面附件部位分离，椎体楔形变，伴有前下角泪滴状骨碎片脱落。泪滴状骨碎片通常与脊柱对齐，位于脊柱损伤水平以下，残余的椎体以及损伤部位以上的脊柱将向后移位。这种后滑脱可导致关节突关节间隙扩大和棘突椎板线中断。常伴有椎体和椎板的矢状骨折，通常由轴向负荷引起。常见弥漫性的、显著的椎前软组织肿胀。最常见的发生部位为C₅。过度屈曲泪滴状骨折脱位是一种极不稳定的损伤，常伴有脊髓损伤。虽然该损伤会导致截瘫或四肢瘫痪，但伴随骨折特征性的症状是脊髓前柱综合征，其中包括完全运动麻痹以及温度觉、触觉和痛觉缺失，但保留着颤动觉和位置觉等脊髓后柱功能。

【临床病史】男性，36岁，车祸后。附另一相似案例。

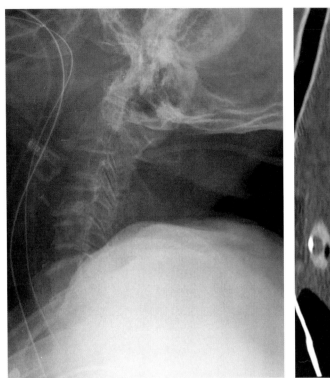

图 3.9A

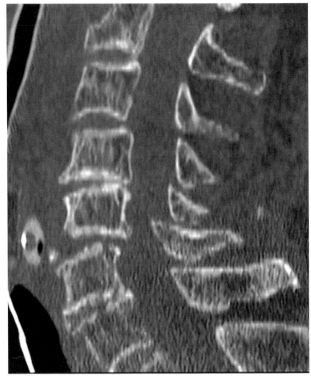

图 3.9B

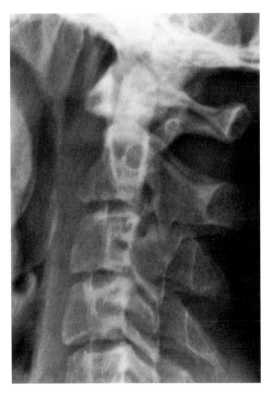

图 3.9C

【影像学表现】

A.颈椎侧位X线片示，颈椎前部软组织肿胀。在C_5、C_6水平，椎间隙前方增宽、后方变窄。C_5相对C_6向后滑脱。C_5椎体的游离小骨碎片与C_6椎体前面仍然对齐。

B.CT矢状位重建图像显示C_5与C_6椎体错位。

C.另一个相似案例，颈椎X线侧片显示颈椎前部软组织肿胀，C_2椎体前下角骨折，无移位。椎体排列正常。

【鉴别诊断】无。

【诊断】C_5、C_6过伸扭伤伴泪滴状骨碎片（另一案例，C_2、C_3过伸扭伤伴泪滴状骨碎片）。

【讨论】椎间隙前部增宽、后部缩窄为过伸型损伤的特点。颈部过伸同时受到轴向负荷使得前柱受到牵拉，而后柱受压。脊柱的结构损伤程度，根据受负荷的幅度，依次可出现前纵韧带撕裂、椎间盘的破坏和后纵韧带撕裂。在该病例，出现椎体的前下角部的张力性骨折，而不是椎间盘断裂。如果出现这种情况，三角形骨折碎片可被称为泪滴状骨碎片，这种损伤可以被称为过伸泪滴状骨折，出现该骨碎片则意味着所附着韧带的损伤。椎体前下部撕脱的部分可以保持无移位，或者可以以前纵韧带为轴心从椎体向前方旋转。如果损伤后脊柱压缩，泪滴状骨碎片为有严重损伤的最佳影像学线索。椎体后部附件压缩性骨折很常见，包括椎板和侧块骨折。一侧或双侧关节突关节都可能脱臼。如果仅有韧带损伤，脊椎反弹后重新复位良好，在急性四肢瘫痪的患者，X线片可显示脊柱排列正常、无骨折。应可见脊柱前明显的软组织肿胀。

这种损伤在老年患者骨质疏松或颈椎病最常见。在老年患者，椎前软组织肿胀可以很轻微。

【临床病史】男性，57岁，颈部僵硬、疼痛。

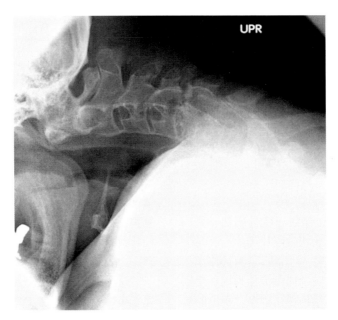

图3.10A

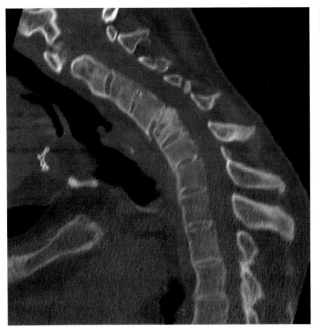

图3.10B

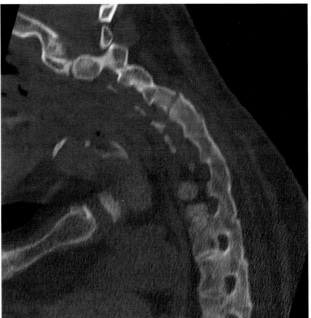

图3.10C

【影像学表现】

A.颈椎侧位X线片示严重的颈椎后凸畸形，但椎体的高度正常。关节突关节和椎间盘关节强直，椎体的前角呈方形。椎体骨质疏松。此外，$C_{4\sim5}$水平可以见到横贯整个椎体的骨折、轻度移位。

B～C.矢状位CT重建图像示骨折断裂面贯穿整个C_5椎体的上半部分，延伸到C_4和C_5相融合的后部附件处。

【鉴别诊断】 强直性脊柱炎、幼年特发性关节炎、弥漫性特发性骨肥厚（DISH）。

【诊断】 强直性脊柱炎伴骨折。

【讨论】 关节突关节的强直改变以及韧带骨赘形成是诊断该病的特征性征象，韧带骨赘形成与骨质疏松是与弥漫性特发性骨肥厚鉴别的关键性征象。椎体高度和椎间隙不变是与幼年特发性关节炎鉴别的要点。韧带骨赘形成是由于强直性脊柱炎的炎症导致纤维环的外层骨化，形成的骨桥使得本不应延伸超过终板的相邻椎体融合。强直性脊柱炎会影响滑膜关节、软骨关节和肌腱附着点。在滑膜关节中，炎症过程在病理上与类风湿关节炎的滑膜炎相似，但没有后者严重。滑膜的炎症性纤维增生组织可以转化为软骨样化生，然后骨化，导致关节强直，这是本病的主要特点，这与类风湿关节炎不同。

相似的病理学异常改变发生在关节软骨。附着在Sharpey纤维的纤维环的外层中的肿胀的纤维细胞经过软骨化化生和骨化，形成外观平滑、呈流线形的韧带骨赘。随着脊柱的融合，疼痛会减轻或消失，但融合脊柱诸骨骨质变得疏松和脆弱，并且易出现病理性骨折。融合通常起始于腰骶交界处并向上延伸。强直的脊柱比正常脊柱更容易受到外伤损害；此外，这些患者出现并发症或者死亡的风险更大。

【临床病史】男性，25岁，上颈部疼痛数月余。

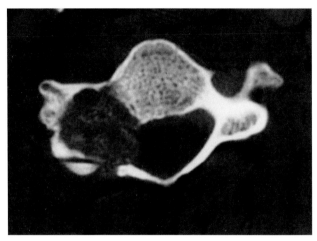

图3.11A

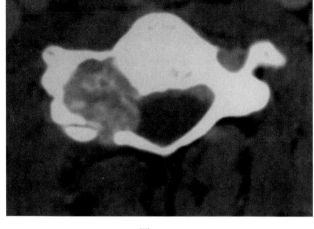

图3.11B

【影像学表现】A～B. CT（骨窗和软组织窗）。CT显示颈4椎体右侧侧块一膨胀性病灶，延伸至椎管、横突孔以及椎体，可见局部骨皮质破坏，病灶界限清楚，但不存在反应性骨边缘。病灶内多发钙化。

【鉴别诊断】骨母细胞瘤、动脉瘤样骨囊肿、骨肉瘤、棕色瘤、纤维发育不良。

【诊断】骨母细胞瘤。

【讨论】本病例的鉴别诊断包括骨样骨瘤（病灶小于2cm时）、骨肉瘤（病灶具有更侵袭性特点或伴有软组织肿块）、动脉瘤样骨囊肿（可与骨母细胞瘤同时存在；因此最终需要病理科医生来鉴别二者）、巨细胞瘤（当病灶境界不清时），以及棕色瘤（当患者有其他临床证据支持甲状旁腺亢进时）。

骨母细胞瘤为少见病变，由于在组织学上的相似性，有时被误诊为巨大骨样骨瘤。患者主要为青年，80%为30岁以下，且以男性多见。发病部位约50%位于脊柱，其余大部分位于股骨及胫骨；9%位于颈椎。对于位于脊柱的病例，大部分位于后部附件，少数也累及椎体，但极少数仅发生于椎体。

影像学表现为膨胀性病灶，部分透亮密度，边缘清晰，菲薄的硬化边缘以及数量不等的矿化基质。地图样的骨质破坏形成的透亮区域是由于非矿化的肿瘤组织取代骨组织所致。肿瘤骨样组织可表现为致密实性或磨玻璃样矿化。大的病灶可形成膨胀性骨皮质外壳，由于缓慢的骨内皮质的侵蚀，以平衡对抗增厚的骨膜新生骨层所致，不穿透皮质进入软组织，需CT扫描以显示骨皮质外壳。CT图像上，肿瘤组织呈高密度，由于弥漫性的矿化所致。骨母细胞瘤在骨扫描中呈高代谢。通常生长缓慢，手术切除效果好，当病灶难以外科切除时，放疗也是一种有效的方法。极少数报道提及病变局部侵袭性。在颈椎中，当病灶紧邻椎动脉时需要周全的治疗方案。

【临床病史】男性，53岁，颈部疼痛数周。

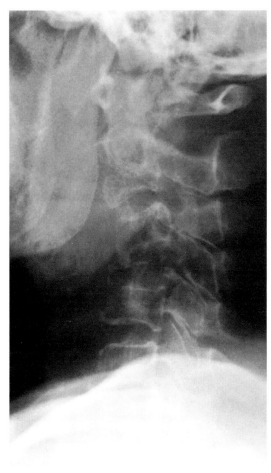

图 3.12A

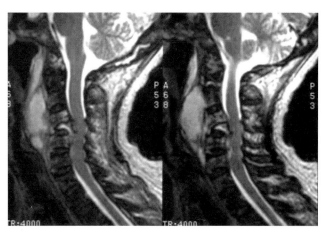

图 3.12B

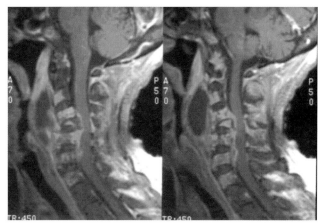

图 3.12C

【影像学表现】

A.通过颈托的颈椎侧位X线片显示C₄椎体溶解消失，C₃～₄及C₄～₅椎间隙变窄。椎前软组织明显肿胀。

B.矢状位T₂WI MRI显示C₄、C₅椎体部分塌陷，伴椎前积液，向后压迫脊髓。异常信号累及数个椎体。

C.增强扫描矢状位T₁WI MRI图像可见大多数颈椎增强，颈椎前液性低信号区未见增强。

【鉴别诊断】化脓性椎间盘炎、结核性脊椎炎、转移瘤、淋巴瘤、肿块样椎体溶骨性疾病（Gorham病）、创伤。

【诊断】结核性脊柱炎。

【讨论】第一眼看上去，很多人可能首先会考虑到继发于肿瘤的溶骨性破坏或Gorham病，但是椎前大量积液提示仅见于感染性病变。化脓性感染的典型表现是先侵犯椎间隙，并刺激反应性新生骨形成，而结核性脊柱炎常无新生骨形成，即使有数量也会很少。较大的咽后壁脓肿和多节段受累在化脓性椎间盘炎也非常少见。尽管在北美结核越来越常见，但是累及颈椎病变依然很少见，仅占脊柱结核的3%～5%。患者表现为颈部疼痛和颈椎后凸畸形。在儿童，病变范围常广泛，常伴脊柱旁脓肿形成，而在成人中，病变通常局限，累及1～2个节段。脊髓受压常见，病情可进展为可逆性的四肢瘫痪。颈椎结核性脊柱炎的治疗方法和发生于其他部位的脊柱结核治疗方法相似，包括抗结核药物治疗，必要时，可行外科脓肿切除和脊柱的机械制动。

【临床病史】女性，43岁，多发性关节炎，附另一个相似病例。

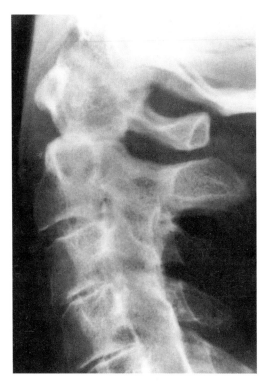

图 3.13A

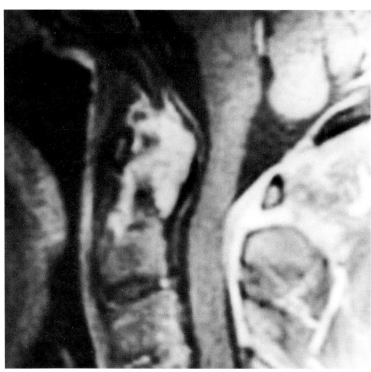

图 3.13B

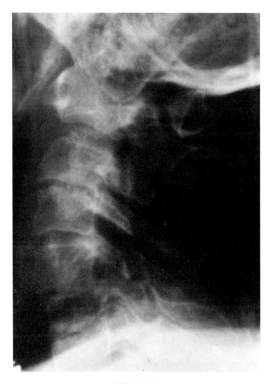

图 3.13C

【影像学表现】

A.颈椎侧位X线片（自然中性位置）。由于齿状突形态明显不规则，寰枢间距难以评价。诸骨普遍骨质疏松。所见小关节突融合。

B.矢状位T_1WI MRI增强图像显示齿状突明显的溶解侵蚀，寰枢椎间的有效距离增加。还可见明显强化血管翳。

C.附另一个案例。颈椎侧位X线片显示C_2椎体轴向移动，且齿状突缺如。$C_{5\sim6}$明显半脱位。C_3、C_4和C_5棘突细小。$C_{6\sim7}$椎间隙缩小，相应终板可见，而$C_{3\sim4}$水平段则正常。

【鉴别诊断】类风湿关节炎、强直性脊柱炎、幼年特发性关节炎。

【诊断】类风湿关节炎。

【讨论】在颈椎，类风湿关节炎的特征性表现为多节段半脱位、骨质疏松和韧带附着处的侵蚀且无修复骨。齿状突的溶解和寰枢关节不稳定为类风湿关节炎的典型表现，二者表现的其他病因还包括：齿状突先天发育不良伴韧带不稳定、淀粉样变或者非典型感染。寰枢椎半脱位是主要影像学表现，也是首发颈椎表现，可不伴有骨侵蚀等影像学表现。C_1椎体后弓下缘和齿状突前部的距离大于2.5mm可作为诊断依据。其通常由于血管翳形成所带来的横韧带破坏所致，如本例MRI显示所见。C_2椎体轴向移位表现并不少见，由于齿状突溶解及潜在的空隙所致。

在较低位的颈椎，$C_{3\sim4}$和$C_{4\sim5}$节段半脱位表现最为突出，向前半脱位最常见，且脱位的节段通常是不连续的。骨突关节间隙狭窄和侵蚀可导致关节的不稳定或纤维连接。可见椎间隙变窄、侵蚀和后期的软骨下硬化且无骨赘形成。可见棘上韧带的连接部位的棘突细小。广泛的骨质疏松症可继发于疾病的进展或类固醇激素的使用。与其他部位类风湿关节炎患者相比，颈部受累的患者类风湿因子往往是阳性，C反应蛋白水平更高，外周关节病变进展更快。

【临床病史】女性，42岁，多关节病变。

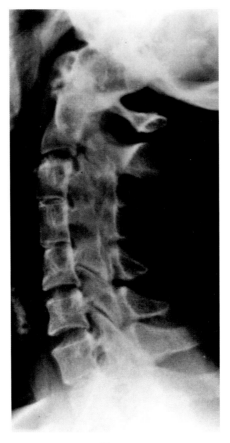

图 3.14

【影像学表现】颈椎侧位X线片显示C_3、C_4和C_5小关节融合，同时伴有椎体发育不全和椎间盘的钙化。

【鉴别诊断】强直性脊柱炎、幼年慢性关节炎、弥漫性特发性骨肥厚（DISH）。

【诊断】幼年特发性关节炎。

【讨论】颈椎关节弥漫性强直常见于两种情况：强直性脊柱炎和幼年特发性关节炎。两者在影像上往往就可以鉴别，因为强直性脊柱炎累及的是成熟的骨组织，与此相反幼年特发性关节炎累及的是未成熟、正在生长的骨组织。对后者而言，病变本身的特征和对骨骼发育的影响是很明显的，因此，弥漫性脊椎小关节强直性融合、伴随椎体发育不良以及椎间盘钙化是诊断幼年特发性关节炎的要点。而强直性脊柱炎，椎体和椎间盘的高度保持正常，即使出现小关节的融合和韧带骨赘的形成，因为当炎症侵犯时，脊柱已经发育完全。

幼年特发性关节炎相比于脊柱的其他节段，更好发于颈椎。最常见表现为寰枢椎不稳定，然而，在儿童，这种表现还见于其他疾病，包括唐氏综合征、齿状突发育不全及Grisel综合征（咽周间隙感染扩散导致的感染性寰椎横韧带松弛）。

正如该病例所示，$C_{2\sim3}$和$C_{3\sim4}$节段关节突关节的融合最为常见。因为这发生于其完全发育之前，多发性强直、椎体和椎间盘的发育不良具有诊断价值。

其他可以产生关节突关节融合的疾病可以通过疾病的继发征象而排除。此外，在发病第一年内肌腱末端病和跗骨病对诊断幼年强直性脊柱炎有价值，可伴或不伴有中轴疾病。Klippel-Feil综合征（先天性颈椎融合畸形）可能非常难以鉴别，除非出现后部附件结构融合为主要特征。进行性骨纤维发育不良应该有软组织的骨化。

【临床病史】44岁，车祸受害者。

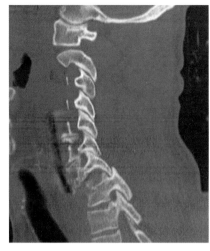
图 3.15A

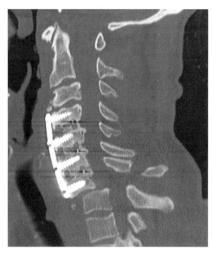
图 3.15B

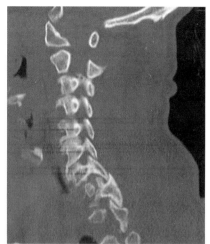
图 3.15C

【影像学表现】A ～ C.颈椎CT矢状位重建图像（从左到右）。可见既往颈前路椎间盘摘除融合术后改变，通过前板和螺钉固定C₄到C₇椎体。C₇ ～ T₁双侧关节突关节脱位，C₇相对于T₁向前滑脱移位，将近椎体宽度的50%。C₇椎体的下关节突相对于T₁椎体的上关节突向前脱位。T₁上关节突关节面失去C₇下关节突关节面的覆盖（裸面征），T₁前上角出现移位的撕脱骨折。C₇棘突出现移位的撕脱骨折。无旋转性移位。

【鉴别诊断】无。

【诊断】双侧关节突关节脱位（双侧关节突关节绞锁）。

【讨论】双侧关节突关节脱位的损伤机制是幅度很大的过度屈曲，无轴向的压缩，该病为由后向前传导的张力性损伤。完全断裂的韧带和向前移位的椎体导致上方椎体的下关节突脱位至椎间孔。在一侧关节突脱位中，除了后纵韧带复合体的断裂，椎间盘和前纵韧带的断裂导致上方椎体向前半脱位，向前移位约椎体宽度的50%。当关节突半脱位（边缘耸立）并没有完全脱位（部分脱位），在屈曲扭伤中向前滑脱大于3mm，但在完全脱位中不到50%可见此征象。可伴有邻近椎体关节突的骨折。当存在脊柱不稳定，相应部位的脊髓可受到不同程度的损伤。对于可能存在的脊髓损伤和其他软组织异常的显示，MRI要优于CT。

既往脊柱融合手术患者的创伤性损伤通常发生于邻近融合水平，大概是因为应力集中在融合节段形成的杠杆臂上。融合节段处的骨折非常少见。

【临床病史】男性，13岁，身材矮小。

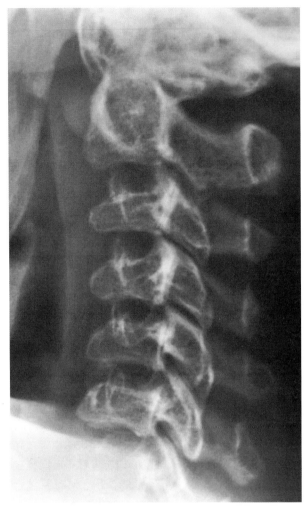

图3.16A

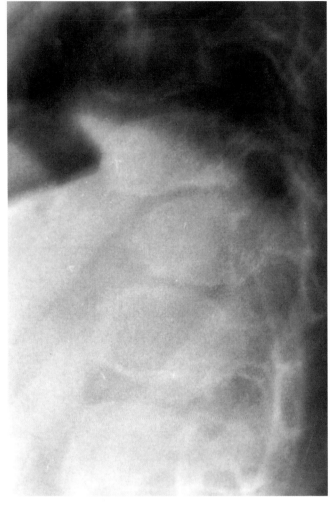

图3.16B

【影像学表现】

A.颈椎侧位X线片示的颈椎椎体均扁平，齿状突的发育不全。

B.胸椎侧位X线片可见T₁₁椎体发育不良，且中部呈鸟嘴状畸形。

【鉴别诊断】黏多糖病（多发性骨发育不良）、脊髓骨骺发育不良。

【诊断】Morquio综合征（黏多糖贮积症ⅣA型）。

【讨论】Morquio综合征或者称黏多糖贮积症ⅣA型，是常染色体遗传的硫酸软骨素N-乙酰半乳糖胺-6-硫酸酯酶缺乏，患病率为1/100 000。该病例中影像学表现要点为颈椎各个椎体均扁平（广泛扁平椎）。除此之外，齿状突畸形和继发性寰枢椎不稳在本病中很常见。虽然影像学医生从影像上做出特定的生化和基因诊断并不太现实，但是应该意识到全身性、先天性疾病的可能性。Morquio综合征是黏多糖病的一种分型，或者称复杂性糖类代谢先天缺陷产生的疾病。所有具有这些情况的骨骼特征被统称为多发性骨发育不良，是由于酶的缺乏导致异常复杂性糖类的蓄积而不能被代谢为特征。黏多糖病表现包括：巨头畸形；"独木舟桨状"肋骨；局灶性脊柱后凸伴椎体中部特征性的鸟嘴状畸形，L₁或者L₂椎体的轻微滑脱；骨盆外倾；长骨缩短、变粗。在Morquio综合征中，扁平椎表现比在其他黏多糖病中更普遍，特征更显著，这可作为特异性的诊断线索。

【临床病史】男性，11岁，无明显症状。

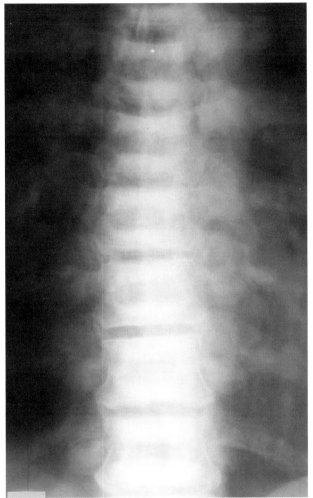

图3.17A

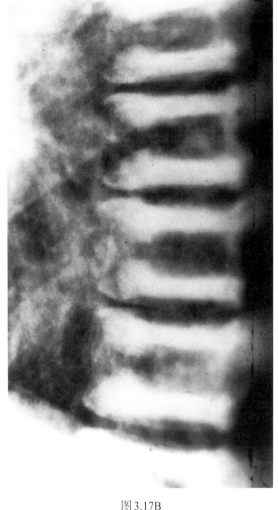

图3.17B

【影像学表现】胸椎前后位（A）及侧位（B）X线片显示椎体均呈现"三明治"样表现，即椎体上下终板明显边缘硬化，椎体的高度及排列正常。

【鉴别诊断】石骨症、肾性骨营养不良、椎间盘退行性疾病。

【诊断】石骨症。

【讨论】椎体的三明治样表现是由于椎体上下缘终板的骨密度增高，而中央部分相对密度较低，与肾性骨营养不良的夹心椎的区别在于其硬化骨与非硬化骨之间锐利的边缘，同时缺乏肾性骨营养不良的其他特征。椎间盘源性的硬化也表现为水平的条纹状硬化，但仅见于伴有椎间盘退行性变的老年患者。石骨

症中关于骨质硬化层的精确的发病机制尚不清晰，但这一表现为典型的常染色体显性，这些迟发的特征性表现，最早由Albers-Schoenberg描述。三明治样表现也被认为是一种"骨中骨"的改变，可见于骨盆或长骨内。在生长的过程中原始粗纤维形成的中央核心部由致密的新骨包绕，不能重塑成正常的骨小梁和骨皮质。石骨症是一种以破骨细胞障碍引起破骨吸收活动减少为特征的遗传性疾病，许多遗传缺陷都可能导致破骨细胞活动障碍，同时伴有不同的潜在的生化和组织病理异常，其最终共同的结果是骨重建不完全或根本不能重建。

【临床病史】26岁，先天性鱼鳞癣。

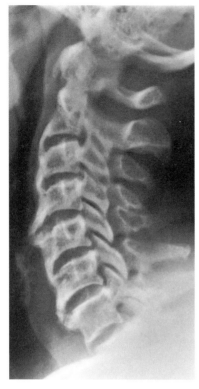

图 3.18A

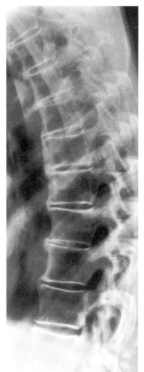

图 3.18B

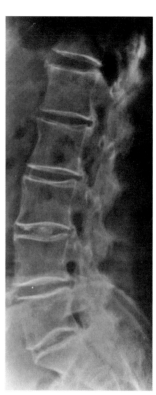

图 3.18C

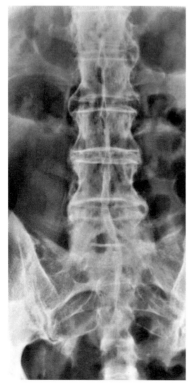

图 3.18D

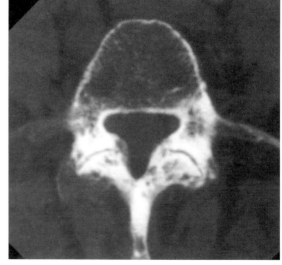

图 3.18E

【影像学表现】

A～B.颈椎及胸椎侧位X线片显示在多个连续间盘平面前纵韧带流水样骨化。

C～D.腰椎侧位及前后位X线片显示前纵韧带轻微骨化，但是伴有较严重的小关节病变，可见下腰椎棘间韧带的僵硬强直。

E. $L_{4\sim5}$小关节突平面轴位CT平扫显示严重的小关节突关节病，伴有明显的骨质增生改变。

【鉴别诊断】DISH（弥漫性特发性骨肥厚症）、退行性关节疾病、脊柱关节病、肥大性骨关节病、维甲酸中毒症、氟中毒。

【诊断】维甲酸中毒症。

【讨论】先天性鱼鳞癣是一种皮肤角质化严重紊乱的疾病，可通过口服维甲酸治疗。维甲酸是一种由维生素A衍生来的药物，对多种皮肤病都有较好的疗效，如痤疮、严重的银屑病和严重的角质化紊乱。虽然鱼鳞癣本身无骨骼表现，但是用于治疗的维甲酸对骨骼有副作用，维甲酸诱发的骨骼改变与维生素A过多症类似。维甲酸还有严重的致畸作用，因此对于育龄女性患者的使用应受限。儿童长期应用维甲酸可导致骺板的提早闭合，从而抑制生长。异维甲酸是最常用的口服维甲酸药物之一，长期大剂量的应用，如治疗先天性鱼鳞癣可导致各种各样的骨骼改变。部分表现类似于DISH（弥漫性特发性骨肥厚症），虽然两种疾病均可见韧带的钙化，但使用异维甲酸治疗者其钙化较轻。长期异维甲酸治疗还会引起骨质疏松、骨赘增生和生长停滞，其中腰椎的骨赘病比较显著，其机制可能与细胞因子对破骨细胞前体的作用有关。放射性核素骨显像对于早期骨骼改变的识别有重要作用。

3.19

【临床病史】男性，24岁，高速车祸伤。

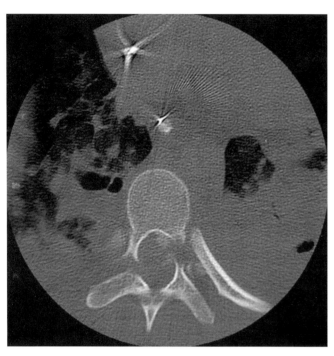

图 3.19A

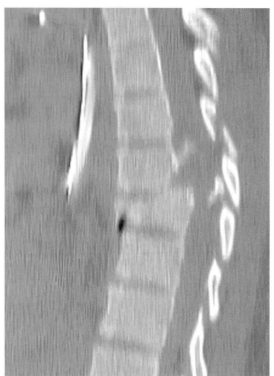

图 3.19B

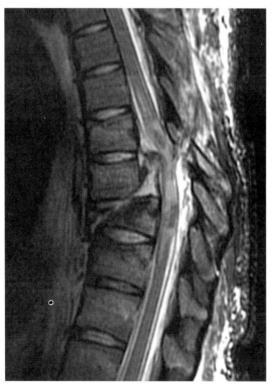

图 3.19C

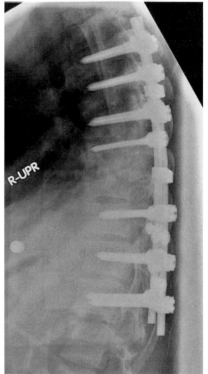

图 3.19D

【影像学表现】

A.T$_{8\sim9}$平面轴位CT平扫：T$_8$椎体相对于T$_9$椎体向前移位，同时T$_8$椎体后部附件骨折。还可见广泛的胸膜和肺部疾病。

B.正中矢状位CT重建图像：可清晰显示T$_8$椎体相对T$_9$椎体前移的程度，T$_8$椎体后部附件可见张力性骨折，T$_9$椎体前部呈楔形畸形，骨折的碎片移位至椎管中。

C.矢状位T$_2$WI MRI示，椎管中可见广泛的水肿和出血，T$_8$椎体后部附件骨折，后纵韧带撕裂，伴有T$_8$的移位和T$_9$的骨折。

D.损伤复位内固定术后侧位X线片示，损伤部位上下多节段可见融合固定。

【鉴别诊断】无。

【诊断】胸椎过度弯曲型骨折。

【讨论】对于多发伤患者，在不移动的情况下，典型的初始急诊外伤系列X线片包括颈椎侧位片、胸部前后位片和骨盆前后位片。在移动患者前，需要先通过上述照片确认患者是否有脊柱损伤。在本例中，由于广泛的胸膜和肺部损伤以及技术条件的限制，根据前后位X线片来诊断胸椎损伤是很困难的。胸椎损伤的主要影像学特征包括椎旁局部软组织肿胀、椎体或其后部附件的排列异常以及椎体高度的减小。CT被认为是检出和确认胸、腰椎创伤性损伤的成像方法，用来检出胸部、腹部和骨盆等内脏钝性损伤的CT重建图像，对胸、腰椎损伤的筛选明显优于X线平片。

胸椎由胸廓、肋间肌肉共同支撑，因此不易移动，骨折并不常见，相对于脊柱的其他部位，引起胸椎骨折的力度至少要达到4倍。急性创伤性压缩骨折最常见于T$_{6\sim7}$水平，绝大多数为前方或侧方的楔形骨折，患者主诉为局部疼痛或者驼背。影像上，可见椎旁血肿（持续1个月）、骨皮质表面的破坏及椎体高度的减小。严重创伤可引起爆裂性骨折，多见于胸腰段。过度弯曲型骨折，胸椎中段并不常见，其放射学特征为前部结构的狭窄（包括椎体楔形骨折、椎间隙变窄）和后部结构的增宽（包括椎间关节突的移位或垂直半脱位、后部附件结构的张力性骨折）。这种类型损伤的机制是前部承受压力负荷，而后部承受张力负荷。

【临床病史】男性，52岁，背痛3个月，附另一相似病例。

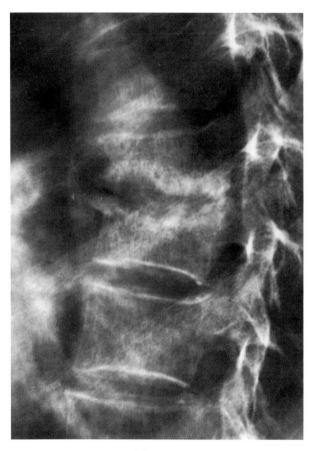

图 3.20A

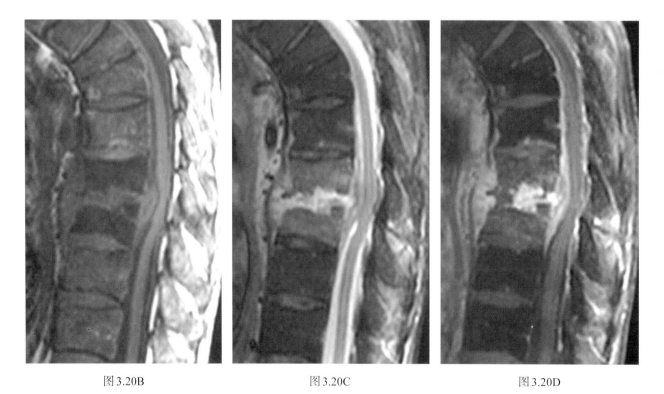

图 3.20B   图 3.20C   图 3.20D

【影像学表现】

A.胸椎侧位X线片显示较下的椎间隙明显增宽伴有侵蚀，相邻椎体终板硬化。

B～D.附相似病例，58岁肾移植患者，背痛。矢状位T_1WI MRI（B）：显示以$T_{8～9}$中间为中心的低信号，并扩展至邻近椎体。矢状位翻转恢复MRI图像（C）显示椎间隙中心有异常的液体聚集，引起相邻终板不规则，压迫后纵韧带下的硬膜外腔，硬膜囊和脊髓的受压移位。异常的液体信号向前延伸，沿着前纵韧带向头侧和尾侧扩散。增强扫描矢状位T_1WI MRI（D）可见椎间盘中心部位增强、以及椎间盘前后部韧带下方的增强。

【鉴别诊断】化脓性椎间盘炎、骨髓瘤、转移瘤、结核。

【诊断】化脓性椎间盘炎。

【讨论】这是以椎间盘为中心的侵袭性疾病，伴有椎体终板的变窄和破坏。随着疾病的演变，可见越来越多的反应性硬化，骨性融合为其最终结局。临床表现为发热、背痛和活动受限。诊断常被延误，放射学表现一般在发病后2～8周才会较明显，致病的病原体一般较难培养出来。在查出病原体的患者中，60%为金黄色葡萄球菌感染、30%为肠杆菌感染。40%患者有远处其他部位的感染源，如泌尿系、皮肤或呼吸道。在病原体未确认时，多根据经验选用抗生素。

化脓性椎体骨髓炎多见于老年患者，伴有泌尿系感染、免疫功能不全以及静脉内吸毒者。胸椎（50%）较腰椎（35%）和颈椎（15%）多发。病原体从泌尿系感染通过Batson椎体静脉丛上行至椎体，Batson椎体静脉丛没有静脉瓣，因此可以允许血液逆流。初始感染部位为邻近椎间盘的椎体的骨皮质下，后延伸通过终板，扩展至邻近的椎间盘和椎体。多节段感染并非少见，可连续或不连续，尤其是免疫功能不全或者虚弱的患者。向两侧扩散可引起椎旁脓肿，向后扩散可导致硬膜外脓肿、脊髓压迫及脑膜炎。

【临床病史】39岁，墨西哥农村移民，慢性咳嗽，背部疼痛进行性加剧。

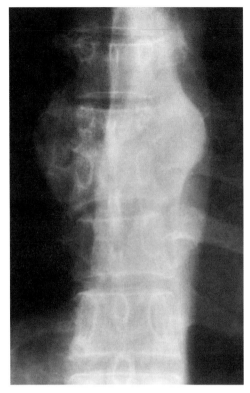

图 3.21A

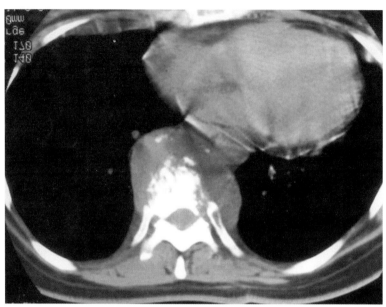

图 3.21B

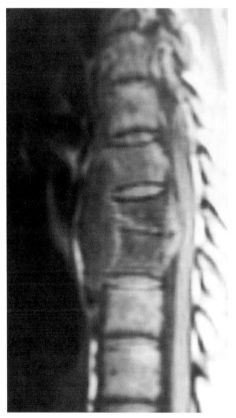

图 3.21C

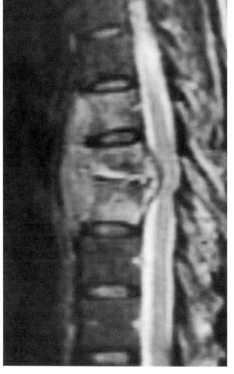

图 3.21D

【影像学表现】

A.胸椎前后位X线片示，$T_{9\sim10}$椎间盘，以及相邻T_9和T_{10}椎体破坏，伴有椎旁软组织明显肿胀。

B.T_9椎体CT平扫示，T_9椎体破坏、碎裂，伴椎旁软组织肿胀。

C～D.正中矢状位PD 和T_2WI MRI图像显示3个连续椎体破坏，前部广泛的炎性软组织肿块，后部硬膜外较小肿块，压迫脊髓。

【鉴别诊断】化脓性感染、结核、多发性骨髓瘤、转移瘤、淋巴瘤。

【诊断】结核性脊柱炎（Pott病）。

【讨论】脊柱结核区别于脊柱其他感染的特征在于①累及1个节段以上的椎体；②椎间盘破坏较晚；③无修复性的骨形成；④椎旁较大的含钙化肿块。结核可能难以与肿瘤鉴别，如转移瘤、多发性骨髓瘤、淋巴瘤等，这些肿瘤可具备所有这些特征。同样，肉瘤也包括在鉴别诊断中，可根据临床特点来进行鉴别。

结核性脊柱炎最常见于L_1及邻近连续节段，连续多节段（通常为3个节段）受累为其特征，但是在1%～4%病例中也可见单个病灶。40%病例可见后部附件结构受累，累及硬膜外53%，累及椎间盘73%。

同化脓性感染相似，感染开始于软骨下骨，后扩散至邻近的椎间盘，但这一过程非常隐匿，它也会钻进前纵韧带下方，然后扩展至其他椎体节段。部分椎体的破坏塌陷会导致驼背或者侧弯。结核的独特之处在于在出现临床表现前，会渗透进入软组织及相连续的邻近结构，可形成腰大肌脓肿，伴有微小的不定形钙化或者泪滴状钙化，而其他软组织脓肿常不发生钙化。

少见表现包括孤立后部附件结构破坏、单个椎体受累、由于骨生长恢复线出现"骨中骨"表现、骨融合、象牙样椎体、寰枢椎体破坏及髓内感染。

病例 **3.22**

【临床病史】女性，10岁，正在进行肢体肿瘤的治疗。

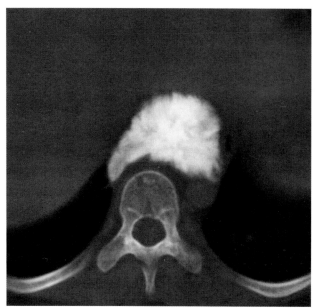

图 3.22A

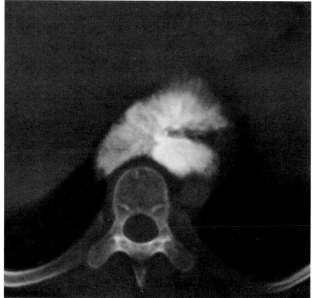

图 3.22B

【影像学表现】

A ～ B. 轴位CT图像：T_{10}椎体前方可见一骨化的肿块，与椎体不连续，呈细毛刺、日光放射状表现。

【鉴别诊断】骨肉瘤、已治疗的尤因肉瘤（或其他圆形细胞肿瘤）、已治疗的淋巴瘤、转移瘤。

【诊断】转移性骨肉瘤。

【讨论】病灶具有骨肉瘤的典型特征如云雾状、肿瘤基质细毛刺等，但是位于脊柱前的软组织内，鉴别诊断包括转移瘤、异时性骨肉瘤或骨外骨肉瘤，转移瘤较后两者更常见。

异时性骨肉瘤为骨肉瘤病、多发性异时性骨肉瘤及单中心骨肉瘤伴转移瘤的亚型。骨肉瘤病是发生于儿童的一种罕见肿瘤。所有病灶的大小、影像学表现及组织学表现均很相似。该患者在这个病灶被检出前在肢体上有一主要病灶，由于原发肿瘤的治疗与新病灶的出现间隔时间较短，因此，这不是多发性异时性骨肉瘤的亚型。如果原发肿瘤位于长骨，或者复发灶位于脊柱或者骨盆，单中心骨肉瘤伴继发的转移瘤比较常见。原发性骨外骨肉瘤较少见。

传统骨肉瘤目前治疗方法为术前辅助化疗，之后进行手术切除及假体或同种异体移植。转移瘤表现为淋巴结、软组织及内脏转移灶的骨化或钙化，可用手术、化疗和（或）放疗进行治疗。肺部转移可表现为非常致密的病灶，可伴发较高比例的自发性气胸。

病例 **3.23**

【临床病史】女性，12岁，背痛。

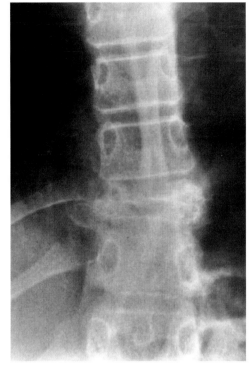
图3.23A

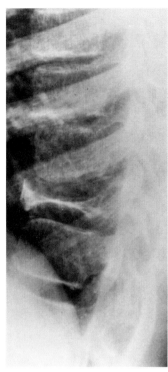
图3.23B

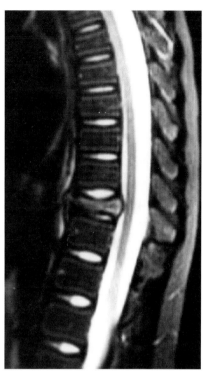
图3.23C

【影像学表现】

A～B.胸椎前后位及侧位X线片示，T$_{10}$椎体塌陷变扁，伴局部驼背。

C.矢状位T$_2$WI MRI示，压扁的椎体正常骨髓信号消失，脊髓前部的脑脊液信号缺失。

【鉴别诊断】嗜酸性肉芽肿、白血病、转移瘤。

【诊断】嗜酸性肉芽肿。

【讨论】儿童病理性的椎体塌陷多见于嗜酸性肉芽肿。"扁平椎"一词即是形容非常平的椎体，常为疾病发展的结果。

嗜酸性肉芽肿是一种肉芽肿性病变，其特征为病灶局部巨噬细胞、嗜酸性细胞及一种特征性的组织细胞（朗格汉斯细胞，包含诊断性的胞质包涵体）的增殖。朗格汉斯组织细胞增多症的病因不明，包括莱特勒-西韦病、汉-汗-克病（Hand-Schuller-Christian disease）及多个和单个骨的嗜酸性肉芽肿。骨的嗜酸性肉芽肿多表现为骨骼的改变，而不是全身损害，其临床病程早期为嗜酸性肉芽肿破坏并替代骨骼组织，表现为溶骨性、侵袭性表现的地图样病灶，有时伴有骨膜反应。脊柱上非对称和对称性的扁平椎都有可能出现，机会均等。嗜酸性肉芽肿累及脊柱的临床表现为局部疼痛，但病灶可引起神经综合征。单个和多个骨嗜酸性肉芽肿两者临床病程均为良性病变，因为病变可自发性恢复。治疗方法包括刮除术、类固醇激素注射、低剂量放疗，较少采用化疗。损伤的治愈多伴有硬化。病变恢复后，扁平椎再生长可恢复至原来的垂直高度。该病无转移的可能性。

【临床病史】女性，15岁，进行性胸椎后凸。

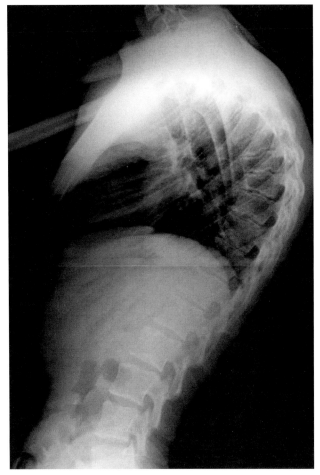

图 3.24A

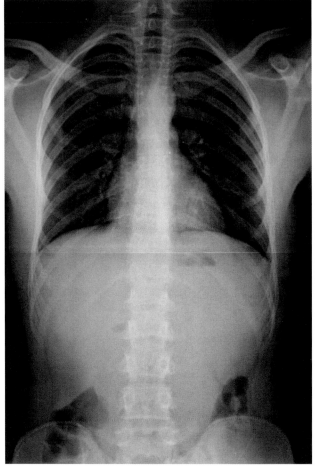

图 3.24B

【影像学表现】

A. 站立位脊柱侧位X线片示，胸椎后凸增加，下胸椎多个椎体发生楔形变，伴终板不规则硬化。

B. 站立位脊柱前后位X线片示，排列笔直，无脊柱侧弯。

【鉴别诊断】Scheuermann病（休门病）、姿势性脊柱后凸、组织细胞增生症X、成骨不全症、创伤。

【诊断】Scheuermann病（休门病）。

【讨论】青少年胸椎后凸的正常范围是 $20° \sim 40°$，测量方法是T_3或T_4上终板到T_{12}下终板。多数青少年的胸椎后凸为姿势性脊柱后凸，可能仅达到正常范围的极值。在X线图像中，椎体的形态是正常的，过度伸展可以减少后凸。休门病有明显的家族性倾向，站立位胸椎侧位平片中后凸增大，伴3个或以上连续椎体前部的楔形变，楔形变角度为每个至少5°。此病例显示的其他放射学特征有椎间隙变窄、AP维度增加、终板不规则并变平以及Schmorl（施莫尔）结节等。这些异常是由于机械作用引起的，在生长过程中，椎体前部承受的压力增加，从而导致椎体的异常重塑，这些楔形变的椎体不是压缩性骨折。75%后凸患者伴有脊柱侧弯，多发生于胸椎，可位于同一节段或者更高或更低节段（代偿性）。

【临床病史】女性，67岁，背痛。

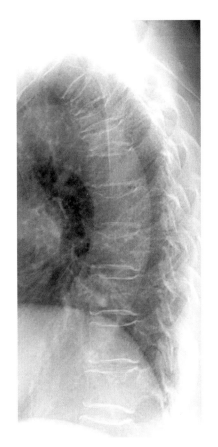

图 3.25

【影像学表现】胸椎侧位片示，椎体严重骨质疏松，$T_{4\sim6}$椎体前缘明显楔形压缩性骨折，高度减少50%，T_{12}椎体前缘轻微楔形压缩性骨折，$T_{7\sim11}$椎体上缘终板轻微受压。

【鉴别诊断】退行性骨质疏松，骨质软化，多发性骨髓瘤。

【诊断】退行性骨质疏松。

【讨论】骨质稀疏减少、压缩性骨折及由此引起的脊柱后凸畸形为该病典型表现。骨质稀疏减少为正常骨质组织量的总体减少，95%以上成人骨质疏松为退行性骨质疏松（又称为特发性或原发性骨质疏松），主要有两种临床类型：绝经后（又称为Ⅰ型）及高龄（Ⅱ型）。Ⅰ型退行性骨质疏松特征为骨组织进行性快速丧失，主要为骨小梁，由停经后相关因素引起；Ⅱ型退行性骨质疏松特征为骨小梁及骨皮质缓慢进行性丧失，由年龄相关因素引起。骨质疏松机制尚未完全明确，但似乎包括骨质过度吸收及骨形成受损。对骨

有损害的力量导致对外伤及疲劳性骨折的易感性增加，50岁以上成人大多数脊柱、股骨近侧、桡骨远侧的骨折都与骨质疏松有关。在Ⅰ型退行性骨质疏松中，椎体粉碎性骨折及桡骨远侧骨折多见；而在Ⅱ型，多发椎体楔形骨折及髋部骨折多见。骨折为骨质疏松发病率及死亡率的主要原因。

骨质疏松X线片的特征为骨质稀疏减少、骨透光度增加。在平片上，骨质稀疏减低只有在骨矿物质丧失30%～50%才可识别，骨小梁增粗是由于小的骨小梁消失，使得残存的骨小梁更加明显；骨皮质变薄是整体上均匀的、缓慢渐进性进展的过程；椎体变形与椎体终板不完全骨折有关，其形态表现为上、下终板双凹形压缩（所谓的鱼或鳕鱼椎体，因为类似于鳕鱼椎体而得名）、前缘楔形骨折、整个椎体粉碎性骨折、胸椎后凸畸形增加（驼背），连锁性结果为身高进行性减低。

【临床病史】男性，45岁，背痛及其他医疗问题。

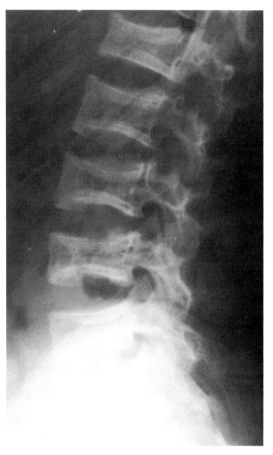

图 3.26

【影像学表现】腰椎侧位片示，脊椎严重骨质疏松，T_{12}～L_3 椎体上缘终板不完全骨折。

【鉴别诊断】骨质疏松（任何原因）、骨质软化、多发性骨髓瘤。

【诊断】库欣（Cushing）病。

【讨论】中年男性严重的骨质疏松极其少见。椎体高度减小、每一平面终板变形呈均匀双凹征，该表现提示为逐渐发生、慢性过程，最常见原因为医源性，尤其是长期使用皮质类固醇激素。皮质醇增多症或库欣病的临床特征为各种原因引起的糖皮质激素过量，库欣病为内源性的、自发性的皮质醇增多症，由垂体或肾上腺的自发性功能性病变或者产生肾上腺皮质激素的肿瘤性病变所引起。如果皮质醇增多症相当长时间都存在，则骨的去矿物质化几乎总会出现。糖皮质激素抑制小肠对钙质的吸收、增加肾对钙质的流失，导致继发性的甲状旁腺功能亢进，且糖皮质激素对破骨细胞具有直接的刺激作用，同时，糖皮质激素通过抑制胶原合成，而该物质为骨基质形成的必需成分，进而抑制成骨活动，系列结果导致骨组织总量不断流失，在脊椎、盆腔、肋骨、颅穹窿等尤其明显。除了骨质稀疏，还表现为骨皮质变薄、骨小梁结构消失、骨皮质内隧道影、椎体中央终板压缩、不完全骨折等。不完全骨折特征为愈合后伴有过多的钙质形成，椎体终板有硬化表现，是由于不完全压缩性微骨折及继发的愈合相混合所致。皮质醇增多症所致骨质疏松与退行性骨质疏松几乎难以鉴别。皮质激素代谢恢复至正常或者皮质类固醇激素药物治疗结束后相当长一段时间，骨质疏松可持续存在。长期服用，即使是小剂量服用皮质类固醇激素药物的患者为骨质疏松高危人群，应该定期复查骨密度检测。

【临床病史】男性，22岁，反复骨痛。另附两个相似病例。

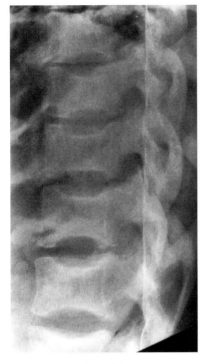 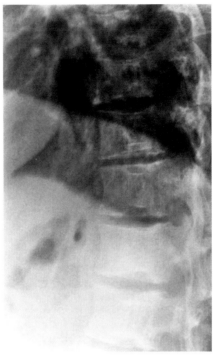 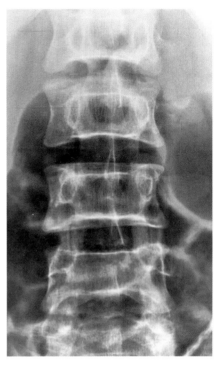

图 3.27A   图 3.27B   图 3.27C

【影像学表现】

A. 胸椎侧位 X 线片示，H 形或"林肯积木"状椎体。

B. 相似病例 1 胸椎侧位 X 线片示椎体有略微 H 形改变。

C. 相似病例 2 胸椎前后位 X 线片示椎体 H 形改变。

【鉴别诊断】镰状细胞疾病、戈谢病、球形红细胞增多症、地中海贫血、成骨不全症。

【诊断】镰状细胞疾病。

【讨论】在 X 线前后位片可以看到典型的 H 形或"林肯积木"状椎体，但有时在侧位片也可以看到，被认为是由于中央生长板梗死引起的，然后呈方形塌陷，但事实上代表终板中央局部受压。H 形椎体可在地中海贫血、骨质疏松、戈谢病及先天的遗传性球形红细胞增多症中出现，但更常见于镰状细胞性贫血。

影像表现为终板上下缘的方形缺损，与骨质疏松的双面凹陷的鳕鱼椎体不同。

其他影像特征反映其他区域的血管梗死和骨髓增生。骨髓增生导致骨广泛的颗粒样透光区、皮质变薄及小梁突显。血管梗死常导致 6 个月至 2 岁患儿出现指（趾）炎；较大的骨干梗死常见，较小的、管状骨梗死常见；骨骺梗死（典型出现在髋部）；生长停滞。另外，患者更容易出现骨折、骨髓炎、化脓性关节炎、关节血肿、关节积液及尿酸沉着。

相似病例 1 是 X 线表现更轻微的 H 形椎体，典型的镰状细胞疾病表现。相似病例 2 的 X 线前后位显示椎体病变的三维属性。

3.28

【临床病史】男性，46岁，脊柱屈曲运动受限。

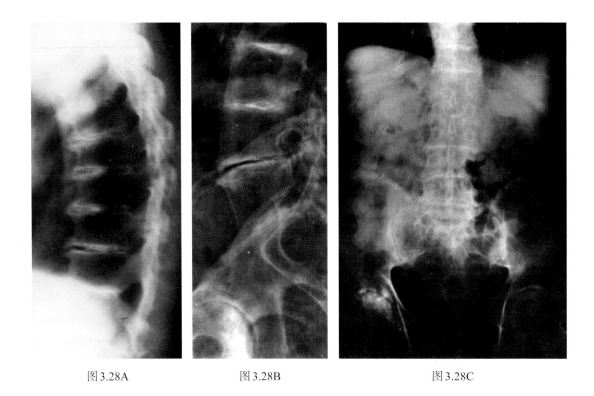

图 3.28A   图 3.28B   图 3.28C

【影像学表现】

A.胸椎侧位X线片示，椎间盘间隙显著狭窄，并伴有骨化。注意椎间盘边缘小的骨赘形成及弥漫性骨质疏松。

B.腰椎侧位X线片示，椎间盘间隙狭窄、骨化，没有显著的骨赘形成。

C.腹部前后位X线片示，骶髂关节软骨下硬化，不伴有强直性脊柱炎所见的侵蚀性改变。右髋部软骨下严重硬化及间隙狭窄，无骨赘形成。

【鉴别诊断】椎间盘退行性疾病、褐黄病、双水焦磷酸钙（CPPD）沉积病、血色素沉着症、甲状旁腺功能亢进、肢端肥大症、脊髓灰质炎、淀粉样变性。

【诊断】褐黄病。

【讨论】椎间盘钙化可能是特发性的，也可能与双水焦磷酸钙（CPPD）沉积病、血色素沉着症、甲状旁腺功能亢进、肢端肥大症、脊髓灰质炎、淀粉样变性及脊柱融合术有关。除了病史，形态学也可以用于鉴别。褐黄病，钙化通常为"薄片状"或营养不良，有明显的关节间隙狭窄。

褐黄病关节病变是由于缺乏尿黑酸氧化酶引起的，伴有尿黑酸在关节和椎间盘间隙聚积。常为常染色体隐性遗传。患者的临床症状通常出现在30多岁，男性多较严重。临床表现常类似于类风湿关节炎或强直性脊柱炎。

基本的病理生理包括关节软骨的沉积，使其变得僵硬，最终导致碎裂。继发性骨关节炎改变随之而来。在椎体，受累的透明软骨将间盘和椎体分离，和纤维环一样，导致过早退变。间盘的营养不良性钙化开始出现于椎体的边缘，并非出现于间盘中央，后者见于特发性胸椎间盘钙化。间盘间隙塌陷倾向较其他病变更为显著，进而导致腰椎体前凸消失。前纵韧带骨化类似于韧带骨赘形成，见于强直性脊柱炎，椎体融合之后骨质疏松很快出现。

脊柱外受累的主要表现为关节间隙狭窄，伴有继发性骨折（所以，关节内疏松小体）和软骨下结节。骨赘在该病中不是主要表现。韧带和肌腱有可钙化或骨化，易于断裂。受累部位大多数局限于大关节、骶髂关节和耻骨联合。外周关节不累及。其他脏器系统常有色素沉着，包括心血管系统、泌尿生殖系统及上呼吸道。

在大关节中，褐黄病类似关节退行性病变，但关节部位不常见（如肩关节），分布异常（如膝关节单独外侧受累），较严重者伴有骨化的疏松小体、较少骨赘增生。诊断考虑包括双水焦磷酸钙（CPPD）沉积病（虽然表现不如褐黄病表现显著）、羟磷灰石钙沉积症（关节周围的钙化可以鉴别）、肢端肥大症（特征是足后跟垫增厚和关节变宽）、骨骺及脊柱骺发育不全（病史和定位片可鉴别）、神经性关节病（病史可鉴别）。

【临床病史】儿童，脊柱异常弯曲，另附1个相似病例。

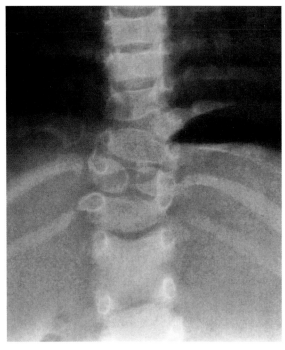

图 3.29A

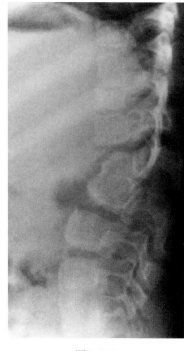

图 3.29B

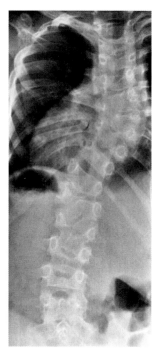

图 3.29C

【影像学表现】

A～B.标准后前位及侧位脊柱侧弯。下胸椎和上腰椎多节段异常，包括T_{11}蝴蝶椎、T_9和T_{10}的左侧。

C.相似病例。标准后前位脊柱侧弯显示胸、腰椎多段异常，伴有S形侧弯。

【鉴别诊断】无。

【诊断】先天性脊柱侧弯。

【讨论】出现椎体融合、节段异常伴有脊柱侧弯，应该考虑为先天性脊柱侧弯。

先天性脊柱侧弯的显著病因是由于单个椎体的正常形成缺陷。在胚胎发育的前9周，胚胎间充质椎体转化为软骨椎体期间，每一个椎体从中线两旁的2个软骨化中心变成1个软骨。如果软骨化中心一侧发育异常，就会导致单侧半椎体。如果骨化中心未能在同一平面融合（如前所述），而是跨平面融合，就导致脊椎分节不全。同样，导致了椎弓根和神经弓融合异常。罕见情况，局部重叠复制可导致多余的半椎体畸形。引起先天性脊柱侧弯的最常见椎体异常包括半椎体、梯形椎体、单侧神经弓融合。多种异常合并存在及多平面受累并不少见。

先天性脊柱侧弯的患者必须仔细检查VACTERL综合征［椎体（Vertebral）、肛门（Anal）、心血管（Cardiac）、气管（Tracheal）、食管（Esophageal）、肾（Renal）及四肢（Limb）的异常］。至少在体检时，泌尿生殖系统的评价值得推荐。

【临床病史】女性，24岁，疼痛性脊柱侧弯。

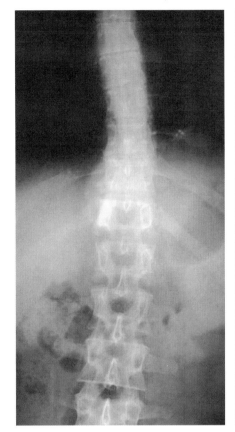

图 3.30A

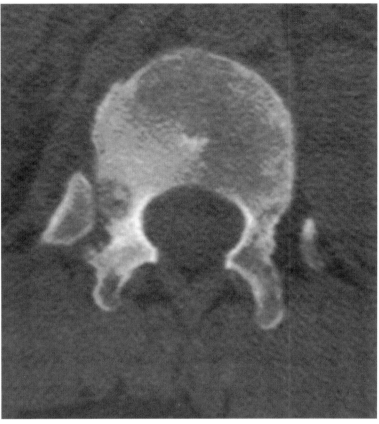

图 3.30B

【影像学表现】

A.标准后前位X线片示胸腰椎轻度左侧弯曲。T_{12}椎体右侧骨质硬化。

B.T_{12}层面CT示邻近肋椎关节椎体的右外部内见1cm的圆形病变，病变中央局部硬化，周围硬化区向椎体及右侧椎弓根延伸。

【鉴别诊断】骨样骨瘤、骨母细胞瘤、骨岛、Brodie骨脓肿。

【诊断】骨样骨瘤。

【讨论】骨样骨瘤为良性骨肿瘤，与骨母细胞瘤的区别主要依靠大小，骨样骨瘤通常为1cm或更小，而骨母细胞瘤通常为2cm或更大。骨样骨瘤相关的疼痛综合征，常为夜间痛，服用阿司匹林缓解，可高度提示诊断。由于脊柱反射性的肌僵直，可出现疼痛性脊柱侧弯。

该病例显示的是典型的骨样骨瘤的CT表现。特征包括类圆形、致密、中央硬化及周围反应性骨形成。病变的透光区由纤维血管组织构成，但也可矿化，虽然较中央硬化少。MRI上，骨样骨瘤在T_2WI呈高信号，增强扫描后强化。MRI表现没有CT显著。骨岛可出现在脊柱，但无痛也不伴有脊柱侧弯。CT上，往往均匀致密，边缘毛刺，并与骨小梁相融合。虽然Brodie骨脓肿可出现疼痛，但有广泛的周围硬化，可为圆形，但不含有矿化物质。目前骨样骨瘤的标准治疗是在CT引导下的射频消融术。

【临床病史】男性，70岁，前列腺癌，另附1个相似病例。

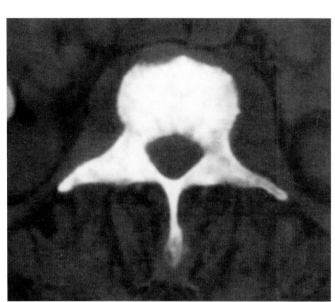

图 3.31A

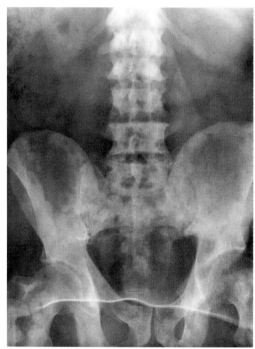

图 3.31B

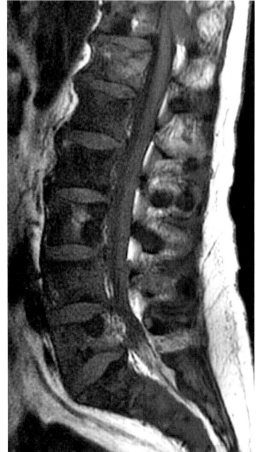

图 3.31C

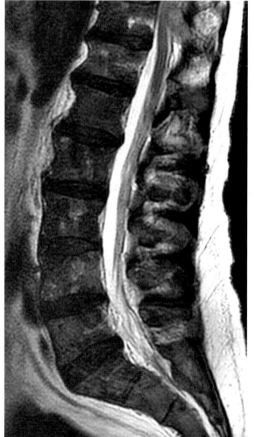

图 3.31D

【影像学表现】

A.轴位CT示腰椎椎体骨质硬化增加，骨骼大小没有增加。

B.相似病例：67岁，男性，前列腺癌。腰椎和骨盆前后位片显示胸椎、腰椎、骨盆及股骨近端硬化性病变。

C～D.腰椎MRI矢状位T_1WI和T_2WI图像示椎体多发的骨髓破坏。T_{11}硬膜外肿物自左侧椎板延伸，压迫邻近脊髓。

【鉴别诊断】骨转移、佩吉特病（Paget disease）、淋巴瘤、脊索瘤、肥大细胞增生病。

【诊断】源于前列腺癌的象牙质脊椎转移。

【讨论】老年男性椎体硬化提示前列腺癌转移，但也可能是其他转移、骨髓瘤、佩吉特病、淋巴瘤及脊索瘤。象牙椎的其他病因包括硬化性骨髓炎（但也可累及椎间盘）、肥大细胞增多症、结节性硬化症、骨髓纤维化及骨肉瘤。

能够引起不同椎体硬化的病变包括血管瘤（加重的垂直性条纹）、肾性骨营养不良（椎体呈橄榄球衫脊柱，椎体顶部和底部见水平不透光条带影）、佩吉特病（骨小梁变粗，沿椎体边缘增厚呈画框征），及骨硬化症（椎体上下终板水平状密度增厚）。

病例 **3.32**

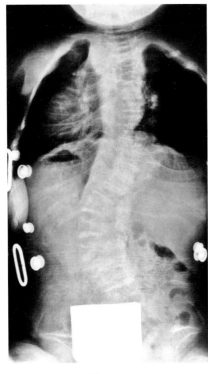

图3.32A

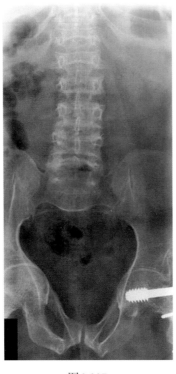

图3.32B

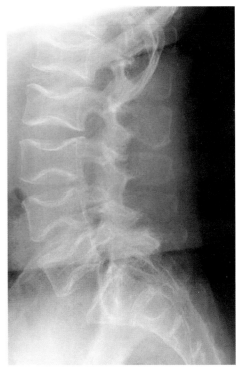

图3.32C

【影像学表现】

A.胸腰椎后前位X线片。广泛的骨质疏松，多个椎体压缩性骨折，轻度S形脊柱侧弯。骨盆对称扭曲，髋臼明显前突。

B～C.相似病例：39岁，女性。腰椎后前位及侧位X线片示多个椎体压缩变形，双侧髋臼前突。

【鉴别诊断】成骨不全、骨纤维发育不良、幼年特发性关节炎、库欣综合征、高胱氨酸尿症、特发性幼年骨质疏松、肾性骨营养不良、低磷酸酯酶症。

【诊断】成骨不全。

【讨论】小儿患者中，椎体严重的骨质疏松和不全性压缩性骨折并不常见。该病例病变弥漫分布，包括骨盆，可排除引起多水平椎体（但不是所有）压缩性骨折的病变，如嗜酸性肉芽肿及白血病等。先天性疾病、内分泌疾病、系统性疾病及医源性（由肝素或激素治疗引起）骨质疏松也可以引起骨质疏松，伴有压缩性骨折。该病例，严重的变形和弥漫分布（所有骨）是最符合成骨不全表现的。成骨不全是一种影响胶原和骨生成的全身结缔组织疾病。另外，除了出现纤细的、骨质疏松的、易碎的骨头，韧带松弛、血管及血小板异常也可见。身材不成比例主要由脊柱受累而引起，腿比身高长得多。扁平椎、进行性脊柱后凸及进行性脊柱侧弯均由进行性脊椎变形引起。在胶原合成中的一些特异性的错误也可以引起成骨不全。据报道二磷酸盐循环给药、已知的减少骨转换的药物，可改善有严重成骨不全患者的临床症状，主要通过减少骨吸收和增加骨密度。

【临床病史】男性，56岁，伴有肾病。

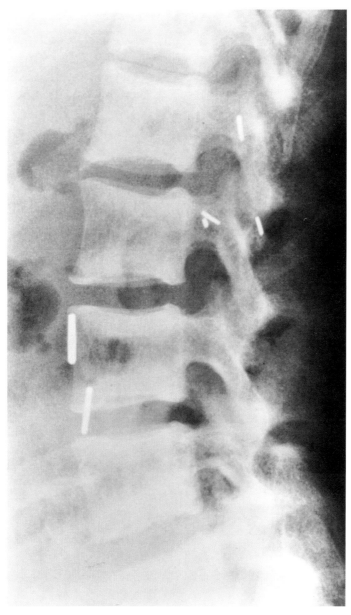

图3.33

【影像学表现】腰椎侧位X线片。椎体的上下终板见硬化的结合物，这些结合物的骨内缘是不规则的。椎体大小和形态无异常，可见手术夹。

【鉴别诊断】无。

【诊断】肾性骨营养不良伴夹心椎（橄榄球衣状脊椎）。

【讨论】硬化带和骨质疏松症交替出现是橄榄球衣状脊椎的特征，之所以这么叫就是因为水平状粗条纹。手术夹保留为该患者行肾切除后慢性肾透析。在

肾性骨营养不良疾病中，骨质疏松和骨软化的结合是由于继发性的甲状旁腺功能亢进、维生素D代谢异常、铝中毒（如果患者进行血液透析）。骨硬化常见，由于异常骨样物质容量的增加所致。这一表现的典型部位位于椎体的软骨下，在正常骨和致密骨之间出现了模糊的过渡，表现为橄榄球衣征。在肾性骨营养不良疾病中其他常见的骨硬化增加的部位包括骨盆和长骨干骺端。

【临床病史】男性，70岁，前列腺癌。

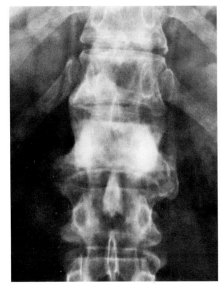

图 3.34A

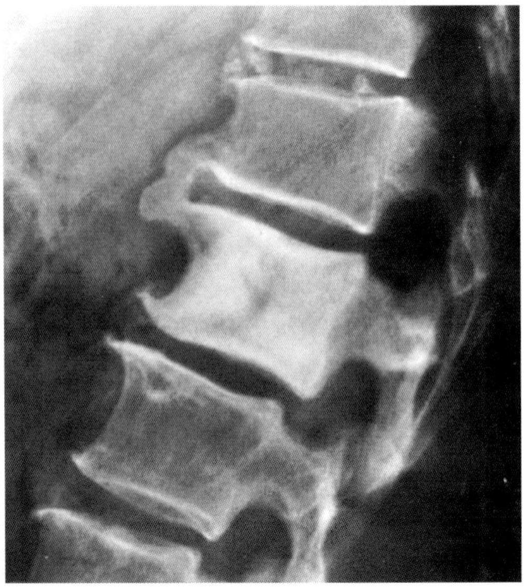

图 3.34B

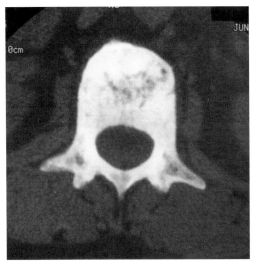

图 3.34C

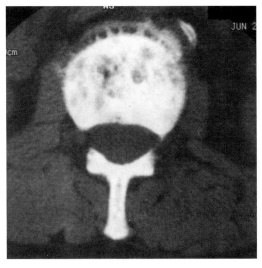

图 3.34D

【影像学表现】

A～B.胸腰椎X线前后位及侧位片示L₁椎体骨质硬化，与下面的椎体相比体积略增大。

C～D.CT轴位示：前、后径明显增加。

【鉴别诊断】转移、佩吉特病、淋巴瘤、脊索瘤、肥大细胞增多症。

【诊断】源于佩吉特（Paget）病的象牙质脊椎。

【讨论】佩吉特病是象牙质脊椎的又一病因。影像学表现包括骨小梁粗糙和骨质密度的增加。然而，佩吉特病的椎体增大，可以区别其他原因引起的象牙质脊椎。画框状表现继发于椎体边缘矿化致密，是该诊断的另一个表现。

佩吉特病最常累及腰椎和骶骨。在X线前后位片，由于弓状线轻微增厚可以检出骶骨异常。骶骨异常常合并其他骨盆表现，如髂耻或髂耻线增厚。神经系统的症状可由椎管或神经孔机械性变窄引起，其继发于韧带骨化、椎体增大或塌陷，或血管盗血现象。

【临床病史】女性，40岁，后背痛，另附1个相似病例。

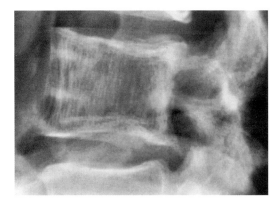

图 3.35A

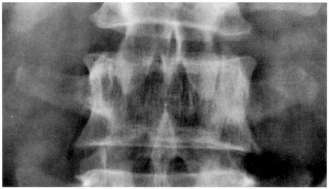

图 3.35B

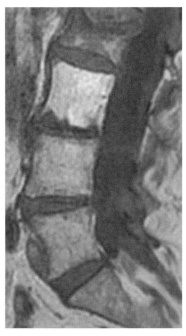

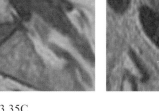

图 3.35C

图 3.35D

【影像学表现】

A～B.L$_2$前后位及侧位局部详细X线片。椎体可见增厚垂直的条纹，后部附件未累及。整个椎体大小正常。皮质厚度正常。

C～D.相似病例。腰椎MRI T$_1$WI和T$_2$WI矢状位图像示：L$_3$椎体弥漫的高信号。亦可见L$_2$良性压缩性骨折。

【鉴别诊断】血管瘤、转移、淋巴瘤、骨髓瘤、脊索瘤、佩吉特病、骨质疏松症。

【诊断】血管瘤。

【讨论】血管瘤的X线特征包括纵向增粗的骨小梁，对水平骨小梁缺失的回应。这种椎体的"灯芯绒"样表现常易识别，但也可能延伸到后部附件。伴有"车轮"样表现的局灶性骨病变较整个椎体受累更典型。骨扫描时，放射性药物的摄入增加。由于含有脂肪，T$_1$高信号，T$_2$高信号是由于含有血液成分。增强扫描可见强化。

当病变侵犯蔓延至软组织时，鉴别诊断应考虑转移性病变、淋巴瘤、骨髓瘤或脊索瘤。由于该病变没有皮质增厚，常易与佩吉特病鉴别。

3.36

【临床病史】男性，24岁，高速汽车碰撞伤，神经功能完好。

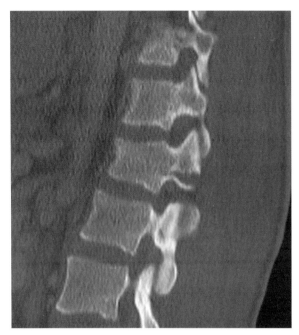

图 3.36A

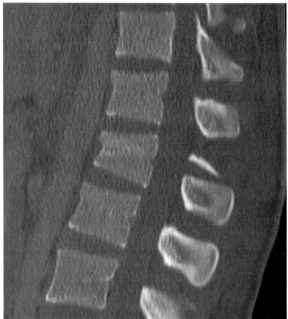

图 3.36B

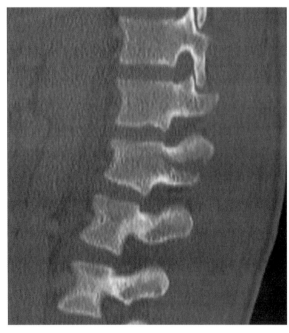

图 3.36C

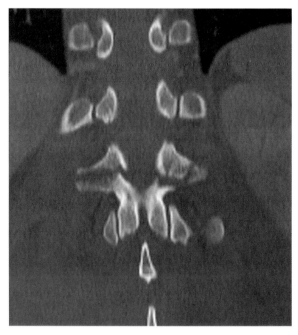

图 3.36D

【影像学表现】

A～C.胸腰椎结合处CT矢状位重建。T$_1$（注：应为L$_1$）椎体前部楔形变，伴有前皮质的安全带骨折。水平裂缝受到轻度牵拉，并延伸到L$_1$双侧椎弓根和棘突。小关节面仍正常。

D.CT冠状位重建。水平裂缝延伸到横突。

【鉴别诊断】无。

【诊断】L$_1$极度屈曲骨折（Chance骨折）。

【讨论】"安全带"损伤指的是骨和韧带的过度屈曲，常发生在成人乘客的胸腰段或上腰段，儿童乘客的腰椎中段。

由于韧带结构比椎体更能承受牵引力，所以水平裂缝从后部向前延伸。系肩腰部安全带的人可引起不同类型的损伤（与肩带相反面的颈胸段椎体的压缩性骨折，胸腰段的前楔形压缩性骨折），这种损伤引起神经系统的后遗症较少，预后较好。

屈曲牵张骨折（Chance骨折）的四种亚型：

A型（47%）最早记载的，水平裂缝累及三柱。

B型（11%）局限于韧带和椎间盘的损伤。

C型（26%）累及后柱和中柱，延伸到前椎间盘。

D型（16%）累及后柱，延伸到椎间盘。

横断面CT表现可非常轻微，因此，矢状位和冠状位重建就很有必要。矢状位重建的特征包括椎体前部高度降低，椎体后部高度增加及在椎体后上方的包绕。冠状位重建可显示延伸到椎弓根和横突的骨折。

单纯的后韧带损伤可导致棘突间隙增宽，伴有小关节面的半脱位、错位或牵拉损伤。如果腰椎上段屈曲超过20°或侧面弯曲超过10%（没有骨折），就会出现韧带断裂。

【临床病史】男性，58岁，车祸后截瘫。

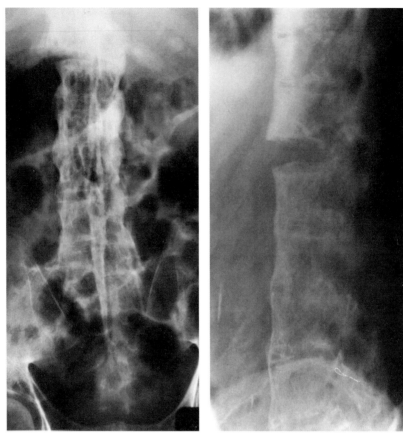

图3.37A   图3.37B

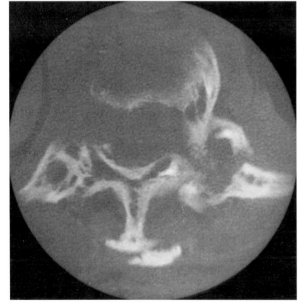

图3.37C   图3.37D

【影像学表现】

A ～ B.腰椎前后位及侧位 X 线片示 L$_{1～2}$ 侧向牵拉脱位，伴有间盘间隙增加。注意韧带骨赘形成，各节段相互融合。骶髂关节强直。

C ～ D.轴位 CT 图像示椎管明显狭窄，在最严重的节段没有脊髓对比。该层面的"双棘突"征是由于沿棘突骨的撕裂所致。注意第二个骨折部位穿过左侧小关节面。

【鉴别诊断】 强直性脊柱炎伴骨折脱位、弥漫性特发性骨肥厚（DISH）、青少年特发性关节炎。

【诊断】 强直性脊柱炎伴骨折脱位。

【讨论】 骨折脱位是强直性脊柱炎最具有破坏性的并发症之一。在强直性脊柱炎病变中，相互融合的椎体比正常椎体更脆弱，因为椎体非常僵硬，不能吸收和分散外伤性负荷力。而正常的椎体、椎间盘、终板、韧带、椎旁肌肉可以吸收这些力量的大部分。由于强直性脊柱炎，这些结构的功能无效了。另外，强直性脊柱炎的骨是骨质疏松的，相对较小的创伤性负荷力就能引起穿过韧带骨赘的骨折。随着力量的增大，骨折延伸到后部附件，整个椎体将不稳定或移位。脊髓挫伤和横断损伤在这些患者中是有重大风险的，这些风险使之前存在的伴有后纵韧带复合体骨化的椎管狭窄更加严重。另外，直接风险包括神经系统的严重破坏甚至死亡以及迟发性神经功能恶化都是众所周知的并发症。手术稳定是首选的治疗方式，但脊椎的潜在的易损性依然存在。

【临床病史】女性，23岁，孕期，背部疼痛逐渐加重。

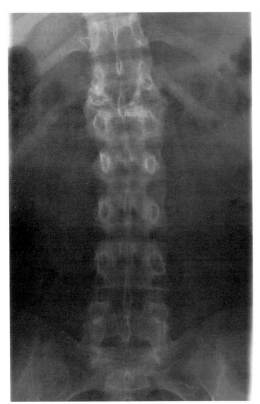 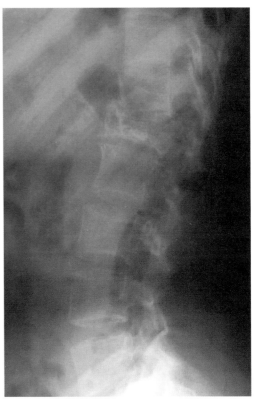

图3.38A 　　　　　　　　　　　　　　图3.38B

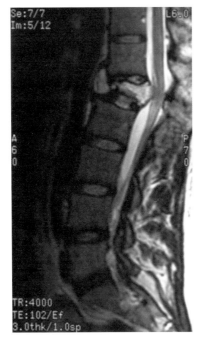 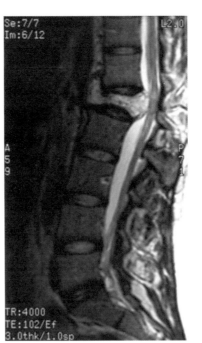

图3.38C 　　　　　　　　　　　　　　图3.38D

【影像学表现】

A～B.腰椎前后位及侧位X线片。L₁椎体受压，并向四周膨出。

C～D.矢状位T₂WI MRI图像显示L₁椎体高信号。向后膨出触及硬膜囊。无椎旁水肿，皮质完整。

【鉴别诊断】血管瘤伴塌陷、转移伴塌陷、嗜酸性肉芽肿伴塌陷。

【诊断】血管瘤伴椎体塌陷。

【讨论】血管瘤是良性的血管管道增殖性病变，常发生在骨或软组织。典型的无症状骨病变，常在成人中偶然发现，女性居多。尸检数据提示约有10%的病变累及脊椎，但病变足够大并能被X线检测出来的相对较少。CT和MRI都较X线敏感，但是放射性核素骨扫描通常是阴性的。胸椎比腰椎多见，颈椎少见。不发生恶变。

孕期，椎体血管瘤体积常增大，并出现症状。孕期，血管和血流动力学改变，使之前存在的血管瘤增大。怀孕期间，循环血容量平均增加40%，同时静脉容量也增加。由于妊娠子宫增大，充填盆腔并挤压腹腔，子宫的增大影响了从下肢到下腔静脉的静脉回流。又因为旁路侧支，血液充盈无静脉瓣的Batson（巴森）椎静脉丛，大量血液逆流进入之前存在的血管瘤中，导致进行性增大。怀孕期间激素改变也可引起结构的变化。黄体酮引起静脉扩张，雌激素促进了内皮的生长。大部分有椎体血管瘤的患者在孕晚期出现症状，在孕晚期妊娠子宫开始改变血流进入Batson（巴森）椎静脉丛。许多患者表现为分娩后症状自行消失，但也有许多患者不会缓解。

【临床病史】女性，43岁，背部疼痛。

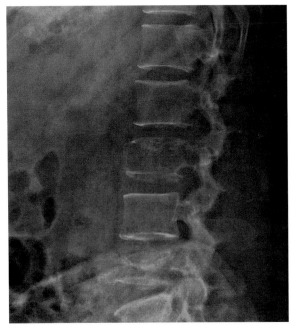

图 3.39A

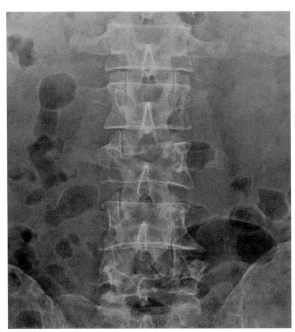

图 3.39B

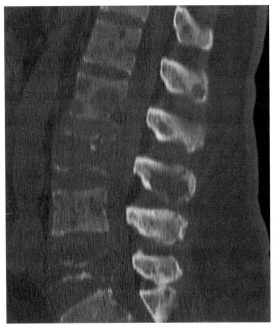

图 3.39C

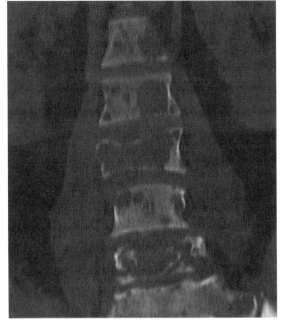

图 3.39D

【影像学表现】

A～B.腰椎前后位及侧位X线片。L₃椎体沿右侧皮质边缘及上终板破坏。L₃椎体右侧椎弓根消失，椎体轻度受压。同样的，L₅椎体破坏更严重，L₂、L₄椎体破坏较轻。椎旁软组织增宽为一个大的软组织肿块的证据。

C～D.CT矢状位和冠状位重建。与X线相比更为明显，骨破坏的范围更广泛，并延伸到L₃棘突，软组织肿物使椎管变窄。无新的反应骨形成。

【鉴别诊断】 转移、多发性骨髓瘤、淋巴瘤、白血病。

【诊断】 多发性骨髓瘤。

【讨论】 早期椎弓根破坏是转移的典型征象，并区别于多发性骨髓瘤，但在弥漫性病变中，要在鉴别诊断中区别病变最终还需要组织学或实验室诊断。反应骨形成提示转移，而不是骨髓细胞恶性肿瘤。脊椎内连续的肿瘤通常来源于前列腺癌及乳腺癌的转移、淋巴瘤及多发性骨髓瘤。有时病变向骨外延伸可通过间盘不受累而与感染性病变相鉴别。X线检查对转移引起的溶骨性病变的显示不敏感，放射性骨扫描、MRI及正电子发射断层扫描/CT是早期发现病变的较好影像学检查方法。脊柱转移瘤的临床治疗可包括放疗、外科手术减压及稳定脊柱。

病例 3.40

【临床病史】女性，24岁，新发现乳腺癌。

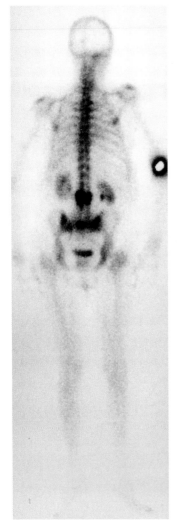

图 3.40A

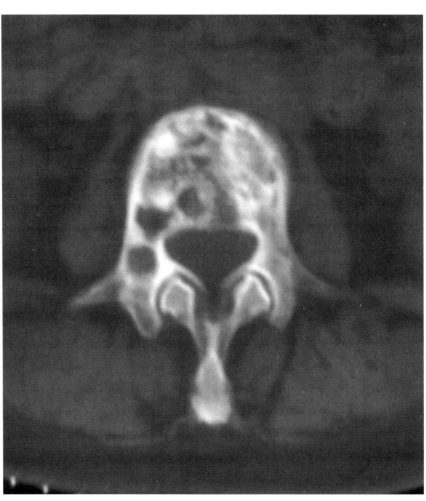

图 3.40B

【影像学表现】

A.核素骨扫描示，全身后视位图显示L₃椎体高浓聚区。

B.L₃椎体层面轴位CT图像示，椎体弥漫性增大，骨质呈马赛克硬化区及透亮区，骨小梁结构紊乱。

【鉴别诊断】转移瘤、佩吉特病、淋巴瘤、脊索瘤、肥大细胞增多症。

【诊断】佩吉特（Paget）病。

【讨论】粗大的骨小梁结构为该病例主要特征。但有时在CT图像上很难快速得到诊断，因为CT图像为逐层单个孤立层面阅片，而矢状位CT重建有助于显示椎体体积的细微增大。

由于佩吉特病导致骨质硬度减弱，有时椎体呈双凹形表现，伴有继发的椎间盘退行性改变。偶尔看见单纯性后附件受累，或伴有椎体病变。这些病例，椎小关节硬化常伴有椎小关节间距的增大。

致密性椎体的鉴别诊断包括成骨性转移瘤、骨髓纤维化、氟骨症、肥大细胞增多症、肾性骨营养不良、骨纤维性结构不良、结节性硬化等。另外，两种疾病见于老年患者，包括轴向骨软化症及骨纤维发育不全，两者在病理上可鉴别。佩吉特病少儿型称为家族性磷酸脂酶过多症，被认为有相似特征，除了不累及骨骺之外。

【临床病史】男性，56岁，长期背痛。附另一相似病例。

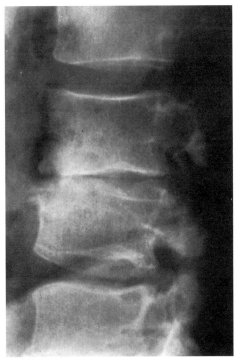

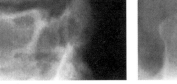

图3.41A　　　　　　　　　　　图3.41B

【影像学表现】

A.腰椎侧位X线片示椎间隙变窄，椎体骨赘增生，终板硬化。

B.另一相似病例侧位片显示椎间隙变窄并真空现象。

【鉴别诊断】椎间盘退行性病变、感染、外伤后畸形。

【诊断】椎间盘退行性病变。

【讨论】脊椎退行性病变可进一步分类为椎间盘骨软骨病、变形性椎关节强直及骨性关节病。椎间盘骨软骨病主要病变在髓核，脊椎的缓冲器。X线片特征包括椎间盘高度减小、真空现象以及椎板硬化。在变形性椎关节强直，椎间盘纤维环弹性减低导致骨赘增生，伴随椎间隙正常或轻度减小。骨性关节病为单独椎小关节病变，特征为椎小关节间隙变窄及硬化。

这些病变需与引起椎间隙变窄的其他疾病相鉴别。椎间盘炎常表现为终板硬化，边缘模糊，逐渐演变为明显的侵蚀性改变，伴有软组织肿块。外伤伴有髓核疝常可见骨折，或继发的韧带不稳定表现，有相应的临床病史。而神经性骨关节病，椎间隙狭窄、硬化及骨赘增生等表现更为突出，伴有骨碎屑及排列紊乱。类风湿关节炎常见于颈椎，另外，还可见由于骨突及韧带受累所引起的半脱位。二水焦磷酸钙盐（CPPD）沉着症改变除了椎间隙变窄、终板硬化之外，还包括骨碎片、半脱位及钙化。如果椎间盘钙化及骨质疏松等表现突出，可能提示黄褐病。

病例 3.42

【临床病史】女性，35岁，背痛。

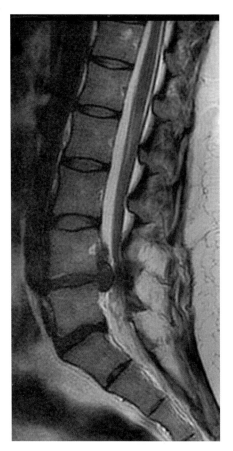

图3.42A

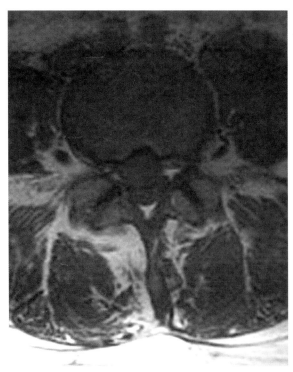

图3.42B

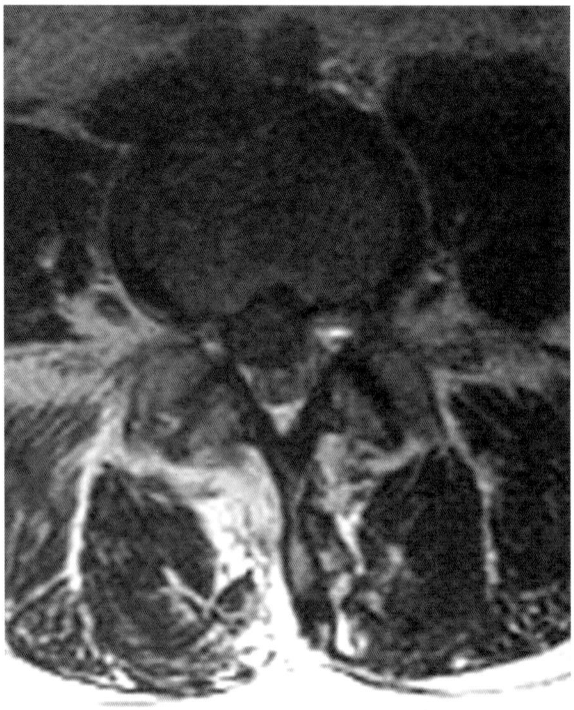

图3.42C

【影像学表现】矢状位 T_2W（A）、轴位 T_1W（B）、轴位 T_2W（C）MRI 显示椎间盘双叶状突出，伴有大的碎片向上移位，位于 L_4 椎体后方的侧隐窝。L_4 椎体后方侧隐窝的碎片撞击 L_4 椎体右侧的神经根。由于此病灶，可见椎管中央严重狭窄。受累椎间隙高度减小且信号减低。

【鉴别诊断】无。

【诊断】髓核脱出。

【讨论】来自变扁的、退变的椎间盘的低信号肿块突出到椎管内，这一表现可诊断髓核脱出。脱出的碎片机械性撞击神经根可引起致残性背痛，并放射到下肢。成人下背部疼痛极其常见，绝大多数成人的某个时期，受累及在45岁以下为最常见的致残原因。急性下背部疼痛伴有神经根症状情况下，MRI检查可供选择。有时感染与椎间盘退行性病变两者的鉴别尤其具有挑战性。但是，在椎间盘源性的硬化，终板倾向于均匀的硬化，不伴有局灶性侵蚀病变，而感染则不然。终板缺陷可由于脱出的施莫尔结节所致。真空现象表现提示椎间盘退行性病变，即使在感染的背景下，也叠加了椎间盘退行性病变，在患者成像之前，细菌常消耗了可获得的氮气。

引起椎间隙变窄并伴有软骨下硬化的其他疾病包括血清阴性脊椎关节病、二水焦磷酸钙盐（CPPD）沉着症、黄褐病、神经源性病变及结节病等。

【临床病史】男性，43岁，皮疹及下背部疼痛2周，发病时X线片，6周后X线片、MRI及CT。

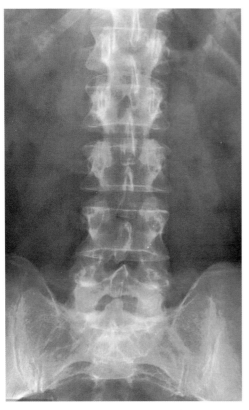
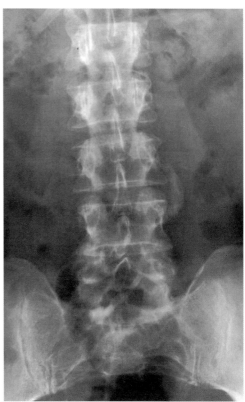

图3.43A　　　　　　　　　　　　　图3.43B

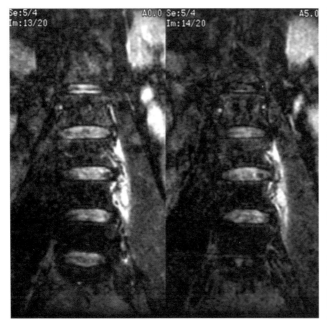
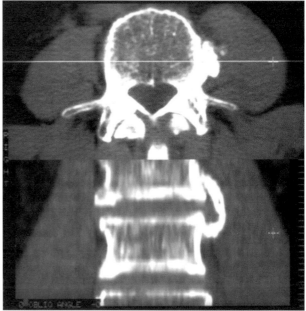

图3.43C　　　　　　　　　　　　　图3.43D

【影像学表现】

A.发病时腰椎前后位X线片正常。

B.6周后。6周后随诊腰椎前后位X线片示L₃~₄水平沿左外侧椎旁钙化。

C.冠状位反转恢复MRI显示L₃~₄左侧椎旁软组织高信号，椎间隙、间盘的高度及含水量正常。

D.轴位CT及冠状位重建图像显示L₃~₄的外侧椎旁钙化桥接。

【鉴别诊断】强直性脊柱炎、银屑病关节炎、反应性关节炎、DISH、氟骨症。

【诊断】银屑病脊柱关节炎。

【讨论】X线片显示椎旁钙化6周后可见，这是发生骨形成的常见时间长度。MRI显示钙化部位周围的炎性改变，冠状位CT重建显示特有的与受累椎体相关的骨性桥接形态学表现。椎旁骨化桥接相邻的椎体为银屑病关节炎及反应性关节炎的典型影像学表现。骨化常仅仅在几个节段椎体水平（本病例仅一个节段水平），从一个椎体皮质的外侧延伸到相邻下一个椎体皮质的外侧，形成曲线形态。这一特定的椎体骨质增生形式有别于变形性椎关节强直，后者骨质生长自终板呈水平位（骨赘形成）；有别于DISH，后者骨质生长为多个连续的椎体（韧带骨化）；也有别于强直性脊柱炎，后者骨质生长方向呈垂直状，垂直于椎体终板的边缘（骨赘）。椎旁钙化为银屑病关节炎骨的早期特征，常进展至骶髂关节或外周关节病变。本病例患者无以前已知的银屑病关节炎。

3.44

【临床病史】男性，29岁，墨西哥农民，体重减轻伴盗汗。

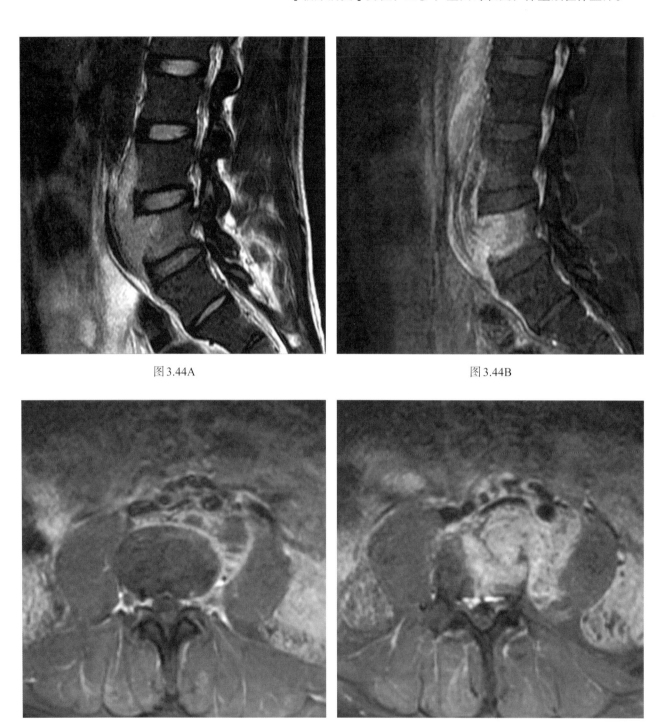

图 3.44A

图 3.44B

图 3.44C

图 3.44D

【影像学表现】

A. 脂肪抑制矢状位 T_2WI MRI图像：显示 L_4 椎体高信号病灶，扩展到前部椎旁软组织，并沿着 L_3 前方及 $L_{4\sim5}$ 椎间盘前方蔓延。

B. 脂肪抑制增强扫描矢状位 T_1WI MRI图像：在同一部位，病灶的骨内部分弥漫性增强，而软组织部分呈边缘强化。

C. L_3 水平，脂肪抑制增强扫描轴位 T_1WI MRI图像：显示左前外侧椎旁软组织呈边缘强化，多房性液性聚集，蔓延至左侧腰大肌并替代部分腰大肌。

D. L_4 水平，脂肪抑制增强扫描轴位 T_1WI MRI图像：显示椎体强化，病灶不均匀增强，自骨蔓延至软组织，并替代前纵韧带。

【鉴别诊断】分枝杆菌感染、化脓性感染、真菌感染、淋巴瘤。

【诊断】球孢子菌病。

【讨论】脊椎球孢子菌病为血行播散性球孢子菌病常见的初始表现，而且在其他部位球孢子菌病治疗期间，可发生脊椎病变。病变可呈侵袭性，当内科治疗失败时，可请求行外科清创及固定治疗。MRI可见脊椎单发病灶或多发病灶，椎体及邻近软组织受累常见。表现与脊椎结核相似，根据影像学表现可无法鉴别。化脓性感染常累及单个椎间隙，以椎间盘为中心，波及邻近上、下椎体终板。淋巴瘤可累及脊椎多个平面的骨和软组织，倾向于浸润性，而非替代性；呈弥漫性增强，而非边缘强化。

3.45

【临床病史】女性，28岁，交通事故，但无明显的背部疼痛。

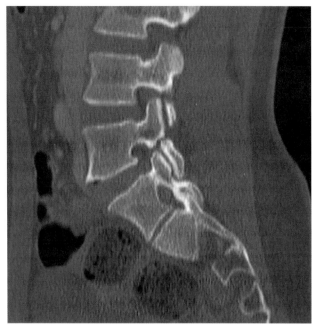

图 3.45A

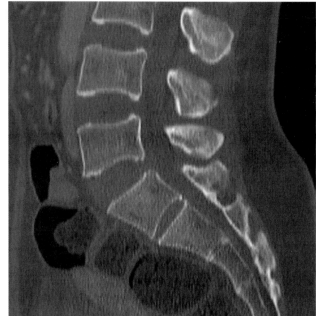

图 3.45B

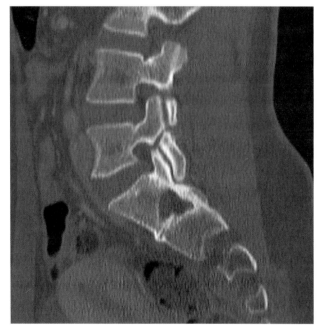

图 3.45C

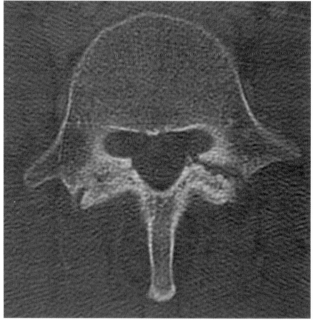

图 3.45D

【影像学表现】

A～C.腹部CT，腰骶部矢状位重建（从左到右）图像：在L$_5$水平层面，在椎体后部左右两侧关节突内见局部骨质缺损。病变边缘骨皮质良好，L$_5$没有向前滑脱。

D.L$_5$水平层面轴位CT示，双侧椎体峡部裂，伴有硬化边缘。

【鉴别诊断】 无。

【诊断】 L$_5$双侧椎弓峡部裂，无向前滑脱。

【讨论】 椎弓峡部是椎体椎板的一部分，连接上下关节面。当椎体两侧椎板在该区域出现骨质缺失，就会出现椎体向前滑脱（前滑脱或脊椎前移）。发生机制有可能是遗传和反复的轻微创伤，导致完全的应力性骨折。在运动活跃的青少年中，脊椎滑脱是背部疼痛最常见的病因。安装矫形支架的保守治疗为青少年青睐的初级治疗方法，因为部分患者会愈合。将近95%的峡部裂发生在L$_5$水平。在CT和MRI上，峡部裂可以直接显示。在侧位X线片，椎弓后部附件有时可见局部透亮区。

【临床病史】男性，24岁，高速碰撞他的全地形车。

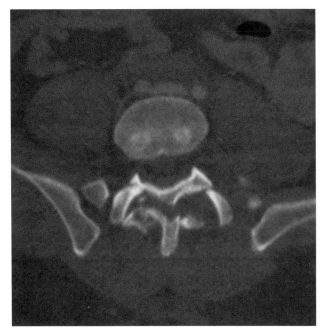

图 3.46A

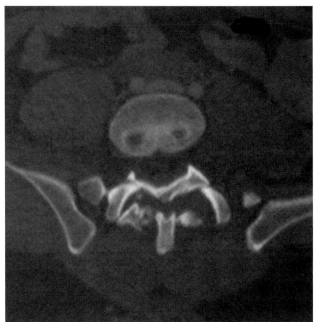

图 3.46B

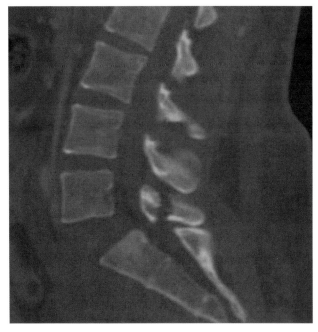

图 3.46C

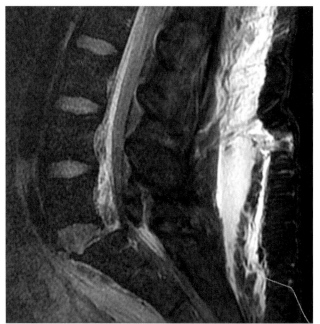

图 3.46D

【影像学表现】

A ～ B.L₅椎体及下终板，轴位CT示，左侧L₅～S₁椎关节突关节前脱位，L₅下关节突向前脱位，位于S₁上关节突的前方；右侧L₅～S₁椎关节突关节骨折脱位；L₅棘突骨折，碎片后缘与L₅椎弓后缘残留部分之间的间距代表L₅超过S₁向前滑脱的度数。

C.在腰骶部连接处，矢状位CT重建图像显示L₅～S₁椎间隙增大、分离，L₅在S₁上向前滑脱，且L₅棘突骨折。

D.腰骶部连接处，矢状位反转恢复序列（STIR）MRI证实了CT影像表现，而且还显示了L₅～S₁椎间盘断裂，前、后纵韧带撕裂，伴有广泛的周围水肿和出血。

【鉴别诊断】无。

【诊断】创伤性腰骶滑脱。

【讨论】创伤性腰骶滑脱（外伤性腰骶部骨折脱位）是一种罕见的损伤，大多数为个案报告或非常小数据的临床研究。在一组含有11例病案的临床研究中，8例双侧腰骶骨骨折伴脱位，2例单纯的外侧脱位，1例单侧旋转脱位。根部缺损表现仅见2例。

娱乐性的使用全地形车导致的碰撞是引起严重交通事故创伤的主要原因。在一个基于人口的研究中，最常见的损伤机制就是翻车，突出强调了这种交通工具的不稳定性。其他损伤机制的报道有失控、赛车手与车辆分离，并与静止或移动的物体碰撞。所有受伤患者中几乎50%有头和（或）脊柱损伤。在脊柱骨折中，损伤多累及胸椎（46%）和腰椎（26%），而颈椎（24%）和骶椎（3%）少见。受伤的赛车手中服用毒品或酒精的罕见，但42%的受伤者为少年或儿童。在病例报告中，发生在与农场或与工作相关活动的碰撞不足1%。使用头盔可能会减少头部受伤，但是无法保护脊椎。

【临床病史】男性，28岁，身材矮小，附另一相似病例。

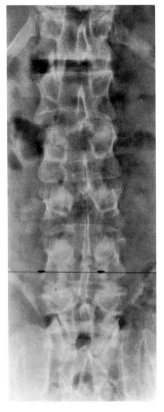

图3.47A

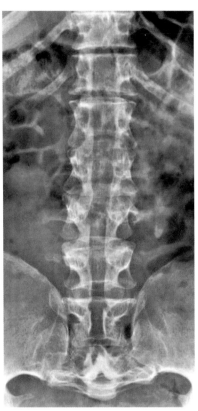

图3.47B

【影像学表现】

A.腰椎前后位X线片示，腰椎严重发育性椎管狭窄，伴有从上到下椎弓根间距逐渐减小。

B.另一相似病例，腰椎前后位X线片示，患者有类似的影像表现，但该患者多个层面椎板切除。

【鉴别诊断】无。

【诊断】软骨发育不全。

【讨论】椎弓根间距从上到下逐渐减小仅见于软骨发育不全和致死性侏儒症。成年人，仅见于软骨发育不全。软骨发育不全是最常见的侏儒症类型，并有典型的影像学表现。由全身软骨成骨缺陷所致，从而导致依靠这种机制生长的这部分骨骼不发育，结果为对称性、短肢性侏儒症，表现为四肢近端不成比例短小（四肢短小）。因为骨膜化骨的生长不受影响，长骨干直径正常，但干骺端呈喇叭形。手指短而粗，颅底由软骨化骨而形成，表现异常短小，伴有小的枕骨大孔。颅盖由膜内化骨形成，由于颅内容物而表现为不成比例的增大，呈特征性的短头畸形，表现为额头隆起、面部短小。椎管在前后位及侧位均狭窄，但躯干长度接近正常。腰椎表现最为突出，椎弓根部的距离逐渐变窄，与正常患者的椎弓根间距持续一致或逐渐增加的表现相反，从上到下的椎弓根间距逐渐狭窄。有过度的腰椎前凸及臀部突出。肋骨短小，导致胸腔容积缩小。这种异常表现常在出生时明显，且随着年龄的增长而越发明显。

软骨发育不全症是常染色体显性遗传，但多数病例为散发。典型的是杂合子型，不伴有先天性缺陷，可以有正常的寿命预期。在成年人常有先天性椎管狭窄的并发症。纯合子型在婴儿期具有致死性，与致死性侏儒症的影像表现完全一致。致死性侏儒症最常见于致命的骨发育不良。在纯合子型软骨发育不全和致死性侏儒症中染色体的鉴别是很重要的，父母应该做遗传咨询。

第4章
盆骨

【临床病史】男性，50岁。后背疼痛数月。

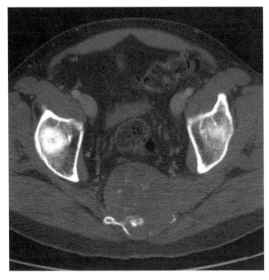

图4.1A

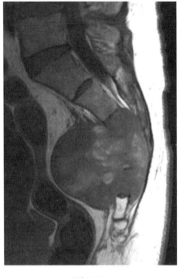

图4.1B

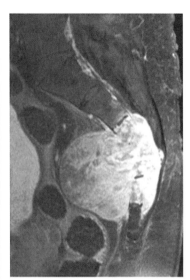

图4.1C

【影像学表现】

A.横轴位CT图像可见肿块位于骶骨下段近中线处，邻近骨质呈溶骨性骨质破坏，并可见软组织肿块沿骶管周围生长，肿块内部可见散在较小局灶性钙化。

B.MR矢状位T_1WI可见肿块累及下段骶骨，以低信号为主，内部信号欠均匀，局部骶骨结构显示不清，肿块向前累及盆腔。

C.MR脂肪抑制矢状位T_1WI增强扫描可见肿块内部弥漫性增强。

【鉴别诊断】脊索瘤、转移瘤、浆细胞瘤、淋巴瘤、肉瘤。

【诊断】脊索瘤。

【讨论】病变位于骶尾骨区域的中线，且自骨向前方软组织呈非对称性膨胀性生长，这些特征提示该诊断。脊索瘤典型的影像学表现包括典型的发病部位、不规则溶骨性骨质破坏、膨胀性生长以及向前方延伸的软组织肿块。50%～70%的病例会出现不定形钙化，通常位于肿块周边。T_2WI脊索瘤特征性表现为信号较高，类似于富含水的正常椎间盘的信号强度。脊索瘤起源于脊索细胞，有局部侵袭性。脊索瘤最常见于骶尾骨区（50%～60%），男性多见（男女发病比率2∶1），发病高峰年龄为40～70岁。除了骶尾骨外，脊索瘤最常累及的是蝶、枕骨（25%～40%）。位于骶尾骨的脊索瘤典型临床表现为疼痛和会阴部麻木。病变通常起源于椎体，但可以累及后方椎体附件。

【临床病史】男性，50岁，前列腺癌治疗后。

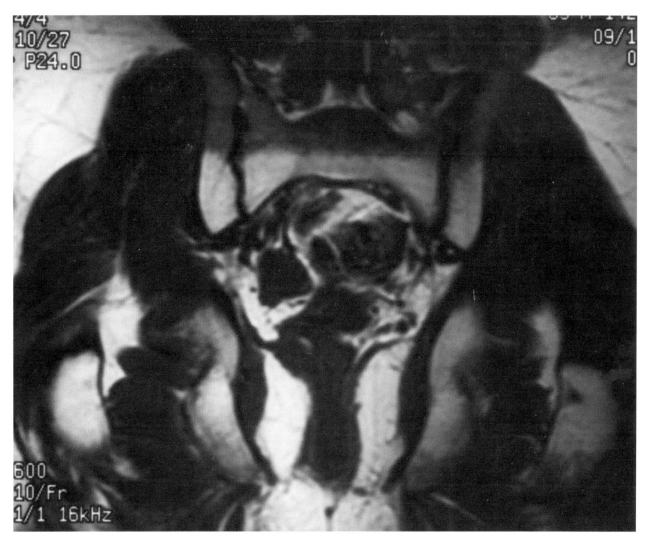

图4.2

【影像学表现】盆腔冠状位 T_1WI MRI可见骶骨下段呈水平带状信号增高，边界清楚。

【鉴别诊断】放疗后改变、骨质疏松所致不全性骨折、伪影。

【诊断】放疗后改变。

【讨论】放射治疗在间接损伤血管的同时，会直接损伤骨组织成分，阻碍骨的生长。放疗后患者的脊柱和盆腔通常使用MR检查。T_1WI可见受累骨正常的骨髓组织被脂肪替代而呈现高信号，这种改变可见于放疗后3个月，并且一直持续高信号。放疗还可引起骨髓纤维化，纤维化在 T_1WI 及 T_2WI 均呈低信号，而肿瘤组织由于含水量较多，T_2WI 通常呈高信号。其他的放疗反应包括缺血性坏死、不全性骨折，以及放疗诱发的肿瘤。对于处于生长期的骨骼，放疗所致的生长抑制包括骨生长停滞、骨骺滑脱及脊柱侧弯畸形等。

【临床病史】女性，24岁。下腰背部疼痛数月。

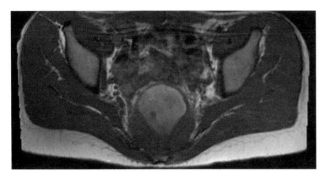

图 4.3A

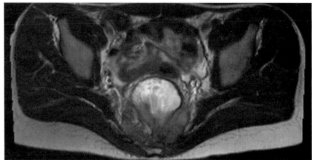

图 4.3B

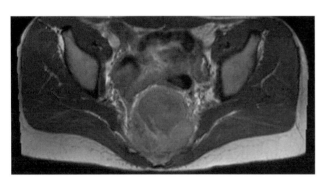

图 4.3C

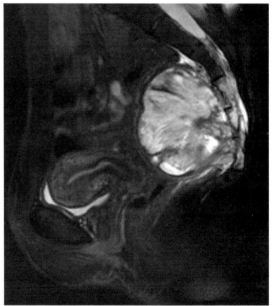

图 4.3D

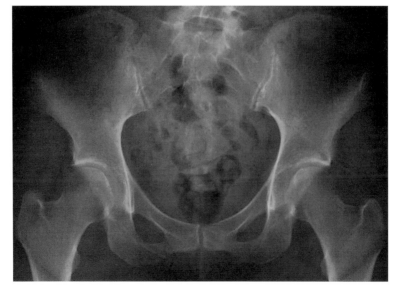

图 4.3E

A.横轴位T$_1$WI MRI可见起源于下段骶骨的类圆形肿块，位于中线并向前累及盆腔。肿块中心大部分呈不均匀高信号，周边可见低-等信号带。

B.相同层面横轴位T$_2$WI脂肪抑制像可见肿块中心呈不均匀高信号，肿块后部及周边呈低-等信号。

C.横轴位T$_1$WI脂肪抑制MRI增强扫描可见肿块周边强化。

D.矢状位T$_2$WI脂肪抑制像可见软组织肿块向骶骨前方突出，前方脏器结构受压移位。下段骶骨及上段尾骨被病变包绕。

E.骨盆前后位（AP）X线片显示下段骶骨骨质破坏，由于肠内容物的遮挡，大部分结构显示不清。

【鉴别诊断】骨巨细胞瘤、动脉瘤样骨囊肿、淋巴瘤、肉瘤、脊索瘤、转移瘤、浆细胞瘤／骨髓瘤。

【诊断】尤因肉瘤。

【讨论】对于年轻人，起源于骶尾骨区的具有膨胀性骨质破坏的肿块，考虑到的疾病应与年龄较大者有所不同。年轻人需要考虑到的疾病包括骨巨细胞瘤和动脉瘤样骨囊肿，但当患者年龄超过50岁时，可能性则较小；脊索瘤、转移瘤和浆细胞瘤/骨髓瘤等在年轻人的可能性较小，但这些病变在50岁以后则可能性较大。该病例中肿瘤出现局部侵袭性生长的影像学特征并非尤因肉瘤独有，通常需要组织病理学确诊。理论上，尤因肉瘤可以发生于任何骨，6%位于骶骨，4%见于脊柱其他区域。据梅奥中心的研究，发生于骶骨的原发恶性骨肿瘤中45%为脊索瘤，12%为骨髓瘤，11%为淋巴瘤，9%为骨肉瘤，8%为尤因肉瘤，其他肿瘤占14%。

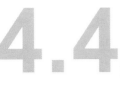
【临床病史】女性，81岁。患者2年前患非霍奇金淋巴瘤并行左侧盆腔放疗，现左侧髋关节疼痛。

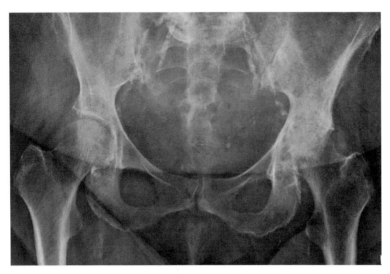

图 4.4A

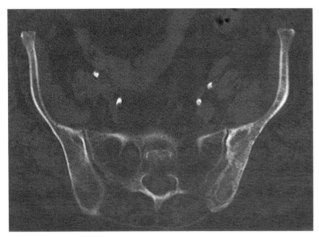

图 4.4B

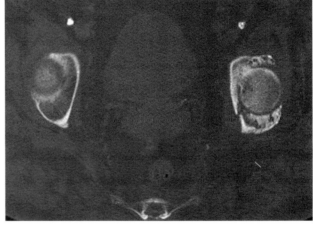

图 4.4C

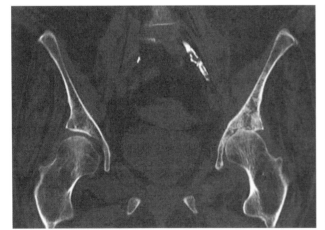

图 4.4D

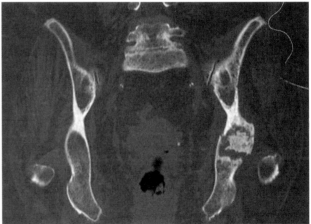

图 4.4E

【影像学表现】

A.前后位骨盆X线片可见左髋关节及邻近左半骨盆骨质密度增高，左髋关节间隙狭窄。

B.横轴位髂骨翼平面CT扫描可见左侧骨髓腔内钙化，边缘不规则。

C.髋关节横轴位CT扫描可见左侧髋臼骨质硬化，髋臼后壁可见分离的软骨下骨折碎片。

D.髋关节冠状位CT重建可见左侧髂骨翼内弥漫性骨髓钙化，左髋关节弥漫性软骨缺失，未见骨赘形成。右髋关节未见明显异常。

E.髋臼后部冠状位CT重建可见左侧致密钙化的死骨。

【鉴别诊断】放疗后改变、不全性骨折、佩吉特病。

【诊断】放疗后改变合并不全性骨折。

【讨论】该病例中可见骨髓内不规则硬化，此特征提示佩吉特病的可能性，但是未见骨皮质增厚及骨肥大等改变。软骨下骨折，并见骨折碎片，但未见骨折碎片移位，该特征见于骨坏死后发生的骨折。骨的重塑位于骨坏死区域的周围，骨小梁被清除，然后爬行替代，因此，该处易于发生骨折。成人放疗所致的伴随损伤包括放射性骨炎和功能不全性骨折。一项对子宫癌接受骨盆放疗的患者的研究发现，通过MRI检测到的功能不全性骨折发生率随放疗后时间的延长而增加，放疗后1年约为15%，5年后约为45%。大部分骨折位于骶骨，多数累及骶骨翼。放疗还可能对软骨细胞有毒性作用。

病例 4.5

【临床病史】男性，24岁。左大腿后部疼痛。

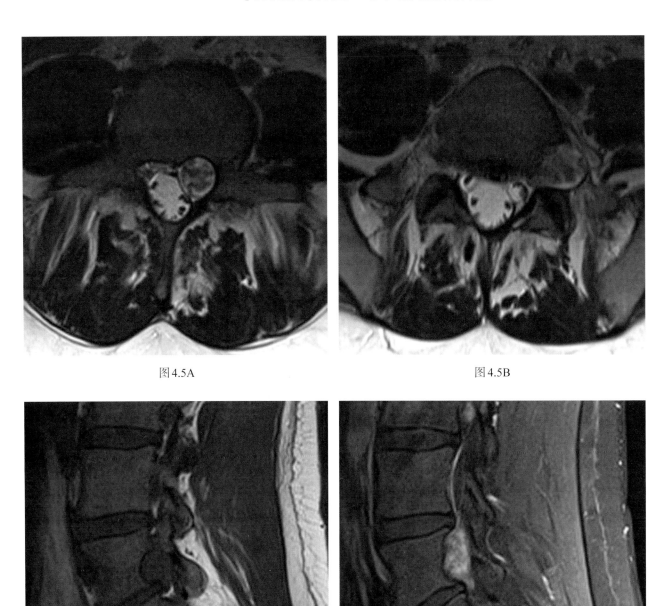

图 4.5A

图 4.5B

图 4.5C

图 4.5D

【影像学表现】（A，B）MR横轴位T$_2$WI可见腰5左侧神经根出口增大，伴有L$_5$～S$_1$左侧神经孔骨的重塑。平扫（C）和增强（D）的矢状位T$_1$WI左侧旁中线层面可见左侧L$_5$～S$_1$神经孔较大肿块，增强后强化。另外，可见L$_{3～4}$神经孔内一较小的异常强化灶。

【鉴别诊断】神经纤维瘤、神经鞘瘤、转移瘤。

【诊断】神经纤维瘤。

【讨论】该病例中病灶的特定部位和形态提示诊断为神经鞘起源的肿瘤。逐渐长大的肿瘤周围骨的重塑，提示肿瘤生长非常缓慢。神经纤维瘤是一种良性的周围神经成纤维性肿瘤，其组成成分和组织学形态多种多样，由于肿瘤成分分化不同，从黏液到纤维成分不等。肿瘤大多由细胞间胶原纤维成分和无定型黏液基质构成。其影像学表现取决于纤维和黏液成分含量的多少。在MRI上，纤维瘤与邻近肌肉相比多表现为T$_1$WI呈等信号，T$_2$WI高信号，内部信号不均匀。位于四肢的神经纤维瘤通常提示患者为神经纤维瘤病Ⅰ型。

【临床病史】男性，75岁，后背疼痛。有慢性淋巴细胞白血病（CLL）病史。

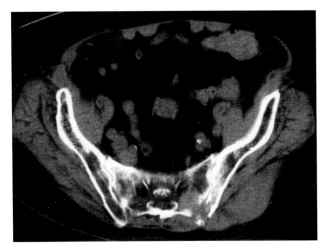

图4.6A

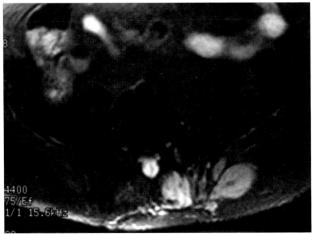

图4.6B

【影像学表现】

A.横轴位CT扫描可见骶骨与髂骨融骨性骨质破坏，软组织肿块内未见钙化，未见反应性骨形成。

B.骶髂关节层面MR脂肪抑制横轴位T_2WI可见肿块位于椎旁肌肉内、臀大肌表面，肿块为较均匀的高信号，并可见相邻髂骨和骶骨同时受累。

【鉴别诊断】淋巴瘤、白血病、转移瘤、感染。

【诊断】淋巴瘤（Richter综合征）。

【讨论】该病例影像表现为累及椎旁和臀大肌的软组织肿块，提示鉴别诊断包括淋巴瘤、白血病、转移瘤及感染等。由于出现了骨质破坏，排除血肿的可能性；另外由于没有看到单个肿块为主的病灶，诊断

肉瘤的可能性也较小。

该病的诊断特征取决于临床状况，且必须经活检确认。对于CLL患者，约有5%会继发恶性肿瘤，最常见的就是非霍奇金淋巴瘤，其次为霍奇金淋巴瘤和多发性骨髓瘤。CLL患者继发非霍奇金淋巴瘤时称为Richter综合征。这种淋巴瘤起源于B细胞，均为高度侵袭性，伴有突然发作的全身症状，快速进行性淋巴结增大，临床病情迅速恶化且引起致命性结果。即使CLL病情缓解，其继发的淋巴瘤也很难对现有的治疗有效，甚至进展。有约60%的病例，淋巴瘤起源于原始白血病细胞克隆，但其余病例有不同的克隆分化。

【临床病史】女性，新生儿。

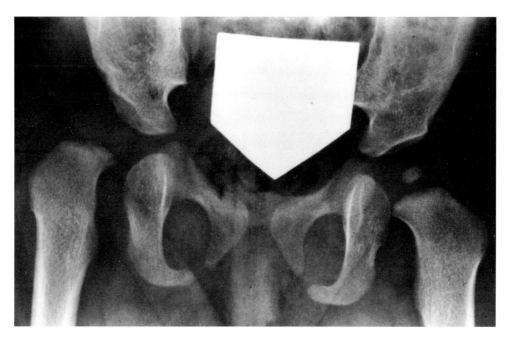

图4.7

【影像学表现】前后位骨盆X线片可见右髋关节发育不良，并有脱位。左侧股骨头可见骨化表现，而右侧未见显示。右侧的髋臼变浅，且髋臼角增大。

【鉴别诊断】无。

【诊断】髋关节发育不良（DDH）。

【讨论】髋关节发育不良是一种发生于出生前、后，由于关节囊异常松弛导致的股骨头滑脱到髋臼外的疾病，可以导致先天性或后天性初始正常结构形态异常。该病可由多种因素导致，与胎儿在子宫内活动受限以及孕妇激素水平有关。由于臀位或羊水过少使胎儿在孕末3个月时活动受限，可以导致髋关节部分或完全脱位。怀孕期间母亲身体产生的激素（如雌激素）可以使骨盆的韧带松弛，有助于胎儿娩出，但同时也会导致胎儿的韧带和关节囊松弛。激素的作用对于女性胎儿更加明显，因此，女婴DDH的发病率约为男婴的6倍。DDH也有家族倾向性，可能与雌激素代谢异常的遗传有关。虽然对于新生儿来讲，超声是首选的检查方法，具有与体检即时对照的优势，但是该检查结果受检查者技术和经验影响较大。对于年龄稍大的婴儿来讲，前后位的骨盆X线片较超声检查更加可靠，因为股骨头骨骺开始出现骨化。

通过绘制经过三叶形软骨的水平线（Hilgenreiner水平线）和经过髋臼顶部最外侧骨化边缘的垂直线（Perkin线），可以将每个髋关节都分为四份。正常情况下，股骨头应该位于内下象限（偏低、内侧），而股骨头脱位时则会出现在外上象限（偏上、外侧），半脱位时股骨头位于外下象限（偏下、外侧）。新生儿髋臼与水平基线之间的夹角应该小于40°，6个月时小于33°，1岁时小于30°。对于正常的髋关节，沿着耻骨上支和股骨内侧骨皮质应该可以绘制出一条光滑的曲线（Shenton线）。DDH的其他表现包括，髋臼变浅、假髋臼形成，以及受累股骨头骨骺骨化延迟。一旦患儿矫正固定，CT检查有助于确定髋关节是否解剖复位。MRI则应用于评价更加复杂的病例。

病例 4.8

【临床病史】女性，36岁。会阴部疼痛。

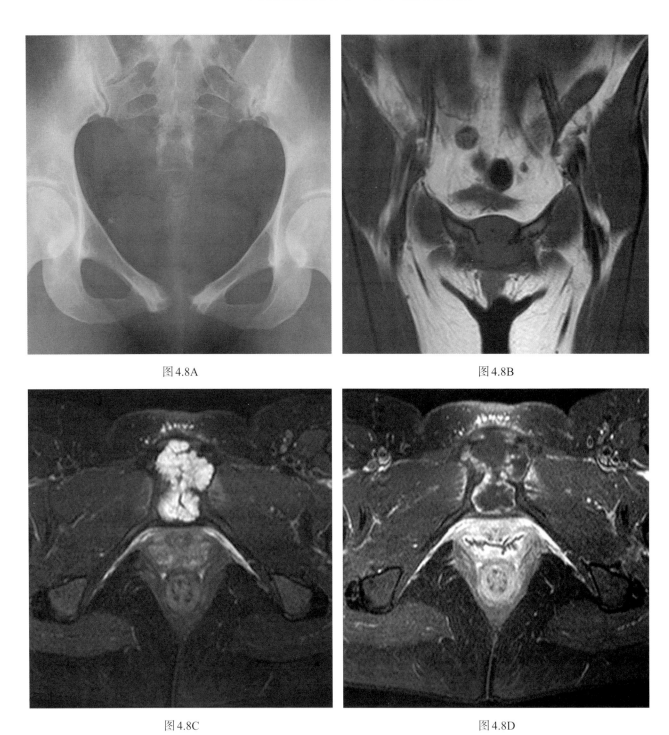

图 4.8A

图 4.8B

图 4.8C

图 4.8D

【影像学表现】

A.骨盆前后位X线片显示耻骨联合处分叶状溶骨性病灶，局部骨质破坏，邻近的耻骨支未见骨膜反应。

B.MRI冠状位 T_1WI 显示以耻骨联合为中心生长的分叶状肿块，与肌肉对比呈等信号。

C、D.该肿块轴位脂肪抑制 T_2WI 呈高信号（C），脂肪抑制 T_1WI 增强扫描可见病变不均匀强化（D）。

【鉴别诊断】软骨肉瘤、转移瘤、浆细胞瘤、感染。

【诊断】软骨肉瘤。

【讨论】软骨肉瘤为恶性、含有软骨成分的肿瘤，可以是先天性，也可以继发于原有含软骨成分的病变，如骨软骨瘤等。Mayo中心研究表明，约24%的软骨肉瘤发生于盆腔，且其中24%位于耻骨联合；软骨肉瘤较少发生于附肢骨，如踝关节或腕关节的远侧。软骨肉瘤是第3位常见的原发性恶性骨肿瘤，发病高峰年龄30～60岁，但也见于任意年龄段。发生于中轴骨的较外周骨的患者年龄常较大。无反应性骨表现，预示病变呈恶性、侵袭性生长过程。软骨肉瘤的典型表现是分叶状肿块，内部可见钙化，表现不典型时不能做出前瞻性诊断，通常需要活检确诊。软骨肉瘤临床进展比较缓慢，通常在病变晚期才会出现转移倾向，且即使肿瘤本身体积常很大，也较少出现转移病变。

病例 4.9

【临床病史】男性，36岁。盆腔疼痛，逐渐加重。

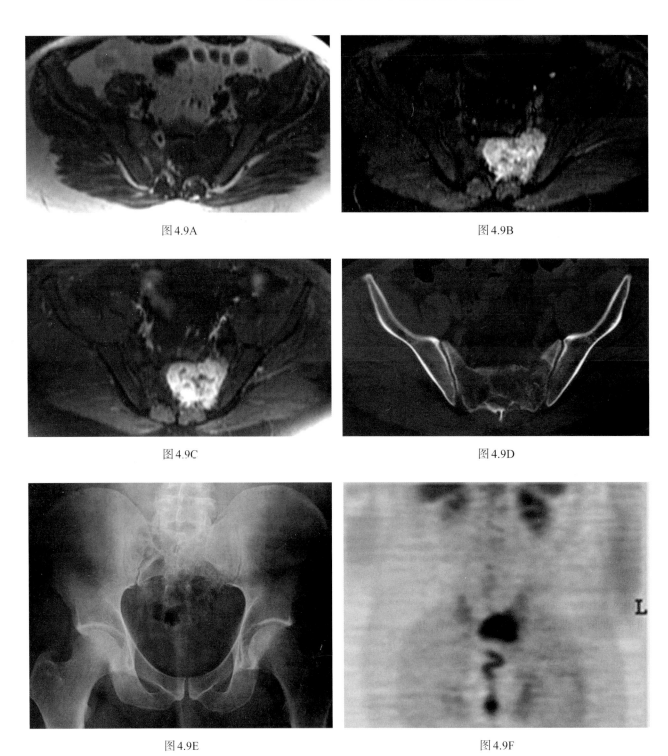

图 4.9A

图 4.9B

图 4.9C

图 4.9D

图 4.9E

图 4.9F

【影像学表现】

A.MR横轴位T_1WI显示左侧骶骨占位病变，左侧S_2神经孔显示不清，并且病变跨越中线延伸至对侧。

B.横轴位MRI STIR序列显示病变内部呈不均匀高信号。

C.横轴位脂肪抑制T_1WI增强扫描显示病变呈明显强化，内部可见少许无强化区。

D.横轴位CT扫描显示左侧骶骨骨质破坏，骶骨前方骨皮质缺损。病变内部可见局灶性钙化区。

E.前后位骨盆X线片示左侧骶骨边界模糊的高密度影，提示可能是病变内部的点状钙化区。

F.冠状位PET成像显示病变呈现高代谢（SUV最大值6.4）。

【鉴别诊断】骨肉瘤、软骨肉瘤、淋巴瘤、转移瘤。

【诊断】骨肉瘤。

【讨论】骨中央内病变呈破坏性、侵袭性生长，内部可见钙化，提示组织学诊断的必要性。鉴别诊断其他可能性包括转移瘤、软骨肉瘤和淋巴瘤，转移瘤通常多发，体积较小，且患者多有原发恶性肿瘤病史；软骨肉瘤则倾向于分叶状形态，内部钙化呈环形或弧形；淋巴瘤呈浸润性生长。骨肉瘤最常发生于10～20岁（梅奥中心研究结果为45%），但是事实上发生于20岁以上者也不少见（梅奥中心研究结果为50%）。骶骨骨肉瘤的发病率仅为2%。PET和PET/CT在骨肿瘤的影像学评价中越来越重要，但是，PET扫描异常的特异度较低，并不能免除对组织学诊断的需求。

【临床病史】女性，21岁。髋关节轻度疼痛。

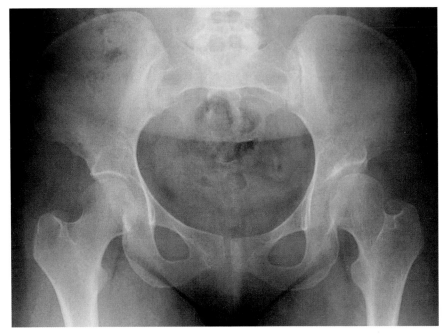

图4.10A

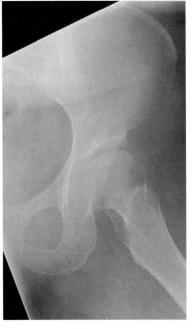

图4.10B

【影像学表现】

A.骨盆X线片示髋臼略变浅，轻度发育不良。双侧股骨头形态和位置正常。

B.左髋关节蛙式位侧位片显示，髋臼变浅，股骨头形态正常。

【鉴别诊断】无。

【诊断】髋臼发育不良。

【讨论】髋臼发育不良是导致成人早期出现骨关节炎的常见病因。正常的髋臼应该类似于半球形，与股骨头形成球窝关节。发育不良的髋臼类似于一个浅碗，对于股骨头来说较浅，但不大影响髋关节的功能。因此，关节的前、后表面的面积均减少，导致股骨头表面仅有一小部分有骨质覆盖。在X线片上，髋臼的顶部正常情况下应该覆盖于股骨头最高点，且向下倾斜至外侧缘。髋臼发育不良时，髋臼的顶部与其外侧缘不在同一水平线上，明显低于其外侧缘。患者通常会在30～40岁开始出现轻微症状，若不积极治疗，必然会进展为晚期骨关节炎。髋臼骨成形术可以使股骨头表面完全覆盖，并且减缓骨关节炎的发生。

【临床病史】男性，16岁。近期左髋臼骨折愈合期。儿时曾出现步态不稳的症状。

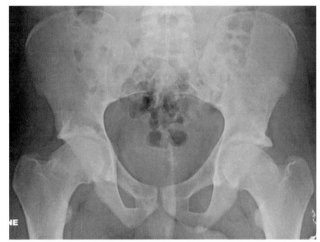

图4.11A

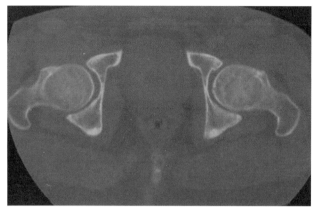

图4.11B

【影像学表现】

A.骨盆前后位X线片显示双侧髋关节上部间隙略变窄，软骨下骨质硬化，软骨下囊性变。双侧股骨头颈结合处形态异常，可见骨骺处瘢痕向外延伸，称为"枪柄样改变"。

B.经双侧股骨头颈交界水平横轴位CT显示该处局限性向前隆起，并可见相应软骨下囊性变。

【鉴别诊断】创伤后骨关节炎，股骨髋臼撞击综合征（FAI），股骨头骨骺滑脱（SCFE）后改变。

【诊断】股骨髋臼撞击综合征。

【讨论】该病例中，FAI继发于既往的SCFE。FAI是一种髋关节早期进行性骨关节炎，主要由于股骨近端与髋臼之间异常力学关系所致。髋臼形态异常所致的FAI称为Pincer型，而股骨头颈交界处形态异常所致的FAI称为Cam型。股骨头颈部形态异常可由以下疾病所致，包括既往的SCFE、股骨头骨骺骨软骨病、外伤、成人股骨头缺血坏死或原因不明（特发性）等。SCFE的发生与患者在青春期负重过度有关。股骨头骨骺离开股骨近端向后内侧滑脱。

【临床病史】女性，44岁，右大腿结节数月。

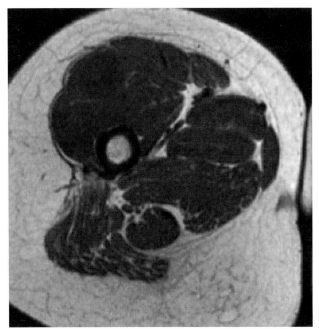

图 4.12A

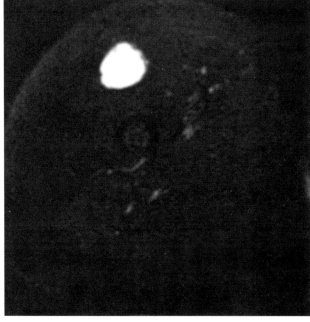

图 4.12B

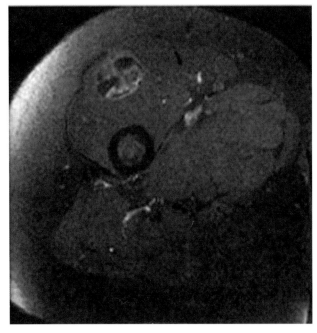

图 4.12C

【影像学表现】

A.横轴位 T_1WI MRI 显示股直肌内类圆形肿块，与肌肉等信号，边界清楚。

B.脂肪抑制 T_2WI MRI 显示病变呈均匀高信号。

C.脂肪抑制 T_1WI MRI 增强扫描显示肿块呈斑片状强化。

【鉴别诊断】软组织肉瘤、肌肉内黏液瘤、神经鞘瘤。

【诊断】肌肉内黏液瘤。

【讨论】该肿块位于股直肌内，肌肉内黏液瘤为一种良性软组织肿瘤，通常位于骨骼肌深处。病变内部细胞和血管成分较少，呈胶冻状且质地较韧。在CT上病变呈球形或椭球形，边界清楚，并且无可见的包膜。CT值通常10～30HU，内部密度均匀且无明显强化。在MRI中病变 T_1WI 呈低信号，T_2WI 呈高信号，通常大小约6cm，最常见部位为大腿肌群。该病在影像学上与软组织肉瘤，尤其是含有黏液成分的肉瘤很难鉴别，需要活检确诊。如果仅使用细针穿刺，可能无法获得诊断结果，活检需要CT引导下大口径针（大于20单位）取出更多的胶冻样物质标本。外科切除通常可痊愈。该病更常见于中老年女性患者（女：男＝2：1），平均发病年龄52岁。当肌肉内黏液瘤合并出现骨纤维异常增殖症时，称为Mazabraud综合征。

【临床病史】女性，17岁。髋部及其他关节进行性僵硬。

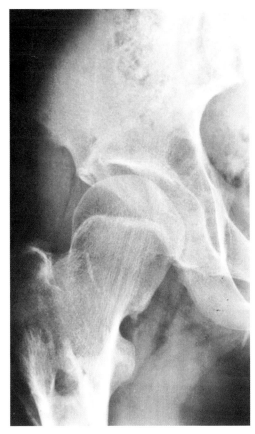

图4.13A

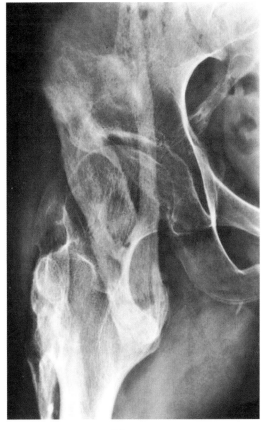

图4.13B

【影像学表现】

A.右髋关节前后位X线片示股骨颈形态异常，股骨颈增宽并见一向内下方突出的小结节。

B.2年后，髋关节前后位X线片示骶结节韧带骨化，同时可见从股骨颈内侧延伸至髂上棘的小骨化带，以及从股骨颈内侧延伸至髋臼上区的较大的骨化带。

【鉴别诊断】烧伤、外伤、麻痹、弥漫性特发性骨肥大，进行性纤维发育不良骨化症（FOP）。

【诊断】进行性纤维发育不良骨化症。

【讨论】软组织骨化与钙化的区别在于，骨化可见骨皮质和骨小梁结构。软组织骨化最常见于外伤后，并且除了骨化性肌炎外，韧带扭伤处更常见。烧伤和麻痹也可伴有局部或关节周围软组织骨化。弥漫性特发性骨肥厚可见软组织骨化，但该病通常累及的是韧带、关节囊及肌腱附着于骨的起止点。

FOP是一种罕见的灾难性的基因异常疾病，表现为进行性异位骨化，并有广泛的逐渐增多的骨外骨化。FOP患者出生时通常表现正常，部分患者可见脚趾增大畸形，看上去类似于先天性蹈趾囊肿。从1岁到10岁期间，患者开始在一些轻微外伤后，如疫苗接种或轻微注射，运动擦伤，突然出现骨化。在此期间，会有一过性炎性反应导致的新的异位骨化。这种罕见情况通常见于基因新的突变，遗传性患者多为常染色体显性遗传。最近研究表明，FOP与骨的有关形态发生的蛋白Ⅰ型受体基因突变有关。严重的功能异常由逐渐进展的肢体运动障碍、下颌及胸壁的活动障碍所致，威胁生命的并发症包括胸壁活动受限，及反复跌倒。跌倒则是灾难性的，常激发疼痛导致永久性活动丧失。颅内损伤很常见且后果严重，可能与步态不协调以及保护性反射有关。大多数患者死于胸部功能异常综合征。

4.14

【临床病史】男性，50岁，摩托车高速行进时车祸伤。

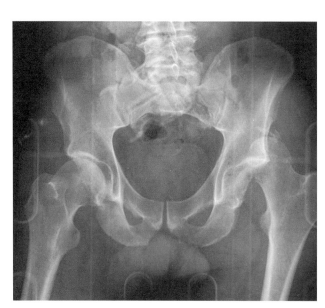

图 4.14A

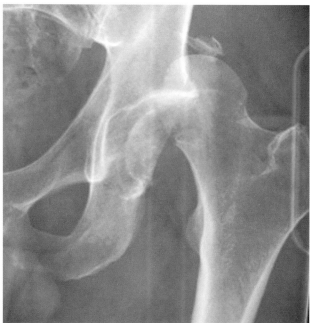

图 4.14B

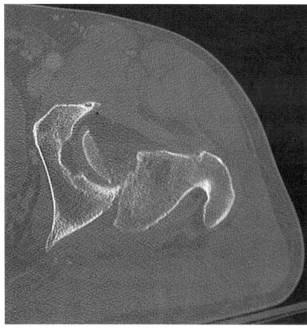

图 4.14C

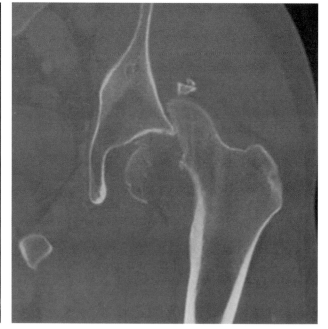

图 4.14D

【影像学表现】（A）骨盆前后位及（B）左髋关节前后位X线片，显示左侧股骨向外上方移位，另可见左侧股骨头粉碎性骨折。左髋关节横轴位（C）和冠状位（D）CT图像，显示左髋关节向后脱位，股骨头受到撞击出现骨折，并可见股骨头位于髂骨翼的后方。

【鉴别诊断】髋关节前脱位、髋关节后脱位。

【诊断】髋关节后脱位。

【讨论】髋关节脱位通常由严重的外伤导致，如摩托车祸。外伤性髋关节脱位中，85%到90%均为向后脱位，伴或不伴有髋臼骨折，损伤的机制为出现了沿着股骨干长轴的冲击力，同时髋关节屈曲（如类似于膝关节撞向仪表盘）。髋臼的后壁或后缘通常会骨折，同时股骨干或膝关节也可受损伤。偶尔伴有股骨头的骨折，此时关节腔内的骨折碎片对于复位尤其是个问题。髋关节向后脱位后大腿外展为其特征性表现。CT可以清楚地显示关节内的骨折碎片以及确认髋关节复位后的位置，外伤后在髋关节囊内出现气泡，而未见穿透性损伤时，是提示近期发生髋关节脱位的可靠征象，大多数气泡位于股骨颈的前方，有时也可见于后方。

如果由于损伤后当时又自发复位，髋关节脱位未被考虑，气体的出现可使临床医师警惕并发症的可能性。髋关节脱位的并发症包括股骨头缺血性坏死、一过性或永久性坐骨神经麻痹、骨化性肌炎以及外伤后退行性关节炎。髋关节向后脱位时通常会拉伸或扭伤髂外动脉、股总动脉以及旋动脉，从而导致骨外血流的改变。虽然臀动脉的侧支循环可以维持骨内血流，但若脱位时间过长，则会产生渐进性或迟发性动脉损伤，最后导致骨坏死。

【临床病史】男性，59岁，摔倒后无意识。

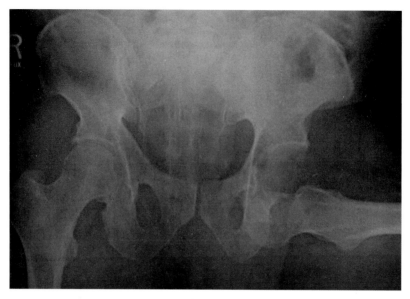

图4.15A

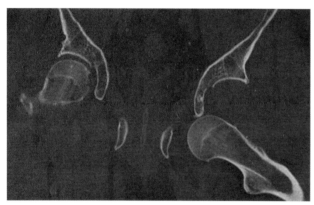

图4.15B

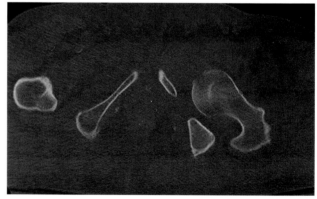

图4.15C

【影像学表现】（A）骨盆前后位X线片示左侧股骨头从髋臼脱出并向前下方移位，股骨头移位至闭孔，位于空虚的髋臼下方。左侧股骨明显外展，未见明确骨折征象。冠状位（B）和横轴位（C）CT图像所见证实以上X线片表现，未见关节内骨折碎片。

【鉴别诊断】髋关节前脱位、髋关节后脱位。

【诊断】髋关节前脱位。

【讨论】该病例可见明确的髋关节脱位，但股骨头移位到哪儿了呢，外伤性髋关节脱位约有11%是向前脱位，且其中大多数股骨头向下移位至闭孔，如本病例所见。损伤的机制是髋关节被迫外展，外旋，以及屈曲，导致股骨头通过关节囊向前、内滑脱，但是位于强大的耻骨股骨韧带下方。耻骨股骨韧带起于耻骨上支，止于股骨小转子。约有10%的髋关节前脱位的患者会出现髋关节强迫性外展、外旋，导致股骨头突破位于耻骨股骨韧带上方的前关节囊，股骨头则位于耻骨前支上方，前腹壁水平。髂股韧带有时会从其附着于髂棘前、下方处撕裂。髋关节前脱位通常还会合并股骨头的外上份嵌入骨折，这是由于股骨头在脱位后与髋臼的前下缘产生撞击所致。长期的后遗症包括关节炎和骨坏死。

病例 4.16

【临床病史】女性，43岁，骨痛并肌无力。

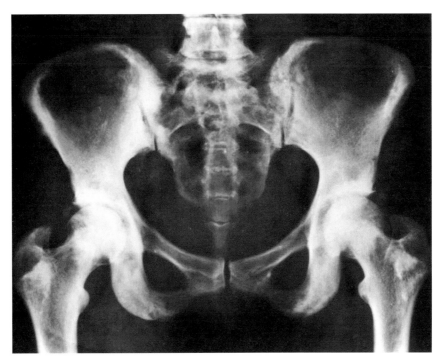

图4.16

【影像学表现】骨盆前后位X线片示对称性骨质密度增高，主要累及骨皮质，骨髓腔内未见受累，内部的骨小梁结构显示清楚。髋关节、骶髂关节及腰椎可见退行性改变。

【鉴别诊断】骨硬化症、氟中毒、维生素A增多症、肾性骨病、镰状细胞贫血、其他原因导致的弥漫性骨硬化。

【诊断】氟中毒。

【讨论】全身性骨硬化及骨肥厚可由各种代谢性及全身性疾病所致。氟中毒与下列原因有关，如地方性长期食入或饮用氟含量超标的食品或水所致（百万分之四以上或4 ppm以上）、职业接触或食用含氟药物等。这种地方病的患者大多数人群位于印度和中国部分地区。在某些情况下，地方性氟中毒甚至见于饮用水中并无氟含量超标的地方。茶可以将水及土壤中的氟浓缩，这些茶叶中的氟含量与生长时间有关，所以年份久的叶子和树干长出的树叶氟含量更高，但新鲜嫩芽的茶里面并无过量的氟。而在职业接触方面，接触铝的工人更容易患氟中毒。

该病的确诊需要在骨中直接检测出氟含量。骨内氟含量与接触有关，影像学表现在骨氟含量较高的患者多见。影像学表现包括骨质疏松、骨质硬化以及骨肥厚，可累及中轴骨、附肢骨骨膜炎及起止点炎、以及牙齿异常，也可见早期退行性关节病。临床上，患者表现为肢体活动范围减少，并逐渐进展为僵硬。

【临床病史】女性，8岁。慢性骶髂关节疼痛。

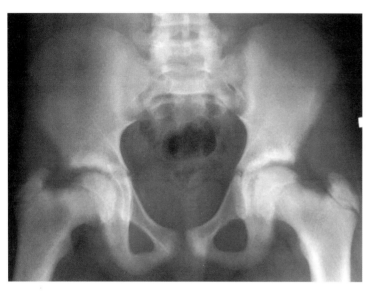

图 4.17A

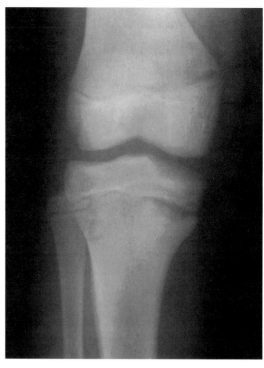

图 4.17B

【影像学表现】

A.骨盆前后位X线片示双侧骶髂关节对称性骨质硬化，主要累及髂骨侧，骶髂关节间隙不规则增宽，同时可见双侧髋臼对称性骨质硬化。

B.右侧膝关节前后位X线片显示生长板增宽，沿干骺端一侧毛糙，尤其是股骨远端以及胫骨近端内侧面，所见骨质形态尚可，关节间隙正常。

【鉴别诊断】佝偻病、青少年特发性关节炎。

【诊断】佝偻病。

【讨论】患者的临床病史特征包括慢性起病，病变对称分布，以及病变位于膝关节生长板，这些表现均为年龄稍大儿童佝偻病患者的典型表现。骶髂关节病变也可见于青少年起病的脊柱关节病，尤其是强直性脊柱炎。该例患者为维生素D抵抗性佝偻病。佝偻病的临床表现多种多样，包括骶髂关节炎的症状。有研究认为，继发性甲状旁腺功能亢进合并软骨下骨吸收会导致骶髂关节软骨下功能不全性骨折或微骨折，从而出现临床症状。在MRI图像上，骨骺区域的改变通常较显著，表现为增宽的未骨化的软骨呈现T_2WI高信号。

【临床病史】女性，75岁，进行性右侧臀部疼痛，现不能行走。

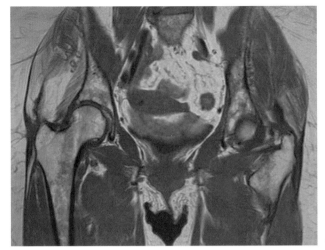

图 4.18A

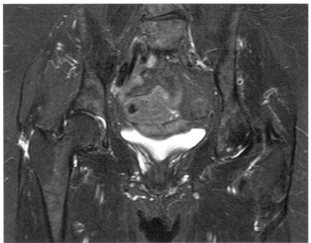

图 4.18B

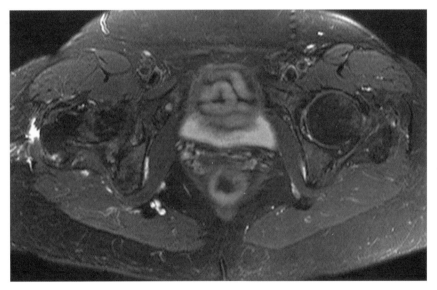

图 4.18C

【影像学表现】（A）冠状位T$_1$WI显示右侧臀中肌明显萎缩，右侧臀小肌也可见肌肉萎缩。冠状位（B）及横轴位（C）T$_2$WI脂肪抑制图像显示右侧臀中肌附着于右侧股骨大转子处局部间隙内可见液体信号填充，提示肌腱撕裂。

【鉴别诊断】无。

【诊断】臀中肌肌腱撕裂。

【讨论】在髋关节的周围有类似于肱盂关节周围的肩袖肌肉的结构，用来加固球窝关节，它们均附着于股骨近端大转子周围。臀小肌附着于股骨大转子的前面，臀中肌附着于内侧及后面，这些结构在横轴位显示清晰。在该病例中，T$_1$WI显示臀中肌撕裂合并明显的肌肉萎缩、脂肪变性，提示该过程为慢性病程。当老年患者出现臀部、髋关节或者腹股沟疼痛时，通常在MRI上可见臀中肌撕裂或肌腱炎。

【临床病史】女性，66岁，左背部疼痛逐渐加重。

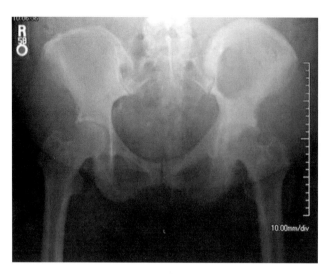

图4.19A

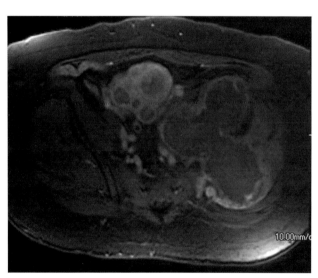

图4.19B

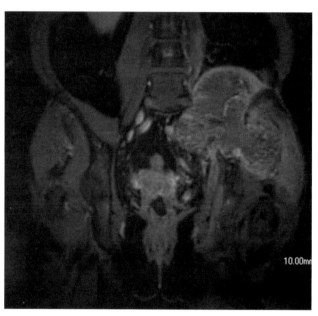

图4.19C

【影像学表现】（A）骨盆前后位X线片示左侧骨盆及髋关节典型的佩吉特病改变，表现为非对称性骨肥大，骨皮质增厚，骨小梁增粗，另可见左侧髂骨翼较大溶骨性病灶。横轴位（B）及冠状位（C）脂肪抑制增强扫描T_1WI MRI图像，显示以左侧髂骨翼为中心的大软组织肿块，不均匀增强，范围向前累及盆腔，向上延伸至左侧椎旁区域。

【鉴别诊断】佩吉特病、肉瘤、转移。

【诊断】佩吉特（Paget）病引起肉瘤。

【讨论】佩吉特病（畸形性骨炎）是一种常见于中年及以上人群的骨病，特征性表现为骨的过度生长及异常塑形。通常无明显症状，佩吉特病在40岁以上人群中的发病率为3%，多数病例为多骨受累。该病可累及全身各骨，但常累及的部位包括骨盆、脊柱、颅骨、股骨或胫骨等。有症状的佩吉特病患者肉瘤的发病率低于1%，更常见为合并恶性纤维组织细胞瘤和骨肉瘤，并发肉瘤的佩吉特病患者预后差，佩吉特病的骨上发生骨转移很少见。

【临床病史】男性，21岁，衣原体性尿道炎和葡萄膜炎病史，现后背痛。

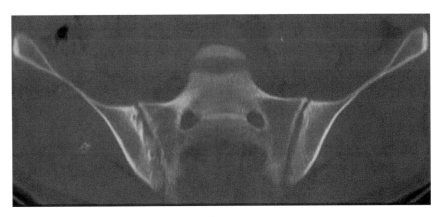

图 4.20A

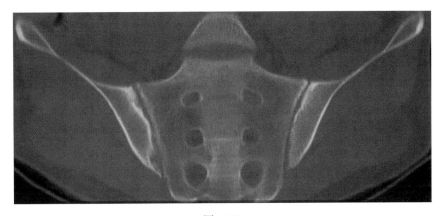

图 4.20B

【影像学表现】经骶骨（前，A；后，B）的斜冠状位CT重建图像，显示骶髂关节非对称性软骨下骨硬化及侵蚀，右侧明显，主要累及关节髂骨侧。

【鉴别诊断】强直性脊柱炎、反应性关节炎、银屑病关节病、肠源性关节病、败血症关节炎。

【诊断】反应性关节炎。

【讨论】非对称性骶髂关节病变，同时合并衣原体性尿道炎和葡萄膜炎，为诊断反应性关节炎（也称为感染后关节炎，之前称之为Reiter综合征）的要点。反应性关节炎可继发于痢疾和性病患者，以男性多见。

正常的骶髂关节包括位于前下1/3的真正的滑膜关节，正常情况下由于骶骨侧的关节软骨较髂骨侧的厚，早期的骶髂关节炎通常侵蚀关节的髂骨侧。骶髂关节炎的早期，关节周围的骨质侵蚀和骨质疏松可导致关节间隙明显增宽，随后出现软骨下骨质硬化，最后出现关节间隙狭窄及强直。很多脊柱阴性关节炎会累及骶髂关节，虽然强直性脊柱炎和肠源性关节炎都可以是非对称性的，但更常见的是对称性受累。而银屑病关节炎和反应性关节炎通常为非对称受累。骶骨未受累，则诊断败血症关节炎的可能性极小；通常感染会同时累及关节两侧的软骨下骨。

病例 **4.21**

【临床病史】男性，29岁，静脉注射吸毒史。

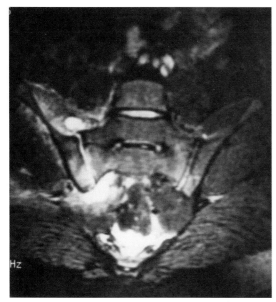

图 4.21A

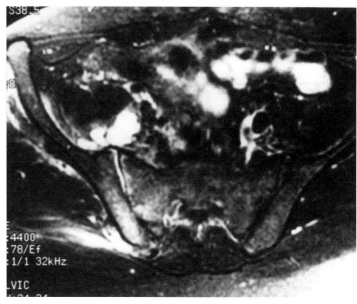

图 4.21B

【影像学表现】冠状位及横轴位T₂WI脂肪抑制MRI图像（A，B），显示右侧骶髂关节内液体信号，并向前延伸至髂腰肌，向后沿伸至臀肌筋膜。

【鉴别诊断】强直性脊柱炎、银屑病关节炎、反应性关节炎、炎性肠病、类风湿关节炎、败血症关节炎。

【诊断】败血症性骶髂关节炎。

【讨论】MRI T₂WI成像显示骶髂关节区高信号，关节间隙积液，为骶髂关节炎的典型表现，邻近肌肉的炎性改变是急性感染的特征性表现，而并非HLA-B27阳性的脊柱关节病。影像学表现结合患者临床有静脉注射吸毒史，进一步支持败血症性骶髂关节炎的诊断。

骶髂关节的感染可以通过血行途径、邻近感染直接侵袭扩散、手术或外伤时种植感染等引起。髂骨软骨下骨的血流缓慢，因此，该部位在血行感染时较常受累；骶髂关节还可由邻近感染直接侵袭播散所致。革兰阴性细菌感染常见于HIV阳性患者，而静脉注射吸毒则较常合并葡萄球菌感染。盆腔脓肿和褥疮性溃疡均可累及骶髂关节，此处的感染还可由外伤、手术或器械所致，如注射或针灸等。

【临床病史】女性，24岁，髋关节疼痛。

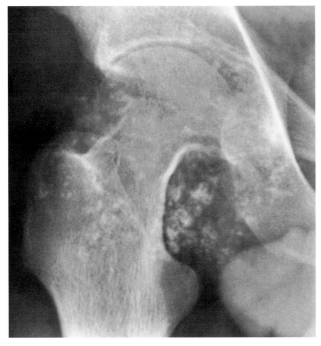

图 4.22A

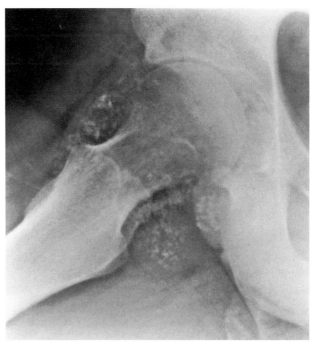

图 4.22B

【影像学表现】右髋关节前后位（A）及蛙式侧位（B）X线片，显示右髋关节多发小钙化影，并股骨颈继发性骨质侵蚀，钙化较致密，呈小点状，无骨皮质及骨小梁结构。骨质侵蚀处较表浅且边界清楚，且未见明确退行性改变。骨形态学未见异常。

【鉴别诊断】滑膜骨软骨瘤病、滑膜血管瘤病、滑膜肉瘤。

【诊断】滑膜骨软骨瘤病。

【讨论】关节腔或滑囊内出现无数小钙化，骨质侵蚀表浅、边界清晰等表现可诊断原发性滑膜骨软骨瘤病。滑膜血管瘤合并多发静脉石和滑膜肉瘤合并静脉石可有类似表现，但均极其罕见。色素沉着绒毛结节性滑膜炎（PVNS）也可引起骨质侵蚀改变，类似于滑膜骨软骨瘤病，但PVNS的结节无钙化。但曾有个案报道PVNS与滑膜骨软骨瘤病同时并存于同一个关节。

滑膜骨软骨瘤病可见关节囊内多发软骨结节，这些结节的出现导致滑膜肿胀、积液，骨表面表浅的骨质侵蚀，以及退行性关节炎。这些结节可附着于滑膜或游离在关节内。细胞含量丰富的结节较少钙化，而细胞含量较少的结节则容易出现明显钙化。滑膜骨软骨瘤病的发病机制目前尚不明确，但越来越多的证据表明，其病理过程是肿瘤性的而非反应性的。该病常见于成年人，平均发病年龄40～50岁。男性发病为主，男女比例接近2∶1。最常累及的部位包括膝关节（70%）和髋关节（20%），且通常为单关节受累。研究表明，病变内部结节钙化和骨化的程度与患者年龄无相关性。仅有少数病例在出现时有退行性病变，其恶变概率约为5%。来源于滑膜骨软骨瘤病的恶性病变包括软骨肉瘤。

4.23

【临床病史】男性，38岁，后背疼痛，溃疡性结肠炎病史。3次X线检查分别相隔5年。

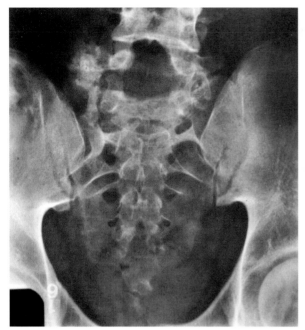

图 4.23A

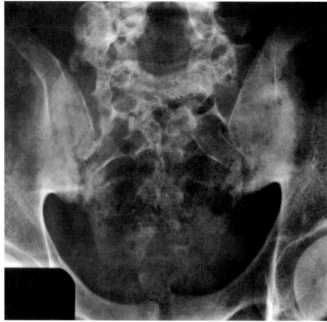

图 4.23B

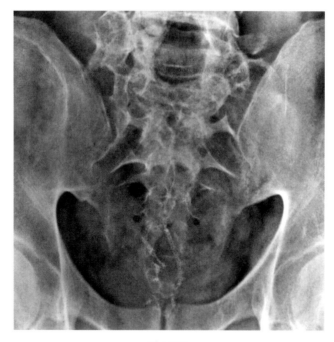

图 4.23C

【影像学表现】

A.10年前X线前后位片示骶髂关节正常。L$_{4\sim5}$水平椎板切除术后缺损，并可见外科手术融合。

B.5年前X线前后位片示双侧骶髂关节对称性骨质侵蚀，并周边硬化。

C.本次X线前后位片示双侧骶髂关节完全强直。患者行结肠切除术。

【鉴别诊断】强直性脊柱炎、银屑病关节炎、反应性关节炎、类风湿关节炎、败血症关节炎。

【诊断】强直性脊柱炎。

【讨论】强直性脊柱炎是一种慢性炎性病变，主要累及脊柱和骶髂关节。其病因不明，可能与遗传有关；白种人经典强直性脊柱炎患者中有90%～95%表现为HLA-B27阳性（正常白种人群中仅9%阳性）。有症状的患者占1%；严重病例发病率仅为0.1%，该病较类风湿关节炎少见。

合并强直性脊柱炎的炎性肠病包括溃疡性结肠炎、克罗恩病、Whippe病等。肠病与强直性脊柱炎之间的因果关系尚未得到证实，但有一些患者这两种疾病（HLA-B27阳性患者）偶尔同时存在，并且还有一部分患者（HLA-B A27阴性）脊柱炎继发于肠病。肠病的活动性与骶髂关节或脊柱病变的活动性，两者之间并无明显相关性。

经典的强直性脊柱炎起自于腰骶部，然后向上累及颈椎。该病早期的常见症状包括骶髂关节局部疼痛及压痛。早期病变可不对称，累及单个骶髂关节，但在病变晚期通常会有双侧不同程度的受累。炎性病变累及骶髂关节的滑膜部，表现为斑片状关节周围骨质疏松，软骨下骨质侵蚀，导致骨表面毛糙、关节间隙增宽、软骨下骨质硬化等。这些改变通常位于髂骨侧，虽然在疾病晚期两侧均可受累。骶髂关节滑膜部出现上述改变时，其韧带部可同时出现钙化和骨化，最终骶髂关节间隙模糊，硬化并融合。

【临床病史】女性，35岁，右髋部慢性疼痛。

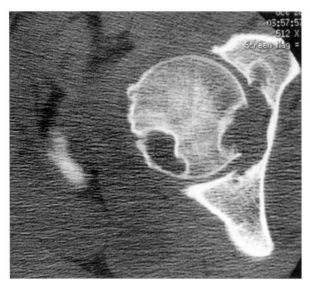

图4.24A

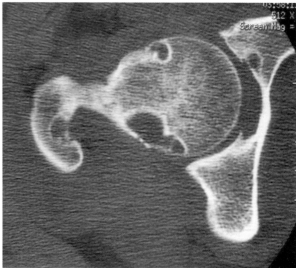

图4.24B

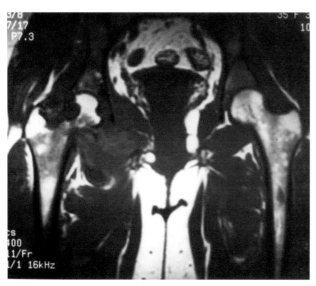

图4.24C

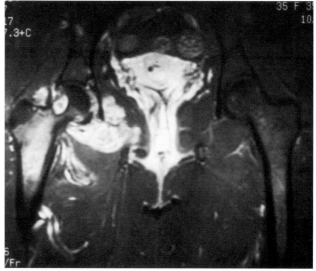

图4.24D

【影像学表现】

A，B.右髋部CT扫描示，股骨头、股骨颈、大转子和髋臼呈贝壳样的侵蚀，受侵部位边缘可见硬化，界限清晰。

C. MRI T_1WI冠状位示，右髋部可见分叶状、低信号软组织肿块，累及股骨近段和骨盆，肿块侵蚀骨质，股骨近段髓腔也受侵。

D.静脉注射钆对比剂增强扫描MRI脂肪抑制T_1WI冠状位示，右髋部软组织肿块明显强化。

【鉴别诊断】色素绒毛结节性滑膜炎（PVNS）、结核、滑膜软骨瘤病、淀粉样关节病、类风湿关节炎。

【诊断】色素绒毛结节性滑膜炎。

【讨论】虽然髋部结核和类风湿关节炎的滑膜囊肿可以导致关节的侵蚀和分叶状肿块的形成，但此MRI表现不是单纯的充满液体的结构。滑膜软骨瘤病的典型表现是钙化，但本病例没有钙化。PVNS为滑膜良性肿瘤（不是炎性改变），好发于成人，表现为反复的单关节血性积液，好发部位包括膝部或髋部，但可累及任何滑膜组织。滑膜受累可以是局限性的，也可以是弥漫性的。X线片上可见由结节样增厚的滑膜增生引起的慢性侵蚀性改变，常可见局限性骨质疏松，一般不伴有关节改变如关节间隙狭窄、骨赘形成等。MRI显示积液影及多发滑膜肿块，后者在T_1WI和T_2WI均为低信号，增强扫描后肿块可见强化。淀粉样沉着可有相似表现，但一般累及多个关节。PVNS病灶肉眼检查可见色素沉着，这是由于反复出血引起的含铁血黄素沉着，含铁血黄素的存在使病灶在所有MRI脉冲序列上均呈低信号。PVNS的治疗方法为手术。虽然没有转移的可能，但如果滑膜切除术不完全，病变可以局部复发。

【临床病史】女性，50岁，进行性髋部疼痛。

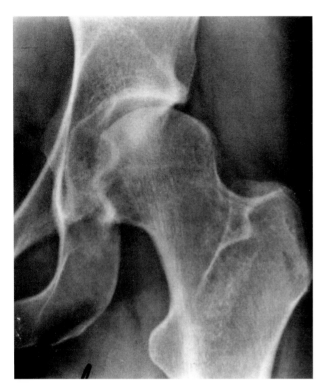
图 4.25A

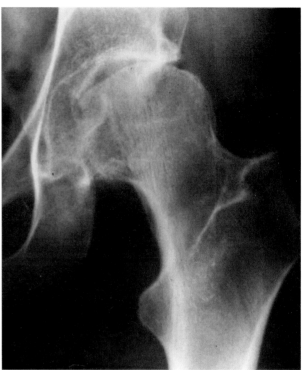
图 4.25B

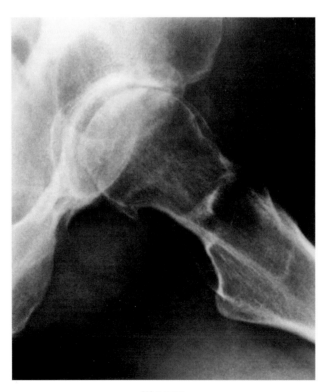
图 4.25C

【影像学表现】

A.左侧髋关节后前位X线片示，上外侧的软骨间隙稍窄，伴骨赘形成及软骨下硬化。

B～C.6年后复查，左侧髋关节后前位和蛙式位X线片：上述表现进一步发展，包括股骨内侧骨赘形成，以及软骨间隙进一步变窄。

【鉴别诊断】骨性关节炎、炎性关节炎。

【诊断】骨性关节炎。

【讨论】髋关节骨性关节炎为成人最常见的疾病之一，引起持续性药物治疗或（和）选择性手术。年轻患者常有潜在的髋关节异常，如先前的外伤、髋关节疾病或髋臼发育异常；老年患者可能没有潜在的异常，但骨性关节炎的发生有明显的遗传基因基础。髋关节骨性关节炎的X线表现与其他关节的骨性关节炎相似，包括软骨间隙变窄、软骨下硬化、骨赘形成和骨矿化的保留，很显然不伴有侵蚀，但常可见到软骨下囊性变。系列X线平片可以记录髋关节骨性关节炎的发展过程。有回顾性研究显示一组患髋关节骨性关节炎的成人患者最终接受全髋关节置换，其软骨间隙变窄进度为每年0～2.6mm，平均每年0.4mm，伴有肥大性骨改变的患者病变发展会比较慢。

推荐关节腔内注射局部麻醉药物作为诊断性试验，以确定髋关节骨性关节炎是否为引起临床症状的病因，因此有助于明确疼痛的病因。在一项研究中，关节腔内注射麻醉药后疼痛缓解的患者可以通过关节置换术进行成功治疗，而疼痛没有缓解的患者不适合进行关节置换术。

【临床病史】女性，39岁，髋部和手部慢性疼痛。

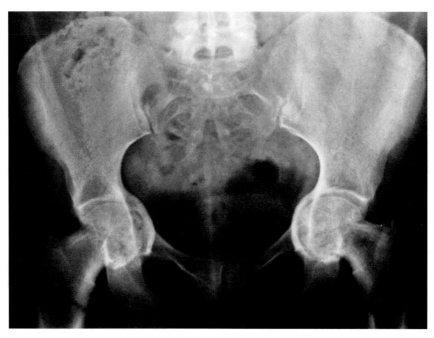

图4.26

【影像学表现】骨盆前后位X线片示，双侧髋臼内凸，双髋对称性向中轴线移位，无骨赘形成，骶髂关节及骨质结构正常。

【鉴别诊断】类风湿关节炎、骨性关节炎、脊椎关节病。

【诊断】类风湿关节炎。

【讨论】髋臼内凸在X线片上定义为，男性髋臼内壁向内凸出≥3mm，女性向内凸出≥6mm，这是类风湿关节炎最主要的并发症，但亦见于血清阴性脊椎关节病、骨性关节炎、青少年慢性关节炎和其他髋关节疾病，该表现与疾病持续时间、髋部受累的临床严重程度或既往的药物治疗都没有关系。在这个病例中，无骶髂关节或脊柱病变、无骨质增生形成，这些都有助于类风湿关节炎的诊断。

任何引起骨质减弱的病变可能都会引起骨的内凸，包括佩吉特病、骨软化症、多发性纤维性骨营养不良、放疗及成骨不全。既往的髋臼骨折，尤其是外侧压迫而向内侧移位，都可导致这种畸形。骨内凸也可以在家族性或特发性的基础上发生。髋臼内凸是髋关节类风湿关节炎的典型表现，且这种改变是双侧性的、对称性的。相关的表现还包括髋臼和股骨头的软骨下囊性变、软骨下塌陷以及骨质疏松。硬化征象提示病变的修复性反应以及继发性骨性关节炎。类风湿关节炎髋臼内凸进展的典型进度是每年2～3mm，但一小部分患者可进展迅速（6周达7.5mm），同时伴有临床症状以及残疾的快速恶化。

【临床病史】男性，25岁，双侧髋部疼痛。

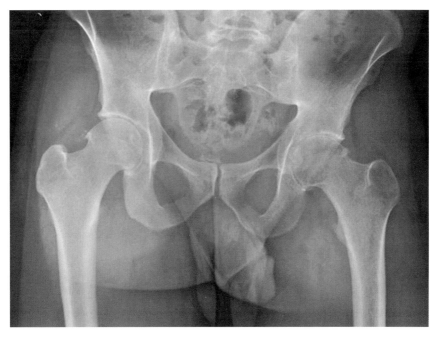

图4.27

【影像学表现】骨盆前后位X线片示，髋关节中轴间隙变窄，左侧较右侧明显，相对于明显变窄的关节间隙，骨赘和软骨下硬化较轻微，双侧骶髂关节强直。

【鉴别诊断】强直性脊柱炎、肠病性脊柱炎。

【诊断】强直性脊柱炎。

【讨论】骨性关节炎的早期和中期表现为髋关节间隙不对称性变窄，根据负重模式，几乎都位于外上侧。相反，炎性关节炎的髋关节受累表现为弥漫性的关节间隙变窄，也被称为"中轴"关节间隙变窄，炎性关节炎包括类风湿关节炎以及血清阴性脊椎关节病如强直性脊柱炎、银屑病等。在强直性脊柱炎的患者中，髋关节的病变会伴随较严重的脊柱病变。通常会有继发性骨关节炎的征象，正如此病例伴有少许骨赘形成。

【临床病史】男性，10岁，关节僵硬。

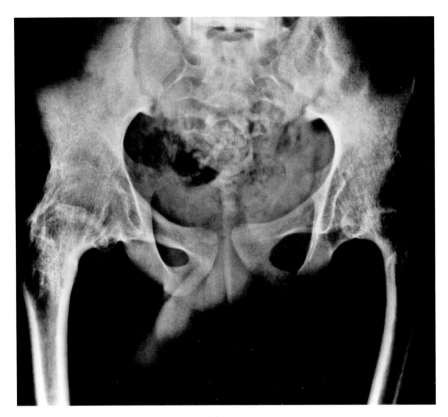

图4.28

【影像学表现】骨盆前后位X线片示，双侧股骨头增大、顶部变扁。

【鉴别诊断】青少年特发性关节炎、脓毒性关节炎。

【诊断】青少年特发性关节炎。

【讨论】儿童关节炎已经被单独归为一类，即青少年特发性关节炎。虽然脓毒性关节炎后也可发生关节强直，但双侧对称的髋关节强直更多提示青少年特发性关节炎，而不是感染。股骨头发育异常的过度增生提示慢性疾病，类似发育异常的改变还可见于许多其他疾病，包括神经肌肉综合征、血友病和累-卡-佩三病，但这些疾病不伴关节强直。在各种类型的青少年特发性关节炎中，此病例最可能是Still病，因为骶髂关节未见受累，虽然青少年型血清阴性脊柱关节病会发生髋关节强直。成人型类风湿关节炎的特点是不引起大的滑膜关节强直。

【临床病史】男性，42岁，指甲小。

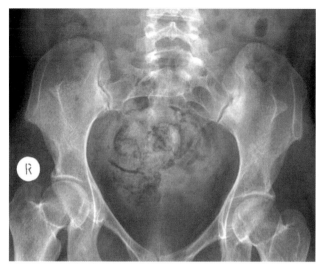

图4.29A

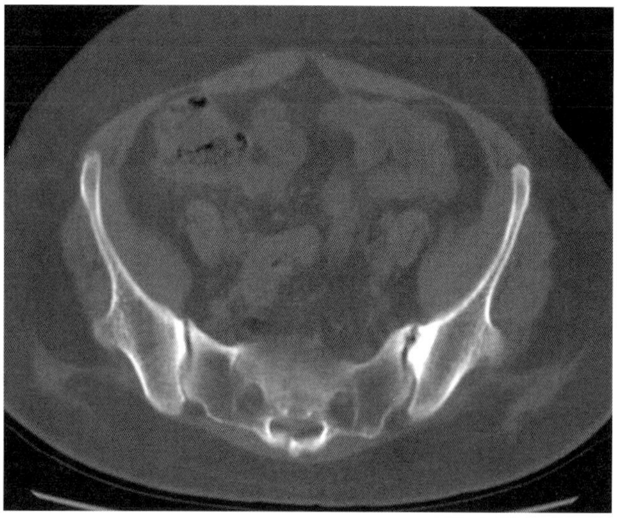

图4.29B

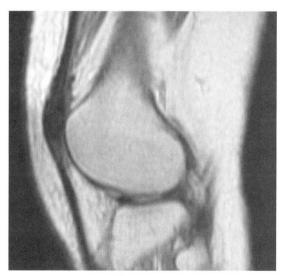

图4.29C

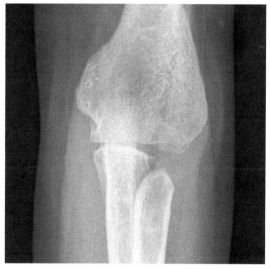

图4.29D

【影像学表现】

A.骨盆前后位X线片示，双侧髂骨体可见小髂骨角。

B.骨盆CT扫描示，可见向后方突起的小髂骨角。

C.膝关节MRI T₁WI矢状位：髌骨发育不全。

D.肘关节前后位X线片示：桡骨近端发育不良，桡骨头缺如。

【鉴别诊断】无。

【诊断】指（趾）甲-髌骨综合征（骨-甲发育不全，Fong综合征）。

【讨论】向后突出的髂骨角是指（趾）甲-髌骨综合征的特征性表现，这些骨性结构起源位于臀中肌的起始部位，80%患有这种综合征患者都存在髂骨角，并且可以是单侧的。80%～90%的患者伴有指（趾）甲发育不全或缺如。本病通常伴其他骨骼异常，包括髌骨发育不全、骨小头发育不全，以及桡骨头发育不全和脱位。这种疾病是常染色体显性遗传病，但20%的病例是散发的，无家族史。指（趾）甲-髌骨综合征有多发的骨外器官受累，最常见的是肾疾病（50%）和眼睛病变，如青光眼和白内障。

【临床病史】男性，57岁，进行性贫血。

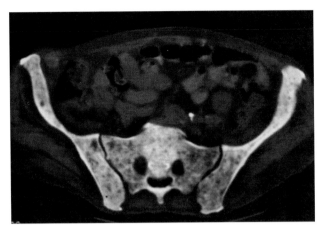

图 4.30A

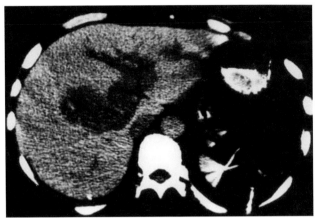

图 4.30B

【影像学表现】

A.骨盆轴位CT扫描示，骶骨和双侧髂骨翼见斑点状硬化，不伴骨皮质破坏和骨膨胀性改变，骨皮质未见增厚，骨小梁结构模糊。

B.上腹部轴位CT平扫示，可见既往行脾切除术的手术夹。肝中央低密度灶，活检证实为髓外造血。

【鉴别诊断】佩吉特病、淋巴瘤、白血病、转移瘤、骨髓纤维化、肥大细胞相关性纤维化。

【诊断】骨髓纤维化。

【讨论】佩吉特病是导致老年人骨盆硬化最常见的良性疾病，但本病例缺乏骨皮质增厚和骨小梁增粗这种特征性的表现。其他鉴别诊断包括肥大细胞相关性纤维化、白血病和淋巴瘤。白血病和淋巴瘤的骨质硬化程度通常较轻，且常伴溶骨性改变、骨皮质破坏及软组织的受累；转移瘤典型表现为不对称性分布，且伴骨皮质的受累；无骨质增生则不支持氟中毒或维生素A中毒。

骨髓纤维化是指骨髓组织被纤维组织替代，迫使髓外造血的发生。它可以是原发的（特发的），也可以继发于环境中苯等有毒物质的接触，或继发于与慢性血液系统疾病，如真性红细胞增多症、慢性髓性白血病和各种贫血等。关于骨髓纤维化病因的一种假说是来源于异型性巨核细胞的血小板源生长因子增多。典型的发病年龄为60～70岁。

本病起病多隐匿，且预后多变。纤维化最初累及骨髓生成活跃的部位，包括椎骨、肋骨和骨盆，然后，髓外造血转移至股骨、肱骨及胫骨的近端及远端，这些是发生骨质硬化的第二站，之后骨髓生成转移至第三站，包括骨内和骨外。X线片表现为骨质硬化（40%～50%患者）和骨皮质增厚（骨膜内表面较骨膜外表面更为明显）。髓外造血可以位于椎旁组织、肝或脾内，正如本病例所见。多肌痛和多关节痛可能与免疫学因素有关，如类风湿关节炎，或者与继发性的高尿酸血症或由低血小板计数引起的反复的关节积血有关。MRI T_1WI 表现为正常骨髓的脂肪信号被纤维组织低信号所替代。骨骺部比骨突更容易复原。

【临床病史】女性，24岁，骨盆疼痛。

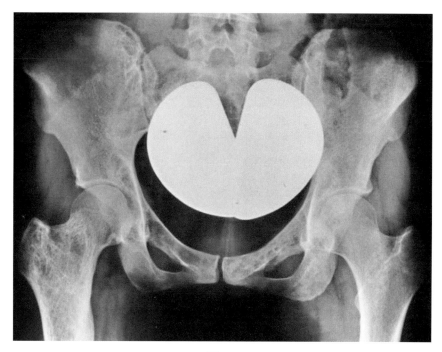

图4.31

【影像学表现】骨盆前后位X线片示，双侧耻骨、左侧坐骨和右侧骶髂关节旁髂骨见囊性变伴硬化边形成，右侧股骨颈和股骨干呈明显的花边样改变，伴骨的增宽。

【鉴别诊断】血管瘤病、转移瘤、淋巴瘤、嗜酸性肉芽肿、骨髓炎、结核。

【诊断】血管瘤病。

【讨论】本病例是多灶性的，虽然既有透亮区又有硬化边，但给人印象深刻应该是多灶性的骨小梁结构异常，而不是多发骨质破坏和反应性的骨生成。骨血管瘤是少数女性多见的骨良性病变中的一种（其他为巨细胞瘤和动脉瘤样骨囊肿），病灶由异常的血管和脂肪成分组成，可以渗透性方式缓慢增大，伴骨小梁重塑。常见的受累部位包括中轴骨、股骨和骨盆，但任何骨均可受累，多骨连续受累并非少见。病灶可同时也可不同时发生。淋巴管瘤病和囊性血管瘤病是相关的多灶性骨脉管性疾病，实际上有非常相似的表现。

病例 **4.32**

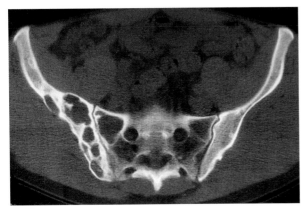

图 4.32A

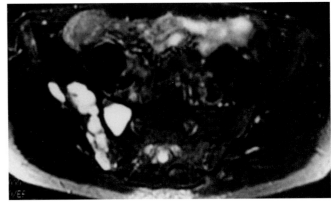

图 4.32B

【影像学表现】

A.骨盆轴位CT软组织窗示，右侧骶髂关节两侧多发溶骨性病灶，病变呈软组织密度影，骨质中度膨胀，不伴骨皮质破坏或软组织肿块。

B.骨盆轴位MRI脂肪抑制T_2WI示，溶骨性病变呈高信号，不伴软组织受累。

【鉴别诊断】转移瘤、淋巴瘤、多发骨髓瘤、血管瘤病、结核、真菌性骨髓炎。

【诊断】囊性脉管瘤病。

【讨论】骨盆相邻骨的多发透光性病变、伴骨的重塑和硬化边，提示为潜在慢性过程。MRI提示液性信号则倾向于某种脉管瘤病，包括淋巴管瘤病和血管瘤病。囊性脉管瘤病表现为骨的多发囊性区，伴或不伴其他器官系统的受累，病变偶尔可有硬化。其他多灶性的脉管源性肿瘤可以有相似的X线表现，如多灶性血管瘤、血管内皮细胞瘤和血管肉瘤；慢性或非典型性感染也可有相似的表现，如结核、非典型分枝杆菌或真菌病原体的感染，但会伴软组织受累，或者至少伴有水肿。本病例不伴骨皮质的破坏，所以转移瘤、淋巴瘤和骨髓瘤的可能性极小。

【临床病史】男性，51岁。

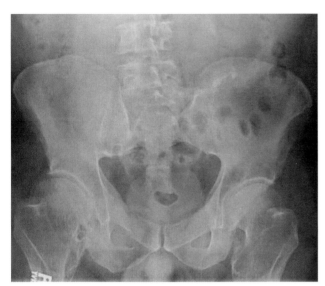

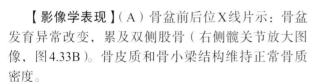

图 4.33A

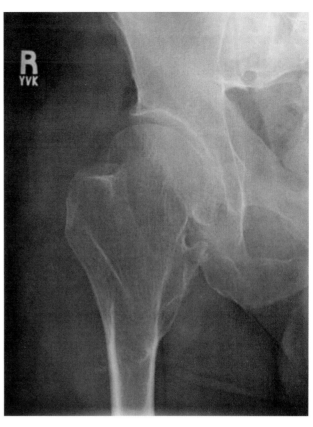

图 4.33B

【影像学表现】（A）骨盆前后位X线片示：骨盆发育异常改变，累及双侧股骨（右侧髋关节放大图像，图4.33B）。骨皮质和骨小梁结构维持正常骨质密度。

【鉴别诊断】无。

【诊断】多发遗传性外生骨疣（MHE）（骨软骨瘤病）。

【讨论】MHE（也被称作骨软骨瘤病，多发骨软骨瘤病，骨干续连症）是最常见的骨发育异常中的一种。本病为常染色体显性遗传，不完全外显。临床表现多种多样，且男性较严重。在一项大样本研究中，62%的病例具有遗传性，38%为散发。骨骼对称性受累，且四肢较脊柱更易受累，40%的病例累及膝部。

MHE像其他软骨源性肿瘤一样，由软骨内化骨形成，而不是膜内化骨。外生性骨疣的数量多变。管状骨畸形引起肢体不成比例的缩短，但缩短的程度与外生性骨疣的数量无关。骨发育成熟后病灶生长减缓，成年期不出现新病灶。骨软骨瘤病在X线片和组织学上与孤立性骨软骨瘤相似，它可以有蒂，蒂多种多样，有蒂病灶的恶变倾向较大。MHE（3%～5%）较孤立性骨软骨瘤（1%）的恶变率高，最常见的为由软骨帽形成的软骨肉瘤，由蒂形成者较罕见。恶变的征象包括软骨帽增厚超过2cm、骨成熟后病灶继续生长或新出现疼痛、软组织肿块或软骨帽内钙化。

【临床病史】女性，39岁，突发左侧骨盆疼痛。

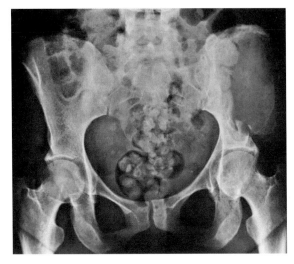

图4.34A

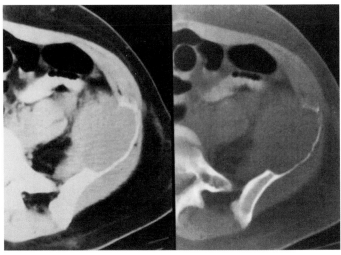

图4.34B

【影像学表现】

A.骨盆前后位X线片示，左侧髂骨翼见一膨胀性溶骨性病变，病灶的下缘可见病理性骨折。

B.轴位CT扫描软组织窗和骨窗：前侧骨皮质破坏伴软组织肿块，肿块内未见钙化。

【鉴别诊断】浆细胞瘤、淋巴瘤、结缔组织增生性纤维瘤、骨囊肿、转移瘤、巨细胞瘤。

【诊断】浆细胞瘤。

【讨论】本病例的影像特点没有特异性，因为有骨皮质的破坏。有必要进行活检以确诊。

浆细胞瘤（也被称为孤立性骨髓瘤）是起源于单克隆浆细胞的恶性肿瘤，表现为骨髓内孤立性病灶；如果存在多发病灶，则为多发骨髓瘤。血清蛋白电泳显示免疫球蛋白的一个单克隆尖峰，为肿瘤克隆的产物，但有时在浆细胞瘤中血清蛋白电泳和髂嵴骨髓盲穿的表现都是阴性的。无论初始病灶是否被切除，实际上所有浆细胞瘤的患者最终都会发展为多发骨髓瘤。然而，病变进展变得明显要经过10年或更长的时间。浆细胞瘤通常表现为脊柱、肋骨、骨盆或骶骨的膨胀性病变伴病理性骨折。

病例 4.35

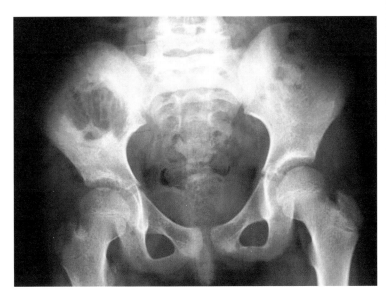

图 4.35A

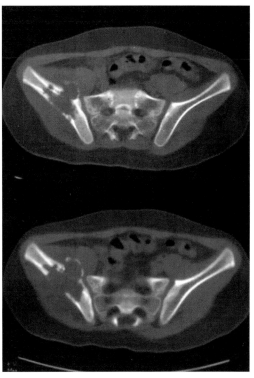

图 4.35B

【影像学表现】

A. 骨盆前后位X线片示，右侧髂骨翼可见一大的局灶性溶骨性病变，边缘相对锐利，病灶内可能有骨小梁形成。

B. 有代表性的CT扫描图像示，骨皮质中央可见透亮影，后方骨皮质大部分被破坏，前方骨皮质膨胀，病灶内无钙化，无液-液平面。邻近软组织水肿，密度较对侧正常软组织低。

【鉴别诊断】尤因肉瘤、骨肉瘤、嗜酸性肉芽肿、淋巴瘤、动脉瘤样骨囊肿、骨髓炎。

【诊断】嗜酸性肉芽肿。

【讨论】本病变特点有侵袭性，尤其在CT扫描图像中。骨皮质破坏、向软组织内膨胀和瘤周水肿代表一种组合特征，这种特征常见于尤因肉瘤和淋巴瘤中。矿（骨）化的缺乏使骨肉瘤的可能性变小，且位置也不典型；然而，成纤维型和毛细血管扩张型骨肉瘤可以没有可见的矿化。病变膨胀的特点很符合动脉瘤样骨囊肿，MRI有助于确定病灶是囊性还是实性。生长迅速的动脉瘤样骨囊肿可使骨膜膨胀的速度快于骨，有时表现的似乎骨皮质已被破坏，即使骨皮质可能仍然存在。最后要考虑的是感染性病变，但相对于骨质破坏的范围，反应性骨形成的缺乏使其诊断可能性变小。本病例需要组织学诊断，应推荐进行活检。CT引导下平行于髂骨翼的前方进入，如果病变证实为恶性，可以保留选择手术治疗。

病例 **4.36**

【临床病史】女性，78岁，双侧腹股沟进行性疼痛，不能行走。附两个相关的病例。

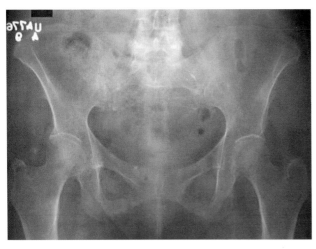

图 4.36A

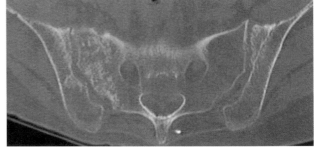

图 4.36B

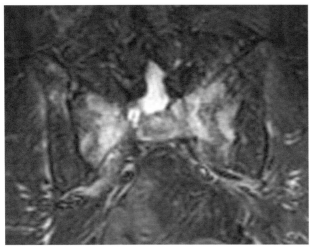

图 4.36C

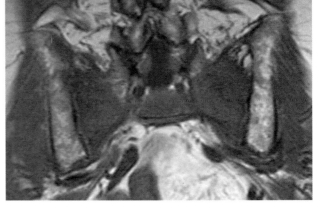

图 4.36D

【影像学表现】

A. 骨盆前后位 X 线片示，双侧耻骨支上部和下部骨折愈合，骨质疏松。

B. 相关病例1，81岁女性患者伴腰部疼痛。骶骨轴位 CT 扫描显示右侧骶骨翼硬化。

C，D. 相关病例2，72岁女性患者伴腰部疼痛。STIR 及 T_1WI MRI 冠状位显示双侧骶骨面明显的水肿。

【鉴别诊断】无。

【诊断】应力性骨折。

【讨论】发生于老年女性的应力性骨折会伴有进行性腹股沟疼痛或背痛、跛行和行走能力的丧失。诱发因素包括骨质疏松、骨质软化、类风湿关节炎、骨盆放疗、长期的皮质醇激素治疗和髋关节置换术后的机械性的改变。发病起初的骨折在 X 线片上可以不显示，需要放射性核素骨扫描、CT 或 MRI 来诊断。MRI 显示隐匿性骨折的敏感度和特异度最高，如本病例提供的这些老年人。以非手术方法治疗骨折和潜在病因后，多数患者状况会有改善。耻骨支下部压力性骨折（与应力性骨折相对）有相似的表现，这种骨折通常发生在年轻、健康的女新兵，在男女混合基础训练的行军中增加行军路程所引起的一种损伤。骶骨和耻骨支压力性骨折也可以发生在长跑运动员中。

246

【临床病史】女性，57岁，骨痛，乳腺癌切除术后10年。

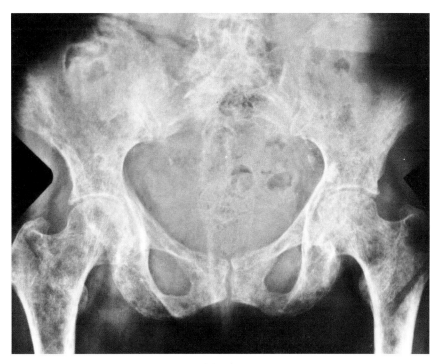

图4.37

【影像学表现】骨盆前后位X线片示，弥漫的溶骨性和硬化性相混合病变，不伴骨皮质表面变形及病理性骨折。胸、腰椎X线片也有相似的表现（无图）。

【鉴别诊断】转移瘤、多发骨髓瘤、骨软化症。

【诊断】弥漫性乳腺癌转移。

【讨论】弥漫性溶骨性和成骨性改变相混和的病变为癌症播散的特点。骨骼是人体转移瘤的常见部位，尤其是来自于前列腺、乳腺、甲状腺和肾的原发肿瘤。乳腺转移癌常常播散到骨，可不伴有内脏转移。只伴骨转移的乳腺癌患者的中位生存期2～3年。骨转移的并发症及其治疗常常是引起乳腺癌患者病痛的主要原因及其主要死因。最常见的症状是由骨结构破坏引起的骨痛、骨膜刺激征和神经的受累。骨吸收的增多导致的高钙血症也可以引起骨痛，且这种疼痛通过双磷酸盐类药物治疗通常可以改善。病理性骨折为晚期并发症。即使更多的转移瘤可以早期发现，密切筛查不伴骨症状的乳腺癌患者的骨转移瘤对提高其5年生存率没有任何效果。

247

【临床病史】男性，29岁，骨痛伴右侧腹股沟肿物。

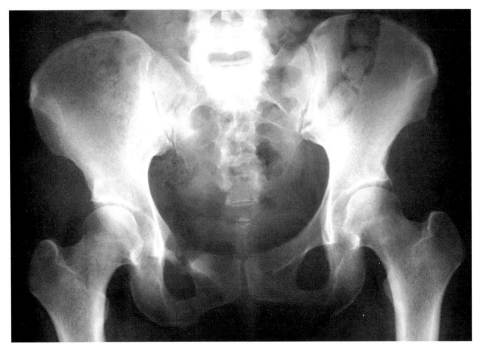

图 4.38A

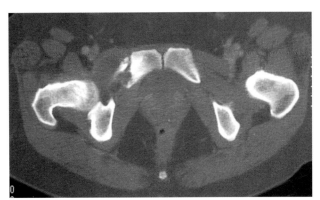

图 4.38B

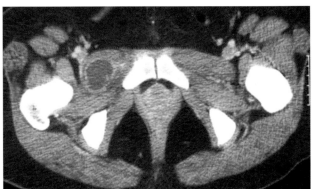

图 4.38C

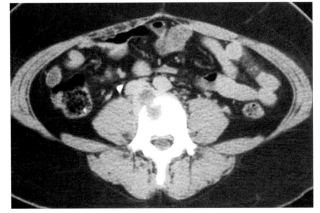

图 4.38D

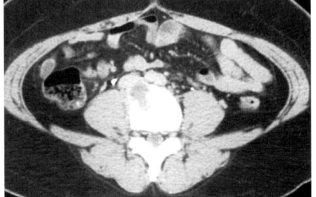

图 4.38E

【影像学表现】

A. 骨盆前后位 X 线片示，右侧耻骨支上部呈溶骨性破坏，伴反应性硬化。

B、C. 耻骨支上部两个层面的轴位 CT 增强扫描骨窗和软组织窗示，右侧耻骨支上部骨质破坏，伴反应性硬化和低密度的软组织肿块，软组织肿块呈边缘强化。

D、E. L_5 水平轴位 CT 增强扫描见椎体前缘骨质破坏，病变累及前方软组织，病灶呈低密度，边缘强化。

【鉴别诊断】转移瘤、多发骨髓瘤、结核、骨髓炎、淋巴瘤、白血病。

【诊断】结核。

【讨论】本病例的鉴别诊断包括其他真菌性或化脓性骨髓炎，也包括转移瘤或多灶性骨肿瘤。反应性骨形成在感染性病变中要比在肿瘤中常见。受累骨的形态以及相对于骨病灶的较大软组织病灶均提示为非化脓性病原体的感染，病变起始于骨，但导致脓肿形成。提示这一特征性诊断的因素包括胸部 X 线片或结核菌素皮肤试验阳性，脊柱严重受累时很少出现神经系统症状，红细胞沉降率正常，及与 X 线片表现的破坏不成比例的无痛性症状。

在 21 世纪早期公共卫生措施取得显著成功时，结核在南美的患病率已经上升。常见于免疫功能不全的患者及移民中。骨的受累是血源性播散的结果，通常来源于肺。25%～60% 有骨受累的病例会累及脊柱。L_1 椎体是脊柱最常受累的部位，但连续多个椎体（典型的为 3 个椎体）的受累很常见，上颈椎、胸腰椎连接处、脊柱后部附件及骶髂关节也可受累。椎旁脓肿很常见，且可以延伸至腹股沟和大腿。MRI 对于结核性脊柱炎和化脓性脊柱炎的鉴别很有帮助。结核也可以播散到关节，引起肉芽肿性滑膜感染，这时需要滑膜活检或关节吸引术来诊断。典型病例为单关节受累，受累关节附近有骨髓炎。

【临床病史】女性，32岁，骨盆疼痛。

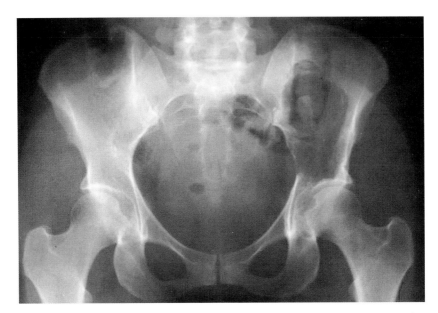

图 4.39A

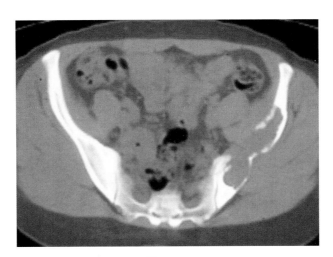

图 4.39B

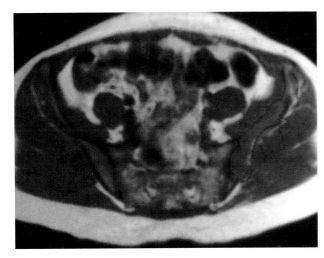

图 4.39C

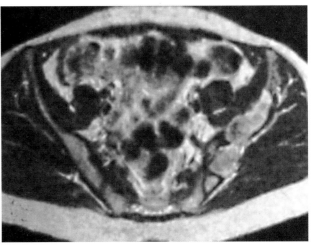

图 4.39D

【影像学表现】

A.骨盆前后位X线片示，左侧髂骨翼大的骨质破坏性病变，伴髂耻线的缺失，内部基质未见钙化，周围可见反应性骨形成。

B.CT扫描图像示，髂骨可见一透光性病变，伴骨皮质变薄，前部骨皮质破坏缺损，病灶轻度膨胀，不伴软组织肿块，病灶内未见钙化。

C.轴位质子加权MRI示，病灶呈中等信号，骨膜完整，不伴软组织的受侵。

D.轴位T_2WI MRI示，病灶呈不均匀高信号，不伴周围软组织和骨髓的水肿。

【鉴别诊断】浆细胞瘤、淋巴瘤、软骨肉瘤、骨肉瘤、骨囊肿、纤维瘤、巨细胞瘤、纤维结构不良、转移瘤。

【诊断】硬纤维瘤。

【讨论】硬纤维瘤是一种罕见的良性原发性骨肿瘤，是与软组织腹外硬纤维瘤（纤维瘤病）性质相似的一种骨的病变。本病为男性好发，大多数患者在20～30岁发病。最常累及的部位是骨盆和股骨。虽然硬纤维瘤可有软组织受累，其X线片特点通常是非侵袭性病变：破坏呈地图样表现，边缘清楚锐利，边缘可见反应性骨形成。

本病例的图像特点没有特异性，但不伴钙化使纤维结构不良及骨源性或软骨源性肿瘤的可能性减小。其MRI表现多种多样，但T_2WI上点状低至中等信号，而又不是钙化引起，有助于诊断。浆细胞瘤、淋巴瘤和转移瘤会有更多的侵袭性表现，伴骨皮质的穿透、软组织肿块和软组织水肿，但表现没有特异性，所以活检不能避免。通过病灶内部刮除治疗后，硬纤维瘤局部复发率很高，但尚无有关潜在转移这方面的记载。

病例 **4.40**

【临床病史】女性，67岁，全髋关节置换，不能行走。

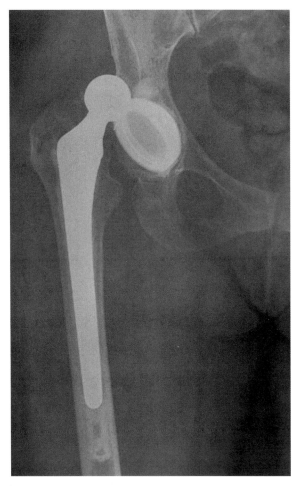

图 4.40A

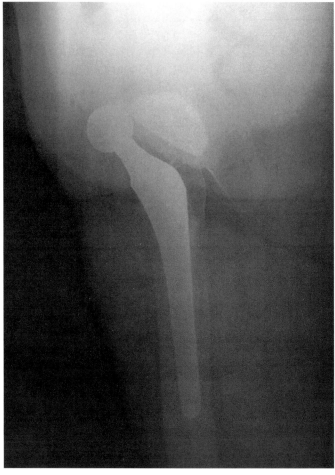

图 4.40B

【影像学表现】

A.右侧髋部后前位 X 线片示，全髋关节置换，股骨头假体向外上侧脱位。

B.标准侧位 X 线片示，股骨头假体前位，假体包含骨髓泥固定的髋臼和股骨两部分。

【鉴别诊断】无。

【诊断】全髋关节置换术后脱位。

【讨论】髋关节向外侧方脱位是全髋关节置换术的一个常见并发症，总体发病率为 2% ～ 3%，引起病发及费用增高。女性、老年人、脑功能障碍患者、小股骨头患者、翻修手术后患者等脱位的发病率较高。近 1/3 的脱位发生于手术后几周内。大多数病例可通过闭合复位术成功治疗，但有时需要手术，尤其是反复脱位的病例。

髋关节反复脱位的主要病因是置换物部件的错位和分离，及大转子的不连续。大转子的分离引起外展肌故障，从而使内收肌牵拉髋关节而使其向外脱位。

全髋关节置换和全膝关节置换是美国最常见的选择性矫形外科手术，骨性关节炎为最常见的全髋关节置换适应证，对晚期关节炎，其成本 - 效益比较非手术治疗好。即使是老年人，疼痛和功能也能显著改善，而并发症发生率始终很低，且住院时间可与年轻患者相当。

【临床病史】男性，73岁，全髋关节置换后疼痛，当时和3个月后的X线片。

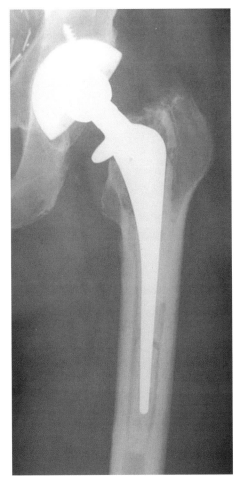

图4.41A

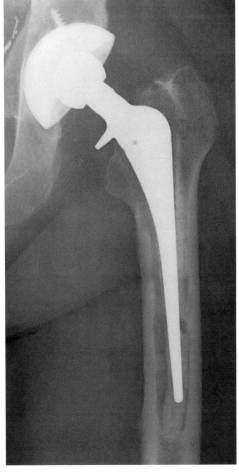

图4.41B

【影像学表现】

A.左侧髋部前后位X线片示，一个全髋关节假体，股骨内部分骨髓泥固定。股骨内填充物近端内侧及外侧部分假体-骨界面上可见透光区。

B.3个月后的X线片示，假体-骨界面的透光区增大，假体-骨界面新的透光区形成，并向更远端发展，股骨干也已沿其外侧方与骨髓泥分离。

【鉴别诊断】骨质溶解或感染引起的全髋关节置换术后失败。

【诊断】骨质溶解或感染引起的全髋关节置换术后失败。

【讨论】关节假体置换界面的骨质缺失可因填充物松动而引起灾难性的失败。提示假体填充物松动的X线片表现包括：假体-骨界面或金属-骨界面透光区增大超过2mm，填充物的移位，金属和骨髓泥间透光间隙的扩大，骨髓泥骨折，骨膜反应性新生骨，骨质溶解等。全关节置换后骨质溶解通常由异物肉芽肿性反应引起。聚乙烯填充物的机械性摩擦损耗致塑料微粒子，这会刺激引起溶骨性异物肉芽肿性反应。聚乙烯残留物的移位及其伴随的沿骨水泥-骨或金属-骨界面的反应通常会形成一个薄膜，最终可引起整体的松动。也可发生大量的局限性骨质溶解；这些病灶充满相同的聚乙烯异物反应而引起填充物的松动。

聚乙烯骨质溶解通常在很多年内缓慢进展。残留物可通过淋巴管到达局部淋巴结。由于在X线片上关节间隙宽度内由全关节置换后透光的聚乙烯线决定，因此，通过变窄的关节间隙可判断聚乙烯变薄或整体缺失。许多聚乙烯填充物包埋金属标记以便在X线片上追踪其位置。

【**临床病史**】女性，72岁，外院"肿瘤"切除术后右侧腹股沟疼痛，全髋关节成形术后状况持续了5年。

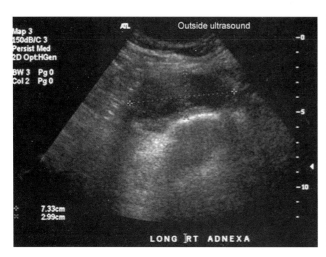

图 4.42A

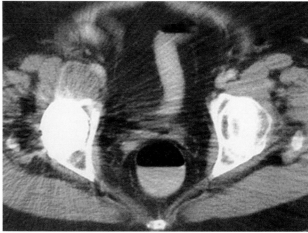

图 4.42B

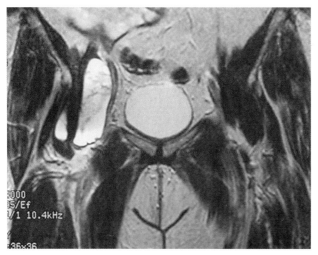

图 4.42C

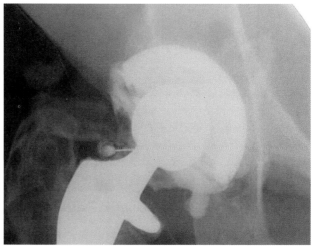

图 4.42D

【影像学表现】

A.超声图像示，一个复杂的囊性肿块，被外院误认为是附件。

B～C.轴位CT图像和T_2WI MRI冠状位：一个狭长的囊性结构沿着髂腰肌前缘延伸至髋关节成形术水平，肿块压迫右侧髂外动、静脉向内移位。

D.常规髋关节造影X线平片示，对比剂从髋关节上、内侧流入囊性肿块。

【鉴别诊断】髂腰肌滑囊扩张、腹股沟疝、脓肿、肉瘤。

【诊断】髂腰肌滑囊炎。

【讨论】髂腰肌滑囊是人体最大的滑囊。15%的正常成年人的髂腰肌滑囊与髋关节相通，这种情况更常见于髋关节成形术后，可能是由于手术对滑囊壁的破坏或过多的关节积液引起的关节内压力的增加。任何引起过多的关节积液或滑膜增生的病因都可以导致髂腰肌滑囊扩张。髂腰肌滑囊扩张与髋关节成形术、关节炎（炎症或退行性变）、外伤、使用过度、骨髓炎和转移瘤有关。发生时关节积液常见，但不总能显示。

髂腰肌滑囊扩张常可在标准的CT或MRI上仔细观察局部解剖及其与髋关节沟通情况而诊断，在超声图像上，很难评价局部解剖和与关节沟通情况。然而，超声对于肿块对邻近结构影响的评价是最好的。该病例，当外院将这一肿物当作可疑肿瘤时，或者当滑囊内容物本身很复杂时，做一个增强检查或许有助于排除实性肿瘤。也可以选择常规的髋关节造影来证明滑囊与髋关节相通。当扩张的滑囊出现疼痛或压迫邻近结构时通常需要处理。治疗选择包括处理关节积液过多的潜在病因（替换松动的假体，抗炎药物），硬化剂的应用和滑囊切除术。

病例 4.43

【临床病史】男性，56岁，左侧髋关节疼痛，其他病史不详。

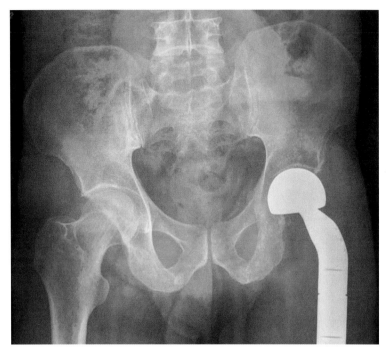

图 4.43A

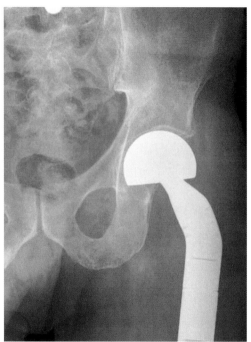

图 4.43B

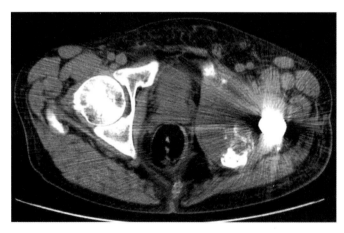

图 4.43C

256

【影像学表现】

A.骨盆前后位X线片示，左侧组配式双极股骨内置假体，与对侧相比，左侧髋臼周围区域骨质疏松，左侧坐骨外侧的骨皮质缺损提示破坏性病变。

B.4个月前的左侧髋部前后位X线片示，无骨质缺失，骨皮质完整。

C.2个月后的骨盆CT扫描图像示，髋臼周围的骨质破坏进展。

【鉴别诊断】转移瘤、感染、原发性骨肉瘤、复杂性区域疼痛综合征、骨质溶解。

【诊断】转移瘤（来源于肺癌）。

【讨论】与之前的图像做比较是放射科医师的一个关键策略，尤其是手术后的图像。组配假体髋关节填充物仅用来对股骨近端大部分区域的重建。双极的和其他半关节成形术仅仅用于股骨近端疾病，而不是髋关节疾病。这两个因素提示该患者可能之前做过股骨近端恶性肿瘤切除术。这个患者的确患有肺癌且之前做过转移瘤切除术，伴股骨转子下病理性骨折。感染和原发骨肉瘤也可引起骨的破坏，但从临床表现上看可能性很小。

复杂性区域疼痛综合征常发生于全膝关节成形术后，但也可发生于全髋关节成形术后。有学者提出假设，本病的骨质疏松可能是由局部骨质疏松症引起的，全髋关节置换术后常出现骨质溶解，但很少发生于半髋关节成形术。虽然许多半关节成形术没有聚乙烯填充物，但双极假体在假体头和颈之间有一个聚乙烯线，使其在这两个填充物间可以发生移动（因此被称为双极）。聚乙烯在假体头和自身的髋臼间也可发生移动，以减弱聚乙烯潜在的磨损。

【临床病史】男性，68岁，左侧髋部疼痛，双侧全髋关节置换术后。

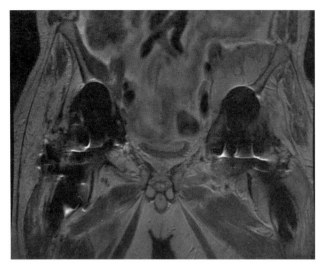

图 4.44A

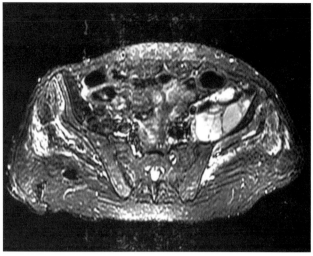

图 4.44B

【影像学表现】

A.质子密度加权MRI冠状位示，可见低信号和髋关节假体的金属伪影，左侧髋臼上部髂骨附近见分叶状积液，压迫髂肌向上移位。

B.假体水平以上的轴位STIR MRI示，可见积液内分隔，左侧髂骨翼后方也可见异常高信号。

【鉴别诊断】脓肿、滑膜囊肿、血肿。

【诊断】髋关节化脓性感染引起的脓肿。

【讨论】全髋关节置换术后周围出现积液提示感染。本病例行经皮穿刺抽吸积液可见脓液。随着伪影控制技术的改善，应用横断位图像来评价全髋关节置换术后的并发症已经逐渐普及。一项研究表明，MRI可显示全髋关节置换术后假体周围的软组织，包括假体-骨界面，且相对于X线片，提供了更多的关于骨质溶解的诊断信息。MRI不能评估假体本身，且由于较大的金属物体可引起空间扭曲，所以行经皮穿刺取样时应该应用其他的图像引导方法。CT对于评估全髋关节置换术后的骨质溶解和其他并发症也起到一定作用。

【临床病史】女性，32岁，拍摄图像1周前骑自行车被撞倒。

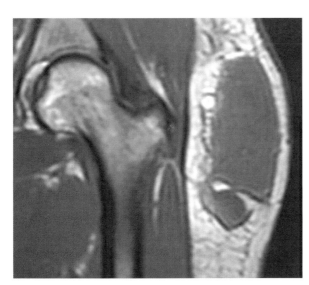
图4.45A

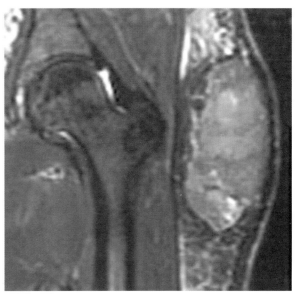
图4.45B

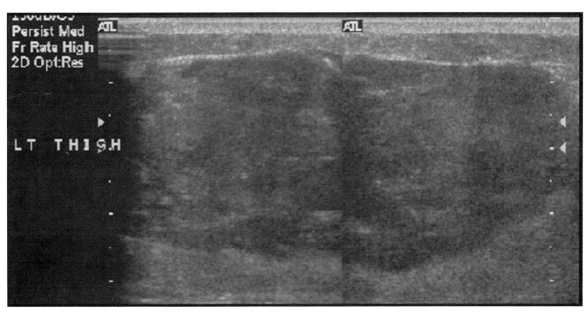
图4.45C

【影像学表现】

A.T₁MRI冠状位示，皮下可见一中等信号的肿块。

B.反转恢复序列冠状位示，肿块呈不均匀高信号。

C.超声图像示，肿块呈混合回声。

【鉴别诊断】血肿、恶性纤维组织细胞瘤、软组织肿瘤、脓肿。

【诊断】血肿。

【讨论】年轻患者伴新生肿物且有外伤病史，血肿是最可能的诊断。然而，单纯从影像角度，肉瘤和良性软组织肿瘤和本病例也可有类似的表现，且也可在外伤后首次发现。恶性病变的特点包括注射对比剂后肿块强化、多普勒超声上肿块的内部血流和肿块大小不会随时间流逝而变小。脓肿常有强化的环、复杂的内部液体和残留物及周围的炎症改变，且患者常有全身性症状。如果肿物的病因不明确，应行短期随访或穿刺活检。

【临床病史】女性，17岁，发作性骨及关节疼痛。

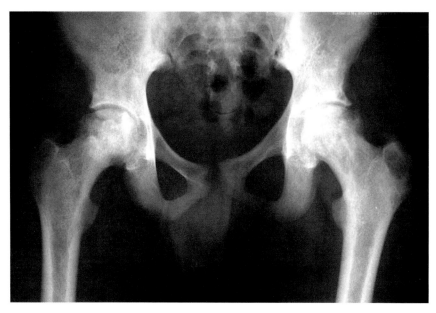

图 4.46

【影像学表现】骨盆前后位X线片示，所见骨质可见斑片样的骨质硬化，双侧股骨头可见明显致密的硬化，伴软骨下塌陷。

【鉴别诊断】镰刀形细胞病、石骨症、戈谢病、外伤、系统性红斑狼疮、肾性骨营养不良、内源性或外源性皮质激素增多症。

【诊断】镰刀形细胞病。

【讨论】斑片样骨质硬化伴双侧股骨头坏死提示为引起弥漫性骨梗死的全身性疾病。镰刀形细胞性贫血是常染色体显性异常，以镰刀形红细胞和溶血作用加速为特点，病因是β血红蛋白链单一的氨基酸缺乏。发作性微血管堵塞（危险期）引起严重的骨痛、骨梗死及其他影响。骨梗死在X线片上表现为区域性硬化，当这部分血管再通时梗死骨周围出现新生骨，这种蔓延替代的过程可以取代梗死骨，但如果这种修复过程被反复的发作性梗死所中断，骨仅仅变得越来越致密。股骨头坏死是镰刀形细胞病常见的并发症。在一项研究中，10%的镰刀形细胞病患者在X线片上表现为单侧或双侧股骨头梗死。坏死的股骨头塌陷可引起退行性关节炎，可采用常规髋关节成形术治疗。由于手术并发症风险增高，如高输出量充血性心力衰竭、术中股骨骨折、感染、失血、输液反应和假体松动，一些替代性治疗方法已经取得成功，包括髓芯减压术和丙烯酸水泥注入等。

第5章
股骨和大腿

【临床病史】男性，20岁，踢足球时受到非冲撞性伤后，出现左侧大腿近端疼痛。

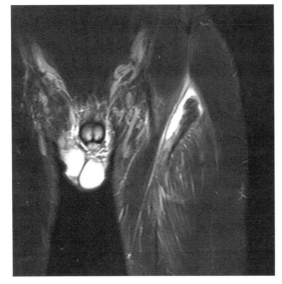

图 5.1A

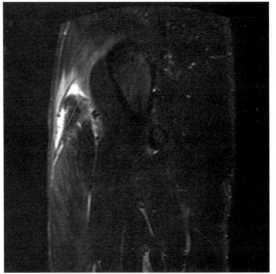

图 5.1B

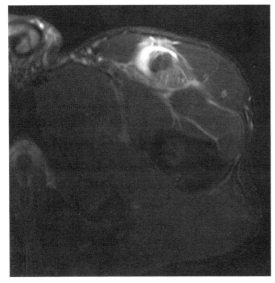

图 5.1C

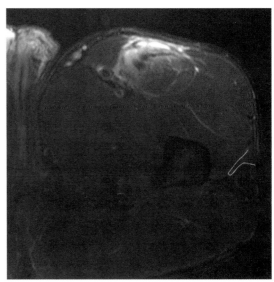

图 5.1D

【影像学表现】

A、B.冠状位、矢状位脂肪抑制T_2WI，显示股直肌肌腱近端不连续，向远端回缩。肌腱增厚，周围被液体包绕。股直肌肌腱肌腹结合处可见羽毛状水肿。

C.股骨颈水平横轴位脂肪抑制T_2WI，显示股直肌肌腱增厚和回缩、周围被液体包绕及邻近肌腹水肿。

D.小转子水平横轴位脂肪抑制T_2WI，显示股直肌肌腱肌腹结合处水肿。

【鉴别诊断】无。

【诊断】股直肌拉伤3级。

【讨论】股直肌有两个起点，直头肌腱起源于髂前下棘，反折头肌腱起源于髋臼上缘。由于直头肌腱在髋部屈曲开始时处于绷紧状态，因此，直头的撕脱伤比反折头的撕脱伤更常见。本病例中，股直肌两个头均在起始处撕裂，伴随肌腹向下回缩和血肿。与股四头肌的其他肌肉不同，股直肌既是髋屈肌又是膝伸肌，因此，在拉紧的状态下更容易损伤。

【临床病史】男性，60岁，庭院劳动时摔倒。

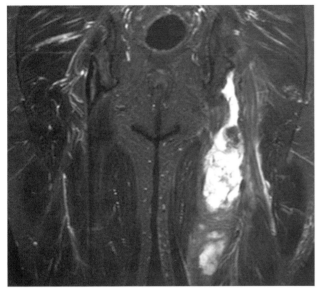

图 5.2A

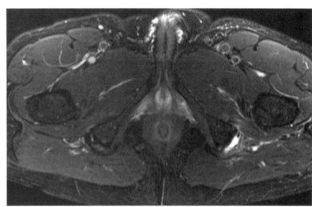

图 5.2B

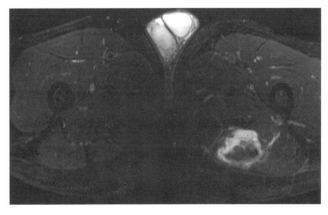

图 5.2C

【影像学表现】

A.冠状位脂肪抑制 T_2WI 显示左侧大腿内侧坐骨结节下方长范围液体积聚，其内可见低信号"碎屑"影；右侧腘绳肌腱显示正常。

B.坐骨结节腘绳肌腱止点水平横轴位 STIR 像显示右侧腘绳肌腱止点正常，但左侧肌腱未见显示。

C.大腿中段水平横轴位 STIR 像显示左侧腘绳肌回缩及血肿。

【鉴别诊断】无。

【诊断】腘绳肌撕裂伴血肿形成。

【讨论】腘绳肌位于大腿后部，包括股二头肌长头、半膜肌和半腱肌。它们是主要的膝关节屈肌，也可辅助伸髋关节。股二头肌和半腱肌肌腱以联合肌腱的形式止于坐骨结节，半膜肌肌腱在联合肌腱外侧止于坐骨结节。各种因素可以损伤腘绳肌的近端结构，包括肌腱末端、坐骨结节和周围组织，进而影响腘绳肌的起始部。慢性磨损可以导致止点肌腱炎和（或）部分撕裂。年轻患者骨端炎可发生于反复的牵拉伤。臀部过屈和膝部过伸时在起点的暴力损伤，可以导致儿童骨端的撕脱和成年人近端肌腱的断裂。

病例 5.3

【临床病史】62岁慢性肾衰竭患者，长期血液透析治疗。

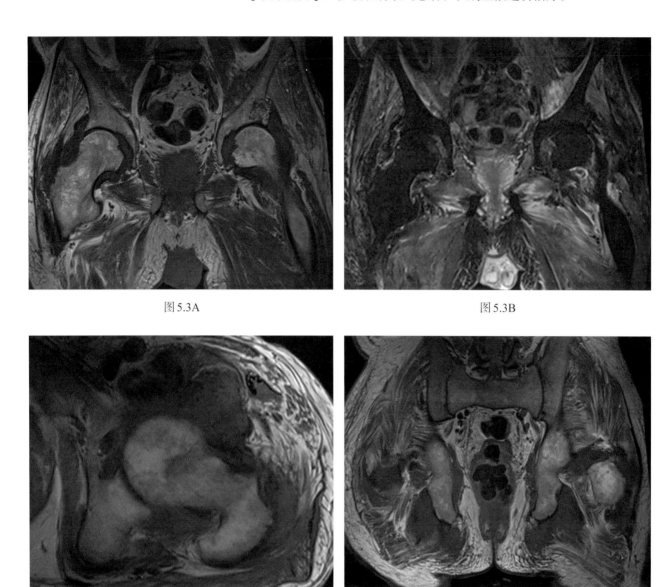

图 5.3A   图 5.3B

图 5.3C   图 5.3D

【影像学表现】

A.双髋关节冠状位 T_1WI 显示中等信号肿物包绕双侧股骨头和股骨颈。骨质结构尚完整，周围肌肉弥漫性萎缩。

B.冠状位脂肪抑制 T_2WI 显示髋关节周围肿物表现为低至中等信号，无骨髓水肿。

C.左髋关节横轴位 T_1WI 显示中等信号肿物包绕股骨头和股骨颈，并向前明显突出。相似的肿物累及大转子肌腱附着处。

D.冠状位 T_1WI（经坐骨结节层面）显示肿物累及双侧腘绳肌起始部。

【鉴别诊断】淀粉样变性。

【诊断】透析相关的淀粉样变性。

【讨论】鉴别诊断基于异常病变的分布状况。双侧对称性分布使得感染性病变和肿瘤性病变可能性极小。肿物在 T_2WI 表现为低至中等信号提示非炎性过程。如果静脉注射钆造影剂（肾衰竭是禁忌证），可能看到病变无强化；而其他疾病如类风湿关节炎可以看到明显强化。这些特征及关节和肌腱受累都提示是一种慢性沉积性疾病。透析相关性淀粉样变性发生率与血液透析的年限有关，实际上所有血液透析史超过 20 年的患者都会出现此病。其病理生理学基础是一种以 β 折叠形式或相似结构的蛋白质堆积的结果。与其他形式的淀粉样变性不同，透析相关的淀粉样变性主要累及骨骼肌肉系统，内脏器官直到晚期才会受累。影像特征包括关节周围的肿物（在 T_1WI 和 T_2WI 上表现为低至中等信号）、邻近骨的压力性侵蚀及肌肉和肌腱内的肿物等。其他常见的表现包括破坏性的脊椎关节病和腕管综合征。

【临床病史】嗜酒男性患者，54岁，双侧髋关节疼痛，逐渐加重。

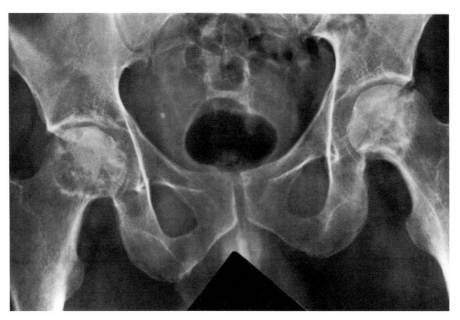

图 5.4

【影像学表现】双侧髋关节前后位X线片示双侧股骨头硬化，承重的上1/4象限显示软骨下骨折。双侧股骨头关节表面外侧缘的"阶梯征"显示塌陷的程度，本病例只有几毫米。髋臼疾病相对轻微。

【鉴别诊断】骨坏死、骨关节炎。

【诊断】骨坏死。

【讨论】主要的鉴别诊断为骨关节炎。股骨头受累严重而髋臼相对不受累表明主要的疾病过程始于股骨头而不是在髋关节。骨坏死致股骨头塌陷后常很快出现继发性骨关节炎，但本病例尚未出现。一些骨坏死患者表现为突然出现的髋关节疼痛，如果没有跌倒或创伤的病史不考虑股骨颈骨折。大多数骨都有双重血供，包括供应骨膜的丰富血管网及供应骨内膜的滋养动脉分支。被关节软骨所覆盖或被关节囊所包绕的骨骼没有骨膜，其只有骨内膜的血供，因此，它们更容易发生缺血性梗死。因为具有最重要的承重功能，股骨头是最重要的骨坏死临床发病部位。

男性比女性更容易发生股骨头坏死，男女比例是4：1，通常患者的发病年龄是30～70岁。已知股骨头坏死的病因包括镰刀状红细胞疾病、戈谢病、皮质激素治疗、创伤、酗酒、胶原血管病、肾移植、胰腺炎，但很多病例是特发性的。典型的临床主诉为突发性髋关节疼痛，无外伤史。50%的病例是双侧受累，双侧疾病通常是非对称性的。缺血后，梗死的无血管区从周缘再血管化，爬行替代失活的骨组织。修复开始时，X线片可显示梗死区周缘骨密度的增加。随着修复的进行，外周骨密度增加可以缓慢地向中心进展。有时候死骨不完全再吸收，硬化区保持模糊。因为修复过程涉及骨的吸收和替代过程，机械力可暂时性降低，导致软骨下不全骨折。软骨下不全骨折表现为分离骨碎片的新月形透亮区。本例患者股骨头晚期节段性的塌陷可以迅速导致股骨头的变形和髋关节继发性骨性关节炎。

【临床病史】女童，3岁，双侧下肢长短不一，步态不稳。

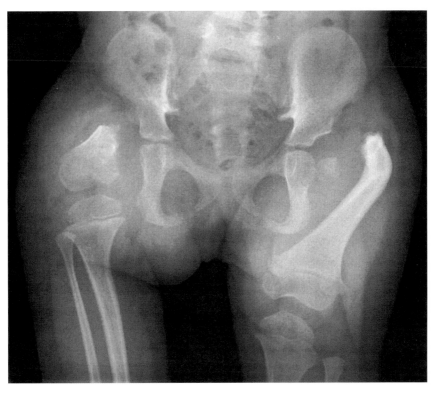

图5.5

【影像学表现】盆腔前后位X线片示双侧股骨近端缺损。右侧股骨很短，仅有远端部分存在，髋臼未发育。左侧可见小股骨头存在于浅髋臼内。股骨颈和近段股骨干缺损，残存的股骨干发育不良。

【鉴别诊断】髋关节发育不良、股骨近端灶性缺损（proximal femoral deficiency，PFFD）、术后状态。

【诊断】股骨近端灶性缺损。

【讨论】本病例中，右侧股骨头发育不全，不是髋关节发育不良的一个表现。髋臼未正常发育或股骨部分缺损，提示异常所见不是术后改变或者其他获得性疾病。

PFFD指涵盖股骨近端发育缺损的一系列疾病，从股骨干缩短和各种股骨干变形到股骨头、股骨颈和近段股骨干的发育不全。髋臼发育不良的改变与股骨头变形和发育不良的程度有关，是正常股骨头缺失和承重力缺乏的情况下继发的生长适应效果。股骨上端的骨骺在髋臼是可以活动的，但在一些病例中它可能被固定而异常融合。PFFD是先天性疾病而不是遗传性疾病，其病因尚不清楚。单侧发病比双侧更常见。当发生于双侧时，通常表现也不对称。

病例 **5.6**

【临床病史】女性，38岁，右髋疼痛。A、X线片。B、骨扫描。C、MRI。

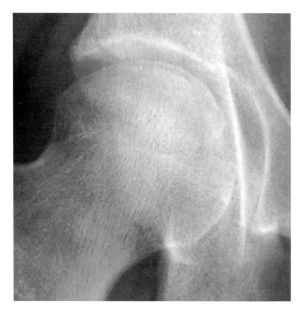

图 5.6A

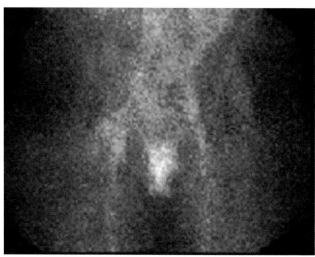

图 5.6B

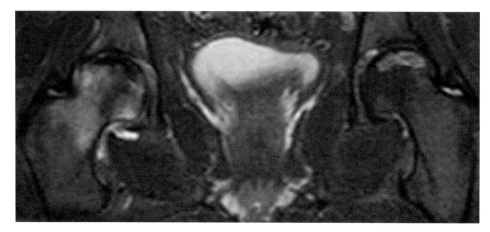

图 5.6C

【影像学表现】

A.右侧股骨头前后位X线片显示新月形软骨下透亮区。

B.前位核医学血池像显示右髋关节放射性示踪剂摄取增加。

C.双髋关节冠状位脂肪抑制T$_2$WI显示双侧髋关节异常。正常情况下股骨头和颈的脂肪骨髓显示为低信号，而患者右侧股骨头及颈表现为广泛骨髓水肿；沿承重面的新月形低信号带与平片上所见的软骨下骨折一致。右髋关节还可见少量积液。左侧髋关节可见沿股骨头承重部的"匍行性"高信号带，其两侧是正常的低信号脂肪骨髓。

【鉴别诊断】骨坏死、骨折、脓毒症性关节、骨髓炎、一过性骨质疏松。

【诊断】骨坏死。

【讨论】本病例中左侧股骨头表现为在原坏死区出现了修复，而右侧股骨头表现为广泛的骨髓水肿，是急性骨坏死期。骨坏死始于股骨头血流供应的中断。虽然大量的临床情况与缺血有关，但是造成血供中断的确切事件尚不清楚。一种可能的原因是股骨头内压力增加；当压力超过灌注压时，血流中断。骨髓和骨出现缺血坏死后，患者表现为疼痛，但X线片可以表现正常。股骨近端骨髓内压力测量可显示增高。典型的骨梗死分布表现为股骨头承重面下的楔形区。关节软骨本身仍然具有活性，因为软骨的营养来自滑液。MRI是显示早期骨坏死的最好方法。在T$_1$WI像上由于正常骨髓高信号丢失，梗死区可以清晰显示。放射性核素骨扫描显示在缺血期放射性核素聚集丧失，随后在修复期出现不同程度的浓聚。放射性核素骨扫描不如MRI敏感，并且不能显示解剖细节。时常出现的股骨头双侧不对称性骨坏死使得骨扫描的解释更加复杂。

骨坏死的早起治疗尚有争议。股骨头坏死的治疗主要是保护正常的关节面。目前常采用股骨头和股骨颈转孔减压、移植血管化的腓骨干等方法。（正如人们所预料的那样）骨坏死越早开始治疗，长期的效果就越好。

【临床病史】女性,44岁, 右髋关节严重疼痛。A.X线片。B.骨扫描。C、D.首次MR检查。E. 6周后MR检查。

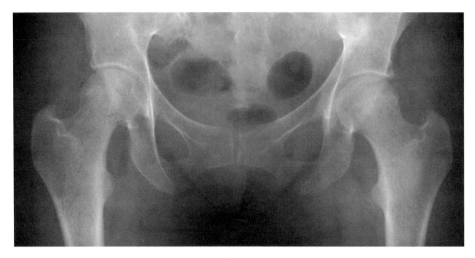

图 5.7A

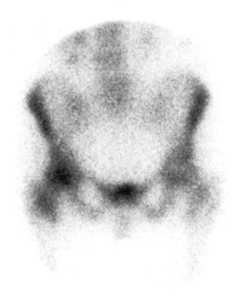

图 5.7B

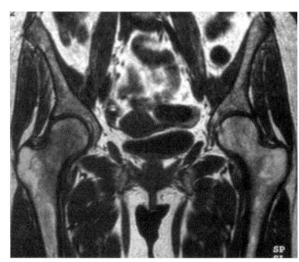

图 5.7C

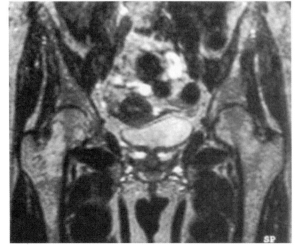

图 5.7D

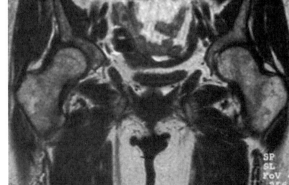

图 5.7E

A.骨盆前后位X线片表现正常。

B.骨扫描显示右侧股骨头、颈部放射性示踪剂摄取增加。

C.髋部冠状位T₁WI像显示右侧股骨近段（包括股骨头和股骨颈）正常骨髓高信号消失。

D.冠状位T₂WI像显示右侧股骨近段大范围骨髓水肿，右髋关节没有积液。

E.6周后冠状位T₁WI显示骨髓信号接近正常，表明水肿消失。

【鉴别诊断】骨坏死、一过性骨髓水肿、反射性交感神经营养不良、骨髓炎、骨折。

【诊断】一过性骨髓水肿。

【讨论】没有骨折的情况下，临床和影像上主要鉴别诊断包括骨坏死、一过性骨髓水肿、反射性交感神经营养不良。骨坏死需要外科治疗，而一过性骨髓水肿和反射性交感神经营养不良不需要外科治疗。MR上这些疾病有明确的区别。一过性骨髓水肿特点是骨髓水肿和骨质疏松发展迅速，影响关节周围骨，具有自限性、可逆性，没有明确的诱发因素。通常发生在健康的中年男性和怀孕末期3个月左右的女性。其病因不详，由于其与区域性移行性骨质疏松、反射性交感神经营养不良相似，血管和神经性紊乱被认为是可能的病理机制。

髋关节疼痛和受累肢体功能不良是主要的临床表现。X线片示局部骨质减少，骨质疏松逐渐消失与自发性恢复同时进行支持一过性骨髓水肿的诊断。一过性骨髓水肿通常表现为单关节疼痛。该病可累及男性任何一侧髋关节和女性左侧髋关节。虽然具有自限性，但是活动加重症状。疼痛在2～6个月可以消失，不会遗留永久性后遗症。X线片通常是正常的，但是可以表现为迅速发展的关节周围骨质疏松，特别是股骨头区，症状缓解后，骨质可以恢复正常。MRI显示弥漫性水肿和髋关节腔积液，但没有骨梗死。骨扫描显示与骨髓水肿范围一致的摄取增加。区域性迁移性的骨质疏松最初受累的位置可为髋关节，被称为髋关节一过性骨髓水肿（骨质疏松）。

病例 5.8

【临床病史】女童，14岁，步态不稳。

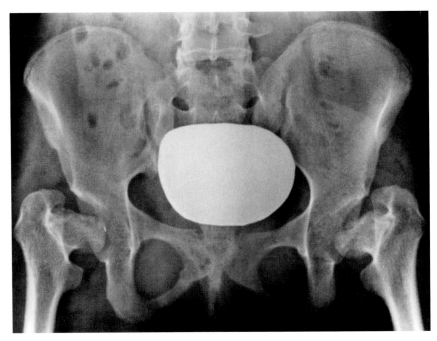

图5.8

【影像学表现】骨盆前后位X线片显示双侧股骨头小，形态扁平。双侧髋关节位置正常，髋臼缘变浅、陡峭、发育不良，适应股骨头异常的形状。适应股骨头的变形，股骨颈近似水平方向，在大小和形态上并不表现得特别异常。其他骨相对正常。

【鉴别诊断】多发性骨骺发育不良；脊椎骨骺发育不良；股骨头骨骺骨软骨病，髋关节发育不良，股骨头骨骺滑脱症（SCFE），软骨发育不全，青少年慢性关节炎，黏多糖贮积病。

【诊断】多发性骨骺发育不良。

【讨论】儿童时期双侧髋关节疾病在鉴别诊断中可能需要涵盖以上所有疾病。股骨头骨骺骨软骨病表现为发育不良性股骨头增大及扁平。青少年慢性关节炎表现为骨骺过度增长、软骨缺失、关节强直。髋关节位置正常，排除了髋关节发育不良。尽管患者的年龄对于股骨头骨骺滑脱症（SCFE）来说很典型，但影像学表现却不支持。黏多糖贮积病骨骼的改变包括骨骺不规则、临床上生化指标异常、常累及胸部和颅骨，这些部位在多发性骨骺发育不良中不常受累。软骨发育不良的典型表现为股骨头小及发育不良，伴有短而不成比例的宽股骨颈，本病例因缺乏骨盆骨和腰椎骨的异常排除了软骨发育不良的诊断。除了缺乏或存在脊柱的发育不良，多发性骨骺发育不良和脊椎骨骺发育不良在影像学上难以区分。本病例脊柱平片正常，所以未列出。

多发性骨骺发育不良是一个术语，被用来指定一组疾病，其共同特点是骨骺软骨细胞的异常。生长板的软骨细胞在形态学、组织学均存在缺陷，且数量减少，伴有基质的异常，导致骨端的骨化和生长的延迟及紊乱。当髋关节受累，股骨头发育小导致运动范围明显降低和蹒跚步态。

病例 5.9

【临床病史】男性，21岁，有肢体变形。

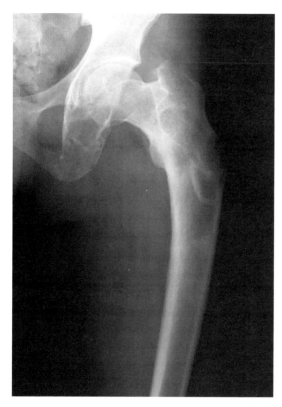

图 5.9A

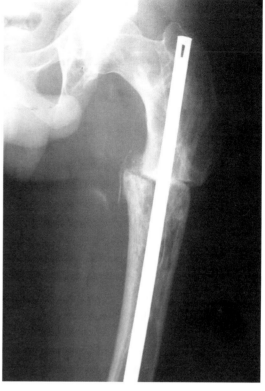

图 5.9B

【影像学表现】

A.左侧髋关节前后位X线片示坐骨内可见膨胀性病变。左侧股骨近段呈发育不良性改变，伴有轻微的膨胀和矿化；矿化呈磨玻璃样改变，有一些部分呈曲线状和高密度硬化；股骨近段呈弓状变形。

B.治疗后随访，左髋关节前后位X线片示股骨干近端呈截骨改变，髓内可见金属棒固定，股骨近段弓形改变已经矫正。

【鉴别诊断】骨纤维发育不良，佩吉特骨病，成骨不全，骨质软化。

【诊断】骨纤维发育不良（伴有牧羊杆样变形）。

【讨论】成人股骨近段弓状变形包括鉴别诊断中的一系列疾病。由于患者年轻，又无骨皮质增厚和骨膨大，佩吉特骨病可以被排除。成骨不全可以累及所有骨，骨质疏松是其特征。骨质软化可以导致弓状变形，尤其是肾性骨营养不良患者，但还应该存在其他

的影像学特征。骨纤维发育不良，无论是单骨性的还是多骨性的，通常累及股骨近段，可以表现为特征性的牧羊杆样弓状变形，本例表现很充分。

骨纤维发育不良是一种良性的纤维-骨性病变，既不是家族性的，也不是遗传性的，是与纤维母细胞增殖和成熟有关的发育异常。弓状变形是由于生物力学上骨量不足，出现病理骨折后畸形愈合。矫形外科的治疗主要限于对并发症的治疗。单骨型骨纤维发育不良治疗中，股骨近段骨刮除术、骨的移植及机械应力的再排列等效果都很好。长期随访显示骨纤维发育不良中骨的移植可以再吸收和再塑形。

文献报道骨纤维发育不良可以恶变，但是很罕见，可能发生于以前放射治疗后的患者。文献报道恶变可以发生于单骨的骨纤维肉瘤，也可以发生于多骨的骨纤维肉瘤。这些报道中的继发性肉瘤大多是骨肉瘤，但是也有纤维肉瘤、软骨肉瘤和巨细胞肉瘤的报道。

273

病例 5.10

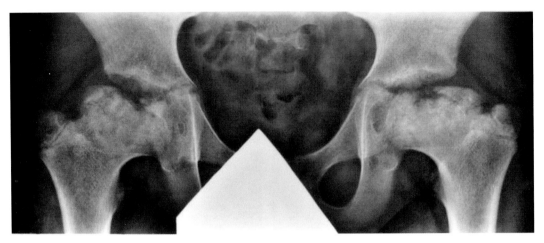

图 5.10

【影像学表现】双侧髋关节前、位X线片示大股骨头伴短而宽的股骨颈（髋膨大）。股骨头过大导致不能完全位于髋臼内。来自多个骨化中心的股骨头骨骺膨大并骨化。

【鉴别诊断】髋关节发育不良，骨骺发育不良，股骨头骨骺骨软骨病，股骨骨骺滑脱症（SCFE），青少年特发性关节炎。

【诊断】股骨头骨骺骨软骨病（Legg-Calve-Perthes）。

【讨论】该病以股骨头膨大、变形为特征，呈双侧性和近似对称性。髋臼改变相对轻微提示疾病主要位于股骨头。股骨头的过度生长可以见于青少年特发性关节炎，但是本例没有看到明显的关节疾病。髋关节发育不良通常发生于婴儿，SCFE通常发生于青少年。

股骨头骨骺骨软骨病是股骨头骨骺特发性骨坏死，发生于骨骼发育不成熟的儿童期。男童比女童更容易发病，男女比例4∶1。发病平均年龄7岁，年龄范围是2～13岁。20%是双侧发病。受累儿童的骨龄通常落后相应正常儿童的骨龄1～3岁。股骨头血供中断导致部分或完全性骨坏死。股骨头骨骺软骨化骨和生长板活动均停止。由滑液营养的关节软骨继续生长。如果疾病在这个阶段被检出，表现为股骨头骨骺的骨化核比正常小，而关节软骨的过度生长则表现为关节间隙增宽。患者可无症状。

股骨头再血管化导致向心性骨化，通常从多个与原始骨化中心不相连的位点骨化，导致"碎片样骨化"表现。在X线片上，新骨和死骨并存，可以增加股骨头密度。软骨下骨的再吸收导致软骨下骨折和临床症状（如髋关节痛和跛行）。临床表现的严重性与X线表现可以不一致。最终表现为大股骨头伴短而宽的股骨颈（髋膨大）。生长板的提前闭合加重了变形，继发性骨关节炎是成年人早期的并发症。

【临床病史】男性，65岁，最近诊断为前列腺癌。

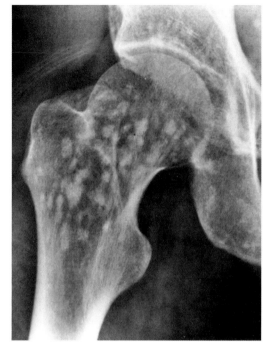

图5.11A

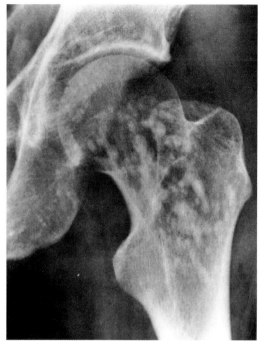

图5.11B

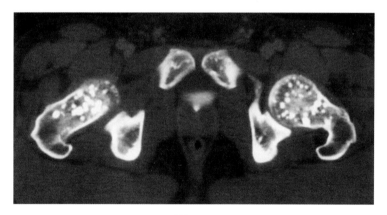

图5.11C

【影像学表现】

A，B.髋关节前、后位X线片显示双侧股骨头、股骨颈和粗隆间区多发卵圆形硬化灶，髋臼也可见少量硬化灶。

C.增强后横轴位CT（骨窗）显示双侧髋臼和股骨近端多发局灶性骨性密度灶。

【鉴别诊断】骨斑点症、骨转移。

【诊断】骨斑点症。

【讨论】多发性骨硬化性病变可见于转移性疾病、肥大细胞增多症，偶尔可见于淋巴瘤。然而，硬化性病灶对称性分布于关节周围、边界清楚、大小一致、卵圆形方向和骨的长轴一致支持骨斑点症的诊断。骨斑点症（斑点骨、播散性致密性骨病）是一种少见的骨硬化性发育不良，可以是散发性或家族性。病变在大小和数量上可以增加或减低。患者一般无症状或症状轻微，通常是偶然发现。组织学上和骨岛一致。这种疾病没有临床意义，只是有时候和成骨性骨转移易混淆。骨斑点症在骨扫描中可以表现为活性增加。

【临床病史】男童，15岁，右髋关节疼痛。

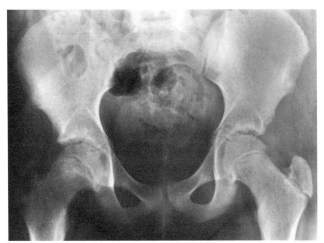

图 5.12A

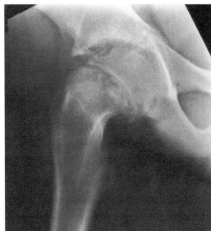

图 5.12B

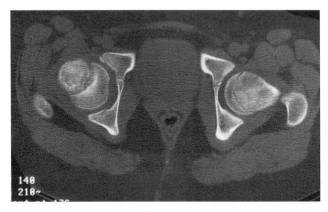

图 5.12C

【影像学表现】

A.骨盆前、后位X线片示右侧股骨近端异常。生长板增宽，干骺端边缘不规则。股骨颈相对股骨头骨骺轻度向外侧移位。沿着股骨颈上缘皮质假想线不穿过股骨头（左侧正常股骨颈上缘假象线可穿过股骨头）。

B.侧位X线片能更好地显示股骨颈相对股骨头的异常移位和成角。沿着股骨颈前缘皮质的假想线完全错了股骨头，而不是穿过其边缘。

C.横轴位CT示异常增宽的生长板及股骨颈、股骨干的异常排列。生长板呈圆形轮廓。

【鉴别诊断】股骨头骨骺滑脱症（SCFE），愈合过程中的Salter Ⅰ型骨折。

【诊断】股骨头骨骺滑脱症。

【讨论】SCFE是股骨头通过开放的生长板相对于股骨颈的移位，发生于青少年时期。股骨头仍然在髋臼内，而股骨颈进行性地向前向上移位（股骨头相对向下向后移位）。SCFE发生于生长板闭合前骨龄相似的男童或女童（女童约11岁，男童约14岁）。男童比女童更容易受累，男女比例是2.5 ：1。很多患者超重并有轻微的骨龄延迟。约50%的患者双侧受累，有一些病例是家族性的。病因尚不清楚，病理生理过程可能与内分泌或者生物力学问题有关。

股骨头和股骨颈之间的滑脱发生于生长软骨增殖和肥大的区域，生长板早期的异常在X线片出现改变之前就可以在MRI上显示。SCFE不同于Salter Ⅰ型骨折，后者发生于肥大及暂时性钙化之间的软骨区域。SCFE病程可为一长期慢性发展过程，当变形进展时可使得股骨头和股骨颈重塑，也可为一个相对急性过程（通常持续时间小于3周），表现类似应力性骨折。SCFE的治疗是稳定股骨头，不需要尝试解剖学复位。钢钉可以用来固定股骨头的位置，促进生长板的闭合。其预后可发展成髋关节发育不良和早期骨性关节炎。骨坏死是具有破坏性的并发症，在急性滑脱中更常见。

5.13

【临床病史】男童，5岁，髋关节疼痛和跛行。

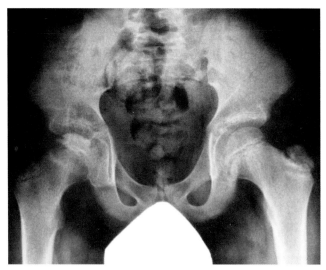

图 5.13A

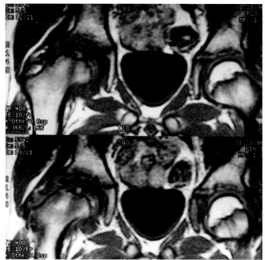

图 5.13B

【影像学表现】

A.双髋关节前、后位X线片。右侧股骨头缩小伴硬化，关节周围骨质疏松。

B.冠状位T₁WI像显示股骨头小而扁平，呈低信号，伴随的骨髓水肿（T₁WI像表现为低信号）延伸到股骨颈。对侧髋关节正常。

【鉴别诊断】股骨头骨骺骨软骨病，其他原因引起的股骨头骨坏死。

【诊断】股骨头骨骺骨软骨病（Legg-Calve-Perthes）。

【讨论】股骨头骨骺骨软骨病的治疗目标是阻止股骨头变形和继发性骨性关节炎。治愈过程中再血管化和骨化时期，将股骨头稳定在髋臼中心，使髋臼作为治愈过程中股骨头的模套，阻止其变形。采用托架、股骨近端内翻截骨术或骨盆截骨术等使股骨头相对于髋臼外展，可以使得髋臼覆盖股骨头。髋关节MRI有助于估计骨骺坏死的程度、勾画未覆盖及未骨化的股骨头形态，以指导治疗计划。最终变形的程度有赖于发病年龄和股骨残存的生长潜力。伴随股骨头骨骺骨软骨病的滑膜炎的程度与骨骺坏死的程度、临床结果一致。股骨头骨骺和其他增长期骨骺的骨坏死可以发生于创伤、感染、镰刀状红细胞病及其他情况。股骨头骨骺骨软骨病的病理生理和影像学表现一致。

病例 **5.14**

【临床病史】女性，45岁，肌力弱。

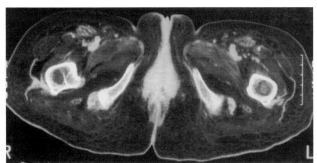

图5.14A

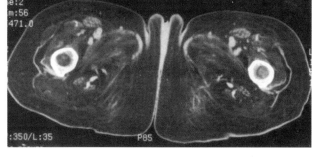

图5.14B

【影像学表现】

A～B.大腿近段的横轴位CT图像显示所有肌肉呈显著脂肪变。所示骨骼正常，双侧股骨近段可见具有造血功能的红骨髓。

【鉴别诊断】多发性肌炎、麻痹、皮质类固醇过多、关节挛缩、肌肉萎缩。

【诊断】多发性肌炎。

【讨论】肌肉被脂肪替代可发生于神经源性疾病或肌肉源性疾病。本病例诊断为多发性肌炎，无特别明显的特征。关节痉挛和肌肉萎缩疾病中常见的骨关节发育不良病变的缺乏，提示疾病在成人期出现。软组织内存在钙化强烈提示皮肌炎和多发性肌炎，但是这些图像中没有显示钙化的存在。

临床上，多发性肌炎的患者表现为近端肌力弱和疼痛，可以是进展性的或自限性的。这种疾病可以伴发皮疹（皮肌炎）、雷诺现象、其他结缔组织病（重叠的综合征）和癌，后者更常见于老年男性。然而，总体上多发性肌炎更常见于女性。

多发性肌炎的标志是肌肉炎症，继而萎缩和纤维化。软组织的钙化可以发生于皮下和深部组织，出现时，有助于将多发性肌炎与其他原因引起的肌肉萎缩相鉴别。如本例所示，进行性肌肉萎缩和脂肪替代可以在CT和MRI图像上显示。软组织改变最好用MRI评估，急性期其在T$_2$WI像上表现为肌肉内高信号，慢性期表现为脂肪替代。尽管骨的改变不是其特征，但可发生关节痛、挛缩和关节旁的骨质疏松。当出现骨质改变（如侵蚀性改变）时，需要考虑重叠的综合征或其他结缔组织的疾病。虽然这种疾病主要累及骨骼肌肉，但也可出现肺纤维化、心包炎、言语障碍症、吞咽困难。

病例 **5.15**

【临床病史】女性婴儿，急性髋关节疼痛伴发热。A.X线片。B和C.当时的MRI。D.6个月后的X线片。

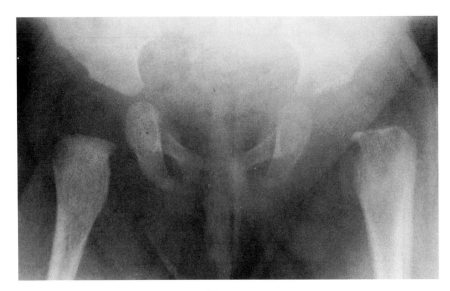

图5.15A

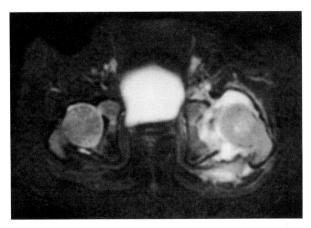

图5.15B

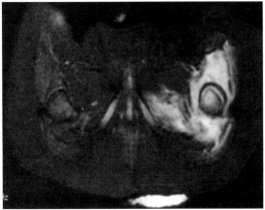

图5.15C

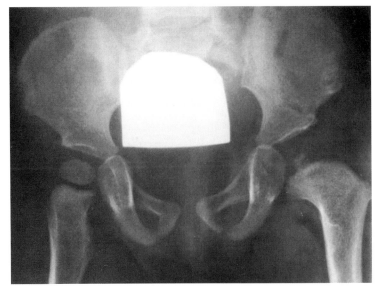

图5.15D

280

【影像学表现】

A.骨盆和股骨前后位X线片显示左髋关节向外侧半脱位，股骨周围有骨膜反应。

B ~ C.横轴位T$_2$WI显示左髋关节腔出现明显高信号液体，其内混杂低信号碎片，导致左髋关节向外侧继发性半脱位。髋关节周围的肌肉和软组织可见水肿。

D.6个月后的随访前后位X线片显示左侧股骨头骨骺延迟骨化，伴随髋臼的凹度发育不良、股骨颈增宽。

【鉴别诊断】脓毒性关节炎、髋关节发育不良、股骨头骨骺骨软骨病。

【诊断】脓毒性关节炎，继发性股骨头骨骺骨坏死。

【讨论】本例病史清晰使得病因明确。髋关节向外侧半脱位可以是髋关节轻微发育不良所致，但是临床表现和沿着股骨近段的骨膜反应提示感染。在随访的X线片中，左侧近端股骨显示生长中的股骨头骨骺骨坏死的特征性改变：延迟骨化（随后是多个骨化中心的骨化）、发育不良性膨大及股骨颈增宽、变短。有时本病和股骨头骨骺骨软骨病及青少年特发性关节炎的鉴别困难，需要根据每个患儿的临床表现进行其他影像学检查。

年幼患儿脓毒性关节炎可以由远处感染源血行播散所致，也可以是邻近的骨髓炎局部侵犯，或由穿通伤直接感染。膝关节和髋关节是最常受累的部位，葡萄球菌是最常见的病原体。最常见的表现就是关节积液。超声检查可发现关节囊结构周围的水肿。由于进行性充血，关节旁的骨质疏松很快出现。新生血管翳迅速侵蚀软骨及骨，导致关节间隙变窄和骨质侵蚀。

脓毒性关节炎的并发症包括纤维性关节强直和骨性关节强直、滑膜囊肿、周围组织的蜂窝织炎和脓肿、骨髓炎、缺血性坏死，以及继发性退行性关节疾病。缺血性坏死可能是关节囊内压力增加伴随着脓毒性毛细血管内栓塞所致。

【临床病史】男性，75岁，摔倒后左髋关节疼痛。

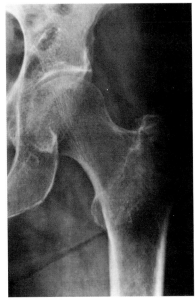
图 5.16A

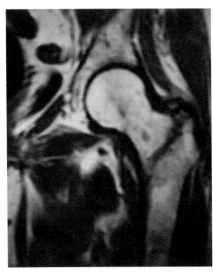
图 5.16B

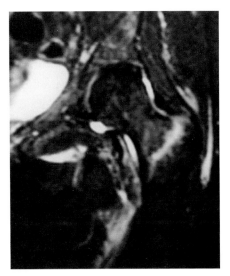
图 5.16C

【影像学表现】

A.左髋关节前后位X线片示位置正常（髋关节没有外旋）。粗隆间似乎可见很模糊硬化带，但不能确诊骨折。

B.冠状位T₁WI像显示一条低信号线在大小粗隆间沿矢状平面延伸。

C.冠状位T₂WI脂肪抑制像显示粗隆间一条高信号线，上端较厚，但未达到内侧皮质。

【鉴别诊断】无。

【诊断】股骨粗隆间骨折。

【讨论】股骨粗隆间骨折主要的骨折线是从上外侧（大粗隆）延伸至下内侧（小粗隆）。骨折的生物力学机制分析提示骨折是以小粗隆作为支点的一种弯曲运动，可发生于跌绊马路边缘膝关节着地时。粗隆间骨折大多数是粉碎性骨折，有时候表现为分离的骨碎片，小粗隆的骨碎片就像一个蝴蝶样的碎片。与关节囊内的股骨颈骨折不同，这些损伤趋于快速愈合而没有并发症。股骨头缺血性坏死的发生率约是1%。

粗隆间骨折男女发生率大致相同。尽管粗隆间骨折可以发生于严重外伤（例如车祸）的任何年龄组，但是最常见于年龄大于75岁的老年人。正如本例所示，骨折没有移位，只是分成两部分，在X线片上可能不明显，即使是真正的外侧位和斜位投照可能也无法显示骨折。MRI在辨认X线片上隐匿性的粗隆间骨折非常敏感并高度特异，有时还可以评估并发缺血性坏死的危险性。放射性核素骨扫描在骨折发生4天内可能无阳性显示，所以在这种临床情况下不考虑其为最佳检查方法。治疗主要包括开放性复位及髋关节的螺钉内固定。

5.17

【临床病史】女性，56岁，有代谢性疾病。

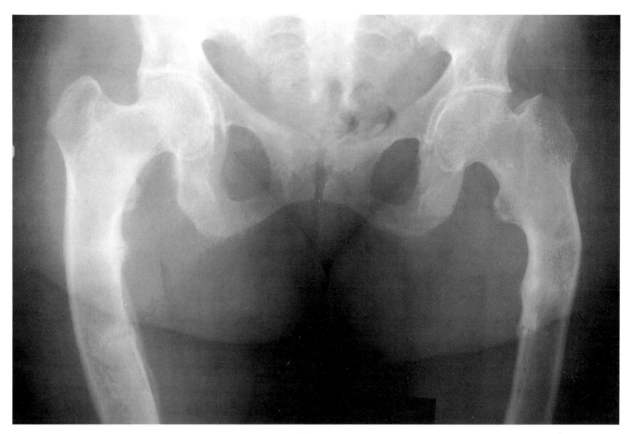

图5.17

【影像学表现】骨盆前后位X线片示骨质减少，股骨干呈弓状变形，可见水平线及沿着股骨内侧面的骨膜反应。

【鉴别诊断】骨质软化、骨质疏松、不全骨折。

【诊断】骨质软化，伴有Looser区。

【讨论】骨质软化是类骨质钙化缺失的系统性疾病在成人的表现，在儿童相似的疾病是佝偻病。两种疾病都是因为类骨质矿化时缺乏可利用的钙或磷（或两者都有）。佝偻病主要影响生长板；成人骨质软化主要影响成熟骨的塑形。饮食中维生素D缺乏，阳光暴露不足，使得皮肤内光化学合成维生素D的过程不能发生，导致胃肠道对钙的吸收减少、低钙血症，出现继发性甲状旁腺功能亢进，继而动员骨钙入血。

单纯维生素D缺乏导致的佝偻病和骨质软化在美国比较少见，但是移民、饮食时尚者、习俗化的老年人、完全依靠胃肠道外营养的人例外。其他原因包括将25-羟基维生素D转化成生理上更具有代谢活性的1,25-二羟基维生素D的酶的缺失、终末器官对1,25-二羟基维生素D不敏感及遗传性或者获得性肾小管再吸收缺陷、胃肠道对食物中的钙或磷吸收不良等。

在美国，胃肠道吸收不良是骨质软化最常见的原因。胃肠道吸收不良可以由长期使用抗惊厥药或含铝抗酸药引起。骨质软化放射学表现比佝偻病轻，因为成人骨骼代谢没有儿童活跃。骨量减少是主要的表现，与骨质疏松很难区分，除非出现Looser区或弓状变形。有时骨的基质会变粗糙。骨质疏松中，随着骨强度的降低，由于创伤导致骨折的危险性逐渐增加。

【临床病史】年轻男孩，右侧股骨远段疼痛2周。

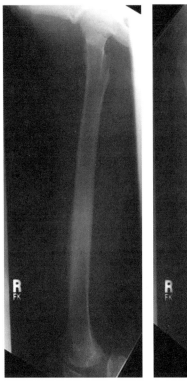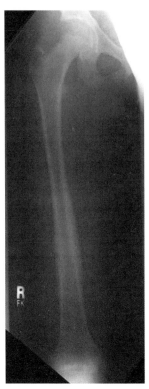

图5.18A 图5.18B

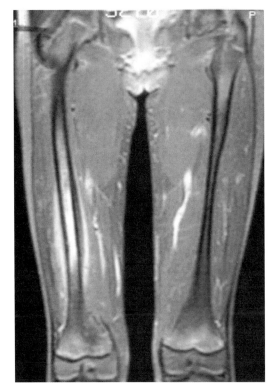

图5.18C

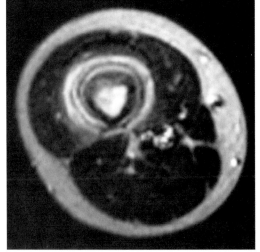

图5.18D

【影像学表现】

A～B.右侧股骨侧位和前后位X线片，显示股骨干中1/3段皮质增厚和硬化，并可见单层光滑的骨膜抬高。

C.双侧股骨冠状位反转恢复MRI像，显示右侧股骨干异常高信号和周围组织水肿。异常骨髓边缘模糊，股骨干近段和远段骨髓正常。软组织异常向近端和远端范围逐渐变小，形态学上呈对称性纺锤形。

D.病变中部横轴位T_2WI显示骨髓腔内、股骨前骨皮质和周围软组织高信号。股骨被多层黑色的骨膜新生骨所包绕。

【鉴别诊断】尤因肉瘤、骨肉瘤、淋巴瘤、骨髓炎、应力性骨折。

【诊断】应力性骨折。

【讨论】由于MRI对骨髓和软组织的变化极其敏感，可能会过高地估计一些良性骨病的侵袭性和范围，特别是在儿童。这些病变包括软骨母细胞瘤、骨样骨瘤、嗜酸性肉芽肿（EG）和应力性骨折。常见易引起误导的潜在MRI特征包括明显的骨髓水肿、软组织水肿及邻近骨病变的明显占位效应。这些病变有共同的特征可以解释MRI所见，包括病变引起的炎症反应、发生于儿童时期、附着的骨膜更疏松。

病例 5.19

【临床病史】男性，58岁，复发性大腿疼痛和引流物，自22岁骨折后几十年一直很健康。

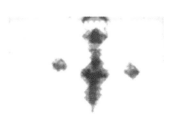

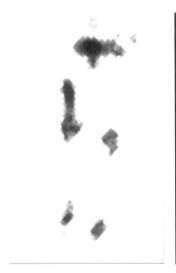

图 5.19A

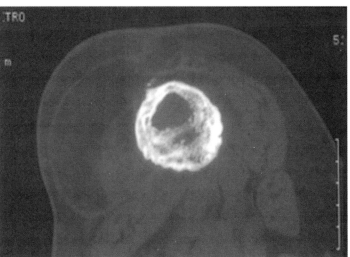

图 5.19B

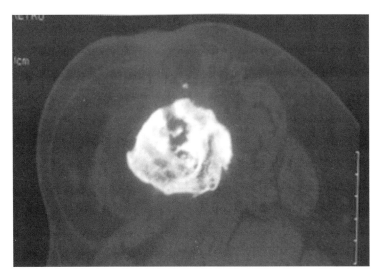
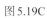

图 5.19C

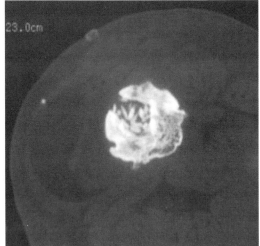

图 5.19D

【影像学表现】

A.放射性核素骨扫描显示右侧股骨干远段放射性核素浓聚。

B.股骨CT横轴位显示愈合的骨折，伴有中央塑形的骨髓腔，其内缺乏正常的脂肪性骨髓。

C.相邻CT层面显示股骨皮质小缺口，伴有再塑形的光滑皮质边缘，并可见一条窦道从皮质缺口延伸到皮肤表面。

D.治疗后CT显示股骨腔的清除和填充的骨碎片。

【鉴别诊断】慢性骨髓炎、鳞状细胞癌。

【诊断】慢性骨髓炎。

【讨论】慢性骨髓炎根除极其困难，从窦道形成至脓液引流期之间，患者可以很多年没有症状或症状轻微。病原菌可能持续存在于死骨的裂隙中，全身系统性地使用抗生素治疗难以到达病原菌。所以慢性骨髓炎的治疗需要外科介入。需要注意的是，慢性窦道具有潜在恶变成鳞状细胞癌的可能。窦道上皮最初发生化生，其过程向恶性转化，最终导致鳞状细胞癌。下肢是慢性骨髓炎伴发窦道形成的好发部位。

【临床病史】男性,44岁,最近从东南亚移民,腿部疼痛和肿胀。

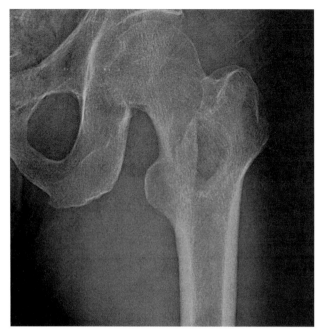

图 5.20A

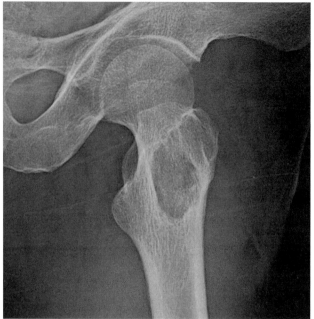

图 5.20B

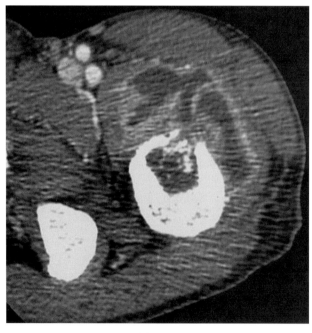

图 5.20C

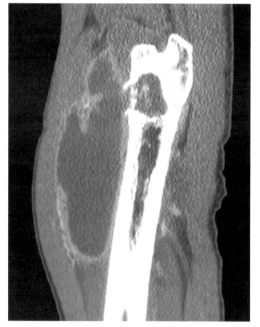

图 5.20D

【影像学表现】左侧股骨近段前后位X线片（A）和斜位片（B）显示在粗隆间区域地图样溶骨性骨质破坏区，股骨近段周围可见明显软组织肿胀。横轴位（C）和矢状位（D）对比增强CT图像显示大腿前部环状强化的液体聚集区，与股骨近端髓内溶骨性骨质破坏区相交通。在溶骨性破坏区可见多个小高密度灶，其代表死骨。

【鉴别诊断】慢性骨髓炎、囊性软组织肉瘤。

【诊断】慢性骨髓炎（结核杆菌）。

【讨论】慢性骨髓炎中被脓液和肉芽组织所包绕的死骨可成为持续的病原菌发源地。排泄道是皮质和骨膜的缺损，髓腔内的脓液可以通过它引流出来。

骨结核罕见，通常是一些国家流行病，特别是在儿童（50%是在1～10岁的儿童）。虽然结核在美国和欧洲发病率低，骨关节结核通常发生于很年轻的患者（小于10岁）和年岁很高的患者（大于80岁）或免疫缺陷患者，特别是在移民中。90%～95%累及单骨，多灶性的病例罕见。最常伴随播散性肺感染。骨骼最常见发病部位是脊柱（50%），30%发生在髋关节或者膝关节，10%发生在骶髂关节。

这例孤立的股骨骨结核发生于有免疫能力的44岁男性，没有肺结核和脊柱结核。经过脓肿引流、股骨病灶刮除术、髓内金属棒固定术及标准的抗结核药物治疗，该患者被成功治愈。

【临床病史】女性，64岁，右侧股骨疼痛数月。她已经服用二磷酸盐数年。

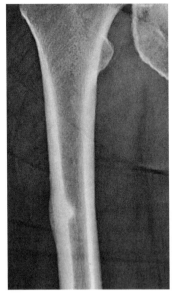

图 5.21A

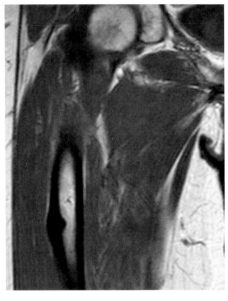

图 5.21B

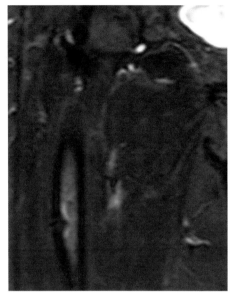

图 5.21C

【影像学表现】

A.右侧股骨前后位X线片显示转子下区股骨外侧皮质局灶性三角形增厚。

B.冠状位 T$_1$WI MRI像显示股骨外侧转子下区皮质异常增厚，沿骨外膜及骨内膜区延伸。

C.冠状位 T$_2$WI脂肪抑制MRI像显示邻近皮质增厚区域骨内高信号。

【鉴别诊断】应力性骨折、二磷酸盐相关性骨折。

【诊断】二磷酸盐相关性骨折。

【讨论】关于女性患者不典型股骨转子下骨折近年来报道增多，这些女性一直在服用二磷酸盐治疗绝经后的骨质疏松，通常超过3年。二磷酸盐的作用被认为是抑制破骨活动、抑制正常骨再塑形。人们推测缺乏正常骨塑形导致股骨外侧转子下区有大量异常皮质骨堆积。无创伤或轻微的创伤，这些患者在该部位可以发展成为横断性的不全骨折（正常应力下的异常骨折），而这个区域不是应力性骨折典型的骨折部位。50%～60%患者有双侧性的病变。这种灾难性骨折可能因为轻微的刺激而突然发生。在使用二磷酸盐治疗溶骨性转移瘤的患者中，已经有不典型不全骨折的报道。关于二磷酸盐相关性骨折的报道仍然存有争议。

【临床病史】女性，54岁，因肾功能不全而进行长期血液透析。A 当时的 X 线片，D 是治疗 2 周后的 X 线片。

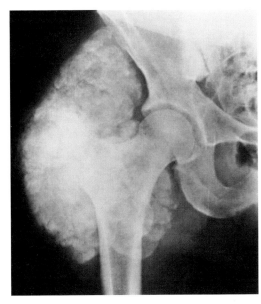

图 5.22A

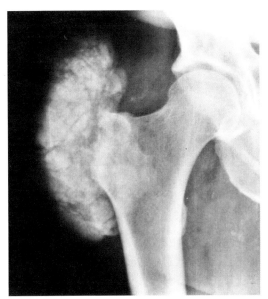

图 5.22B

【影像学表现】

A.股骨前后位 X 线片显示了不定形钙化的肿块重叠于大转子。

B.治疗 2 周后随访的 X 线片。

【鉴别诊断】瘤样钙质沉着、软骨肉瘤、滑膜肉瘤、骨肉瘤、骨化性肌炎、滑膜骨软骨瘤病。

【诊断】关节周围钙化症（瘤样钙质沉着，转移性钙化）。

【讨论】如果我们仅仅考虑最初的 X 线片而忽视了临床病史，X 线片的鉴别诊断主要是包绕着股骨近段致密的矿化软组织肿块。骨是完整的，钙化的形态不是类骨质钙化（非常致密或者云絮样）、软骨性钙化（环状及弓形）、骨化性肌炎（周围性的）或者是肉瘤性的钙化（营养不良性的）。相反，钙化聚集呈多分叶状的结构，像一串葡萄，每一簇都有囊状的表现，像钙化的牛奶。临床病史和治疗后快速的好转（透析后的改变）提示了诊断。经过透析的慢性肾衰竭者关节周围转移性软组织内钙质沉积是以羟基磷灰石的形式存在。因为晶体通常是水溶性悬浮物（钙化奶），CT 和直立位 X 线片可以显示液体和沉积物平面。

【临床病史】女性，64岁，易疲劳，体重减轻。

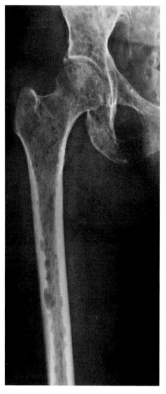 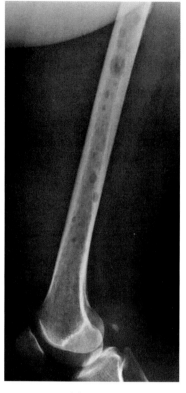

图5.23A   图5.23B

【影像学表现】股骨前后位X线片（A）和侧位片（B）显示多发大小不等溶骨性骨质破坏区。

【鉴别诊断】多发性骨髓瘤、转移瘤、淋巴瘤。

【诊断】多发性骨髓瘤。

【讨论】多发性骨髓瘤是浆细胞来源恶性肿瘤，骨髓细胞可以产生免疫球蛋白。骨髓瘤起源于骨髓，呈弥漫性受累。骨的异常通常累及患者多个部位，例如，椎体骨发生于66%的患者，肋骨45%，颅骨40%，肩带40%，骨盆30%，长骨25%。多发性骨髓瘤边界清楚，表现为单纯溶骨性骨质破坏区而没有反应骨形成。破坏的模式可以是地图样、虫噬样或穿透样。骨可以是弥漫性受累，在X线片上仅显示为弥漫性骨质减少或近乎正常。病变可以是膨胀性的，甚至穿透皮质，也可以形成大的骨外软组织肿块。病理性骨折很常见。骨的X线片检查显示病变的位置较放射性核素骨扫描更好，但是MRI能显示正常骨髓被骨髓瘤组织以弥漫或多灶形式所替代，是目前检测多发性骨髓瘤骨改变最敏感的方法。

具有多发性骨破坏性病灶的患者，一些要点有助于鉴别多发性骨髓瘤和骨转移瘤。骨髓瘤组织可以产生大量破骨刺激因子导致骨的破坏，边界清楚，呈溶骨性。尽管转移瘤也产生破骨刺激因子，但是它们趋于产生反应骨，通常导致不规则形表现。骨髓瘤可以累及椎间盘和下颌骨，但是转移很少累及。转移瘤通常累及椎弓根，而骨髓瘤很少累及。大的软组织肿块更容易出现在骨髓瘤而不是转移瘤。骨扫描在转移瘤通常是阳性的，而在骨髓瘤通常是阴性的。二磷酸盐已经被用来减少多发性骨髓瘤患者病理性骨折的发生率和减轻骨痛。二磷酸盐可以稳定新形成骨的羟基磷灰石的晶体结构，干扰破骨的再吸收。

病例 **5.24**

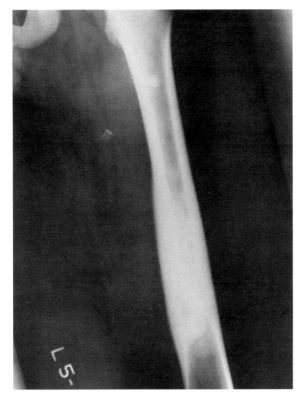 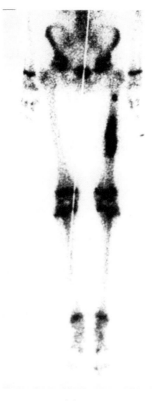

图 5.24A　　　　　　　　　图 5.24B

【影像学表现】

A.股骨前后位X线片示，股骨骨干中段1/3可见高密度矿化病变充满髓腔。在股骨近端转子下区见另一个小圆形髓腔内病变。未见骨皮质膨胀、穿透及骨膜反应。

B.全身放射性核素骨显像。与正常骨皮质和髓腔比较，两个病变区域可见放射性示踪剂的明显摄取。

【鉴别诊断】骨肉瘤、尤因肉瘤、淋巴瘤。

【诊断】骨肉瘤伴跳跃式转移。

【讨论】任何儿童或青春期的股骨成骨性病变都应考虑到骨肉瘤。即使骨肉瘤相对少见，但是骨肉瘤的影像表现多种多样，可被误认为一系列良性病变，反之很多良性病变也易被认为是骨肉瘤。在病变同一骨近端出现小的卫星灶，应将儿童成骨性病变伴跳跃转移的疾病列入鉴别诊断。除了骨肉瘤，鉴别诊断应包括尤因肉瘤和淋巴瘤。尤因肉瘤和淋巴瘤容易引起穿透性骨破坏，形成连续性层状骨膜，穿透皮质形成软组织肿块，此病例没有这些影像学特征。另外，对于尤因肉瘤及淋巴瘤而言，病变致密的成骨性表现也很少见。

骨肉瘤是最常见的原发恶性骨源性肿瘤。膝关节两端的干骺端是最好发部位，但是累及骨干或骨骺的病例也可达到20%～30%；病变只位于骨干或骨骺，干骺端没有受累的比例为10%～20%。骨肉瘤在常规骨扫描中有很高的摄取，甚至骨外转移灶也有高摄取。跳跃性病变本身不认为是转移，而是代表肿瘤的髓内播散。已报到的跳跃性病变的发生率2%～20%不等。跳跃性转移也可发生在尤因肉瘤。对肿瘤浸润范围评价最好的影像学检查是MRI。

【临床病史】女性，49岁，右腿痛。

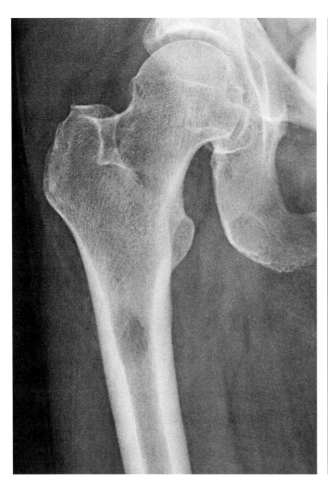

图 5.25A

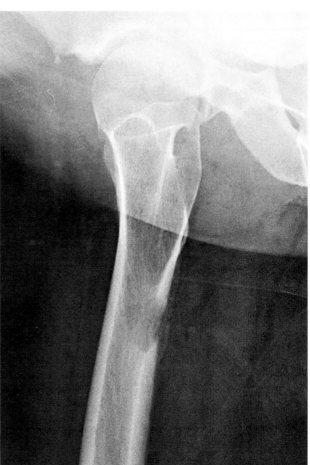

图 5.25B

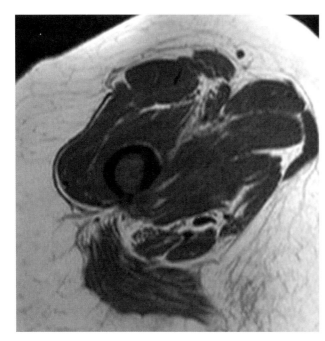

图 5.25C

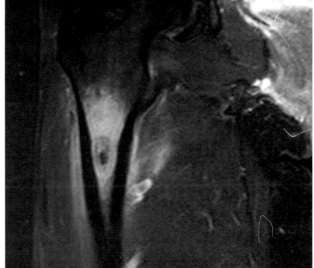

图 5.25D

【影像学表现】

右侧髋关节前后位X线片（A）和蛙式侧位片（B）示右侧股骨近端转子下区骨干呈地图样溶骨性破坏，不伴有硬化边，相邻股骨后内侧可见局部骨皮质缺损。磁共振轴位T_1图像（C）显示病变与周围肌肉相比呈等信号，不伴有周围软组织肿块。冠状位STIR图像（D）显示病变周围骨髓水肿严重，周围软组织轻度水肿，没有液体聚积。

【鉴别诊断】骨髓炎、转移、多发骨髓瘤、淋巴瘤、嗜酸性肉芽肿（EG）。

【诊断】嗜酸性肉芽肿。

【讨论】朗格汉斯组织细胞增生症（LCH），以前称为组织细胞增生症X，包括一系列疾病，均与特发性组织细胞异常增殖有关。通常情况下影像表现为局部溶骨性病变，也称作嗜酸性肉芽肿（EG），在活检的原发骨肿瘤性病变中占1%。EG多发生于年轻人（小于30岁），男性略多。骨嗜酸性肉芽肿多发生于扁骨，如颅骨、肋骨和骨盆，约30%的EG发生在长骨。发生在长骨的嗜酸性肉芽肿表现为边界清楚的地图样溶骨性破坏，发生在肋骨的EG骨质破坏的穿透性更明显，发生在颅骨的病变呈"斜边"征。在长骨病变中，可伴有层状骨膜反应。

朗格汉斯组织细胞增生症患者分为单系统单一病灶疾病、单系统多灶疾病（例如骨、肺）、多系统疾病。系统性LCH包括婴幼儿"莱特勒-西韦"病（急性播散型，占LCH的10%），伴有淋巴结病、脾大及皮疹；儿童（1～5岁）"汉-汗-克"病（慢性播散型，占20%），伴有眼球突出和尿崩症。

【临床病史】女童，10岁，大腿肿胀、疼痛。

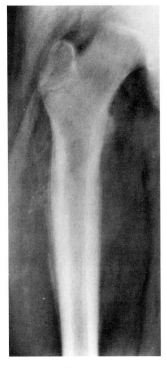
图 5.26A

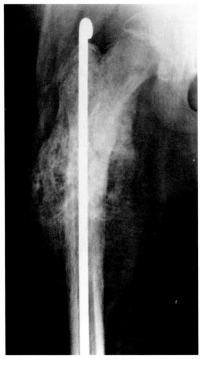
图 5.26B

【影像学表现】

A.股骨前后位X线平片示股骨层状骨膜反应及骨皮质增厚，病变周围见软组织肿块。

B.治疗后股骨前后位X线片示髓内固定针在位，股骨周围见大的梭形骨性肿块、层状及日光放射状骨膜反应。

【鉴别诊断】尤因肉瘤、骨肉瘤、淋巴瘤、骨髓炎、应力性骨折。

【诊断】尤因肉瘤。

【讨论】病变侵袭性表现提示为恶性肿瘤，如圆细胞肿瘤、骨肉瘤、淋巴瘤或有侵袭性表现的良性病变，如急性骨髓炎。儿童长骨的应力性骨折愈合的骨痂可被误认为是肿瘤引起的骨膜反应或感染。血行性骨髓炎骨播散方式与尤因肉瘤相似，故影像表现也相似，而且这两种病变的发病年龄及临床表现都很相似，但是病变部位位于骨干而不是干骺端，这一点非常支持是肿瘤病变而不是感染。

尤因肉瘤是一种未分化小圆细胞肿瘤，可能还有神经内分泌组织成分。虽然75%的尤因肉瘤发生在年龄小于20岁的患者，但是病变可以发生在任何年龄。在10岁以前是最常见的原发骨肿瘤，在10～20岁是第二常见的骨肿瘤（骨肉瘤为第一常见）。患者表现为局部疼痛、肿胀，发热、贫血及红细胞沉降率加快，临床表现与骨髓炎相似。30%的患者会出现转移。尤因肉瘤几乎可以发生于任何骨，但是绝大部分病变位于骶骨、无名骨（髋骨）和下肢长骨，只有3%的肿瘤发生在手、足骨。大部分尤因肉瘤位于长骨的干骺端与骨干交界区（尤其是股骨），也可发生于骨干和干骺端。在长骨特征性的影像学表现为穿透性骨髓内骨破坏并伴有骨膜反应骨。治疗多采用放疗，通常与手术及化疗联合应用。治疗后，对放疗效果的随访可采用MRI增强扫描或PET，虽然PET的作用仍在研究中。

病例 **5.27**

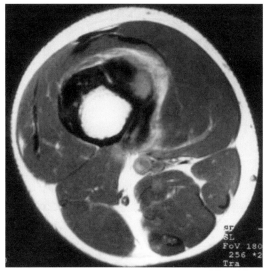
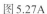

图 5.27A

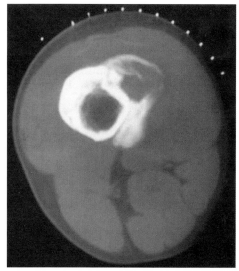

图 5.27B

【影像学表现】

A.MRI横轴位T₁WI图像示股骨骨干前内侧面见一肿物，部分为低信号，部分呈等信号。病变与周围组织界面不规则，髓腔内未受累。

B.轴位CT显示高密度骨化肿物宽基底位于股骨表面，病变后部可见明显无钙化区，其后缘锐利。髓腔内无受累。

【鉴别诊断】动脉瘤样骨囊肿、骨膜软骨瘤、皮质旁骨肉瘤或表面骨肉瘤的其他变异类型、尤因肉瘤、淋巴瘤、骨软骨瘤。

【诊断】高级别表面骨肉瘤。

【讨论】影像显示骨皮质表面形成骨结构的病变，应考虑到表面变异型骨肉瘤。其他鉴别诊断虽然可以发生在骨皮质表面，但是都不会形成骨结构。部分围绕骨皮质的不定形矿化是其特征表现，可以与骨膜反应及骨皮质膨胀鉴别。髓腔未受累，提示病变不是从髓腔内穿透骨皮质而形成软组织肿块。

很多发生于骨表面的骨肉瘤类型被人们认识，这些类型的骨肉瘤有特殊的影像及病理表现。皮质旁骨肉瘤表现为致密骨化的表面肿物，可含有非骨化部分。骨膜骨肉瘤是成软骨病变，而高级别表面骨肉瘤除了起源于骨表面，其他表现与经典高级别髓内骨肉瘤相似。组织学上，皮质旁骨肉瘤通常是低级别的，而骨膜骨肉瘤及高级别表面骨肉瘤则是高级别的。部分围绕骨皮质生长的高密度钙化肿物并有明显分界，是皮质旁骨肉瘤的特征表现，当出现浸润边缘和明显的非钙化成分则要考虑病变具有侵袭性。

【临床病史】男性，41岁，大腿肿物。

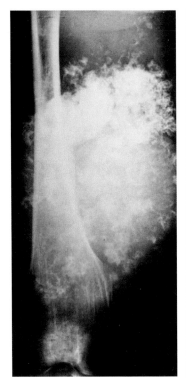 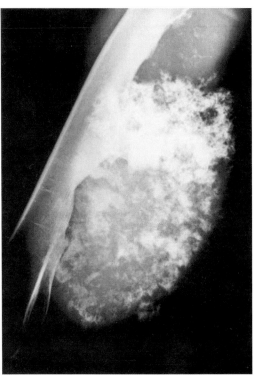

图 5.28A 图 5.28B

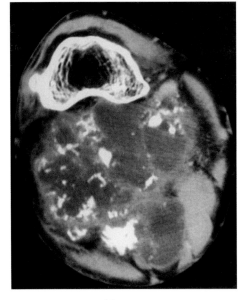 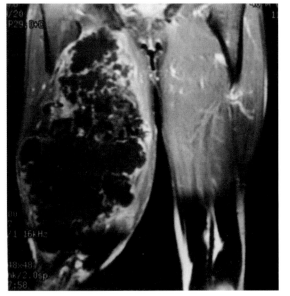

图 5.28C 图 5.28D

A～B.大腿前后位及侧位X线片示，股骨远段见肿块围绕股骨后侧生长，肿块内见环形及弧形钙化。

C.横轴位CT图像显示病变呈分叶状，其内可见低密度的基质，周围见钙化。这些外周部钙化与分叶状结构重叠，在X线片上表现为环形和弧形表现。肿物呈外生性。

D.MRI增强冠状T₁加权脂肪抑制图像示，肿物呈分叶状低信号，边缘强化。

【鉴别诊断】软骨肉瘤、骨软骨瘤。

【诊断】软骨肉瘤。

【讨论】根据形态学和影像表现特点，可以判断肿物是外生性软骨源性病变。病变较大的体积和稀疏的钙化提示为恶性病变。除非得到不是肉瘤的证据，本病例应该考虑肉瘤。活检可能会由于在如此较大病变，采样误差对诊断产生误导。一般来说，肉瘤的生物学行为特点与最恶性部分有关，而与病变其他残余部分的大小无关。

环形和弓形钙化、高密度点状钙化、絮状（小而松散聚积）钙化都是软骨基质钙化的类型，在良性和恶性成软骨病变中都可以出现。弧形和弓形的钙化是由于钙化和骨化位于分叶状软骨缘病变的周边。没有完全矿化的类软骨基质在CT上的密度低于肌肉但是高于水。在MRI上软骨基质和透明软骨信号相似，在T₁WI上成低信号，T₂WI上呈高信号。

【临床病史】男性，18岁，左臀突发剧烈疼痛。

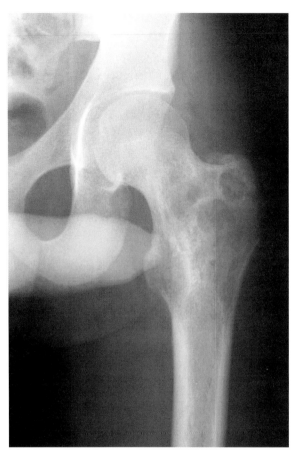

图 5.29A

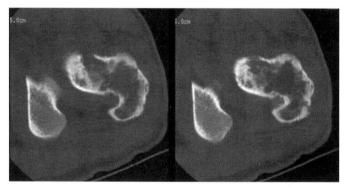

图 5.29B

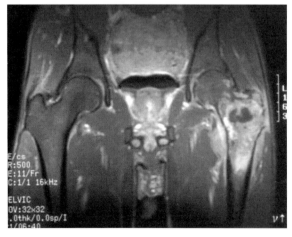

图 5.29C

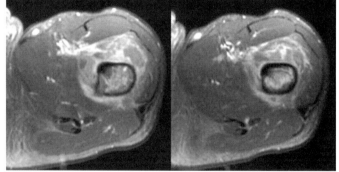

图 5.29D

【影像学表现】

A.左髋关节前后位X线片示股骨颈和粗隆间区穿透性骨破坏。

B.连续横轴位CT图像，显示穿透性骨破坏，病理性骨折在小转子外侧部显示明显，并向外延伸穿过大转子。髓腔内的不规则矿化可能是反应骨也可能是残留的骨小梁组织。软组织内未见钙化。

C、D.冠状位和横轴位T_1WI抑脂增强图像，显示紧邻股骨近段周围的软组织呈高信号，可见环形占位效应，股骨内病变呈不均匀强化，其内部可见无强化区。

【鉴别诊断】骨肉瘤、淋巴瘤、尤因肉瘤、骨髓炎。

【诊断】非霍奇金B细胞淋巴瘤，继发性骨受累。

【讨论】骨的非霍奇金淋巴瘤通常发生于播散性疾病，尤其是原发于腹部疾病。非霍奇金淋巴瘤较霍奇金淋巴瘤好发于骨，而且中轴骨骼是最好发的部位。未分化的组织细胞型常累及骨，较大的病变内部常有坏死。骨及骨髓组织受累通常较隐匿，MRI是最佳的显示方法。

淋巴瘤骨破坏的机制与多发骨髓瘤相似，淋巴瘤细胞产生破骨细胞激活因子调节骨破坏过程。因此病变为溶骨性病变，表现为虫蚀状和穿透状骨破坏。软组织肿块不少见。骨膜反应和硬化边可出现在非霍奇金淋巴瘤中，但是在霍奇金淋巴瘤中更常见。据报道25%的病例中出现病理性骨折。有学者提出，在病变分级上，^{18}F-脱氧葡萄糖正电子发射断层扫描（FDG-PET）可能比^{67}Ga扫描更准确。

【临床病史】男性，2岁，生长迟缓。

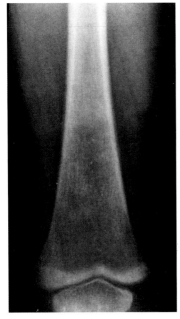

图 5.30A

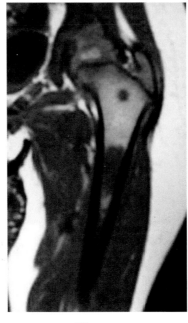

图 5.30B

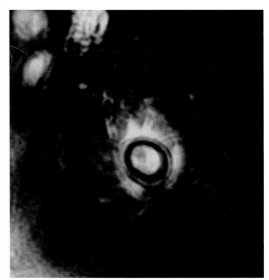

图 5.30C

【影像学表现】

A.前后位X线片示股骨远段干骺端见模糊低密度影，股骨干薄而光滑的骨膜反应环。

B.冠状位T$_1$WI MRI图像，显示股骨近段高信号正常骨髓被病变代替，表现为地图样低信号。

C.横轴位T$_2$WI MRI图像，显示病变骨髓呈高信号。邻近软组织内可见水肿。明显的骨膜反应，表现为股骨周围边界清晰的薄的低信号环。

【鉴别诊断】骨髓炎、淋巴瘤、白血病、转移、应力性骨折、嗜酸性肉芽肿。

【诊断】白血病。

【讨论】虽然骨髓炎和应力性骨折也可有轻微的骨膜反应，但骨髓内斑片状病变可以将这两种病变排除。白血病是源自白细胞的肿瘤性病变，骨可以继发性受累，是儿童最常见的恶性疾病。包括骨髓在内的许多器官和组织白血病浸润，都表现为弥漫和结节样的特征。骨髓内充满白血病细胞会导致骨小梁的压力性萎缩，在影像学上则表现为弥漫的骨质密度减低。在儿童干骺端可见透亮线，代表在快速生长的骨组织中此区域的骨小梁要比正常部位的骨小梁薄而稀疏。局部汇聚呈结节状的白细胞会导致局部骨髓、骨皮质或骨膜下的破坏。白血病浸润可通过扩大哈弗系统侵蚀骨质从而穿透骨皮质，使骨皮质表现为模糊的密度减低区，并可见透亮条状影。骨膜下区的浸润可将骨膜掀起并刺激骨的形成。大面积骨髓受累是必然的，可以通过MRI或骨髓穿刺证实。对于化疗效果明显的白血病患者，骨髓内的残留病灶和纤维化用影像手段很难区分，活检可以区分。

【临床病史】男性，19岁，肌无力。

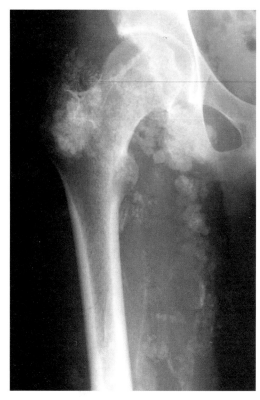

图5.31A

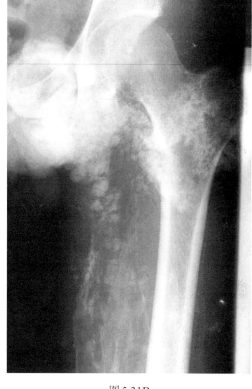

图5.31B

【影像学表现】右侧（A）和左侧（B）髋部前后位X线片示，髋部和大腿软组织内可见广泛钙化。钙化多为圆形、高密度、无定形的，但是大腿内侧部分的钙化表现为层状。股骨骨质未见异常。

【鉴别诊断】皮肌炎、多发性肌炎、硬皮病、寄生虫感染、混合性结缔组织病、渐进性骨化性纤维组织结构不良、烧伤、钙化性肌坏死、血管瘤病、瘤样钙质沉着症。

【诊断】混合性结缔组织病（弥漫性钙质沉着）。

【讨论】本病需要针对广泛性软组织钙化进行鉴别诊断。根据患者的临床病史，很多可能的诊断都可以排除；钙化的形态和分布对鉴别诊断也很有帮助。弥漫性钙质沉着指软组织钙化的广泛分布。这是一个非特异性的描述性术语而不是疾病的命名。根据软组织钙化形态类型可以缩小鉴别诊断范围，如下一些征象可以应用。

1.中央低密度是静脉石的典型表现。

2.骨皮质和髓腔内都出现骨化肿块是渐进性骨化性纤维组织结构不良和烧伤的典型表现。

3.软组织肿块周边钙化是创伤后骨化性肌炎的典型表现。

4.大小、形状一致的钙化是寄生虫感染的典型表现。

5.囊样钙化是瘤样钙质沉着症的典型表现。

6.软组织内网状和线样钙化是皮肌炎和胶原血管病的典型表现。

关节周围的钙化与高血钙状态及胶原血管病有关。钙化的双侧分布更支持系统性疾病而不是局部病变。临床病史可以帮助排除其他诊断，尤其是瘤样钙质沉着症（没有肾衰竭透析的病史）、钙化性肌坏死（没有骨筋膜室综合征的病史）、骨化性肌炎（没有外伤史）。混合性结缔组织病是风湿类疾病的综合征，其特征与一些明确的疾病如类风湿关节炎、硬皮病、系统性红斑狼疮和皮肌炎等相重叠。

5.32

【临床病史】23岁，工人，左髋部疼痛近一年。

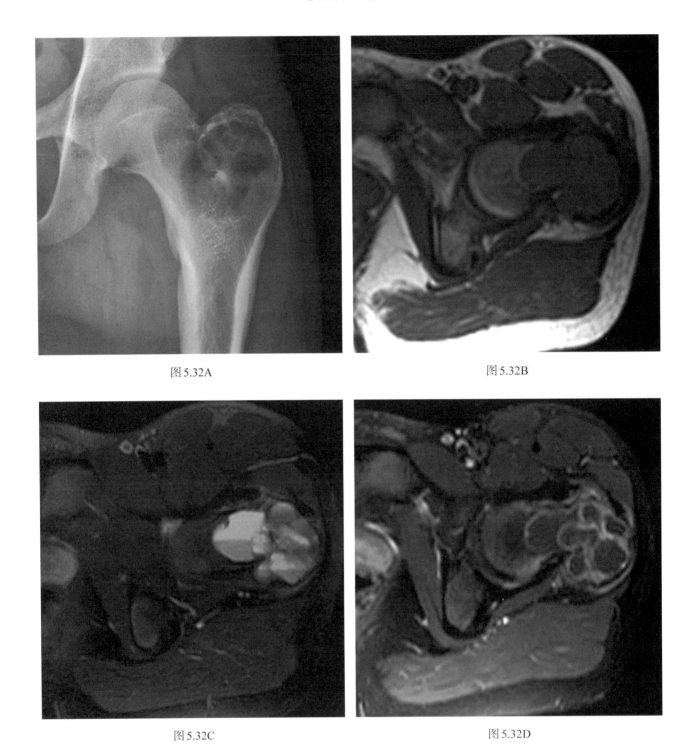

图 5.32A

图 5.32B

图 5.32C

图 5.32D

【影像学表现】

A.左髋关节前后位X线片示，左侧股骨近段大转子见膨胀性低密度病变，内见较薄分隔，病变累及股骨颈和转子间区。

B.横轴位T₁WI MRI图像示，病变呈分叶状等信号。骨皮质膨胀，但无软组织肿块和骨膜反应。

C.横轴位抑脂T₂WI MRI图像示，在T₂高信号病变中可见多个液-液平面。

D.横轴位抑脂T₁WI MRI增强扫描图像示，增强后可见分隔强化。

【鉴别诊断】动脉瘤样骨囊肿、血管扩张型骨肉瘤、骨巨细胞瘤、淋巴瘤、软骨母细胞瘤。

【诊断】动脉瘤样骨囊肿。

【讨论】动脉瘤样骨囊肿表现为溶骨性、偏心性膨胀生长，内含有血液充填，其分隔不完整，使得囊内容物可以交通。动脉瘤样骨囊肿的发病高峰年龄段为儿童和年轻成年人。常见的发病部位为长骨干骺端和脊柱的后部。目前认为原发动脉瘤样骨囊肿发生基于外伤。一种假说认为外伤后形成了动静脉瘘，继而导致这种非肿瘤性病变的发生。当动脉瘤样骨囊肿迅速膨胀并穿透骨皮质累及周围软组织时，有时与侵袭性恶性病变相似。继发性动脉瘤样骨囊肿比例达1/3，可继发于下列病变：软骨母细胞瘤、软骨黏液样纤维瘤、骨纤维结构不良、骨巨细胞瘤、骨母细胞瘤、孤立性骨囊肿、棕色瘤、血管肉瘤、非骨化性纤维瘤、巨细胞修复性肉芽肿、恶性纤维组织细胞瘤（MFH）、血管扩张型骨肉瘤。液-液平面代表出血成分，在CT和MRI图像中均可以看到，但并非特异性表现。液-液平在骨巨细胞瘤、孤立性骨囊肿、软骨母细胞瘤、MFH、软组织血管瘤、滑膜肉瘤、血管扩张型骨肉瘤中都可以出现。与骨巨细胞瘤和软骨母细胞瘤不同，动脉瘤样骨囊肿很少累及骨的末端。在组织学检查中可能会见到实性的纤维成分。

5.33

【临床病史】男性，41岁，髋部疼痛。

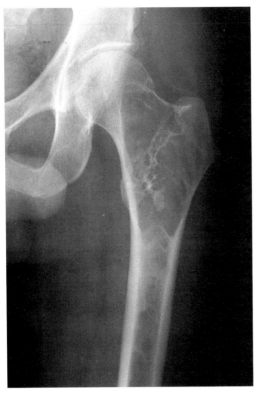
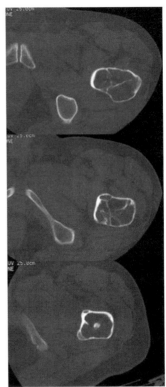

图 5.33A   图 5.33B

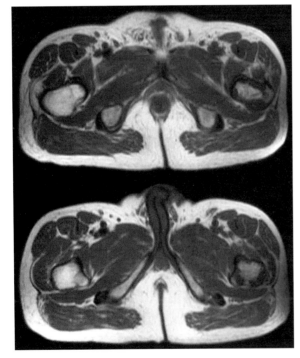
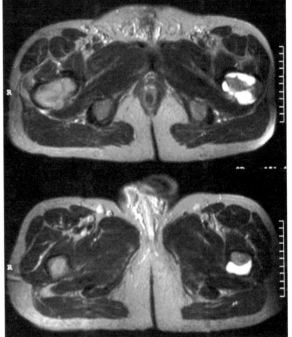

图 5.33C   图 5.33D

【影像学表现】

A.股骨近端前后位X线片示，病变位于股骨颈，向下延伸至近段骨干，呈地图样骨破坏，内见较厚分隔；部分病变可见硬化，但无骨膜反应；没有明显的骨皮质中断或软组织肿块。

B.横轴位CT图像能更好地显示较厚的分隔，包裹腔内显示为液体密度，无膨胀，病变位于股骨颈和股骨近段骨干。

C～D.横轴位质子和T$_2$WI MRI显示病变呈不均匀信号。

【鉴别诊断】骨纤维结构不良、单房性骨囊肿、骨内脂肪瘤、非骨化性纤维瘤、骨母细胞瘤、韧带性纤维瘤、创伤后畸形、骨梗死、佩吉特病、脂肪硬化性黏液性纤维瘤。

【诊断】骨脂肪硬化性黏液性纤维瘤。

【讨论】从临床处理角度来看，该病灶具备良性病变的影像学特征。从影像学角度看，病变含有多种不同成分说明有各种各样疾病可能性，但是任何一种疾病都不能完全解释所有征象。

类似这个病例的不典型骨纤维类疾病几乎都发生于股骨近段，明确诊断比较困难。该表现需要考虑骨纤维结构不良、纤维黄色瘤（非骨化性纤维瘤）、黏液样纤维瘤、脂肪瘤、囊肿、骨梗死，佩吉特病和软骨瘤等，提示是一个良性过程，但是又难以确定。这样的多种表现在组织学检查中也很明显，脂肪硬化性黏液性纤维瘤的不均匀表现，在临床、放射和组织学上都符合。

大部分脂肪硬化性黏液性纤维瘤病例都是偶然发现的，其好发于成年人，年龄没有具体的范围。文献认为脂肪硬化性黏液性纤维瘤是源于儿童时期的错构瘤而不是真正的肿瘤，随着年龄的增长逐渐变化，这可能是其表现多样的部分原因。大多数情况下，此疾病无明显的临床症状，骨的轮廓也没有变形，硬化边可以提示病变稳定存在了很多年。此疾病没有病理性骨折的倾向，从影像可以明显看到病变周围的骨重塑过程，以此适应日常的承重压力。恶变率据报道为10%～16%，但是很可能过高估计了风险率。

5.34 【临床病史】男性，15岁，大腿痛，夜间加重，阿司匹林和非甾体抗炎药可以缓解。

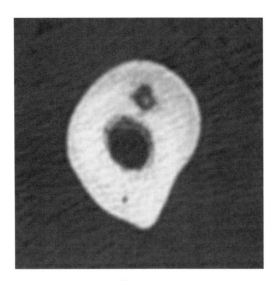

图 5.34A

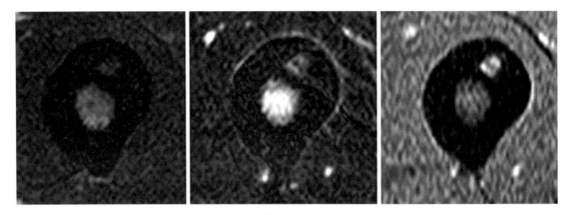

图 5.34B

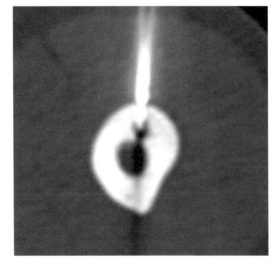

图 5.34C

【影像学表现】

A.横轴位CT示，股骨皮质内见圆形病变，周围环绕高密度骨皮质。瘤巢中央见高密度点状钙化。

B.MRI（横轴位 T_1WI、抑脂 T_2WI、增强抑脂 T_1WI 序列）示，瘤巢显示 T_1 低信号， T_2 高信号，动脉期明显增强。 T_2 上可以看到骨髓明显水肿。

C.射频消融术中的CT图像。

【鉴别诊断】骨样骨瘤、应力性骨折、骨肉瘤、局限性骨脓肿。

【诊断】骨样骨瘤。

【讨论】虽然任何青少年股骨成骨性肿瘤均应考虑到骨肉瘤，但是根据患者的病史及影像表现特点可以明确诊断为骨样骨瘤。应力性骨折也可以发生于这个特殊的部位，而且骨皮质增厚明显，但是应力性骨折不应该在皮质反应骨中央存在局部病灶，且疼痛为白天活动时加重，夜间缓解。骨样骨瘤是相对常见的成骨性骨肿瘤，边缘清晰的结节，由局部的编织骨和类骨质（称作瘤巢）组成，周围有反应骨如增厚的骨皮质、骨小梁及疏松的纤维血管组织等。患者主诉有特别的疼痛症状，夜间痛可以被阿司匹林及其他前列腺素抑制剂缓解，这在骨肿瘤中独一无二。不像其他骨肿瘤，骨样骨瘤含有丰富的神经纤维，尤其是在骨反应区，疼痛症状可能与这种神经分布有关。反应区导致MR上可显示大片骨髓和软组织水肿，以及致密的骨膜反应，与小病灶（等于或小于1cm）不成比例。骨样骨瘤在MR动脉期明显强化，延迟期退出。骨样骨瘤的治疗方法为经皮肤消融或外科治疗。CT引导下经皮消融要比开放手术的费用和发病率都低。

【临床病史】女性，63岁，大腿肿物逐渐增大。

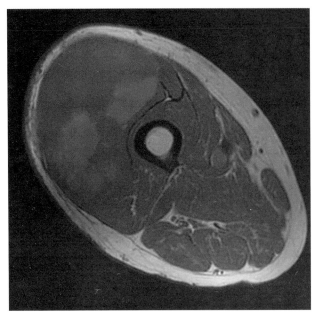

图 5.35A

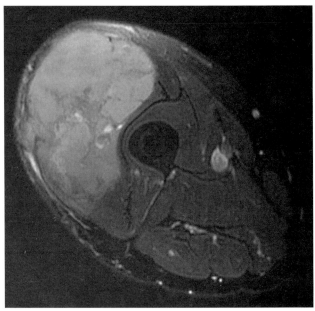

图 5.35B

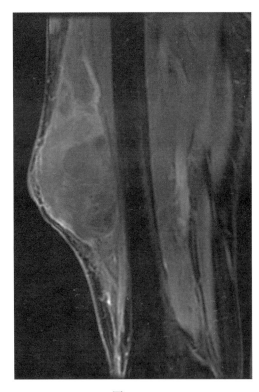

图 5.35C

【影像学表现】

A～B.横轴位T$_1$WI和横轴位T$_2$WI抑脂MRI图像示，右大腿前外侧见巨大软组织肿物，病变呈卵圆形，信号不均匀；病变内局部T$_1$高信号提示为出血。

C.冠状位T$_1$WI抑脂增强MRI图像示，病变呈不均匀强化。

【鉴别诊断】软组织肉瘤、骨外骨肉瘤、骨外软骨肉瘤、骨化性肌炎、淋巴瘤。

【诊断】软组织肉瘤［恶性纤维组织细胞瘤（MFH）］。

【讨论】四肢深部软组织巨大肿块并伴有坏死，尤其是位于大腿，应该考虑到恶性肿瘤，除非证实是其他疾病。大部分软组织肉瘤发生于成年人。典型的临床表现为长期缓慢增大的可触及的肿块，出现隐匿性疼痛或压痛。患者可能不会及时去看病，而这种慢性的过程可能会给人错误的提示这是一个惰性病变。该患者在完成6个月针刺疗法才寻求医生对肿块进行评估。软组织肉瘤可以转移至肺、肝或骨。软组织肉瘤在影像上无特征表现，也没有可靠的标准鉴别此疾病。

当良性软组织肿块出现典型的表现，如脂肪瘤、骨化性肌炎、动脉瘤、滑囊炎和血肿，可以排除其可能性。支持肉瘤的因素有年龄偏大，病变位于大腿，病变较大，圆形或卵圆形，累及邻近骨质结构。恶性软组织肿块在CT上多表现为不均匀密度和低密度，在MRI T$_2$WI图像上呈高信号的区域提示为坏死和出血。钙化和骨化的肉瘤包括滑膜肉瘤、骨外骨肉瘤、骨外软骨肉瘤、横纹肌肉瘤、MFH和脂肪肉瘤。CT和MR都可以做增强扫描检查。软组织肉瘤通过外科手术进行治疗，有时加以新辅助和（或）辅助放疗和（或）化疗。据报道5年生存率为25%～60%。MFH是一种多形性肉瘤，大部分起源于四肢深部软组织，很少起源于骨。在较大年龄的患者中MFH是最常见的软组织肉瘤。与其他肉瘤相比，骨皮质受累在MFH中更常见。

【临床病史】22岁，冰球运动员，大腿后部肿物，之前有过对侧大腿前方肿物的病史。

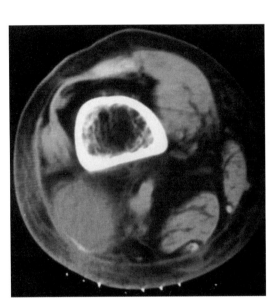

图 5.36A

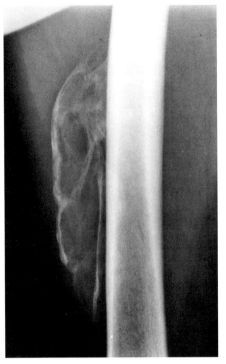

图 5.36B

【影像学表现】

A.右侧大腿远段横轴位CT示，外侧皮下组织水肿，股二头肌肿胀及邻近脂肪组织内条索影。沿股二头肌后外侧可见薄层钙化。

B.左侧大腿侧位X线片示，大腿前方软组织内见一骨化肿块，与股骨相连。软组织骨化为成熟骨，可以看到骨皮质和骨小梁结构。股骨骨质是完整的。

【鉴别诊断】骨化性肌炎、软组织肉瘤、表面骨肉瘤、骨软骨瘤。

【诊断】骨化性肌炎。

【讨论】右侧大腿的影像图像提示软组织肉瘤的可能性，而在这个年龄段的大部分软组织肉瘤很容易钙化，如滑膜肉瘤。然而病变钙化位于周边而不是中央、其临床病史为冰球运动员扭伤，使我们可以正确诊断。左侧大腿的影像图像显示软组织中的骨性肿块与股骨相邻，须考虑骨肉瘤的可能性。然而，骨皮质连续、骨质未破坏提示良性过程。而长骨骨干不是骨软骨瘤的典型发病部位。

骨化性肌炎多发生在外伤后，由于钝器伤和出血导致肌肉及软组织内的异位骨化。多发生于股四头肌或肘关节周围、从血肿到边界不清的钙化、再到排列规则的骨皮质和骨小梁组织要经过数周时间。这一过程与骨痂的形成和成熟过程相似，最初也会与肉瘤混淆。然而，骨化性肌炎需要经过数周才能形成规则、周围钙化的肿块，然后才开始骨化。异位的骨组织最终会与周围骨融合，有时候还会引起力学问题。骨化性肌炎会加重急性或慢性骨或软组织外伤。骨化性肌炎的发生可能与一些神经性疾病相关，如麻痹和昏迷。无明确外伤病史的局灶病变称作局限性骨化性肌炎，骨化性肌炎在MRI上可能会被误认为是肉瘤，但是CT或X线片上的钙化边具有诊断意义。MRI表现取决于其成熟程度。

病例 5.37

【临床病史】女性，35岁，大腿内侧无痛性软组织肿物。

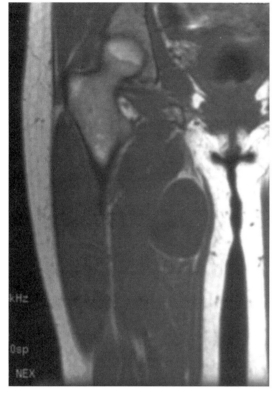

图 5.37A

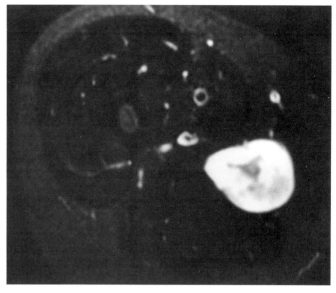

图 5.37B

【影像学表现】

A.冠状位 T₁WI MRI 图像显示内收肌群内见肿块影，与肌肉信号相近。病变周围肌组织受压移位。

B.横轴位抑脂 T₂WI MRI 图像显示边界清楚、高信号软组织肿物，病变中央可见低信号。

【鉴别诊断】软组织肉瘤、神经源性瘤（神经纤维瘤或施万细胞瘤）、黏液瘤。

【诊断】神经纤维瘤。

【讨论】此病例的影像表现相对无特征性，良性和恶性软组织病变都应该考虑。良性和恶性软组织肿瘤都可以有完整的包膜。软组织肉瘤在发现时体积通常都很大，在 MRI 表现为不均匀信号，病变中央与周围相比多为高信号（由于液化坏死）。此病变在 T₂WI MRI 图像上的表现为诊断提供了线索。

神经纤维瘤大多数发生于脊柱周围，但是也可以发生于任何周围神经，并且发生于四肢时好发于屈肌侧。影像学上可见邻近的骨质破坏，但是在此病例中病变没有与骨相邻。MRI 图像可见病变边界清楚，T₂WI 上呈高信号，中央呈低信号，有时表现出靶征，某种程度上这可以看作神经纤维瘤的典型征象。通常采用增强扫描进一步评估病变特征。如果患者已确诊为神经纤维瘤病，就可以直接得出神经纤维瘤的诊断，虽然神经纤维瘤恶变为神经纤维肉瘤的可能性也需要考虑。

【临床病史】男性，43岁，大腿内侧无痛性软组织肿物。

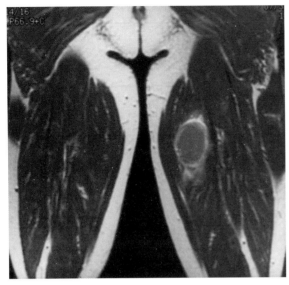

图 5.38A

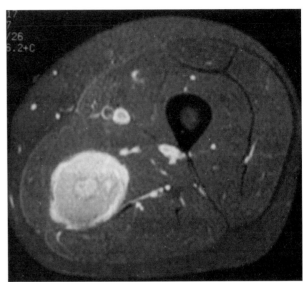

图 5.38B

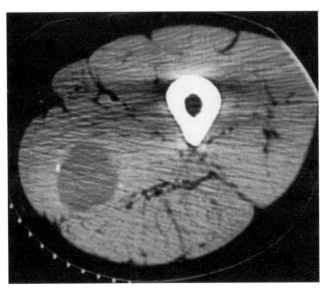

图 5.38C

【影像学表现】

A.冠状位 T_1WI MRI增强扫描图像示，大收肌内见卵圆形肿肿物，边缘强化。

B.横轴位抑脂 T_1WI MRI增强扫描图像示，肿物明显强化，并可见靶征。

C.CT图像示，肿物边界清楚，呈低密度，边缘见斑点状营养不良性钙化。

【鉴别诊断】软组织肉瘤、良性间叶组织细胞瘤、神经鞘瘤。

【诊断】血管球瘤。

【讨论】此病例的影像表现没有特点，必须通过活检来确定诊断。血管球瘤是良性肿瘤性病变，细胞起源为神经肌动脉球；被认为是血管外皮细胞瘤的一种亚型。病变发生无性别倾向，主要累及软组织。骨受累多是由于邻近软组织浸润，好发部位为手的远节指骨甲下区。原发于骨的病变不常见。其他发病软组织部位为手掌、手腕、胸壁、足和眼睑。与成年人相比，多发病变在儿童更多见。治疗需要外科切除；没有转移及潜在恶性的可能。

【临床病史】女性，33岁，骨痛、肌无力。

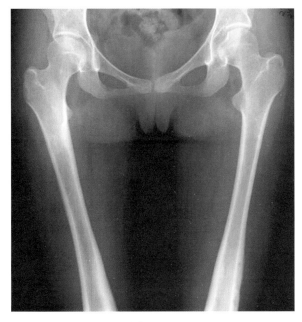

图 5.39A

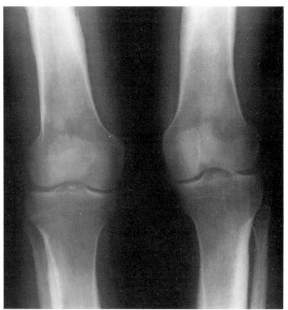

图 5.39B

【影像学表现】上段股骨（A）和膝关节（B）前后位 X 线片示双侧股骨远段骨干及胫骨、腓骨近段骨皮质明显增厚。骨内膜和骨外膜均增厚。相邻软组织和关节无异常。

【鉴别诊断】骨折愈合后改变、应力性骨折、慢性感染、蜡油样骨病、佩吉特病、肥大性骨关节病、石骨症、卡-恩病。

【诊断】卡-恩病（进行性骨干发育不良）。

【讨论】完全对称的影像表现提示为系统性疾病，可以从导致骨皮质增厚的鉴别诊断中排除大部分疾病。肥大性骨关节病不会导致髓腔变窄，佩吉特病病变初始于骨端而不是骨干。石骨症应累及骨的各个部位。

卡-恩病是一种发育异常的疾病，由于骨内膜和骨外膜的骨沉积，其影像学特征为长骨骨干骨皮质梭形增厚。髓腔变窄、骨肥大为双侧对称性。在组织学上增厚的骨组织是致密的，成骨活动和破骨活动同时进行，并且都很活跃。骨转换的增加体现在骨核素扫描中生物标记物摄取的增加。尽管病因和发病机制不是很清楚，有学者提出可能是由于哈弗骨形成缺陷或骨皮质缺乏血供。对于后者，可能局部骨皮质缺氧刺激了骨的形成。这种情况可以散发，作为常染色体显性遗传也可以有多种表现。

病例 5.40

【临床病史】男性，18岁，大腿软组织明显肿胀。

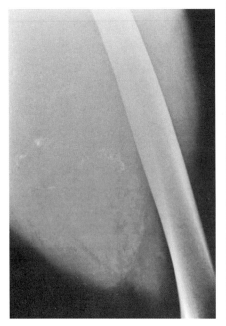

图 5.40A

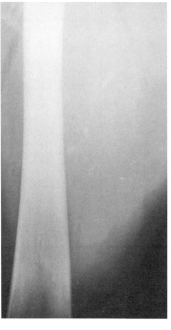

图 5.40B

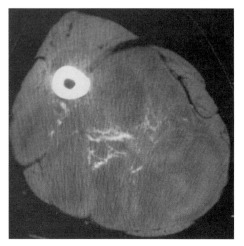

图 5.40C

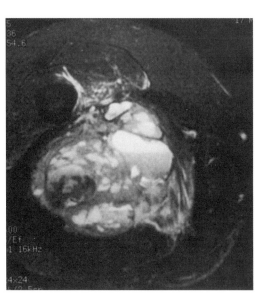

图 5.40D

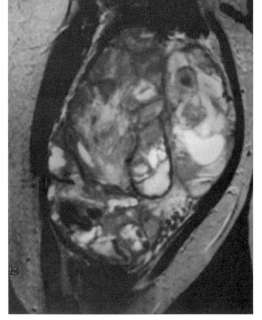

图 5.40E

A，B.侧位和前后位X线片示，大腿后部巨大软组织肿物，其内见边界不清钙化，邻近股骨骨质未见异常。

C.平扫CT示，肿物后部以低密度为主，可见钙化分隔；大部分肌肉受压移位，前组肌群及内收肌群可受累。股骨骨质完整。

D，E.轴位和冠状位T$_2$WI MRI抑脂图像示，病变呈明显的不均匀信号，多个分隔内见液-液平面，提示为出血。

【鉴别诊断】软组织肉瘤、骨化性肌炎、骨外骨肉瘤、瘤样骨质沉着。

【诊断】滑膜肉瘤。

【讨论】本例巨大而不均匀的软组织肿物很可能是恶性病变，应该考虑到肉瘤，除非证明是其他病变，所有必须活检。骨骼肌肉软组织系统最常见的原发恶性肿瘤为恶性纤维组织细胞瘤，但是年轻人滑膜肉瘤更常见。与其他类型的间叶组织肉瘤相比，滑膜肉瘤更容易钙化（滑膜肉瘤有接近30%的概率发生影像学上可见的钙化）。其他可以钙化的恶性肉瘤有骨外软骨肉瘤和骨肉瘤，还有其他少见的软组织肉瘤。这些病变的MRI表现多样，没有特点，而且钙化在MRI上很难识别。在显微镜下滑膜肉瘤细胞与滑膜细胞相似，但是滑膜肉瘤却不是起源于滑膜。即使滑膜肉瘤常发生于关节内及关节周围几厘米的范围，但是滑膜肉瘤真正累及滑膜的情况很罕见。高峰发病年龄为20～49岁。滑膜肉瘤生长很缓慢，但是可能会发生局部复发和转移。治疗方法为广泛切除。

【临床病史】男性，39岁，大腿后部无痛性肿物。

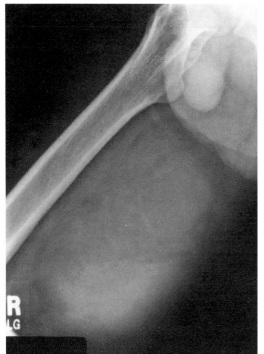

图 5.41A

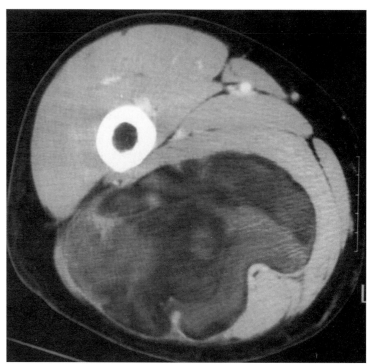

图 5.41B

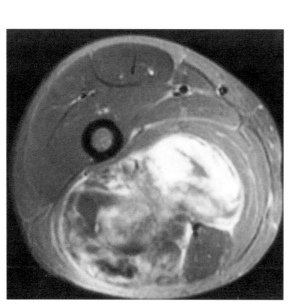

图 5.41C

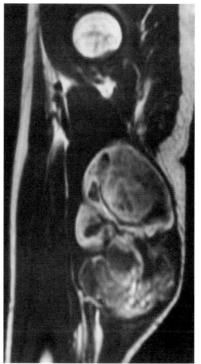

图 5.41D

【影像学表现】

A.大腿侧位X线片显示，大腿后部肌肉组织内见巨大含脂肪的软组织肿物。

B.通过肿物中部层面CT示，病灶密度不均匀，部分为脂肪密度。病变累及后组肌群，但股骨没有受累。

C.横轴位压脂T_2WI MRI图像示，病变部分呈高信号，部分为低信号，符合脂肪成分的表现。

D.矢状位T_1图像示，含脂肪的不均匀分叶状肿物。

【鉴别诊断】软组织肉瘤，脂肪肉瘤，神经鞘瘤，骨化性肌炎。

【诊断】脂肪肉瘤。

【讨论】大腿深部肌群内的较大肿物总是令人担忧。影像特点提示该病变为含脂肪的肉瘤，但必须活检。良性脂肪瘤比较温和且密度均匀，反应其缺乏细胞成分。骨化性肌炎表现为周边钙化而且不含脂肪。神经鞘瘤常含有脂质，但是通常体积较小，因为早期就可出现神经压迫症状。

脂肪肉瘤是26～45岁的成年人最常见的下肢软组织肉瘤，然而多在患者50～60岁时发现。脂肪肉瘤通常起源于深部软组织，患者表现为较大的无痛性肿物。脂肪肉瘤起源于原始间充质细胞（不是成熟脂肪），有多种形态学亚型，并且都能找到其为脂肪分化的组织学证据。分化好的黏液亚型为低-中级别。典型的脂肪肉瘤含有大量脂肪或细胞外黏液成分，然而高级别肿瘤如圆形、多形和未分化亚型含有很少的细胞及脂肪成分。

软组织肿物在X线片没有特点，但是脂肪肉瘤在CT和MRI上的表现可以反映脂肪的分化程度。低级别病变通常与脂肪相似，在CT上表现为低密度，MRI上信号特点与皮下脂肪相似。高级别病变通常在影像上找不到含脂肪的证据。病变体积较大、分叶、边界清楚、不均匀、强化、出血和坏死都是脂肪肉瘤的常见特征表现。其他组织学类型的软组织肉瘤由于细胞吞噬作用也可以含有脂肪成分，尤其是复发的病变。脂肪肉瘤的治疗需要手术广泛切除。很多患者都可以做保肢手术。

【临床病史】女性，32岁，肺部症状。

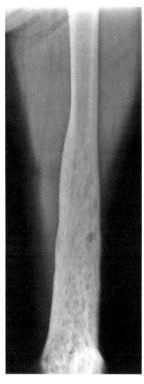

图5.42A

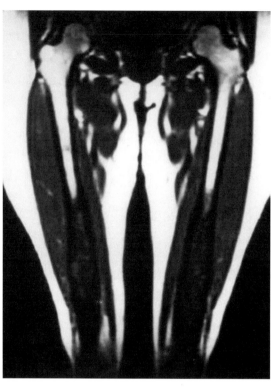

图5.42B

【影像学表现】

A.股骨远端前后位X线片示，病变累及股骨远段1/2。骨干轻度膨胀，髓腔不规则硬化，内见多个透亮影。无层状骨膜反应及软组织肿块。股骨近段形态未见异常。

B.双侧股骨冠状位T₁WI MRI图像示，双侧股骨近段骨皮质及髓腔未见异常信号。股骨远段1/2（包括股骨髁）显示膨胀，但无骨皮质增厚，髓腔内正常的高信号脂肪被低信号病变代替。周围肌肉组织正常。病变在T₂WI上呈不均匀高信号（没有给出图像）。

【鉴别诊断】骨坏死、嗜酸性肉芽肿、转移、慢性多灶性骨髓炎、内生软骨瘤病、卡-恩病、创伤痊愈后改变、放疗后改变、佩吉特病、戈谢病、脂质肉芽肿病。

【诊断】脂质肉芽肿病（Erdheim-Chester病）。

【讨论】髓腔内片状硬化可见于梗死，但是此病例中没有典型的花边样钙化，而且骨皮质膨胀也无法用梗死解释。佩吉特病可以表现为硬化和骨干的增粗，但常只限于骨皮质。放疗后改变可以表现为片状硬化，和骨梗死相似，骨皮质膨胀也可以用放射治疗解释，但是没有放射治疗的病史，而且双侧分布也无法解释。戈谢病可以表现出骨皮质膨胀和骨梗死，但是骨皮质无增厚。慢性骨髓炎、转移、内生软骨瘤和嗜酸性肉芽肿可以有某些相似的影像表现，但是对称分布很少见。其他系统性疾病导致骨质增生或多发硬化病变大多分布更加广泛。

脂质肉芽肿病是一种极其少见的疾病，表现为片状硬化，有或没有局部溶骨病变。主要病变位于骨干及干骺端，骨皮质和髓腔均出现硬化。在骨扫描和镓扫描中有明显的放射性核素摄取。组织学可见泡沫细胞中的胆固醇沉积、纤维变性、脂质肉芽肿、淋巴细胞和血浆细胞浸润。有学者提出此疾病与朗格汉斯组织细胞增生症有关。骨外病变可以累及心肺系统和肾。

【临床病史】女性，41岁，膝关节疼痛。

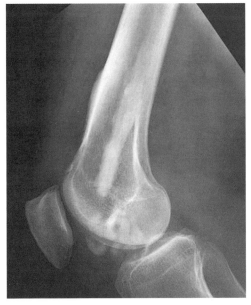

图 5.43A

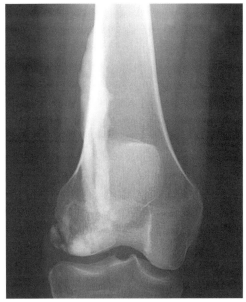

图 5.43B

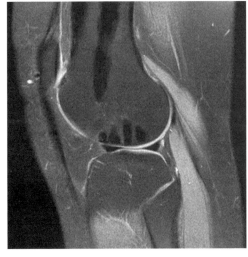

图 5.43C

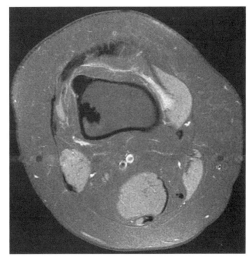

图 5.43D

【影像学表现】

A ~ B.右膝正侧位X线片示，右股骨远段骨皮质见多个硬化密度病变沿长轴生长，病变沿骨干和股骨髁外侧面延续。

C.矢状位抑脂质子加权MRI像示，股骨前方骨皮质及干骺端和骨骺的髓腔内见低信号影。

D.横轴位抑脂质子加权MRI像示，干骺端平面显示病变累及骨膜及骨内膜结构。

【鉴别诊断】既往创伤、表现为硬化的转移、蜡泪样骨病、多发骨肉瘤、纹状骨瘤？

【诊断】蜡泪样骨病。

【讨论】蜡泪样骨病是一种罕见的非遗传性、良性中胚层发育不良疾病，表现为管状骨的骨皮质过度骨化，被称作"蜡滴样"外观，可能为成骨性病变。蜡泪样骨病通常发生于单侧下肢。大部分患者无临床症状，若出现症状可以是关节疼痛，挛缩和肿胀。纹状骨瘤通常不作为鉴别诊断，因为纹状骨瘤是一种弥漫性病变。

【临床病史】男性，50岁，膝关节疼痛。

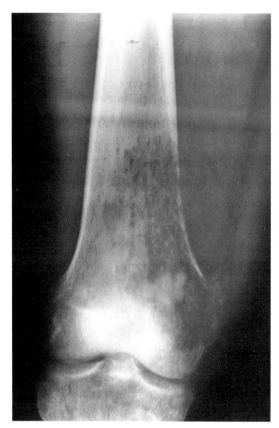

图 5.44A

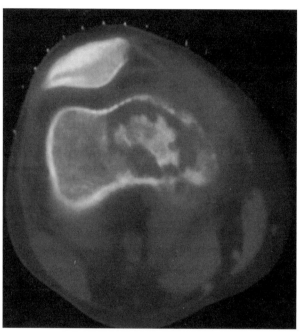

图 5.44B

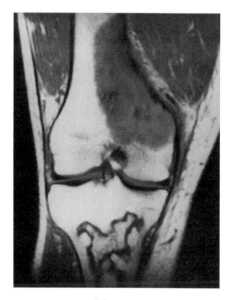

图 5.44C

【影像学表现】

A.股骨远段前后位X线片示，穿透性骨破坏，不伴有反应骨及矿化。

B.横轴位CT示，股骨内侧见一低密度病变，多处骨皮质受累，伴有骨外软组织肿块，关节腔积液。髓腔中央见巨大死骨，边缘不规则。

C.冠状位 T_1WI MRI示，病变位于股骨内侧干骺端，呈等信号，伴骨皮质破坏。病变内见多个不规则的低信号影。胫骨见骨髓梗死。

【鉴别诊断】骨肉瘤、恶性纤维组织细胞瘤（MFH）、骨髓炎、转移、淋巴瘤。

【诊断】骨梗死基础上发生的恶性纤维组织细胞瘤（MFH）。

【讨论】骨皮质的破坏方式提示了病变侵袭性的过程。中央的死骨代表了骨营养不良性或基质的钙化，或者是既往其他病变遗留的死骨，如既往骨梗死伴死骨形成基础上发生的恶性变，死骨被肿瘤包绕。后者可能性更大，因为钙化的局限特性及其不规则的形状。MFH可能是原发病变，也可能是继发于未分化的软骨肉瘤或骨梗死、放疗后改变、佩吉特病等的恶变。15%原发病变会有营养不良性钙化或死骨的表现。发生于骨梗死基础上的病变，在梗死区域可以发现残留的钙化。典型的影像学表现为溶骨病变，呈穿透性骨破坏。好发部位是长骨的骨干-干骺端。这种病变较大，并且伴有较宽的移行带，骨膜反应可有可无。本病男性多发，年龄跨度较大，发病高峰为50岁左右。其预后不佳，易转移至肺、骨和淋巴结、

骨MFH是一种少见疾病。如本病例所示，40～60岁的男性是典型好发人群。近50%的患者伴有病理性骨折。MFH可能发生于既往有骨梗死、淋巴瘤、佩吉特病或放疗史的患者。病变好发于下肢长骨的干骺端。影像学具有侵袭性表现，通常为溶骨改变、局限反应性骨膜炎以及软组织肿块。这种表现和纤维肉瘤很难区分，MFH的表现更具有侵袭性，而纤维肉瘤更易产生死骨。其他鉴别诊断包括非膨胀性溶骨性转移（如肺或乳腺癌）、多发性骨髓瘤、淋巴瘤和骨肉瘤，当小细胞肿瘤发生时感染也应该考虑的。

病理学上，MFH呈网状，可以和纤维肉瘤中的鲱鱼骨形表现区分。早期MFH骨型的局部复发率达80%，但现在和原发性骨肉瘤复发率相近。可以血行转移也可以淋巴转移。肉瘤合并骨梗死很少见，大部分报道的病例为MFH、纤维肉瘤或骨肉瘤。起源于骨梗死的骨肉瘤的发病机制尚不清楚，但是最常见部位为胫骨、股骨和肱骨。大部分患者患有不明原因的多发骨梗死并伴有大量骨髓成分。患有这种肉瘤的患者预后很差。

5.45

【临床病史】女童，3岁，左腿肿胀。

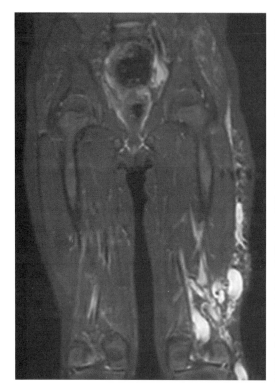

图 5.45A

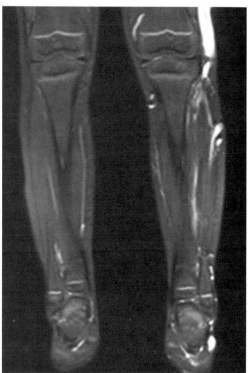

图 5.45B

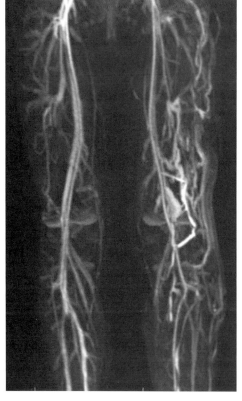

图 5.45C

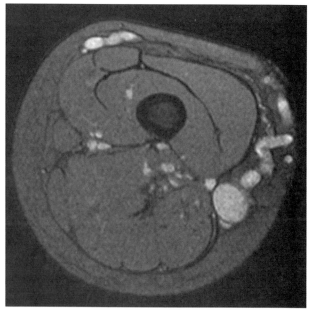

图 5.45D

【影像学表现】

A ~ B.冠状位抑脂T₁WI增强扫描MRI图像示，沿整个左腿从上向下可见大的纡曲、管状强化病变。

C.MR血管重建图像示，这些蜀行的结构与内部血管相通。

D.横轴位增强抑脂T₁WI MRI示，这些蜀行的强化病变位于皮下组织内，代表静脉曲张；深部引流静脉是正常的。

【鉴别诊断】Proteus综合征，马富奇综合征、Klippel-Trenaunay综合征。

【诊断】Klippel-Trenaunay综合征。

【讨论】1900年Klippel和Trenaunay首次提出了Klippel-Trenaunay综合征的三联征：①葡萄酒色斑；②淋巴静脉畸形；③受累肢体软组织和骨的肥厚。另外，Parkes Weber报道了2名患者表现出三联征并合并受累肢体的动静脉畸形。对于把这些综合征都归到一个疾病中（Klippel-Trenaunay-Weber syndrome，血管扩张性肢体肥大综合征）尚有争议。这两种综合征均为散发，男、女发病率相似。此病例的患者左腿广泛静脉曲张，左腿比右腿略长，代表轻度不对称肥大增生。在静脉曲张治疗之前，首先要确认是否有深静脉引流，因为有一些Klippel-Trenaunay综合征的患者由于深静脉闭锁或发育不全而仅依靠浅静脉进行四肢静脉的回流。有些患者还伴有淋巴水肿和疼痛。

5.46

【临床病史】男性，34岁，骑山地自行车时发生意外。

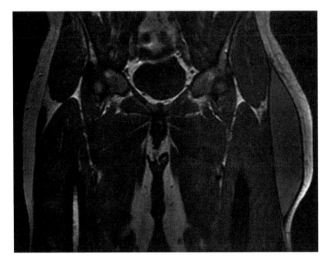

图 5.46A

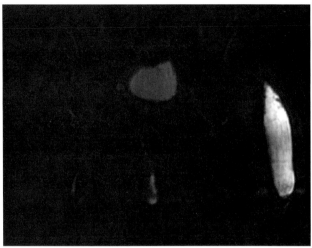

图 5.46B

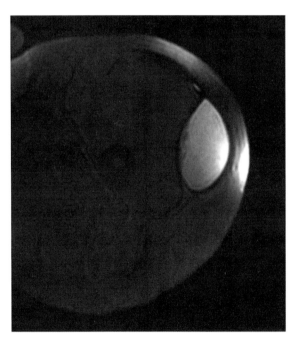

图 5.46C

【影像学表现】

A.骨盆冠状位T₁WI MRI示，在左髋外侧部见一双凸面积液。

B～C.冠状位（B）和横轴位（C）抑脂STIR像示，本例积液大部分呈均匀高信号，周缘可见碎屑样低信号。积液位于皮下脂肪与下方的臀肌之间。病变表面的皮肤及深部的肌肉均无水肿。

【鉴别诊断】血肿、Morel-Lavallee病变、囊状肉瘤。

【诊断】Morel-Lavallee病变。

【讨论】Morel-Lavallee病变是真皮与筋膜分离所致内部脱套伤的后遗症。在这个间隙中的积液中包含积血、淋巴液和脂肪的演变。根据伤后时间不同，积液的MR信号因血红蛋白的退变或脂肪小球的出现而不同。随着时间的推移，像此病例一样，Morel-Lavallee病变会形成薄层的上皮组织壁和浆液性液体。治疗包括连续的抽吸，必要时可进行硬化治疗。并发症为积液的继发性感染。

第6章 膝

【临床病史】男童，3岁，左膝关节肿胀。A.无症状的右膝关节X线片；B～C.左膝关节X线片；D～F.左膝关节矢状位MRI图像。

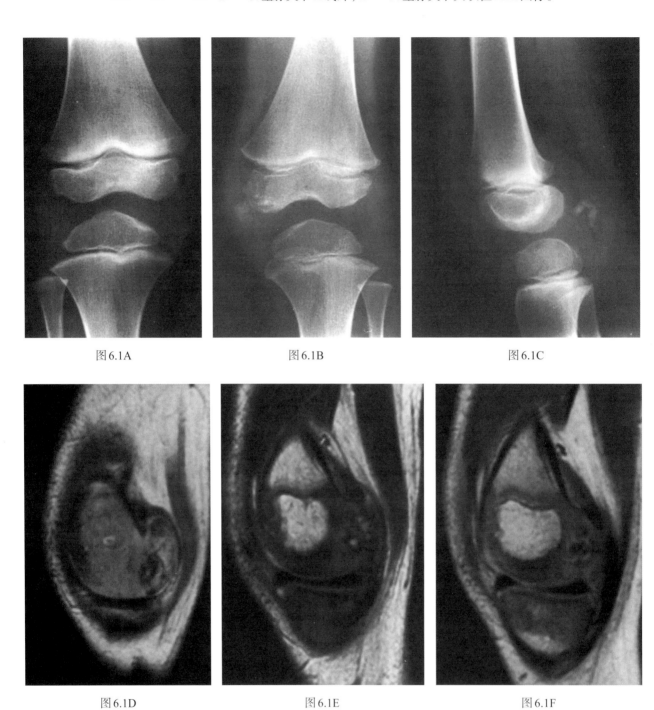

图6.1A   图6.1B   图6.1C

图6.1D   图6.1E   图6.1F

【影像学表现】

A.右膝关节前后位 X 线片显示正常。

B～C.左膝关节前后位和侧位 X 线片示在正常骨骺的内侧和后方见多个小的骨化灶。

D～F.经股骨内侧髁矢状位 MRI，矢状位 T_1WI、质子密度加权和增强扫描 T_1WI 显示股骨骨骺后部的软骨过度生长，伴有二次骨化中心，没有肿块样病灶从骨骺的过度生长中分离。

【鉴别诊断】关节软骨瘤、游离小体、剥脱性骨软骨炎。

【诊断】关节软骨瘤（骨骺发育不良半肢畸形）。

【讨论】关节软骨瘤，也称骨骺发育不良半肢畸形或特雷弗病，组织学上由透明软骨组成。关节软骨瘤可以被认为是骨软骨瘤的骨骺型。病灶位于单侧，通常只影响长骨骨骺的 1/2（多为内侧部分），如本病例所示。最常见的位置是在下肢，特别是踝关节，这也解释了跗骨软骨营养不良的另外一种说法。它可能与多发性外生骨疣有关，也可能没关系。通常在童年发病。并发症包括生长障碍和关节畸形，特别是由于不对称生长导致的畸形。MRI 是评价这些病变最有帮助的影像学检查技术。

【临床病史】男性，22岁，膝关节疼痛。

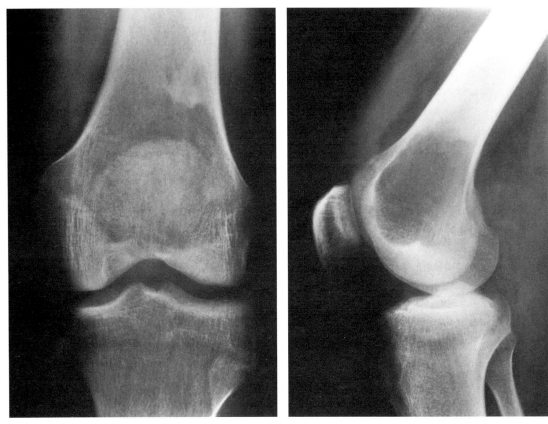

图 6.2A   图 6.2B

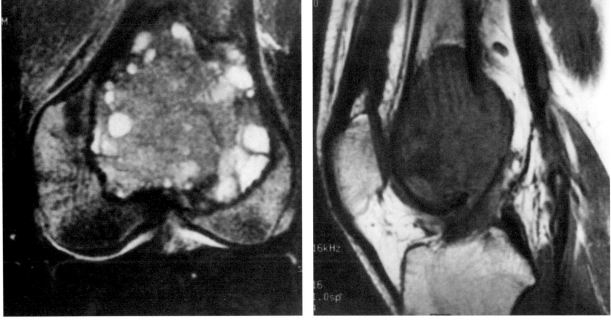

图 6.2C   图 6.2D

【影像学表现】

A，B.膝关节前后位和侧位X线片示股骨外侧髁低密度病灶，似有极少的反应骨，侧位片后部皮质可能受到侵犯。

C，D.冠状位T_2WI和矢状位T_1WI MRI显示，与肌肉相比，病灶呈T_1低信号和T_2等信号，在边缘有多个圆形T_2高信号区。

【鉴别诊断】巨细胞瘤、软骨母细胞瘤、透明细胞软骨肉瘤。

【诊断】巨细胞瘤。

【讨论】成年人大的孤立端骨骺病灶，可能疾病包括巨细胞瘤、软骨母细胞瘤和透明细胞软骨肉瘤。软骨母细胞瘤通常有硬化边，约50%的患者中能够看到钙化和骨膜反应。透明细胞软骨肉瘤通常发生在股骨或肱骨近端。因此，本病例最可能的诊断是巨细胞瘤。

骨巨细胞瘤（破骨细胞瘤）是一种少见病，被认为起源于破骨细胞。巨细胞只是肿瘤的一种组织学成分，其他类型的肿瘤也可有巨细胞。骨巨细胞瘤可发生于任何年龄，但典型的患者是青年。骨巨细胞瘤几乎无一例外地发生在骨端，延伸到软骨下皮质并进入干骺端。不到2%的肿瘤会发生于毗邻的开放生长板。

骨巨细胞瘤可能起源于干骺端的近端，此区域是破骨细胞丰富和活跃的地方。约50%的肿瘤发生在膝关节附近，但其他长骨和骶骨也常累及。

典型的X线片表现是邻近长骨末端地图样溶骨性肿瘤，延伸到或非常接近于关节下皮质。溶骨区域对应非矿化肿瘤组织，并破坏、替代骨松质。分叶生长的方式可能会在骨的周边留下棘或小梁。巨细胞瘤往往呈膨胀性生长，并且和动脉瘤样骨囊肿一样具有囊性血液充填区。从肿瘤到正常骨的过渡区域通常清晰呈截断状，没有硬化边（增长率I-B）。部分病灶从骨骺侵入关节腔并引起滑膜炎。约10%的患者存在病理性骨折。CT或MRI可显示肿瘤的范围及与相邻关节的关系。骨扫描中，骨巨细胞瘤表现为核素高摄取，有时类似一个多纳圈，在边缘具有较高的活性。

骨巨细胞瘤的典型治疗是刮除术；辅助治疗是在手术床上用高速磨钻、酚或冷冻治疗；然后用甲基丙烯酸甲酯包扎。据报道总体的复发率约为25%。有巨细胞瘤转移至肺和皮肤的个案报道。较早的文献提出存在恶性骨巨细胞瘤，但这些报道病例可能代表原发恶性肿瘤，如骨肉瘤或恶性纤维组织细胞瘤（MFH），在组织学上含有大量巨细胞存在。骨巨细胞瘤自发性的恶变非常罕见。

【临床病史】男童，6岁，膝关节肿胀疼痛数月。

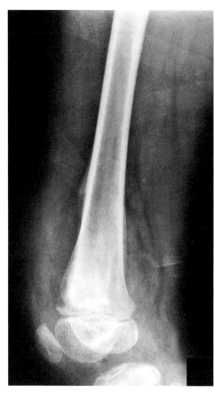

图 6.3A

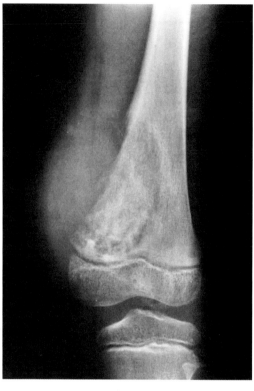

图 6.3B

【影像学表现】膝关节侧位（A）和前后位（B）X线片。股骨远段干骺端内侧部可见较大骨破坏区，伴皮质破坏和较大软组织肿物。病变延伸到生长板，但未累及骨骺；肿瘤上缘可见层状、中断的骨膜反应；病变的边缘模糊，病灶内见致密的无定形的矿化区。

【鉴别诊断】骨肉瘤、尤因肉瘤、淋巴瘤、转移瘤。

【诊断】骨肉瘤、高级别髓内型。

【讨论】这种骨破坏性病变毫无疑问提示骨肿瘤的诊断。该病变中度矿化，且矿化具有致密、无定形、云状花纹的骨样基质特征。病变部位和患者年龄对该诊断也非常典型。骨肉瘤的年龄分布有一个高峰（约占46%）在10～20岁，但在非常年幼的儿童和老年人中也有报道。骨肉瘤可发生于全身任何骨骼，但最少见的部位是手和足。

在梅奥诊所一系列的骨肿瘤病例中，骨肉瘤常见的解剖部位是股骨远端（31%）、胫骨近端（15%）、肱骨近端（8%）、骨盆（7%）、近端股骨（5%）和股骨干（4%）。发生在长骨的骨肉瘤，只有约10%独立存在于股骨干而不扩展到干骺端或骨骺。大多数骨肉瘤病因未知，但在该系列病例中，超过5%的病例发现于辐射骨，3%以上的病例被发现在佩吉特病例。60岁以上的患者更有可能有预先存在的发病条件（占38%）。

【临床病史】年轻成年女性，头痛、头晕、出血时间延长、高血压。

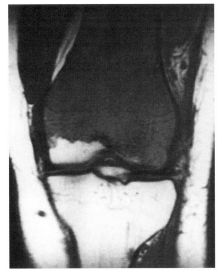 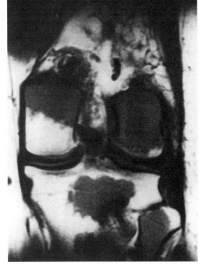

图 6.4A   图 6.4B

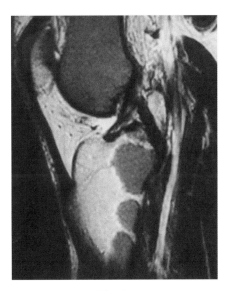

图 6.4C

【影像学表现】MRI冠状位（A，B）和矢状位（C）T$_1$WI MRI图像显示股骨和胫骨正常高信号的黄骨髓被成团的低信号沉积物质替代，关节表面正常。

【鉴别诊断】真性红细胞增多症、多发性骨髓瘤、淋巴瘤、白血病、血红蛋白病。

【诊断】真性红细胞增多症。

【讨论】真性红细胞增多症是一种特发性单克隆性骨髓增殖过程。骨髓红细胞增生最明显。主要的并发症是血栓和自发性出血。多灶溶骨性病变是其特点。MRI上T$_1$WI图像信号降低反映正常的黄骨髓被替代，如本例所示。T$_2$WI图像上（病变）信号介于肌肉和脂肪之间。疾病后期骨髓可能纤维化，产生骨髓纤维化与髓外造血的临床症状和影像表现。在这个阶段，T$_1$WI 和 T$_2$WI图像上骨髓信号均减低。红细胞增多症的继发改变可能会发生并导致类似的特征。痛风，由于高尿酸血症可使影像表现复杂化。通过骨髓活检可做出明确诊断。

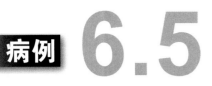

【临床病史】 女性，20岁，膝关节肿胀疼痛3个月。

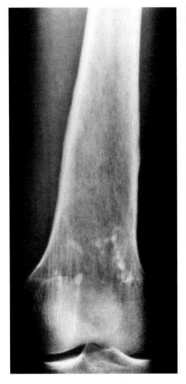

图 6.5A

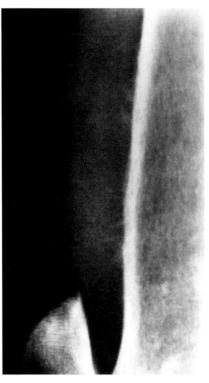

图 6.5B

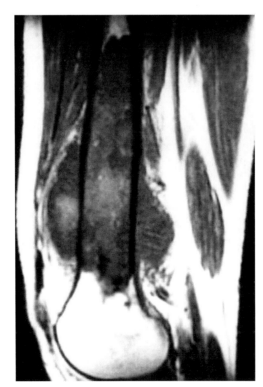

图 6.5C

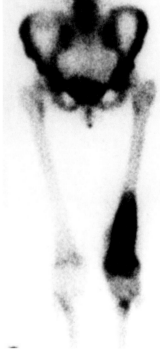

图 6.5D

【影像学表现】

A.股骨远段前后位X线片。股骨远段轻度膨胀性病变造成骨皮质纹理轻微不规则，病灶远端看见数个局灶性的无定形矿化区；在骨干远端的内侧和外侧有细微的骨膜抬高，病变髓内近端和远端范围不清晰。

B.股骨远端侧位X线片（局部放大）。肿瘤穿透股骨前皮质进入软组织，伴随日光放射状骨膜反应和软组织肿块。皮质的破坏明显，其边缘不锐利且透亮区模糊，皮质的整体结构仍然完整。

C.MRI矢状位T_1WI显示髓内病变范围广泛且信号不均匀。病变穿透皮质前方和后方形成大的软组织肿块。肿瘤下部一些小而极低信号区对应于X线片前后位片显示的矿化基质。

D.放射性核素骨扫描。全身扫描（局部放大）显示股骨远段肿瘤对应区活动强烈，股骨近端和胫骨近端局部区域活动中度增加。

【鉴别诊断】骨肉瘤、尤因肉瘤、淋巴瘤、转移瘤。

【诊断】骨肉瘤、高级别髓内型。

【讨论】本病例说明高级别髓内骨肉瘤的X线特点更轻微，但仍然具有高度侵袭性。MRI可以更好地显示病变的真实范围。放射性核素骨扫描显示了假阳性特征，更大的摄取范围对应于邻近相对正常骨的充血和骨质疏松。与前述病例相比，本病例中病变仅轻微骨化。

【临床病史】女性，24岁，左膝关节后方肿块。

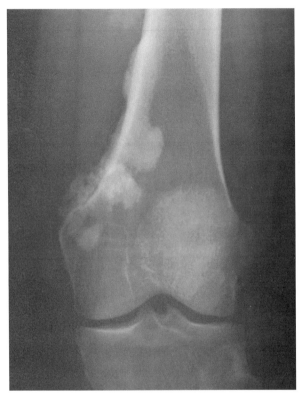

图 6.6A

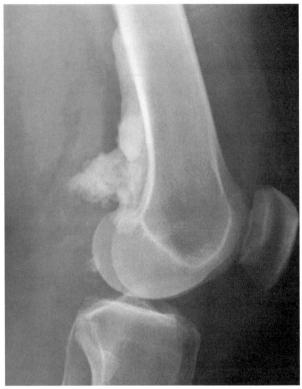

图 6.6B

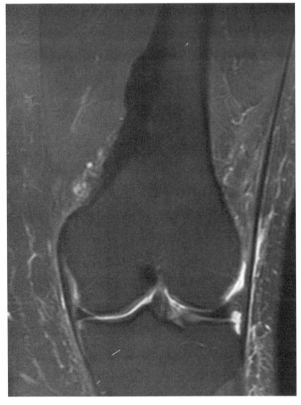

图 6.6C

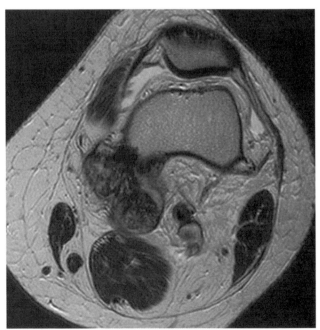

图 6.6D

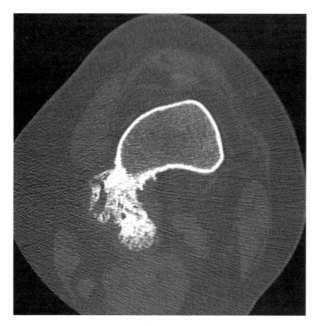

图 6.6E

【影像学表现】

A ~ B. 左膝关节 X 线片前后位和侧位片显示边界模糊的致密类骨质密度影，病灶中央位于股骨远段干骺端后内侧皮质区。

C ~ D. 冠状位脂肪抑制 T_2WI 和横轴位 T_2WI MRI 图像示以皮质为基底部的 T_2 低信号肿物，未向髓内延伸。

E. 横轴位 CT（骨窗）显示致密病灶源自左侧股骨的后侧皮质。该病变破坏了股骨干后内侧缘的骨皮质，但没有明确的肿瘤进入髓腔，肿瘤大部分致密矿化。

【鉴别诊断】 皮质旁骨肉瘤、骨软骨瘤、骨膜骨肉瘤、高级别表面型骨肉瘤、骨化性肌炎。

【诊断】 皮质旁骨肉瘤（近皮质骨肉瘤）。

【讨论】 皮质旁骨肉瘤约占骨肉瘤的 5%。此肿瘤在几个方面显著不同于传统的高级别髓内骨肉瘤。皮质旁骨肉瘤源于皮质表面，而不在髓腔内，几乎所有皮质旁骨肉瘤都在长骨的干骺端，特别是股骨远段干骺端的后表面（约占 66%）。诊断时的高峰年龄在第 3 个十年，80% 以上的患者年龄超过 20 岁。表现无特异性，往往是钝性疼痛，或肿块本身引起的运动困难。该病变常被误诊为不典型骨软骨瘤，造成不

恰当治疗数年，局部莫名其妙地复发。即使是诊断延误，预后常比传统骨肉瘤好，因为皮质旁骨肉瘤边界清晰，组织学属低级别（出现在骨表面的更高级别骨肉瘤被病理学专家归为骨膜骨肉瘤或高级别表面型骨肉瘤）。

X 线片表现为分叶状、近皮质的肿块，致密骨化的肿瘤组织通常由蒂附着于皮质，通常呈现不同数量透亮的、非骨化的组织，使病变比在普通 X 线片显示的更大。病变的外周部分几乎不骨化。约 2/3 病例在蒂的边缘可见肿瘤和其下方骨之间的明确的界面。肿瘤缓慢、分叶状生长的特性使其比附着于骨的部分大。肿瘤可能通过**蒂**直接延伸侵入髓腔。这种入侵在少数病例中出现，常通过 CT 或 MRI 发现。对于高级别梭形细胞肉瘤，无论是肿瘤发现时还是局部复发，组织病理学上的局部去分化并不少见（28%）。无矿化模糊的软组织成分提示局灶为高级别。皮质旁骨肉瘤是唯一的女性较男性更常见的原发恶性骨肿瘤（在梅奥诊所系列病例中比例接近 2 ：1）。皮质旁骨肉瘤的治疗方式是外科手术。复发通常发生于采用简单的刮除术，而广泛切除、具有清晰手术切缘则可治愈。对于肿瘤没有去分化区域的患者来说，长期生存率可能达到 80% ~ 90%。

【临床病史】男性，35岁，膝关节慢性疼痛。

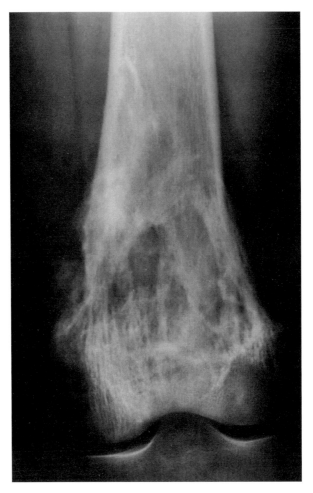

图 6.7A

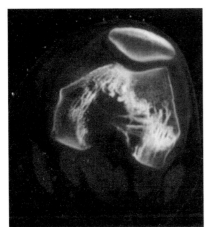

图 6.7B

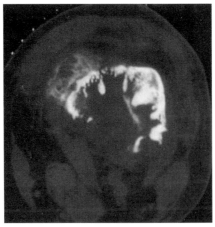

图 6.7C

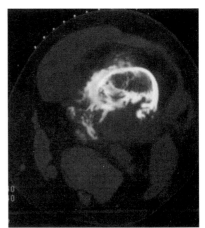

图 6.7D

【影像学表现】

A.膝关节前后位X线片。在股骨远端髁间部可见骨质破坏缺失，延伸至内侧皮质区，伴残存骨小梁明显增粗。在邻近髁间部骨缺损区更近端部分的股骨内侧皮质缘可见不定形钙化。

B.横轴位平扫CT（股骨髁水平）显示病变中央区骨质破坏，周围硬化、伴增粗的骨小梁。在前内侧皮质旁可见一轻度矿化的较小软组织肿块。

C.横轴位平扫CT（股骨干远端水平）显示广泛的皮质破坏及显著增粗的骨小梁。在前部皮质的内膜面可见致密的不定形矿化，并可见一矿化的软组织肿块。

D.横轴位平扫CT（股骨干更近端水平）显示较大的、部分矿化的软组织肿块。

【鉴别诊断】骨肉瘤、软骨肉瘤、淋巴瘤、转移瘤、硬纤维瘤。

【诊断】骨肉瘤、低级别髓内型。

【讨论】这个病例具有侵袭、隐匿性特点。皮质破坏、皮层穿透侵蚀及软组织肿块的形成提示侵袭性过程。增粗的骨小梁在结构上补偿皮质破坏区，表明这一病变已存在一段时间。病变软组织部分矿化表明这是一种成骨肿瘤。

低级别骨肉瘤是分化良好的成骨恶性肿瘤，其影像学和组织病理学表现对于诊断医师来说具有挑战性。病变罕见，发生在成人，通常位于膝关节周围。预后好，长期生存，但局部复发可伴发去分化，并发展到高级别肿瘤和转移扩散。

【临床病史】男性，47岁，膝关节疼痛。

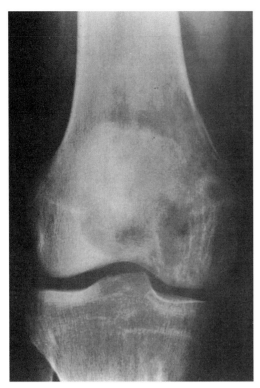

图 6.8A

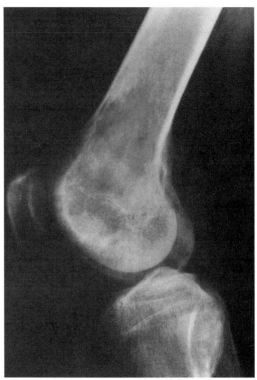

图 6.8B

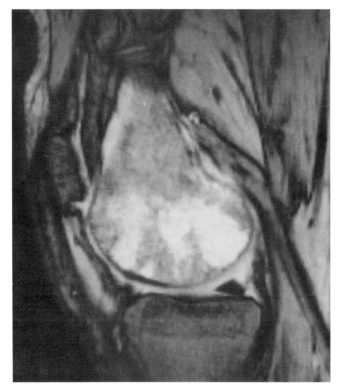

图 6.8C

【影像学表现】

A～B.前后位和侧位X线片显示股骨内侧髁一溶骨性病变，边界不清晰，延伸到关节面。未见相关的软组织肿块及骨膜反应。

C.MRI矢状位T$_2$WI图像显示病变呈高信号，没有明确的皮质侵犯。

【鉴别诊断】骨恶性纤维组织细胞瘤（MFH）、转移、骨肉瘤、纤维肉瘤、软骨肉瘤、淋巴瘤。

【诊断】骨恶性纤维组织细胞瘤。

【讨论】MFH可能发生在软组织或骨。MFH被认为是组织细胞来源。组织学上，病灶显示纤维源性分化，多核恶性巨细胞为显著特征。起源于骨的MFH相对少见，仅占原发性恶性骨肿瘤的1%。MFH更多的来源于软组织。患者的年龄范围广泛，但大多数患者是成年人。虽然大多数病变发生在膝关节周围，但是发生在四肢、脊柱和头骨的病例也有报道。在长骨中，病变通常位于干骺端。与其他类型的骨肿瘤类似，典型的临床表现为疼痛和肿胀。约25%骨MFH继发于骨既往的其他病变，最常见继发于放射治疗、佩吉特病或骨梗死。关节置入物或它们的合金也被认为是骨MFH的诱发因素。

X线片常表现为侵袭性骨破坏，包括虫蚀样或穿凿样骨质破坏，如本例图所示。反应骨很少，无矿化的肿瘤基质。鉴别诊断包括转移瘤、骨肉瘤、纤维肉瘤、软骨肉瘤和淋巴瘤。在病理学上区别MFH与其他骨肉瘤比较困难。甚至显微镜所显示的肿瘤灶状的骨样或软骨样表现，可被误诊为骨肉瘤或软骨肉瘤。MFH和纤维肉瘤的区别某种程度上被认为是模棱两可的，在影像学上很难区别。

病例 6.9

【临床病史】女性，52岁，膝关节疼痛持续数周，没有突发的外伤事件。

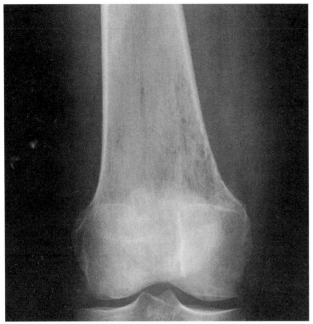

图 6.9A

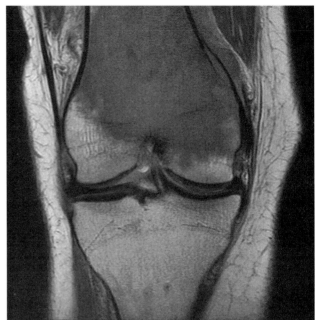

图 6.9B

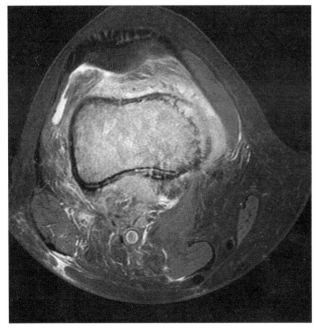

图 6.9C

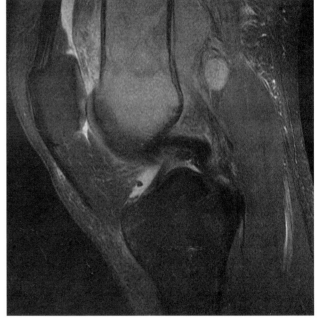

图 6.9D

【影像学表现】

A.膝关节前后位 X 线片，显示沿股骨干骺端内侧皮质非常细微的穿透性破坏。

B.MRI 冠状 T_1WI 图像，显示较大病灶替代正常黄骨髓，从股骨干延伸进入内侧髁，骨膜被病变抬高，并累及周围软组织。

C.MRI 横轴位 T_2WI 脂肪抑制序列图像，显示病变呈高信号，内侧和后部皮质破坏，软组织肿物，周围软组织水肿。

D.MRI 矢状位质子密度脂肪抑制序列图像，显示股骨前、后部的软组织受累，腘窝淋巴结肿大。

【鉴别诊断】淋巴瘤、转移瘤、浆细胞瘤、骨肉瘤、感染。

【诊断】骨原发性淋巴瘤。

【讨论】骨原发性淋巴瘤在 X 线片上表现几乎正常。如本例图所示，MRI 可以显示较大范围的异常。本病例通过 CT 引导下穿刺活检确诊。骨硬化型淋巴瘤经皮引导下穿刺活检可出现假阴性。该疾病浸润的特性和细胞的脆性可导致严重的挤压伪影，以至于在获得标本的过程中恶性证据可能被破坏。

累及骨的淋巴瘤患者可能会出现相关的骨病变症状，或者在骨外淋巴瘤做出诊断后临床分期时发现骨的病变。如果没有其他部位淋巴瘤证据，骨淋巴瘤被认为是骨的原发性淋巴瘤，在梅奥诊所系列的病例中骨淋巴瘤占恶性骨病变的 3.9%。确诊时患者年龄范围较广，大多数淋巴瘤累及含红骨髓的骨骼部分。骨破坏是原发性淋巴瘤的主要影像学特征，并通常导致皮质及骨小梁穿透性破坏。典型表现为虫蚀状及斑片状。约 50% 的病例可能有反应性骨或皮质增厚，但一般比较稀疏。在尤因肉瘤中可能见到的骨膜骨在骨原发性淋巴瘤非常少见。软组织蔓延可显著、较大且不对称。病理性骨折常见。在少数病例中，在受累区可见不规则硬化，而不是溶骨和硬化的混合。

【临床病史】一位大学足球代表队女运动员，受伤后持续疼痛。队医安排MRI检查。

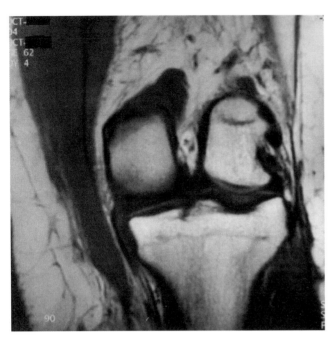

图 6.10A

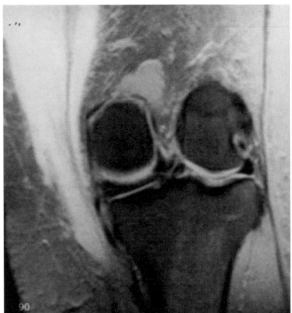

图 6.10B

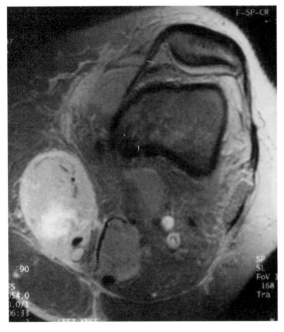

图 6.10C

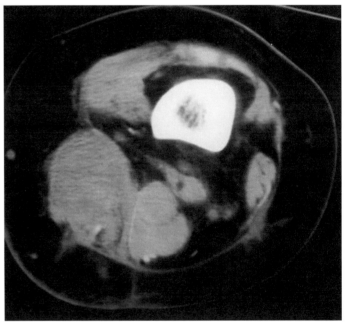

图 6.10D

【影像学表现】

A.MRI冠状T₁WI图像显示缝匠肌肿胀。肌肉边缘轻微不规则，并可见皮下水肿。

B.MRI冠状T₂WI图像显示缝匠肌呈高信号。

C.MRI横轴位T₂WI图像显示缝匠肌肿胀，呈高信号，周围水肿。

D.横轴位CT（穿刺活检时获得）显示肿胀的缝匠肌。

【鉴别诊断】非霍奇金淋巴瘤、肌内转移、软组织肉瘤、炎性病变、肌内撕裂和（或）出血。

【诊断】非霍奇金淋巴瘤。

【讨论】提示软组织肿块恶性的征象包括病灶大、位置较深（如肌肉）及周围水肿。在这一例病例中，缝匠肌的异常具有侵袭性表现，包括肌肉弥漫肿胀和肌腹周围明显不规则的边缘。鉴别诊断包括炎症性疾病、肌肉撕裂和（或）出血、肌肉转移、软组织肉瘤。仅表现为肌肉病变而没有其他部位证据的淋巴瘤十分罕见。原发肌内非霍奇金淋巴瘤预后好，由于不需手术治疗，这种情况下经皮穿刺活检是诊断的关键步骤。

6.11

【临床病史】男童，9岁，膝关节肿胀和疼痛。

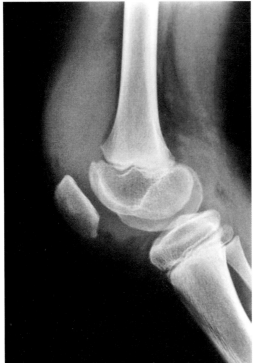

图 6.11A

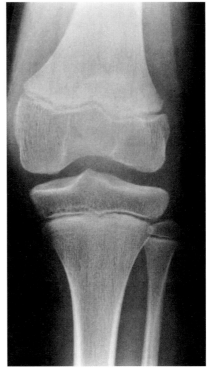

图 6.11B

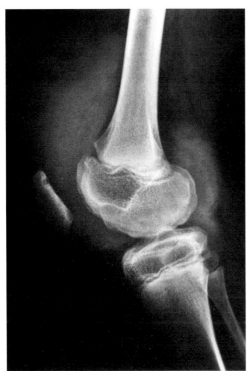

图 6.11C

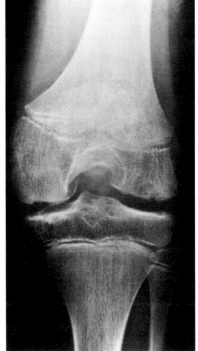

图 6.11D

A、B.初诊时X线片；C、D.1年后X线片。

【影像学表现】

A.膝关节侧位X线片显示滑膜肥厚和积液，伴骨骺过度生长。

B.膝关节前后位X线片显示髁突呈方形伴退行性改变。

C、D.1年后侧位和前后位X线片显示影像异常表现进展，另有关节面侵蚀。

【鉴别诊断】 血友病、幼年特发性关节炎、感染后关节病。

【诊断】 膝关节血友病。

【讨论】 本病例的早期影像表现可能归因于幼年特发性关节炎或血友病。幼年特发性关节炎常见于女性，一般早期表现为骨质疏松症。侵蚀性改变常见于幼年特发性关节炎，但早期的图像并不显著，尽管关节破坏已经出现。

血友病A是凝血障碍有关的因子Ⅷ缺乏。它是X-相关染色体遗传性疾病，因此，几乎均发生于男性。虽然存在其他类型的血友病，但这是最常见的类型。该种疾病的主要影像学特点是关节积血，如本例患者侧位X线片所示，反复出血后导致关节破坏。一些基本的特征包括髌骨下极成方形和髁间窝扩大。然而这些影像表现也可见于幼年特发性关节炎。鉴别诊断征象包括骨膜下出血、骨内而不是关节面下的囊性变。后者的影像表现与骨内出血有关，当病灶较大时，被称为假瘤。这些影像表现常见于髂骨和跟骨。过度生长或发育不全可能会发生，取决于是否充血或生长板提早闭合，这是疾病的主要影响。继发于关节积血后的关节内压力升高可能导致骨骺缺血性坏死。缺血性坏死也可发生在类固醇治疗后的幼年特发性关节炎。

【临床病史】女童，7岁，关节肿胀。

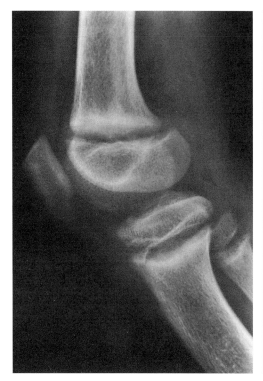

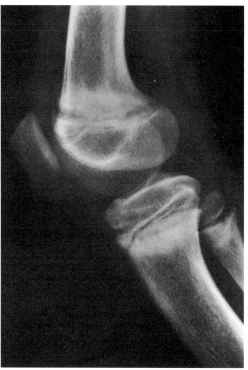

图 6.12A   图 6.12B

A.初诊时 X 线片; B.7 个月后 X 线片。

【影像学表现】

A.初诊时膝关节 X 线片侧位。股骨远端、腓骨和胫骨近端生长板增宽、磨损状。

B.7 个月后膝关节 X 线片侧位。增宽的生长板硬化和填充。

【鉴别诊断】 佝偻病、干骺端发育不良。

【诊断】 佝偻病。

【讨论】 佝偻病和软骨病是类骨质钙化不足的一种全身性疾病分别在儿童和成年人中的表现。这两种疾病常见的原因是缺乏供类骨质矿化的钙或磷（或两者）。佝偻病中受影响主要是生长板；软骨病中受影响的主要是成熟骨的重塑。当佝偻病或软骨病发生于慢性肾功能衰竭者，这种情况称为肾性骨营养不良。

维生素 D 饮食缺乏，同时阳光照射不足，导致皮肤维生素 D 的光化学合成障碍，结果降低胃肠道对钙的吸收，出现低钙血症，继发甲状旁腺功能亢进，动员骨骼钙。单纯维生素 D 缺乏引起的佝偻病和软骨病在美国比较少见，除了移民、食疗信徒、收容机构的老人、全胃肠外营养患者。其他原因包括: 25-羟基维生素 D 转化为生理上更活跃的代谢产物 1,25-二羟基维生素 D 过程中酶功能缺失，终末器官对 1,25-二羟基维生素 D 不敏感，遗传性和获得性肾小管重吸收

缺陷，胃肠道对膳食中的钙或磷吸收障碍等。在美国，各种各样病因引起的胃肠道吸收障碍是佝偻病和软骨病的最常见病原因。佝偻病和软骨病可与多骨纤维异常增殖症和神经纤维瘤病一起发生，也可由于长期使用抗惊厥药物或含铝抗酸剂引起。

在佝偻病中，因为缺乏正常矿化和骨化的软骨持续生长，导致生长板增宽。X 线片表现在生长最活跃的部位最明显，未钙化的软骨体积可能变得非常大。影像学异常常见部位包括肋骨肋软骨交界处、股骨远端、胫骨两端、肱骨近端、桡骨远端和尺骨。不规则、紊乱的矿化形成的临时钙化带表现为磨损的外观。机械应力作用于增厚生长板上可能导致其增宽、形成杯口状，以及弓状畸形。骨纹理（小梁模式）粗糙，骨化中心出现延迟。佝偻病的骨对弯曲和剪切载荷抵抗力较差，应力性骨折和弓状畸形常见。横向透亮带在长骨的凹面，被称为 Milkman 假性骨折或 Looser 带，是无矿化的类骨质局灶积聚形成的；它们可能并不代表功能不全损伤。早期成功治疗佝偻病后，未钙化的类骨质钙化，因此临时钙化表现为宽带，使生长板变窄至正常厚度。无矿化的骨膜下类骨质骨化作为新的骨膜骨出现。

干骺端发育不良是一种罕见的疾病，由软骨内骨化先天性障碍引起，导致生长板增宽、不规则表现。而实验室检查结果是正常的。

6.13

临床表现：贫血男童，3岁，附另一相似病例。A.3岁时X线片；B.12岁时X线片；C.相似病例。

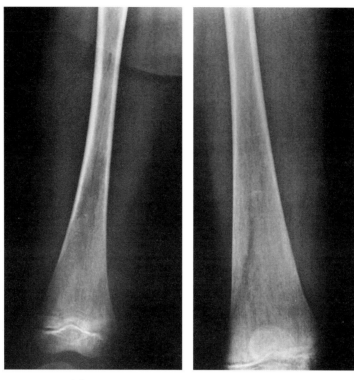

图6.13A　　　　　　　图6.13B

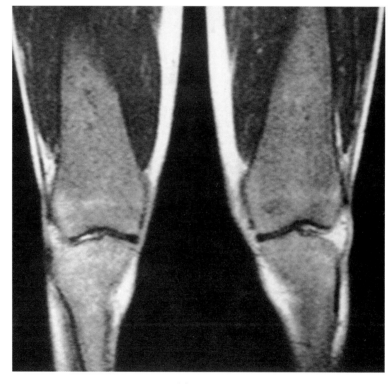

图6.13C

【影像学表现】

A.3岁时膝关节前后位X线片示股骨呈锥形烧瓶畸形。

B.12岁时拍摄的膝关节前后位X线片显示锥形烧瓶畸形有所进展。

C.MRI冠状T₁WI图像示另一位年轻成人弥漫的黄骨髓替代，呈中等信号及锥形烧瓶畸形。

【鉴别诊断】戈谢（Gaucher）病，慢性贫血症，派尔（Pyle）病，尼曼-皮克（Niemann-Pick）病。

【诊断】戈谢（Gaucher）病。

【讨论】慢性贫血、派尔病、尼曼-皮克和戈谢病都能引起锥形烧瓶畸形。骨髓是人体最大的器官之一。位于骨髓腔内的骨髓由骨小梁的网状结构组成，内含脂肪细胞、骨髓细胞、网状细胞和支持组织。出生时，管状骨、扁骨和椎骨的骨髓腔内主要为造血细胞。随着年龄的增长，造血骨髓衰退，取而代之的是黄骨髓；此过程从四肢远端开始，逐渐发展到骨盆、脊柱和颅骨的大部分区域。当造血需求增加时，如发生贫血或因为病理过程引起正常造血骨髓替换时，该过程可以逆转（称为骨髓再转换）。骨髓疾病的X线片表现是间接且非特异性的。

当慢性骨髓腔扩大发生于生长的骨骼，适应性骨改变可发生于骨骼的发育过程中。实际上扩大的骨髓腔将会改变正常的骨轮廓；这样的变化是一个缓慢的过程，不发生在成人。MRI是骨髓直接成像的最佳方法。由于骨髓是不同组织的聚集，MRI的表现随骨髓的成分和具体技术参数而不同。通常，黄骨髓表现为脂肪的主要信号特征，造血骨髓的信号特征更类似于肌肉。Tc-99m的硫胶体或Tc 99m亚甲基二膦酸盐核扫描可以分别提供网状内皮骨髓和周围骨的生理评估。

脂质贮积病的原型是戈谢病（葡糖脑苷脂沉积症）。在这种常染色体隐性遗传条件下，葡糖脑苷脂酶不足导致负载葡糖脑苷脂类的组织细胞不断在骨髓和其他脏器、组织内积累，可观察到骨的继发改变。典型的X线片表现是锥形烧瓶畸形，这是由于骨髓腔填充致干骺端塑形不良所致。骨内膜侵蚀以及骨质减少导致的骨皮质变薄是另一影像学异常表现。股骨头坏死是一种常见的并发症，通常双侧受累。经过长时间靶向巨噬细胞的葡糖脑苷脂酶替代治疗，骨髓成分、骨肿块和骨形态改变可逐渐恢复正常。

6.14

【临床病史】男性，38岁，膝关节外侧疼痛。

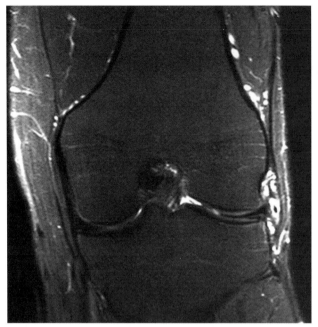

图6.14A

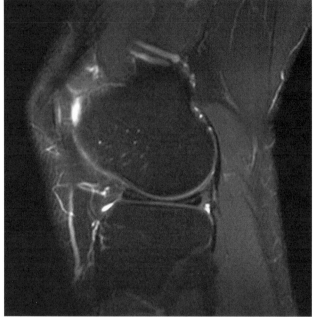

图6.14B

【影像学表现】（A，B）MRI冠状位反转恢复和矢状位脂肪抑制质子密度图像，显示较大的外侧半月板伴有弥漫异常信号。

【鉴别诊断】盘状半月板、复杂半月板撕裂。

【诊断】盘状半月板合并复杂撕裂。

【讨论】盘状半月板是一种发育异常，患者易发生半月板撕裂。半月板呈圆盘状，而不是正常"C"形。盘状半月板更容易退化和撕裂。大多数半月板

撕裂的青年患者具有这种异常。在MRI图像中盘状半月板表现异常增大。在冠状图像上测量至少12mm宽，或者矢状位图像上蝴蝶结外观的半月板出现在三层或更多层面（每层厚为4mm）。盘状半月板典型的位置在外侧，并不会造成患者发生非盘状内侧半月板的撕裂。有症状患者的治疗包括修复撕裂（如果存在）及多余半月板组织的碟状手术。

【临床病史】男童，8岁，膝关节疼痛。X线片检查分别相距5个月。A.初诊时X线片；B.5个月后X线片；C.10个月后X线片。

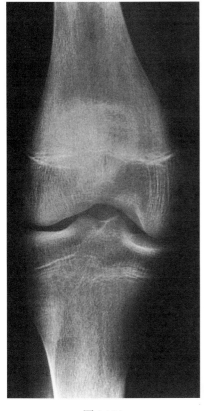
图 6.15A

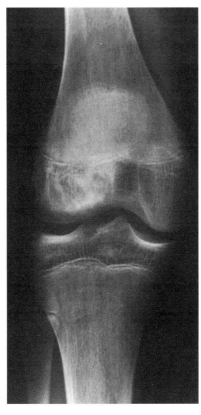
图 6.15B

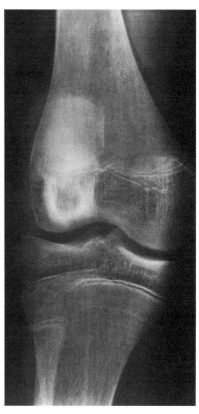
图 6.15C

【影像学表现】

A.右膝关节前后位X线片，显示正常的关节面，但股骨内侧髁过度生长。

B.右膝关节前后X线片（5个月后），显示股骨外侧髁密度增高，关节面下带光滑。

C.右膝关节前后X线片（10个月后），显示股骨外侧髁内硬化带更加清晰、致密。

【鉴别诊断】由血红蛋白病引起的骨梗死、戈谢病、类固醇药物、外伤、胰腺炎。

【诊断】镰状细胞性贫血。

【讨论】当血红蛋白β链中谷氨酸被缬氨酸取代时发生镰状细胞性贫血。结果形成异常血红蛋白，无法有效携氧并且易引起血栓形成。骨骼表现包括骨髓腔扩大、骨梗死及骨整体致密样变。H形的椎体和雪帽样的肱骨头是经典表现。骨髓炎并不少见，而且骨干是常见部位。在这些病例中沙门菌是一种比较常见的病原菌。主要并发症是由于血红蛋白异常结构导致的梗死，如本例图所示。

【临床病史】女性，38岁，炎性关节炎经糖皮质激素治疗。

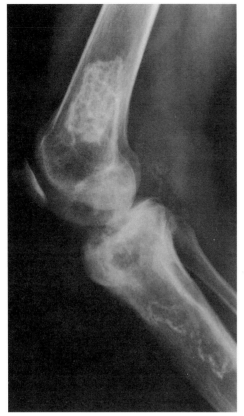

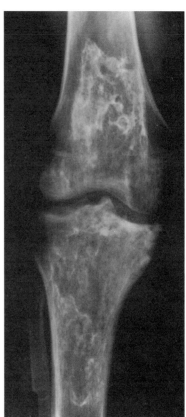

图 6.16A

图 6.16B

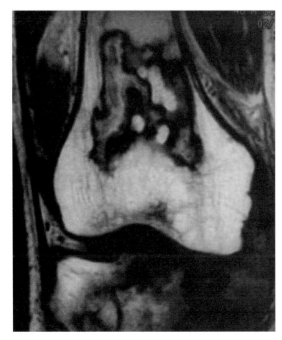

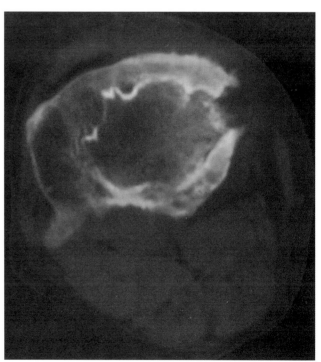

图 6.16C

图 6.16D

【影像学表现】

A～B.膝关节前后位和侧位X线片，显示股骨远端和胫骨近端广泛不规则钙化区，无占位效应和骨质破坏。

C.MRI冠状位T$_1$WI图像，显示病变边缘呈低信号，中心呈脂肪信号。

D.横轴位CT图像（胫骨骨骺水平），显示病变中心钙化，硬化边清晰、纡曲，骨周围有更多不规则硬化。

【鉴别诊断】无。

【诊断】钙化的骨髓梗死合并胫骨关节面软骨下塌陷。

【讨论】骨髓梗死的边缘周围骨化发生在血管再生和修复之后。骨修复是一个迟缓的替代过程，硬化边代表被修复的部分。新骨沉积于梗死的骨小梁区，梗死的骨小梁则被慢慢移除，由活性骨取代。这个过程通常很缓慢以至于在一系列X线片上观察不到进展。骨梗死相关的并发症包括软骨下塌陷、继发骨关节病及相关后遗症，部分罕见病例发展为肉瘤，如骨肉瘤或恶性纤维组织细胞瘤（MFH）。

【临床病史】女性，30岁，淋巴瘤病史。

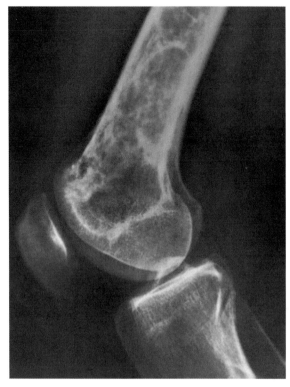 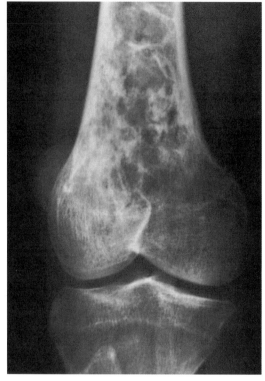

图 6.17A   图 6.17B

【影像学表现】A、B.膝关节前后位和侧位X线片。股骨远端干骺端可见硬化、囊变，骨小梁增粗，无皮质破坏、骨膜反应及软组织受累。

【鉴别诊断】放射治疗后改变、骨髓梗死、佩吉特病、转移瘤、骨肉瘤、淋巴瘤、感染。

【诊断】放射治疗后改变。

【讨论】溶骨和硬化相混合的影像表现可见于佩吉特病、转移瘤、某些原发骨肿瘤、感染及放射治疗后。没有皮质增厚，不支持佩吉特病诊断。本病例没有骨皮质破坏，不提示肿瘤或者感染。

放射治疗对骨转移瘤是一种常见的治疗方法。对已明确转移瘤的患者骨痛的部位由X线片或者是骨扫描检查证实为转移部位，放射治疗经常作为姑息性治疗方法。辐照骨的病变治愈后，溶骨区被填充并硬化。辐射效应不依赖于辐射源。辐射总剂量达2000cGy或以上时将减缓骨骼的生长。骨骺特别敏感，因为辐射对软骨细胞直接引起细胞损伤，也可能血管破坏，引起细的骨骺血管受损。辐射时，骨生长潜力越大受影响越明显。如果整块生长骨被照射，整骨生长缺失导致小骨形成。局灶剂量影响所照射部分；例如，成角畸形可能由于非对称的生长板照射。放疗也增加了骺板外伤的风险，包括股骨头骨骺滑脱及缺血性坏死。脊柱侧弯可能继发于脊柱的辐射。

成熟骨骼的主要并发症是放射性骨坏死。这是与剂量相关的效应，其发生是由于影响了成骨细胞。下颌骨是一常见的受累部位，相对于其他头部和颈部肿瘤来说放射性骨坏死常发生在口腔癌治疗之后。高压氧治疗放射性骨坏死可能有效。X线片和CT显示辐射骨不规则的硬化。放射性骨炎主要表现为硬化和骨膜炎，使患者易发生缺血性坏死、感染及骨折。

由于充血和新骨形成，受辐射的骨在骨扫描中最初可能表现为放射性核素聚集增加。数周或数月之后，由于骨形成减少和血管供应减少，骨扫描显示放射性核素聚集降低。受辐射骨在MRI图像上表现为黄骨髓的信号特征。这些解剖位置和范围的变化符合辐射区的大小和形状。

【临床病史】女性，33岁，急性膝痛。

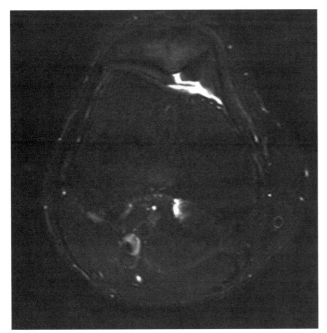

图6.18A

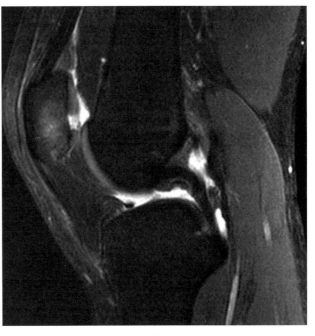

图6.18B

【影像学表现】轴位（A）与矢状位（B）脂肪抑制质子加权MRI，显示关节软骨裂隙及沿髌骨嵴处关节软骨的全层缺损，伴有软骨下水肿。

【鉴别诊断】无。

【诊断】髌骨软化症。

【讨论】髌骨软化症是指引起疼痛的髌软骨损伤。有很多不同的分级方法，其中Outerbridge提出的方法被广泛应用。

Stage 1：软骨变软或肿胀，MRI信号强度改变。

Stage 2：软骨分裂或裂隙，范围≤1.3 cm。

Stage 3：软骨分裂或裂隙，范围＞1.3 cm。

Stage 4：软骨全层缺损。

此外，MRI可显示软骨下骨的改变。分级越高，MRI表现与关节镜下所见软骨病变形态之间有着更良好的对应关系。正如本例所示，髌骨软化症好发于髌骨内侧关节小面。病因包括髌骨轨迹障碍（注：如髌骨先天滑脱或半滑脱）和创伤。

【临床病史】女性，55岁，膝痛。

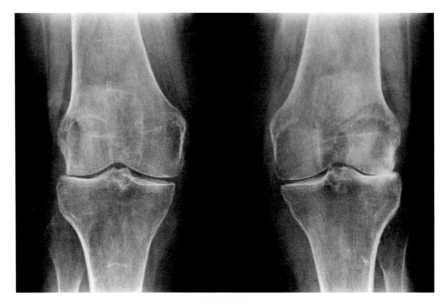

图6.19

【影像学表现】双膝站立前后位X线片显示，双膝各骨骨质疏松，关节间隙较均匀狭窄，但骨质增生改变轻微。左膝外侧可见一些继发性骨关节炎改变，然而，关节间隙狭窄（或消失）却更严重。

【鉴别诊断】类风湿关节炎、骨关节炎、焦磷酸性关节病。

【诊断】类风湿关节炎。

【讨论】本例显示系统性炎性关节炎的特征，伴有软骨间隙的均匀消失及骨质疏松。软骨下骨质硬化及少许骨赘形成提示继发性退行性改变，是累及髋关节及膝关节的类风湿关节炎常见征象。

类风湿关节炎是发生在骨骼肌肉系统的系统性自身免疫疾病，表现为多发性小滑膜关节炎性改变。发病机制及病因不明，某些基因因子影响本病的易感性及表现形式。类风湿关节炎与其他关节炎鉴别主要取决于是否存在血清类风湿因子（rheumatoid factors，RF）。一般人群发病率为1%，女性发病率是男性的3倍。RF滴度越高，病情通常越严重。

本病以22～55岁为常见，70%患者数周至数月内隐袭发病，20%患者数天至数周内发病，10%患者数小时至数天内急性起病。急性起病时与化脓性关节炎不易鉴别。70%患者临床病程属进展型，可导致残疾、破坏性疾病。临床病程可快可慢，20%患者间歇性发病，缓解时间通常比发作时间要长，然而，10%患者缓解时间持续数年。临床诊断标准包括：晨僵；近端指间关节、掌指关节或腕关节对称性肿胀；类风湿结节；血清RF；特异的影像学表现。在膝关节，典型的炎性改变常表现在继发性退行性改变之上，但是骨质增生程度较轻，与关节间隙消失并不匹配。

【临床病史】男性，56岁，反复发作性膝痛。附另一相似病例。

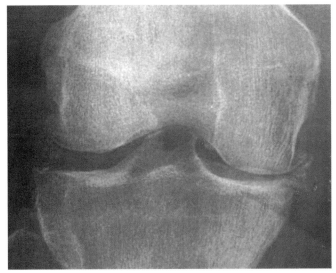

图6.20A

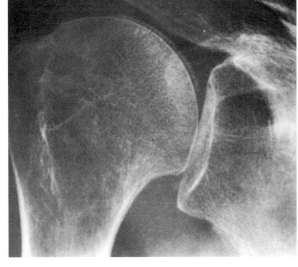

图6.20A

【影像学表现】

A.膝关节X线片显示内外侧半月板软骨钙质沉积。关节软骨的软骨钙质沉积也很严重，以股骨为著。内侧关节间隙变窄，骨赘形成。

B.相似病例。肩关节前后位X线片显示肱骨关节软骨钙质沉积。

【鉴别诊断】无。

【诊断】双水焦磷酸钙（CPPD）结晶沉积病。

【讨论】CPPD结晶沉积病是CPPD结晶沉积在关节组织引起的多发性关节炎。首发症状可以表现为单关节发病。明确的临床诊断需要从关节液内找到CPPD结晶，但是影像学表现有助于该病诊断。CPPD沉积病与甲状旁腺功能亢进、血色素沉着病、老龄化及骨性关节炎有关，而与甲状腺功能减退、褐黄病、佩吉特病、肝豆状核变性病、肢端肥大症、糖尿病及痛风关系较弱。CPPD结晶沉积病有三个征象：软骨钙质沉积，结晶导致的滑膜炎及焦磷酸性关节病。

CPPD结晶产生于局部关节组织，无症状地沉积于软骨、关节囊、椎间盘、肌腱和韧带。软骨中的沉积可在X线片中显示明显，表现为软骨钙化。软骨钙化最常见于膝关节、腕关节、肘关节和髋关节。纤维软骨和透明软骨均可见沉积。

沉积物破裂致结晶脱落于关节间隙内引起急性、自限性、结晶诱导的滑膜炎。这种急性滑膜炎临床表现与急性痛风关节炎相似，称为假性痛风。与痛风性关节炎相同，CPPD结晶导致的急性炎性滑膜炎可以表现为间歇性反复发作。急性发作过程中，可以通过关节吸引术取出CPPD结晶，并通过偏振光显微镜或其他物理方法识别。本病急性发作时可少见地转变为亚急性或慢性结晶性滑膜炎，这与类风湿关节炎相同，不同的是本病常侵犯四肢大关节，而不是手足小关节。

【临床病史】女性，23岁，膝痛2个月。

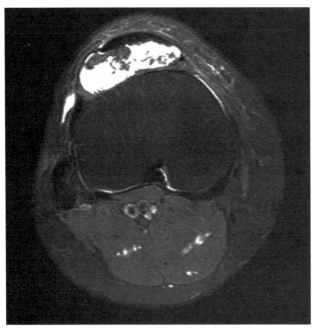

图 6.21A

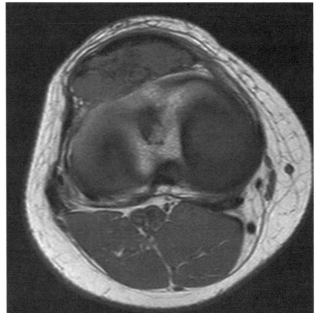

图 6.21B

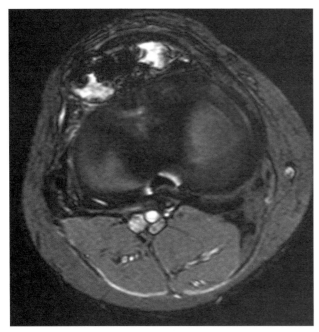

图 6.21C

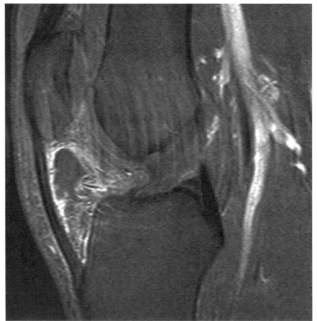

图 6.21D

【影像学表现】

A.横轴位 T_2WI，脂肪抑制 MRI 显示关节大量积液及髌下脂肪垫内、髌韧带后方关节内、滑膜外低信号结节状病变。

B.横轴位 T_1WI MRI 显示结节状病变呈等信号。

C.横轴位 T_2^* 加权梯度回波 MRI 显示病灶内低信号区范围扩大（注：与 A 图比较）。

D.矢状位 T_1WI 脂肪抑制序列 MRI，增强后 MRI 显示滑膜强化。

【鉴别诊断】色素沉着绒毛结节性滑膜炎（PVNS）、血友病、滑膜血管瘤病。

【诊断】色素沉着绒毛结节性滑膜炎（PVNS），弥漫型。

【讨论】膝关节是 PVNS 最常发生的部位。其表现可分为弥漫型和局限型（结节型）。鉴别诊断包括其他引起滑膜含铁血黄素沉积的原因，但是对于此病例可以容易地排除这些原因。血友病引起的退行性关节病在成年时进一步加重，本病例并非如此。滑膜血管瘤病血窦内充满静脉血液，流速低，影像表现明显，而此病例未见。退行性关节病与血友病相似已经在滑膜血管瘤病内描述。因膝关节关节囊松弛，PVNS 通常不会引起膝关节骨侵蚀，而在其他大部分关节内容易出现骨侵蚀。MRI 特异性征象是滑膜呈不均匀结节状或斑块样增生。增厚滑膜表现为 T_1 等或低信号、T_2 低信号。含铁血黄素主要使 T_2 弛豫时间变短，梯度回波序列中表现更为敏感，磁敏感伪影导致低信号区扩大形成"爆米花"征象。MRI "爆米花"征象明确提示由于含铁血黄素的存在导致低信号，这几乎能够确诊 PVNS。虽然滑膜血管瘤和血友病性关节病可以显示同样的 MRI 表现（由于关节内反复出血和滑膜含铁血黄素沉积），但不同的是，弥漫的关节内 PVNS 无纤曲血管（血管瘤），也没有血友病的临床病史。

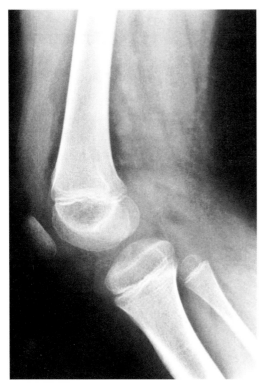 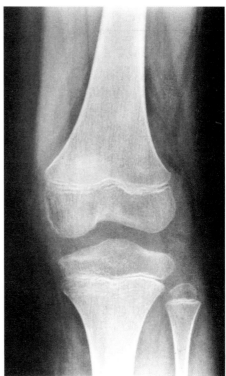

图6.22A   图6.22B

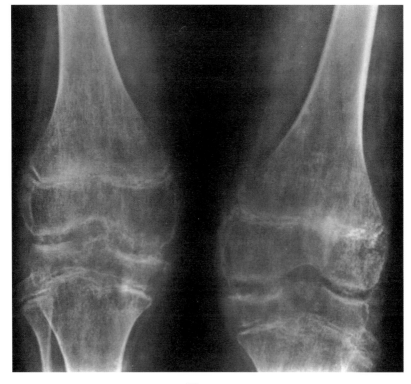

图6.22C

【影像学表现】

A～B.膝关节侧位X线片和前后位X线片，显示仅有关节积液。

C.相似病例：此男童患有同样疾病2年。双膝关节前后位X线片显示骨量减少。各骨骺对称性过度生长，软骨下骨不规则。

【鉴别诊断】青少年特发性关节炎、血友病、创伤、感染。

【诊断】青少年特发性关节炎。

【讨论】本例儿童患者单发大关节关节炎表现为关节积液，这是青少年特发性关节炎起病初期影像学表现，完全不具有特异性。鉴别诊断应包括创伤、感染以及系统性疾病，如青少年特发性关节炎和血友病。另一相似病例显示了青少年特发性关节炎的进展过程，处于较晚期，表现为膝关节双侧对称性明显受侵。另外，在生长关节中也可叠加有炎症性关节炎。

青少年特发性关节炎以前被认为是青少年慢性关节炎和青少年类风湿关节炎。与成年人类风湿关节炎不同，青少年特发性关节炎好发于大关节。因为本病发生于儿童不成熟骨骼，因此，会明显干扰骨骼生长，表现为过度生长或发育不全。如果本病主要表现为充血，X线片将表现为骨端和骨干不均衡增大，以膝关节典型表现为例，股骨髁和胫骨近端过度生长、增大明显，而相比之下股骨和胫骨骨干宽度增大不成比例。如果炎性血管翳侵蚀软骨致骨骺破坏是主要表现，则会导致骨骼生长缓慢。生长缓慢常见于尺骨远端，导致尺骨变小。

【临床病史】男性，18岁，慢性疾病，身材矮小。附另一相似病例。

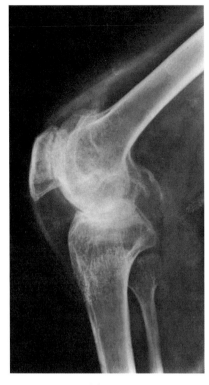

图 6.23A

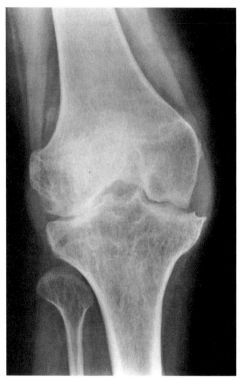

图 6.23B

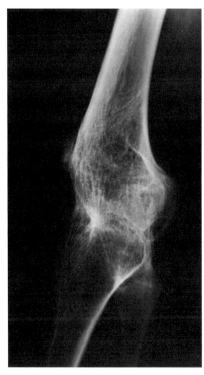

图 6.23C

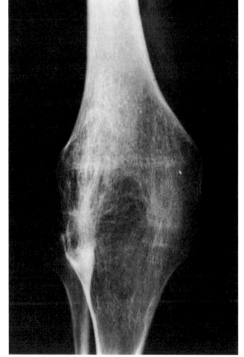

图 6.23D

【影像学表现】

A、B.膝关节侧位与前后位X线片示,股骨、胫骨、腓骨的骨骺及髌骨明显过度生长,伴有骨质疏松。关节间隙弥漫变窄,软骨下骨硬化,所有关节面不规则。肌肉组织萎缩并有少量积液。

C、D.相似病例,膝关节侧位与前后位X线片示,关节强直,骨小梁骨重构并连续跨过关节部位;伴弥漫性骨质疏松。

【鉴别诊断】青少年特发性关节炎、血友病、化脓性关节炎。

【诊断】青少年特发性关节炎。

【讨论】本例显示了生长性骨骼炎性关节疾病的特征:长时间充血导致过度生长。弥漫的软骨缺损是炎性关节疾病本身所致,早期可有继发性退行性改变。充血、慢性病程及废用可以导致骨质疏松和肌肉萎缩,但也可能因为治疗本病过程中系统应用皮质醇所致。治疗引起的其他骨骼并发症包括骨坏死及不完全骨折。

另一相似病例显示青少年特发性关节炎晚期后遗症:骨性强直。骨性强直是本病晚期常见的特点,而在成人发病的类风湿关节炎中比较少见。其他影像学表现,类似于常见的成人发病的类风湿关节炎,并非少见,包括滑膜囊肿形成、软骨下囊变、肌肉韧带萎缩、关节囊连接部位骨皮质受侵,关节内陷及软组织肿胀。

【临床病史】女性，81岁，双膝肿胀、疼痛。A.双膝前后位X线片；B.右膝侧位X线片；C.左膝侧位X线片。

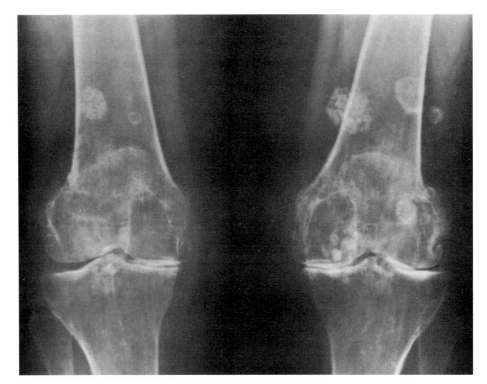

图6.24A

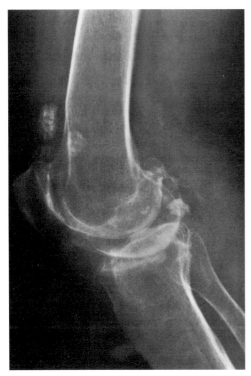

图6.24B

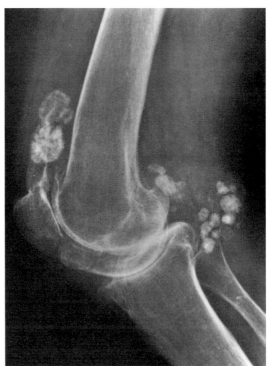

图6.24C

【影像学表现】双膝前后位X线片（A），双膝侧位X线片（B，C）：关节内出现多个圆形、致密的游离小体，呈层状外观。双膝关节表现为退行性改变，关节间隙不对称性变窄，软骨下骨质硬化及骨赘形成。

【鉴别诊断】原发性或继发性滑膜骨软骨瘤病、创伤。

【诊断】继发性滑膜骨软骨瘤病。

【讨论】双膝骨性关节炎基础上出现钙化的游离体，支持本病为继发性滑膜骨软骨瘤病的诊断。在骨性关节炎的情况下，关节面边缘软骨和骨碎片形成骨赘后分离。关节囊内游离体软骨化部分可以继续长大。其他可能与继发性骨软骨瘤病有关的关节紊乱，包括缺血性坏死、剥脱性骨软骨炎、神经性关节病、创伤及类风湿关节炎。已有报道，发生在滑液囊的滑膜骨软骨瘤病可继发于骨软骨瘤。正如本例，在继发性滑膜骨软骨瘤病中，游离体大小不一，数目相对较少。

原发性滑膜骨软骨瘤病产生于滑膜化生，其引起的软骨化游离体通常会钙化。游离体多数大小均一，典型表现时数量较多。病理过程分期，从滑膜化生到滑膜化生伴关节内游离体。非活跃期，游离体不伴有滑膜化生。膝关节和髋关节是最常受累部位，典型病例为单关节病变。虽然本病以关节腔内进展为主，但是也可以发生在滑膜囊和腱鞘内。

5% ～ 30%病例的钙化在X线片上不能显示。本病可以出现邻近骨侵蚀，CT可以更清晰显示这些后期表现。在早期，关节间隙可扩大，随后继发性退行性改变可占主要地位，引起关节间隙变窄。临床症状包括运动受限和疼痛。手术切除后可以复发，罕见恶变为软骨肉瘤也有报道。发生在关节腔内者，男性病例是女性的2倍，然而发生在关节腔外者没有性别差异。

【临床病史】女性，43岁，膝痛，反复发作。

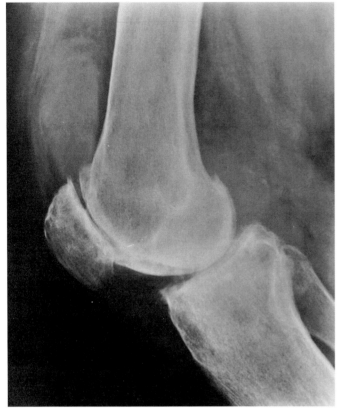

图 6.25A

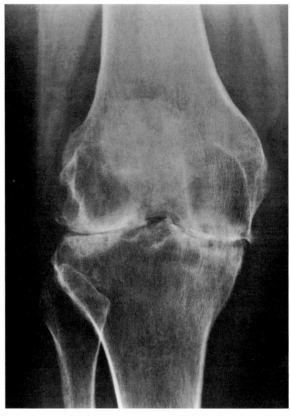

图 6.25B

【影像学表现】膝关节侧位和前后位X线片，显示大量关节腔积液；膝内外侧软骨间隙均匀性消失，软骨下骨质硬化，骨赘及软骨下囊肿形成。骨矿化总量基本正常。膝关节内侧、外侧及髌股关节几乎对称性受累。

【鉴别诊断】原发性或继发性骨关节炎、焦磷酸性关节病、类风湿关节炎。

【诊断】焦磷酸性关节病。

【讨论】焦磷酸性关节病是指由于焦磷酸盐结晶沉积而导致的退行性关节疾病。焦磷酸盐结晶沉积在软骨（软骨钙质沉着病）及结晶引起炎性关节炎反复发作，最终导致退行性关节病。与原发性骨关节炎不同，焦磷酸性关节病一般同步侵犯膝关节内侧、外侧及髌股关节对合处。肥大性骨质改变表现多种多样，如广泛的软骨下骨质硬化，明显骨赘形成及软骨下囊肿形成。可发生类似于神经性关节病的碎裂表现。本病侵犯通常不是双侧关节对称性受累。由于软骨钙质沉积不会出现在晚期焦磷酸性关节病（软骨已被破坏），因此膝关节内侧、外侧及髌股关节同时退行性改变时的鉴别诊断包括原发性骨关节炎、炎性关节炎（如感染）导致的继发性骨关节炎。

病例 6.26

【临床病史】女性，43岁，左膝疼痛，僵硬。

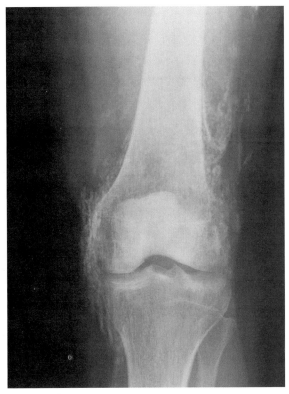

图 6.26A

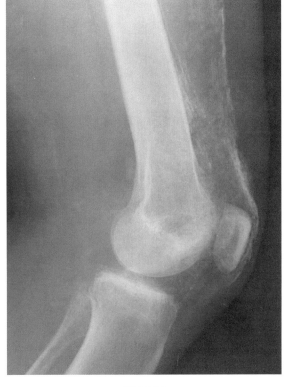

图 6.26B

【影像学表现】左膝关节侧位（A）及前后位X线片示沿大腿及小腿软组织钙化，轻度软组织萎缩。

【鉴别诊断】皮肌炎、多发性肌炎、硬皮病、烧伤。

【诊断】皮肌炎。

【讨论】皮肌炎和多发性肌炎是一组病因未明的以自身免疫为介导的横纹肌弥漫非化脓性炎症和变性疾病。发病机制涉及自身免疫机制。皮肌炎可能与其他胶原血管病有部分重叠，被认为是多发性肌炎的特殊亚型，值得注意的是皮肌炎与干燥综合征关系密切。皮肌炎中，皮肤也会受累。多数临床分类基于本病各种特征性表现，尤其是进行性肌无力和皮疹。在40岁以上，尤其是男性皮肌炎患者有恶性可能性存在。诊断依靠血清酶检测、肌电图和肌肉活检。MRI比活检可能更敏感，但是特异性不高。

早期影像学表现包括深部及皮下软组织水肿。治疗后病情可改善，也可能会进一步进展。进展时可表现为MRI T_2WI 和短时反转恢复脉冲序列（STIR）信号增高。晚期以肌肉萎缩和纤维化为特征表现。尽管不常见，但可出现关节畸形。典型的影像异常表现是广泛的软组织钙化，尤其是大的近端肢体肌肉间筋膜。皮下钙化可与硬皮病中的表现相似。本病在骨扫描可显示放射性核素的摄取。

病变位置与分布有助于鉴别本病与其他自身免疫性肌肉病。典型皮肌炎在近端肢体改变为对称性分布，特别好发于大的肌肉、臀肌、内收肌群和大腿后组肌群。

【临床病史】男童，6岁，肢体不等长。

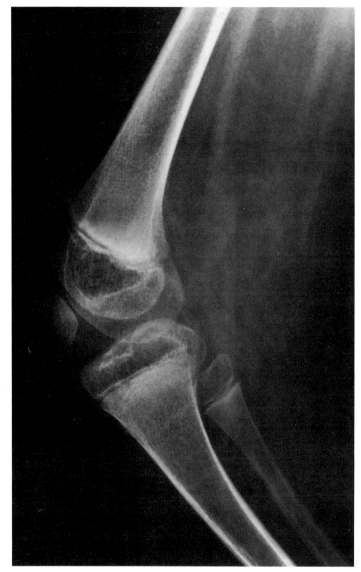

图 6.27A

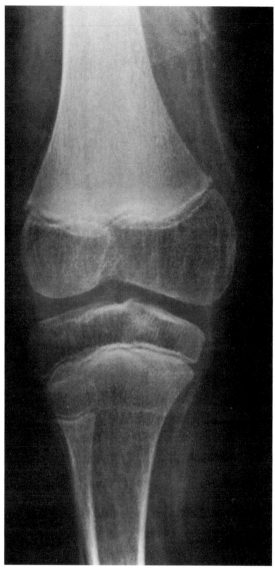

图 6.27B

【影像学表现】右膝侧位（A）和前后位（B）X线片，显示骨量减少伴软组织萎缩。骨干变细。未见关节磨损或关节间隙变窄。

【鉴别诊断】脊髓灰质炎、瘫痪（任何原因）、成骨不全症。

【诊断】脊髓灰质炎。

【讨论】脊髓灰质炎病毒感染引起急性弛缓性瘫痪。作为曾经全世界常见的一种儿童流行病，地方性脊髓灰质炎自1991年已从西半球消除。在全球消灭脊髓灰质炎虽然是可行的，但是本病依然作为地方病发生在阿富汗和巴基斯坦地区。很多患者从脊髓灰质炎中康复，却继续承受肌肉骨骼后遗症。脊髓灰质炎典型表现为单侧下肢发育不全。周围肌肉萎缩伴脂肪浸润。其他骨骼异常表现包括畸形足、髋关节脱位及脊柱侧弯。脊髓灰质炎后综合征是指患者从初次灰质炎恢复间隔10～15年后出现身体缺陷，这种情况下会常出现关节症状，尤其是膝关节。

病例 **6.28**

【临床病史】青少年男子，15岁，运动时受伤。

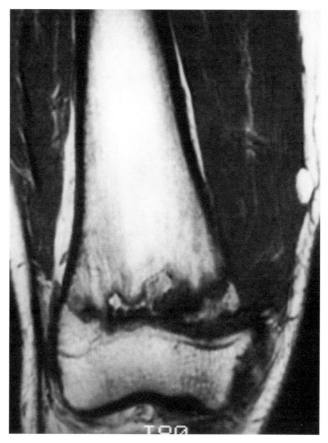

图6.28

【影像学表现】冠状位 T_1WI MRI 显示股骨远端内侧生长板增宽，被低信号填充，并与内侧股骨干骺端骨折线连续。

【鉴别诊断】无。

【诊断】Salter骨折（Ⅱ型）。

【讨论】按照Salter-Harris分型法，生长板损伤分为五种基本类型。

1. Ⅰ型Salter损伤：X线片提示生长板增宽，软组织肿胀。这种损伤通常是由剪切力穿通肥大层所致。好发于5岁以下儿童。

2. Ⅱ型Salter损伤：该型损伤最常见，好发于长骨末端。生长板撕裂形成骨折线并贯穿干骺端，如本病例所示。这种损伤预后良好。

3. Ⅲ型Salter损伤：损伤垂直贯穿骨骺和生长板，生长板与邻近干骺端分离。

4. Ⅳ型Salter损伤：类似于Ⅲ型，但是底层干骺端破坏。

5. Ⅴ型Salter损伤：生长板压缩性损伤。生长板损伤导致骨骺桥形成干扰局部后续生长。

Salter损伤级别越高，并发症就越常见。

MRI能够显示骨骺创伤的Salter-Harris分类，MRI与X线片的分类差别高达50%。

【临床病史】男性，89岁，膝痛。

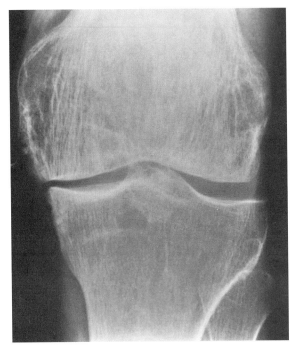

图 6.29A

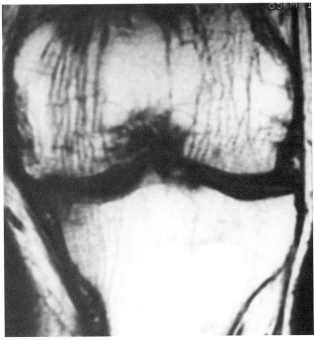

图 6.29B

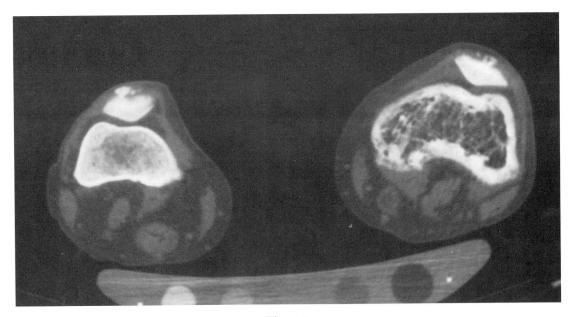

图 6.29C

【影像学表现】

A.膝关节前后位X线片显示垂直骨小梁增粗，髁间窝闭塞。

B.膝关节冠状位T$_1$WI MRI显示整个股骨远端增大，骨小梁轮廓因周边黄骨髓呈高信号而显示清楚。膝关节内侧部退行性改变。

C.横轴位CT显示受累股骨远端较对侧增大，骨皮质显著增厚。

【鉴别诊断】 无。

【诊断】 股骨佩吉特病，伴继发性骨关节炎。

【讨论】 佩吉特骨病（畸形性骨炎）见于中年和老年人，其特点为骨骼过度异常重构。佩吉特病常无症状，40岁以上成人患病率为3%，多累及多骨。虽然任何骨骼均可受累，但是大部分患者多累及骨盆、脊柱、颅骨、股骨或胫骨。

目前有证据表明佩吉特病是一种缓慢进展的破骨细胞病毒感染。本病有活动期和静止（不活动）期。活动期开始于破骨细胞过度活跃，导致局部骨溶解，由非骨化性纤维血管组织取代。正常未受累骨质与骨溶解区通常分界清晰。其后，虽然破骨活动仍在继续，骨溶解区逐渐由佩吉特骨质填充。佩吉特骨质由紊乱的编织骨构成，编织骨被吸收腔和非骨化纤维血管组织分层。骨内膜和骨膜均可成骨。破骨细胞和成骨细胞共同作用导致骨骼迅速重构转化。最终，破骨细胞不明原因地活性降低，在骨溶解区填充骨质后，骨转化速率减低。由于转化减少，佩吉特骨病进入静止期。局部佩吉特骨质可被板层骨骨岛取代，但是不发生沿着切力线哈弗斯系统骨质重构。骨内和骨膜缓慢成骨可继续使骨皮质增厚并使骨骼增大，有时可使骨髓间隙消失。

有学者认为佩吉特病累及软骨下骨可加速邻近关节骨关节炎进展，尽管两者相关程度尚不明确。关节表面生物力学改变被认为是早期关节退变的发病机制。软骨下骨不充分的微骨折或许也是退变原因之一，因为佩吉特骨质不能沿着切力线重构并且比正常骨质弱。

【临床病史】男性，27岁，踢足球时单膝扭伤。

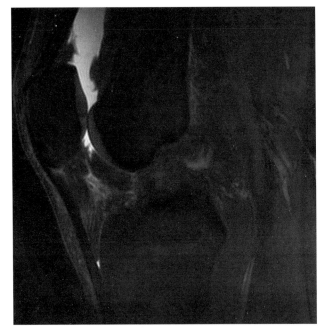

图 6.30A

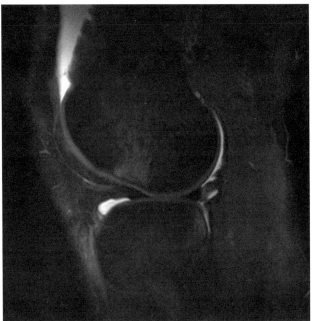

图 6.30B

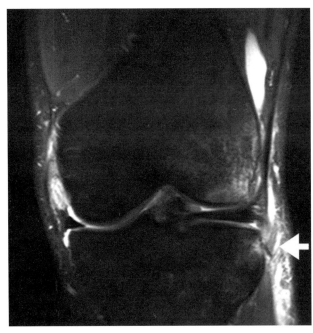

图 6.30C

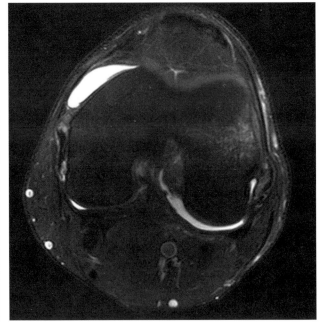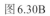

图 6.30D

【影像学表现】矢状位（A，B）、冠状位（C）及横轴位（D）膝关节脂肪抑制质子加权MRI显示髁间窝内中等信号填充。矢状位图像髁间窝内未见正常前交叉韧带（ACL）纤维（A），转轴作用致股骨外侧髁和外侧胫骨平台骨髓水肿（B）。冠状位图像显示外侧胫骨平台处外侧关节囊撕脱碎片（C箭头示），被称为Segond骨折。横轴位图像显示正常的后交叉韧带（PCL），正常ACL纤维未见显示（D）。

【鉴别诊断】无。

【诊断】前交叉韧带（ACL）扭伤，3级。

【讨论】ACL是一条直的、主要为低信号的韧带，远端呈扇形附着于胫骨平台前部。当完全撕裂时，ACL通常显示不清。ACL撕裂的力学原因是外翻旋转运动致前内侧旋转不稳。ACL撕裂最常发生于其近端股骨附着处；然而，撕裂也可以发生在中间部，很少发生在远端胫骨附着处。典型骨挫伤包括胫骨平台后外侧部和股骨外侧髁中部骨髓水肿。一个重要的并发症是Segond骨折，这种骨折是指外侧关节囊韧带附着于外侧胫骨平台的半月板胫骨韧带的撕脱骨折。

【临床病史】女性，78岁，膝痛。

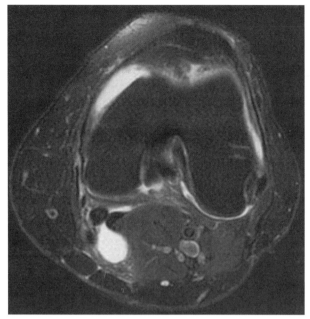

图6.31A

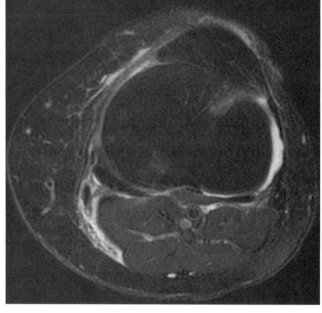

图6.31B

【影像学表现】横轴位T₂WI MRI（A、B）显示少量的关节积液，液体活动在半膜肌和腓肠肌内侧头之间。第二幅图像显示液体沿着内侧筋膜面至积液的远端区域。

【鉴别诊断】Baker囊破裂、血栓静脉炎、蜂窝织炎、筋膜炎、肌炎。

【诊断】Baker囊破裂。

【讨论】滑膜外翻突起入滑膜囊称为Baker囊。最常见的部位是半膜肌-腓肠肌滑膜囊。正如本例所示，其典型部位位于半膜肌肌腱和腓肠肌内侧头之间。在MRI中常可以见到囊的颈部，这点证实了Baker囊与关节间隙相通。腘窝囊肿可被超声和MRI很好地检测到，表现为一个光滑的薄壁液性结构，其内可含分隔、滑膜组织或游离体。Baker囊与关节腔的交通点可变窄或阻塞，然而，与关节腔这种交通可

能显示不清。炎症状态例如类风湿关节炎和骨性关节炎是常见的诱因。韧带和半月板撕裂、慢性渗出及年龄增长也是相关因素。

如本例所示，滑膜囊有时可能已经破裂却也表现为边界清楚的液体聚集。在这类病例中，液体可在滑膜囊和邻近间质组织中检测到。液体可沿着筋膜面广泛地流动，因重力影响通常向下流动。腱鞘囊肿是未破的腘窝囊肿主要的鉴别诊断。这两种疾病常与交叉韧带有关，后交叉韧带比前交叉韧带更多见。主要鉴别点在于腘窝囊肿好发于半膜肌-腓肠肌滑膜囊。破裂的囊肿表现为内侧软组织水肿，这一点也可见于外伤。然而，当液体为主要表现而无骨挫伤或肌肉/韧带损伤时，提示液体来源于滑膜囊，从而支持Baker囊肿破裂的诊断。

【临床病史】女性，28岁，跌倒后膝关节重度疼痛、肿胀。

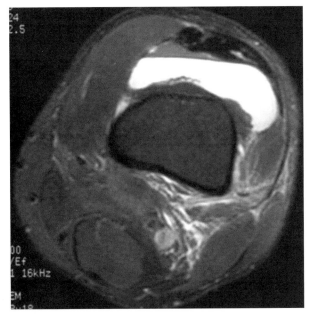

图 6.32A

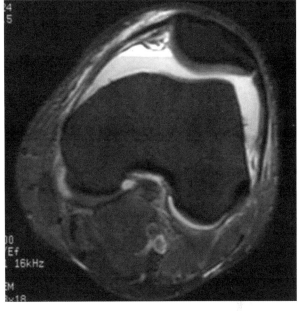

图 6.32B

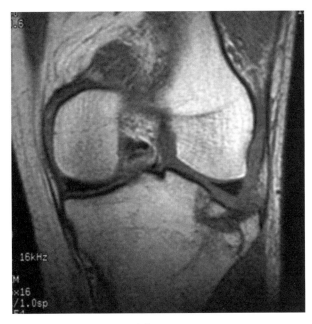

图 6.32C

【影像学表现】

A.膝关节横轴位T₂WI MRI图像，于髌骨上隐窝水平显示大量液体渗出使髌骨上隐窝膨胀。液-液平面水平延伸跨跃髌骨上隐窝，信号被抑制的液体位于信号非常高的液体之上。

B.膝关节横轴位T₂WI MRI图像，于髌骨水平显示大量液体渗出伴水平的血清-沉积物平面。

C.冠状位T₁WI MRI显示压缩的外侧胫骨平台

骨折。

【鉴别诊断】无。

【诊断】外侧胫骨平台骨折。

【讨论】外侧胫骨平台骨折是胫骨受压负荷所致。近76%病例只累及外侧胫骨平台，11%只累及内侧髁，10%累及内外侧髁，3%累及后缘。在膝关节，关节积脂血病是关节腔内骨折的征象，最常伴发于胫骨平台骨折。骨皮质外伤断裂导致液性骨髓进入关节，因为骨髓密度更低，故位于血液层面之上。血液细胞沉积与血清分开，因此，第二个液-液层面可能被看见，但是这个征象在本例中未见。

在X射线水平曝光时，摄影片上可以看到脂肪与血液的分界线。膝关节伸展时，髌骨上隐窝是膨胀的膝关节囊最前部分，因此脂肪会聚集在这个特殊的位置。MRI图像上，脂肪成分占据关节囊非重力部分形成类似于液-液平面的分界线。在各个成像序列中，脂肪层信号应该与骨髓脂肪或皮下脂肪信号特点一致。在脂肪与血液之间，化学位移伪影形成一条黑线加以区分，矢状位或横轴位图像中最容易分辨。只有1/3的膝关节内骨折与关节积脂血病相关。

病例 6.33

【临床病史】男性，25岁，膝关节损伤。

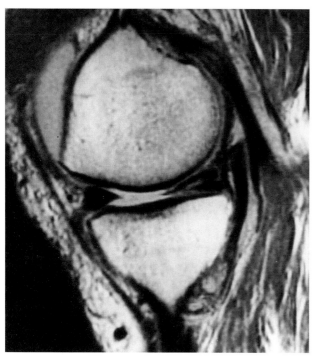

图 6.33A

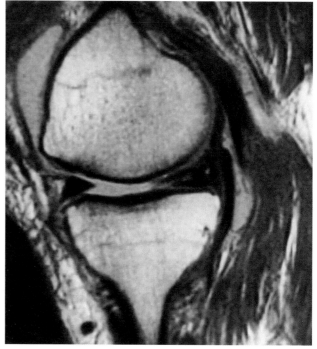

图 6.33B

【影像学表现】膝关节内侧矢状位质子加权MRI（A、B）。内侧半月板后角内见条带状高信号水平斜行延伸至下关节面。前角影像表现正常。关节腔内见大量积液。

【鉴别诊断】半月板撕裂、半月板变性。

【诊断】内侧半月板撕裂。

【讨论】正常的半月板和韧带在MRI中表现为低信号结构。半月板撕裂的征象是在T₁或质子加权MRI图像中见高信号区累及一侧关节缘。半月板整体变形或半月板内液体积聚表明半月板撕裂伴碎片移位。撕开的半月板碎片可限制关节活动，并可侵蚀关节软骨，导致早期退行性关节炎。急性创伤性半月板撕裂常发生于年轻人，压榨扭伤时半月板被挤压在股骨髁和胫骨平台之间。在老年人群中，退行性半月板撕裂被认为归因于多次亚急性创伤性事件，导致软骨细胞死亡，黏蛋白基质（黏液样变性）增多及机械完整性丧失。

与病理学对照研究，半月板内MRI信号强度增高的表现被分为3级。正常半月板为完整的低信号。

1.1级MRI信号 半月板内可见球形高信号区，病理上对应于早期黏液样变性。

2.2级MRI信号 半月板内可见水平线样高信号区，不累及关节表面，病理上对应于更严重的黏液样变性。

3.3级MRI信号 半月板内可见高信号区至少达一侧关节表面，对应于撕裂。5%～6%的撕裂表现为组织内裂隙，关节镜可能无法检出。

【临床病史】男性，55岁，6个月前膝关节受伤。

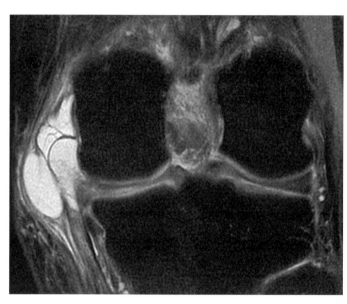

图 6.34A

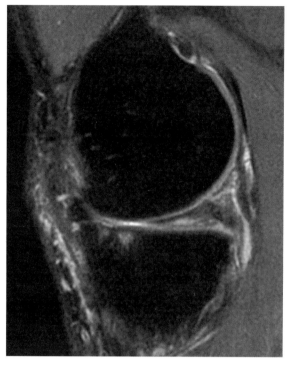

图 6.34B

【影像学表现】膝关节冠状位和失状位（A、B）质子加权脂肪抑制MRI，显示邻近内侧半月板处见一分叶形囊性结构。此结构推移内侧副韧带（MCL）。内侧半月板后角内见高信号。

【鉴别诊断】无。

【诊断】复杂性内侧半月板撕裂伴半月板旁囊肿。

【讨论】在所有脉冲序列中，正常的半月板表现为低信号。T₂WI图像上半月板内高信号必须达一侧关节面时才能达到半月板撕裂的诊断标准。T₂WI图像上半月板实质内见高信号区未达一侧关节面时，常被定义为黏液样变性。

半月板旁囊肿是半月板撕裂的一种并发症。囊与撕裂口之间交通证明了关节液进入是通过球-阀机制；因此囊将持续增大，并可能引起症状。内侧半月板后角和外侧半月板前角是半月板旁囊肿的好发位置。位于内侧的半月板旁囊肿由于紧邻MCL更易引起症状。内侧半月板旁囊肿发生率是外侧半月板旁囊肿的2倍。半月板旁囊肿可以无症状。

病例 **6.35**

【临床病史】男性，35岁，膝部外伤，关节交锁、关节腔积液。

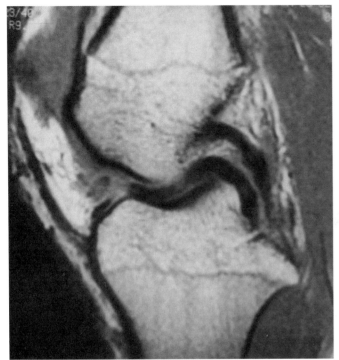

图 6.35A

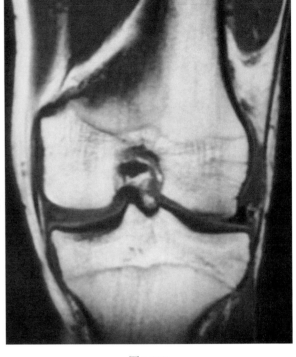

图 6.35B

【影像学表现】

A.矢状位 T_1WI 图像，显示"双后交叉韧带征"。

B.冠状位 T_1WI 图像显示前交叉韧带下方可见异常信号。

【鉴别诊断】 前交叉韧带撕裂、半月板桶柄状撕裂。

【诊断】 内侧半月板桶柄状撕裂。

【讨论】 出现"双后交叉韧带征"的疾病包括前交叉韧带撕裂和半月板的桶柄状撕裂。但是本例中前交叉韧带正常。

桶柄状撕裂包括半月板的垂直撕裂和内侧半月板碎片易位。这是一种不稳定损伤。半月板碎片在所有的脉冲序列上均表现为低信号。当内侧半月板碎片移位至髁间区域，便有可能平行于后交叉韧带的走行方向，如本例图像所示。另外桶柄样撕裂的征象还包括

半月板碎片向前翻起、碎片向髁间窝移位及矢状位上"领结样"结构消失。

外伤导致的急性半月板撕裂常见于年轻患者，主要是由于股骨、胫骨间的压缩运动所导致。急性外伤性半月板撕裂常发生于青年人。当发生挤压和扭转伤时，股骨髁与胫骨平台之间的半月板会被压缩。在老年人群中，由于多种亚急性因素导致的软骨细胞死亡、黏蛋白基质增加及应力完整性的缺失，导致退行性半月板撕裂的发生更为常见。MRI和关节镜检查在膝关节内部损伤病情检查方面具有一定优势。MRI上正常的半月板及韧带结构表现为低信号。半月板撕裂在 T_1 或质子加权图像上表现为明显的高信号，累及关节缘。半月板的严重变形或者半月板内积液都提示半月板撕裂伴碎片移位的可能。

【临床病史】女性，24岁，膝关节扭转伤。

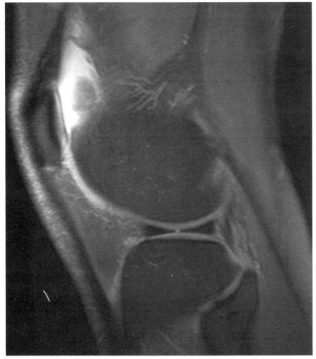

图 6.36A

图 6.36B

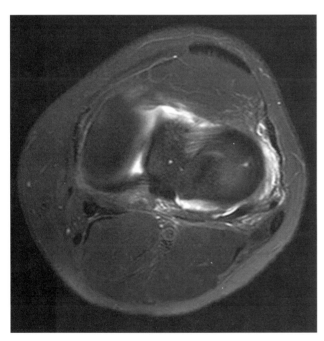

图 6.36C

【影像学表现】矢状位（A）质子加权图像、冠状位和矢状位（B、C）脂肪抑脂T₂WI图像，显示外侧半月板内小的垂直高信号影。外侧半月板中1/3区域形态不规则，未见领结样结构。轴位图像显示高信号的斜行不规则区域一直延伸至垂直于半月板水平轴

的位置。

【鉴别诊断】无。

【诊断】外侧半月板放射状撕裂。

【讨论】放射状撕裂是指垂直于半月板自由缘的撕裂。当同时存在放射状与纵向撕裂时，称为瓣状撕裂。在矢状位图像上，放射状撕裂表现为半月板外围区的一些垂直高信号条纹。当放射状撕裂发生于内侧半月板时，后角常受累。这些情况通常发生于老年患者。放射状撕裂最好发部位为半月板中部1/3区，可能因为此部位弯曲度较大。放射状撕裂更常见于半月板部分切除术后的患者。前交叉韧带撕裂的发生有可能和外侧半月板后角的放射状撕裂有关。

【临床病史】女性，21岁，膝关节损伤；另一相似病例。

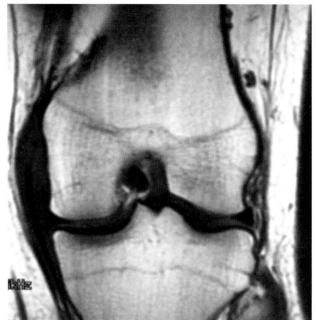

图 6.37A

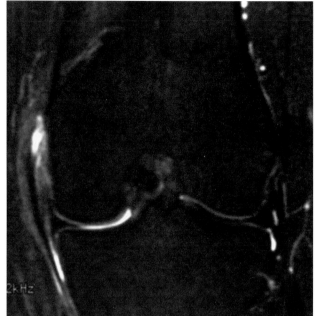

图 6.37B

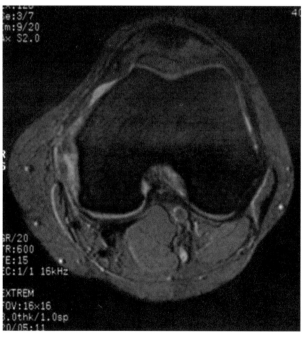

图 6.37C

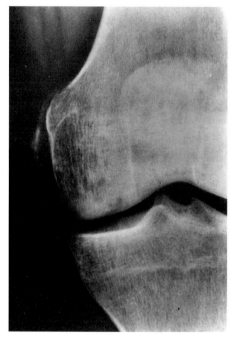

图 6.37D

此例患者前交叉韧带扭伤，同时内侧半月板后角也撕裂（未显示相应图像）。另一相似病例显示陈旧性内侧副韧带扭伤伴异位骨化（佩-施病）

【影像学表现】

A ～ B.冠状位 T_1WI 和 T_2WI MRI图像，显示内侧副韧带出血，合并近端起点撕裂。前交叉韧带相应位置出现异常信号。

C.轴位 T_2WI MRI图像，显示股骨远端内侧部即内侧副韧带近端附着处可见水肿和出血。

D.配对病例为膝关节正位X线片图像，可以清楚显示内侧副韧带近端附着处的钙化。

【鉴别诊断】 无。

【诊断】 急性内侧副韧带扭伤。此例患者前交叉韧带扭伤，同时内侧半月板后角也撕裂（未显示相应图像）。另一相似病例显示陈旧性内侧副韧带扭伤伴异位骨化（佩-施病）。

【讨论】 侧副韧带的损伤可以通过MRI直观显示，研究表明MRI对此类损伤可达到87%的准确率。局部撕裂会导致肿胀，并伴发出血。如果完全撕裂则副韧带结构不连续。内侧副韧带由表层及深层纤维构成，深层纤维将其固定于关节囊和内侧半月板。这样的结构保证了结构的稳定，但也使得其相比外侧副韧带更容易受到外伤影响而导致撕裂。屈曲时的外翻压力是造成内侧副韧带急性损伤的常见原因。在这个特殊病例里表现的奥多诺霍三联征包括内侧半月板撕裂、前交叉韧带撕裂及内侧副韧带撕裂。

仅内侧副韧带撕裂采用保守治疗，如果并发其他损伤则需手术治疗。创伤会导致内侧副韧带钙化，在放射线检查中表现为弯曲的条状高密度影像。随着骨松质成熟及明显骨化形成，导致 佩-施病的表现形成。在肌腱、韧带附着处的骨刺形成或起止点病与此有着本质的区别。典型的起止点病不会贯穿韧带全长，而且常发生于对称性的多个部位，并常合并其他疾病，如脊柱关节病或弥漫性特发性骨肥厚症。

病例 **6.38**

【临床病史】女性，25岁，踢足球时扭伤膝关节。

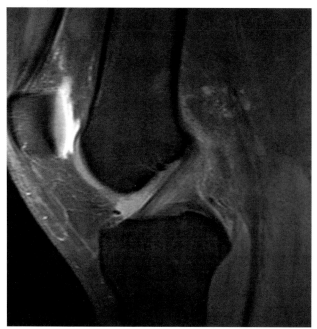

图6.38A

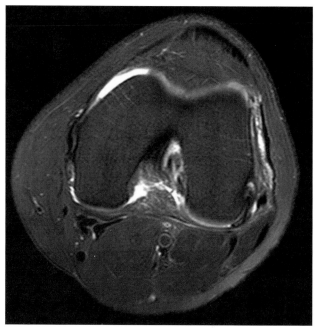

图6.38B

【影像学表现】矢状位质子加权脂肪抑制图像（A）、轴位T₂WI脂肪抑制图像（B）显示前交叉韧带信号异常增高伴部分纤维断裂，并有少量膝关节积液。

【鉴别诊断】无。

【诊断】前交叉韧带2级扭伤。

【讨论】由于前交叉韧带活动贯穿了整个膝关节活动范围，所以任意一种无接触、减速运动、过伸过屈、扭转和绕轴旋转运动均可以导致其损伤。前交叉韧带是膝关节最容易损伤的韧带，而且常与内侧半月板撕裂、关节囊撕裂和关节软骨压缩骨折等相伴发。

奥多诺霍三联征是常见的组合性损伤，它包括前交叉韧带撕裂、内侧副韧带撕裂和内侧半月板撕裂。有时，前交叉韧带的牵拉会导致其附着处胫骨髁间隆起的撕脱性骨折。外侧胫骨平台边缘，即膝关节囊附着处的撕脱性骨折（Segond骨折），通常提示内部发生了包括前交叉韧带撕裂在内的严重损伤。后交叉韧带扭伤概率要比前交叉韧带扭伤概率至少低10%。骨小梁微骨折（也称为骨挫伤）在MRI图像上显示为局限性水肿，但关节表面覆盖软骨及皮质下骨组织结构完整。它们通常由压缩性创伤引起，常与半月板撕裂及前交叉韧带扭伤伴发。

病例 6.39

【临床病史】女性，38岁，近期在机动车事故中膝关节撞击仪表盘，"后抽屉试验"阳性。

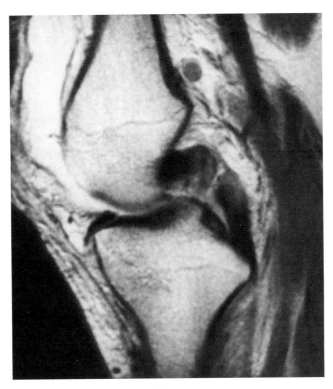

图6.39

【影像学表现】矢状位T₂WI MRI图像，显示后交叉韧带中部不连续，关节腔中度积液。

【鉴别诊断】无。

【诊断】后交叉韧带3级扭伤。

【讨论】急性后交叉韧带撕裂以异常高信号和后交叉韧带纤维断裂为特征表现。在这种情况下，后交叉韧带的中间实质部分是最容易断裂的部位。这些撕裂损伤通常是由于过度伸展或在弯曲状态下受到向后冲击力所导致。后交叉韧带撕裂中的"后抽屉试验"是指胫骨相对于股骨向后平移，阳性征象说明后交叉韧带损伤。后交叉韧带较前交叉韧带更为牢固、厚实。因此，后交叉韧带撕裂通常伴随其他韧带和半月板损伤，包括前交叉韧带撕裂。约50%的后交叉韧带扭伤单独发生，是由于在膝关节弯曲状态下于车祸中撞击仪表盘或直接坠落所导致。其余导致后交叉韧带损伤的作用机制比较复杂，通常伴有前交叉韧带、内侧副韧带、内侧半月板或其他结构的损伤。

【临床病史】女性，21岁，膝关节前部疼痛。

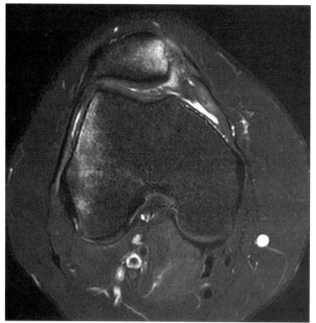

图 6.40A

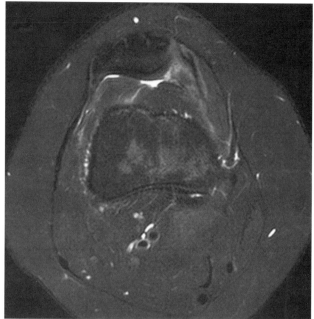

图 6.40B

【影像学表现】轴位T₂WI脂肪抑制MRI图像（A），显示髌骨内侧及股骨外侧髁的前外侧部骨髓水肿。本例中髌骨内侧髌软骨损伤、髌内侧支持带撕裂。近端的轴位图像（B）显示内侧髌股韧带撕裂呈波浪状。

【鉴别诊断】无。

【诊断】一过性髌骨外侧脱位。

【讨论】一过性髌骨外侧脱位好发于青年人，由于在体育活动中进行膝关节扭转运动而导致。当膝关节处于屈曲状态时，股骨相对于固定的胫骨平台而向内侧旋转，股四头肌收缩导致髌骨脱离股骨滑车沟向侧方脱位。经典的髌骨外侧方脱位骨损伤模型通常累及股骨外侧髁的前外侧部和髌骨的内下部。由于内侧软组织的牵拉而常伴发软组织的扭伤或断裂。这些结构包括髌内侧支持带、内侧髌股韧带及内侧髌胫韧带。内侧髌股韧带被认为是防止侧方半脱位的最可靠结构。它位于股内斜肌的深面，表现为起自髌骨上极、止于内收肌结节的低信号带。髌内侧支持带起自髌骨中间部，位于内侧髌股韧带的下缘。在髌内侧支持带的层面观察不到股内斜肌。髌骨及股骨外侧髁骨软骨骨折的治疗方法仍存在争议。一般当骨软骨碎片大于1.5cm、暴露骨组织面积较大，且位于髌骨关节的承重区域时，建议进行碎片修复。

【临床病史】女性，77岁，膝关节慢性疼痛。

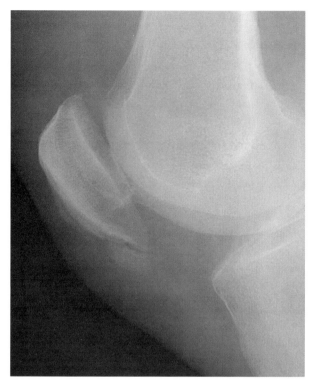

图 6.41A

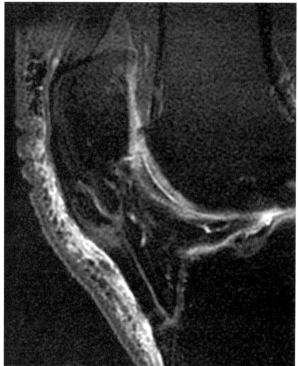

图 6.41B

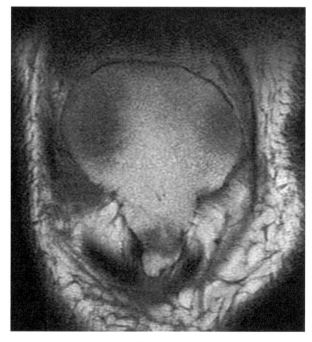

图 6.41C

【影像学表现】

A.膝关节前部侧位X线片，显示髌骨下缘延长，并可见碎片状高密度影。

B.矢状位质子加权脂肪抑制MRI图像，显示低信号髌骨畸形。髌韧带近段异常高信号可能是由于魔角伪影所致。

C.冠状位 T_1WIMRI 图像，显示髌骨下端延长。

【鉴别诊断】慢性辛丁-拉森-约翰逊病、陈旧性髌骨骨折。

【诊断】辛丁-拉森-约翰逊病。

【讨论】辛丁-拉森-约翰逊病是一种位于髌骨下缘的骨软骨病。它是由于髌韧带对髌骨下缘反复的牵拉微损伤所导致。辛丁-拉森-约翰逊病有时被误认为跳跃膝。古德-施拉特病（跳跃膝）与其在本质上相似，但发生于胫骨粗隆处。辛丁-拉森-约翰逊病在放射学检查中显示为骨化中心处的碎片样结构，随后形成分离的骨性碎片，并使髌骨下极延长。在MRI和超声检查中，可观察到软组织肿胀、髌韧带水肿，甚至滑囊炎，另外可见看到碎片状的骨化中心。这是一个自限性的过程，不需要治疗。

病例 **6.42**

【临床病史】青春期女性，19岁，外伤后膝关节疼痛。

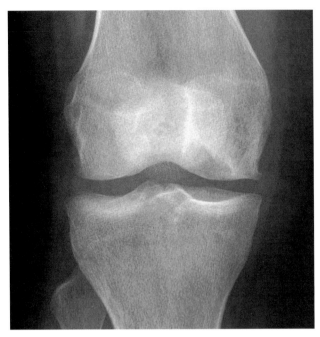

图 6.42A

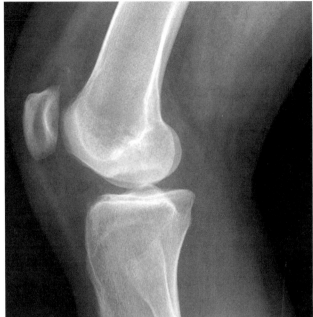

图 6.42B

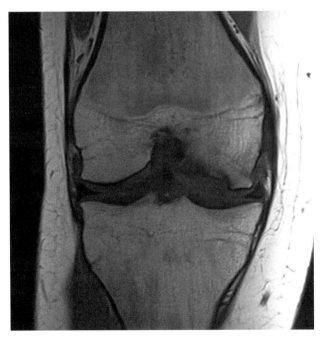

图 6.42C

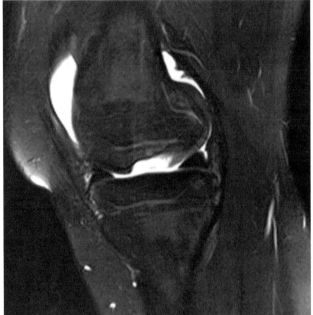

图 6.42D

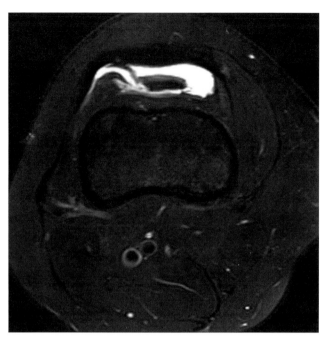

图 6.42E

【影像学表现】膝关节 X 线片（A、B）显示股骨内侧髁外侧关节面可见局限性骨质硬化。髌上囊内隐约可见关节内游离体影。股骨髁层面冠状位 T_1WI（C）MRI 图像及矢状位 T_2WI 脂肪抑制 MRI 图像（D），显示股骨内侧髁处骨软骨损伤。（E）髌上囊层面冠状位 T_2WI 脂肪抑制 MRI 图像，显示游离碎片。

【鉴别诊断】无。

【诊断】骨软骨骨折（剥脱性骨软骨炎）。

【讨论】股骨内侧髁外侧部是剥脱性骨软骨炎的好发部位，局部关节面不规则是本病的典型表现。尽管软骨下成骨不全性骨折（SIFK）也会产生相似的征象，但是它经常累及股骨内侧髁的承重部分，且常见于老年人。

剥脱性骨软骨炎属于骨软骨损伤的范畴。其发生通常是由创伤引起。男性更为常见，并在 20 多岁时达到发病率高峰，25% 的病例为双侧。组织学表现有

时令人困惑，而放射学检查征象可能更为可靠。典型病例表现为股骨内侧髁外侧部关节面不规则、碎裂。股骨外侧髁及髌骨也是好发区域。有时关节面下偶然可见曲面透亮影或骨折征象。当仅软骨损伤时，放射学检查结果可能为阴性。相反，软骨下损伤也有可能不累及表层软骨。

碎片有可能保持原位或移位。间接征象包括软组织肿胀及积液。在 MRI 图像上，当发现未移位碎片周围有液体包裹，提示不稳定状态。移位碎片有可能被再吸收或以关节游离体的形式存在。以后者为例，碎片附着于邻近软骨和骨生长。治疗方式取决于临床症状。疼痛及不稳定状态提示需要外科手术治疗。病灶的大小会提示是否处于不稳定状态——当病灶大于 $8mm \times 8mm$ 时，通常认为处于不稳定状态。长期并发症为骨关节炎。

【临床病史】男性，16岁，膝关节创伤。

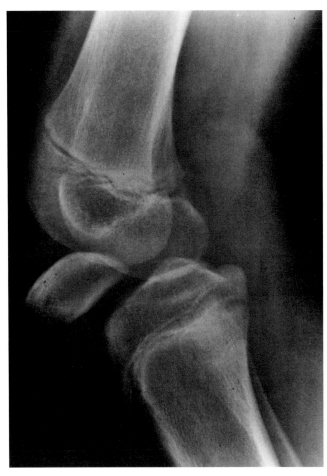

图 6.43A

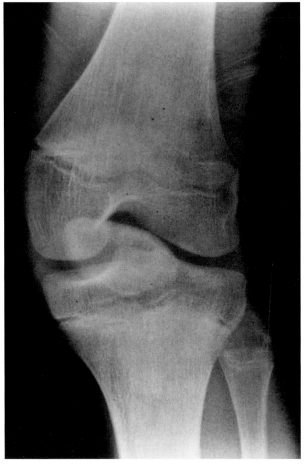

图 6.43B

【影像学表现】膝关节正（B）、侧（A）位X线片显示髌骨几乎水平于膝关节间隙，未见明显骨折征象。

【鉴别诊断】无。

【诊断】髌骨髁间水平脱位。

【讨论】髌骨脱位通常由于直接打击所导致。常见的髌骨脱位为侧方脱位，髌骨与膝关节的相对方位是不变的。不常见的髌骨脱位也会发生，比如水平脱位、旋转脱位和上脱位。当髌骨沿其水平轴旋转90°时会发生水平髁间脱位，以至于髌骨关节面向下（和大多数病例报道一致）或向上（相对少见）翻转。

这种外伤作用机制可能是由于在膝关节屈曲状态下外力直接撞击髌骨上缘，以至于有足够的作用力使髌骨上缘移位至股骨髁间窝处。当膝关节伸展时，股骨就像开瓶器一样将髌骨和股四头肌腱的连接断开。游离的髌骨从股骨和胫骨间移位至髁间窝处，髌骨关节面向下翻转，髌骨上缘指向后方。通常髌骨与股四头肌腱没有完全断裂，这也迫使髌骨保持着非正常方向。男性青少年通常为好发人群。

发生垂直脱位时，膝关节处于伸展状态，髌骨遭受外力使其沿纵轴旋转，以至于内侧缘陷入滑车沟处。在垂直脱位中，当膝关节处于伸展状态时，外力作用于髌骨下缘，可使髌骨相对于滑车沟向上移位。如果之前存在退行性改变，咬合的骨赘可能会阻止髌骨复位。

【临床病史】女童，6个月，发育迟滞。A.右膝关节X线片；B.左膝关节X线片。

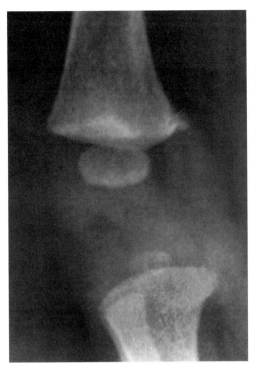

图6.44A

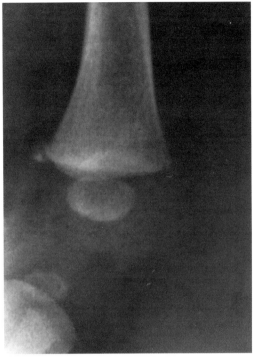

图6.44B

【影像学表现】

A.右膝关节前后位X线片显示股骨远端干骺端向内延伸出较小的骨赘。

B.左膝关节前后位X线片显示股骨远端干骺端内侧面旁可见一三角形骨质密度影。碎片轻度移位，边界不清。

【鉴别诊断】无。

【诊断】儿童受虐症。

【讨论】幼儿边缘性骨折是儿童受虐症的特征性表现。可是，儿童受虐症中最常见的骨折是学步儿童下肢长骨的螺旋状骨折、锁骨骨折和枕骨以外颅骨的线状骨折。这些骨折并不是儿童受虐症的特异表现，也可以由意外创伤而导致。当检出的外伤较提供的外伤史更加严重且范围更广时、当不同时期的创伤同时存在（提示之前就已经受到创伤）时，或者当出现无法合理解释的创伤时，很有可能是儿童受虐症。

边缘性骨折是当婴儿被剧烈摇晃时，由间接扭转、加速和减速力作用所导致。巨大的作用力导致头部和四肢像像连枷一样晃动。在四肢长骨，放射-病理学已经证明发生于干骺端不成熟的初级松质骨（该

生长骨区的骨小梁最靠近主要钙化中心）的一系列微骨折为其基本病变。骨折碎片由骨薄片、钙化软骨、生长板和附着骨骺组成。这种骨折表现为骨骺下邻近生长板处的横行线状透亮影。如果碎片倾斜或者看似倾斜，则表现为桶柄状。如果边缘区域比中央部分厚，说明可能存在边缘性骨折。这些干骺端损伤是蓄意性损伤的特异性表现，它和通常所见生长板骨折中的干骺分离不同。通常所见的干骺分离损伤带是位于软骨钙化带与非钙化带之间。晃动会使长骨与其骨膜分离，导致骨膜下出血和骨膜撕脱。一旦骨膜开始形成新的反应性骨质，即说明发生了损伤。

用影像学表现与创伤时间的关系来判断骨折发生时间非常关键。而用X线检查来确定骨折时间不够精确。通常来说，骨折仅表现为明确但轻度的骨膜下新生骨形成时，说明骨折时间为4～7天；骨折发生20天后，几乎都会出现边界清楚的骨膜下新生骨和部分骨痂，除非采用固定或内固定处理。当超过14天时，骨折端周围会出现大量骨膜下新生骨或骨痂。婴儿长骨骨折通常因形成大量新生骨而自愈。

6.45

【临床病史】男性，40岁，膝关节大量积液、疼痛多年。

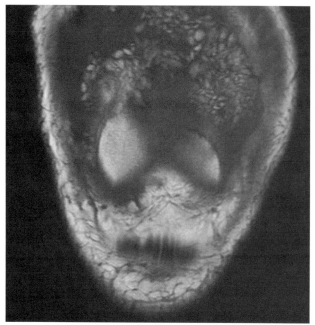

图 6.45A

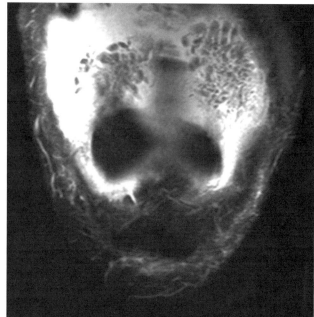

图 6.45B

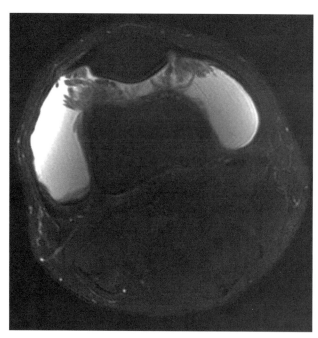

图 6.45C

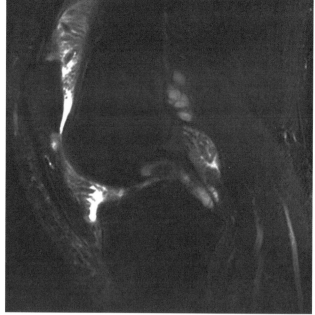

图 6.45D

【影像学表现】

A.冠状位 T₁WI MRI图像，股骨远端滑车沟层面。显示滑膜呈树枝状、绒毛状且有脂肪组织堆积。

B.冠状位质子加权脂肪抑制 MRI图像，显示在积液背景下脂肪含量较多的滑膜结构，增生组织的信号和皮下脂肪同样被抑制、减低。

C～D.轴位（C）和矢状位（D）T₂WI脂肪抑制 MRI图像，显示大量积液和富含脂肪组织的增生滑膜。

【鉴别诊断】树枝状脂肪瘤、色素沉着绒毛结节性滑膜炎、滑膜软骨瘤病、风湿性关节炎、滑膜血管瘤病、淀粉样变性关节病。

【诊断】树枝状脂肪瘤。

【讨论】尽管滑膜肿块性病变有很多鉴别诊断，但是病灶的脂肪成分还是提供了正确诊断。树枝状脂肪瘤（滑膜脂肪堆积症）的特征性表现为多发、肿胀、似绒毛状脂肪组织，像树枝形状，并因此而得名。大量的成熟脂肪细胞填充于滑膜下而导致滑膜绒毛样改变。它可能是原发，也可能与退行性关节炎、风湿性关节炎和外伤有关。病因尚不清楚，但该病被认为是一种非肿瘤反应性过程。典型表现为膝关节单关节发病，但是多关节发病病例或累及腕、肩和髋关节病例均有报道。

患者通常表现为长期缓慢进展的关节肿胀和疼痛。放射学检查中表现为关节积液及相应的关节疾病。MRI可以显示出关节积液及绒毛状脂肪组织增生；在 T₁ 和 T₂ 加权图像上其信号强度与脂肪相近。增生组织的形态可以表现为广基底息肉样改变，也可以为单个微小乳头状改变。少数病例中会出现肿块样滑膜下脂肪沉积、关节边缘骨质侵蚀、滑膜囊肿和退行性改变等情况。治疗方法通常采用局部病灶切除。

【临床病史】男性，37岁，膝关节疼痛、肿胀。

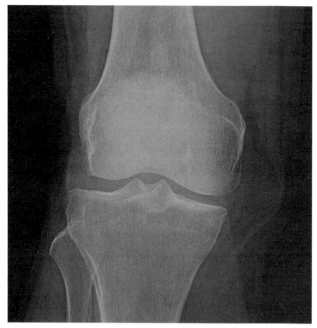

图 6.46A

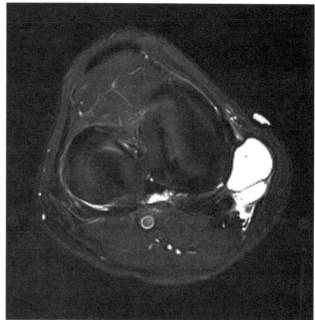

图 6.46B

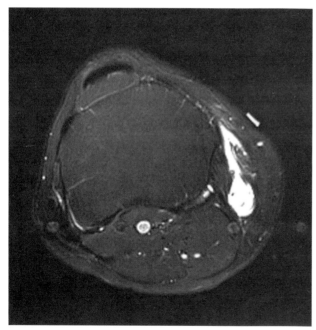

图 6.46C

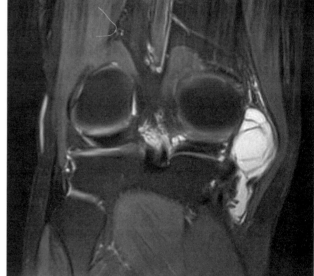

图 6.46D

【影像学表现】膝关节前后位X线片，显示膝关节内侧软组织肿块影（A）。轴位T₂WI脂肪抑制MRI图像（B，C）和冠状位质子加权脂肪抑制MRI图像（D），显示股骨内侧髁及胫骨平台内侧部旁分叶状囊性肿物，位于内侧副韧带表面，并使鹅足腱移位。

【鉴别诊断】鹅足腱滑囊炎、内侧副韧带滑囊炎、半月板囊肿。

【诊断】鹅足腱滑囊炎。

【讨论】鹅足腱滑囊位于鹅足腱深面、内侧副韧带胫骨附着处和胫骨内侧髁表面，半膜肌肌腱附着处稍远侧。鹅足腱是由缝匠肌、股薄肌和半腱肌肌腱构成的联合体，附着于胫骨前内侧表面。鹅足腱滑囊炎被认为是由于膝关节过度外翻、遭受旋转力或直接撞伤时，鹅足腱滑囊受到过度摩擦所导致的。

患者通常有压痛、胫骨近端内侧肿胀等典型症状，或主诉膝关节内侧疼痛，易与内侧半月板或内侧副韧带损伤相混淆。内侧副韧带滑囊位于内侧副韧带表层和深层之间、膝关节内侧部中间1/3处。半月板旁囊肿在MRI图像中表现为半月板撕裂区与邻近囊肿沟通，这种囊肿通常以半月板撕裂处为中心。

【临床病史】女性，65岁，膝关节剧烈疼痛。

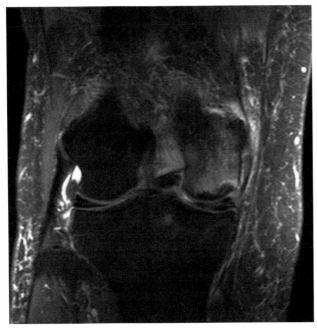

图 6.47A

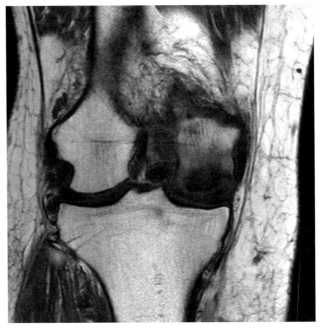

图 6.47B

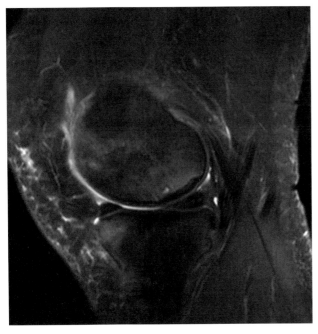

图 6.47C

【影像学表现】冠状位质子加权脂肪抑制（A）、冠状位 T_1WI（B）和矢状位质子加权脂肪抑制（C）MRI图像，显示股骨内侧髁承重面异常信号，波浪形低信号区周围可见水肿带，关节面没有塌陷。

【鉴别诊断】软骨下成骨不全性骨折、骨坏死、剥脱性骨软骨炎、骨关节炎、骨挫伤、短暂性骨髓水肿。

【诊断】膝关节软骨下成骨不全性骨折。

【讨论】膝关节软骨下成骨不全性骨折最初被认为是由于血管功能不全伴静脉闭塞引起静脉高压及缺氧所致。现在更多研究表明，软骨下成骨不全性骨折是由于骨折造成局部骨坏死所导致的。软骨下成骨不全性骨折的发病机制仍存在争议。其中存在一些假说，如半月板撕裂和（或）骨关节炎相关的软骨软化、关节镜手术病史和骨质疏松症相关功能不全性骨折等。通常见于老年女性，症状为急性膝关节疼痛。可以发生于承重关节面的任一侧股骨髁。剥脱性骨软骨炎常见于年轻患者，在股骨内侧髁的外侧部出现相似的表现。软骨下骨质塌陷会致使骨软骨炎加重。约20%的病例会自愈。

病例 6.48

【临床病史】女性，67岁，全膝关节置换术后。A.手术后膝关节正位X线片；B.术后2年膝关节正位X线片。

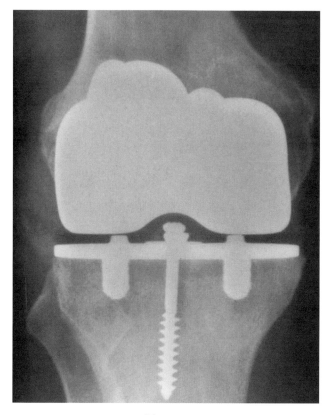

图 6.48A

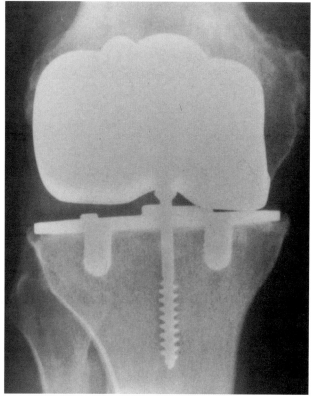

图 6.48B

【影像学表现】

A.全膝关节置换术后不久膝关节前后位X线片，显示人工关节位置关系正常。

B.术后2年膝关节前后位X线片，显示内侧关节间隙明显变窄，金属板相互接触，并出现内翻畸形。

【鉴别诊断】无。

【诊断】全膝关节置换术后胫骨处聚乙烯失效。

【讨论】全膝关节置换术后平片中显示出的金属组件间的关节间隙是由聚乙烯内衬填充的。聚乙烯和其他塑料制品一样，可以被射线穿透，并可以同关节液区分开来。全关节置换术后的关节狭窄提示由于关节过度磨损、聚乙烯碎裂甚至移位，导致聚乙烯失效。人工髌骨组件的聚乙烯填充物缺失一般较难在X线片上显示。全关节置换术的并发症还包括感染、骨质溶解、金属组件不稳定、松动、金属沉着等。

【临床病史】女性，73岁，全膝关节置换术后10年。

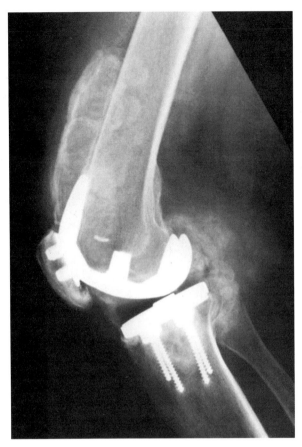
图6.49A

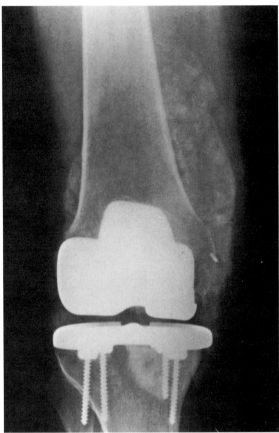
图6.49B

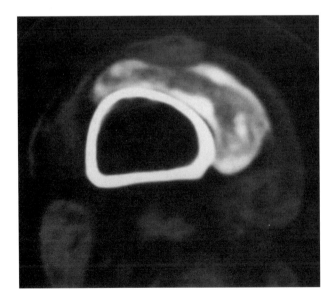
图6.49C

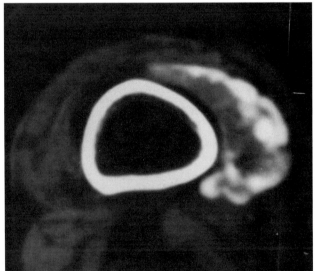
图6.49D

【影像学表现】

A、B.膝关节正侧位平片可见全膝关节假体。不透X线材料勾勒出扩张的关节囊轮廓。

C、D.平扫轴位CT显示出不透X线材料含金属物。

【鉴别诊断】无。

【诊断】金属沉着病。

【讨论】在最初遇到关节囊内出现含金属密度物质时,通常以为有放射性对比剂注入关节内。如果情况并非如此,则这些明显含金属密度物质本身就存在于关节内,也就是存在于关节假体的组件中。金属沉着病是全关节置换术后由于金属构件磨损,尤其是内置聚乙烯承重面假体失效后所产生的并发症。在一系列病例报道中,30例接受全膝关节置换术、使用金属髌骨支持件的患者中有7例发生了金属沉着病。众所周知,聚乙烯表面磨损产生的微粒子会引起巨细胞异物反应,导致骨质溶解和置入物松解,但是也有学者认为这个过程会在很大程度上导致含金属碎屑组织细胞的产生。金属和聚乙烯粒子会被淋巴组织从关节置换处带走,但伴随不确定的全身效应。

全膝关节置换术后金属沉着病特征性的放射影像学表现为因含金属粒子的出现而不透X线的物质勾勒出关节囊髌上隐窝的轮廓。关节穿刺术可抽出浓稠的深灰色或黑色液体和夹杂着变黑且肥大滑膜组织的金属碎片。临床采用滑膜切除术和假体修复来治疗金属沉着病。尽管金属髌骨支持件不再使用,但是仍有很多患者带着这种假体在生活,所以胫骨聚乙烯组件失效导致的金属沉着病仍会发生。

【临床病史】女性，34岁，左膝关节疼痛、类似间歇性跛行。A～C.左膝关节MRI图像；D～E.双侧膝关节CT图像。

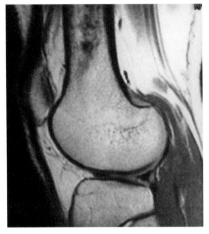

图6.50A

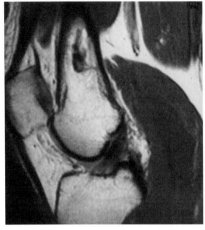

图6.50B

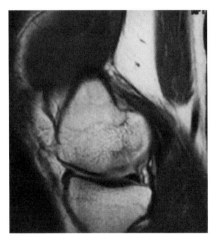

图6.50C

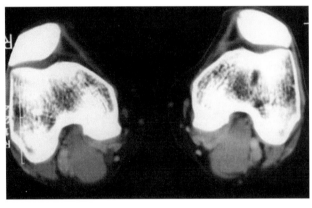

图6.50D

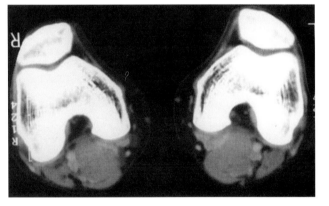

图6.50E

【影像学表现】

A～C.左膝关节股骨外侧髁、髁间窝和内侧髁层面的矢状位质子加权MRI图像，显示腓肠肌内、外侧头较小，其旁可见一起自股骨干远端后部的较大异常肌肉组织。在股骨干稍近侧可见偶然发现的内生软骨瘤。

D～E.横轴位增强扫描CT图像，双膝关节腘窝水平。显示异常肌肉组织占据左、右侧腘窝，使腘动、静脉受压向外侧移位。

【鉴别诊断】无。

【诊断】腘动脉卡压综合征。

【讨论】多种腓肠肌内侧头的异常起源可能会导致肌腹位置异常。在某些情况下，这种位置异常可能会导致腘血管在异常的腓肠肌内、外侧头之间受压。膝关节屈曲时腘动脉功能性部分闭塞可能会导致下肢局部缺血症状。在大多数变异中，部分腓肠肌内侧头起自股骨干远端后部，在股骨内侧髁后面正常起始点的外上方。这条肌肉向下走行于腘窝并汇入小腿处的剩余腓肠肌纤维。内、外侧头可能比正常要小，所以腓肠肌总体积正常。跛行可能不典型，症状通常与膝关节屈曲程度相关。

远端动脉可能会发生血栓形成和栓塞的并发症。

无论腓肠肌起源有否异常，当腘动脉走行异常时可能会发生卡压。患者通常为成年人，男性日常活动更多，发病率高于女性。症状通常在患者30岁初始发生，直到40岁前才做出诊断。X线片没有异常表现，但是横断面成像会显示出异常。如果血管造影检查时患者膝关节处于伸展状态，则检查结果也可能正常。本病需要手术治疗。

病例 **6.51**

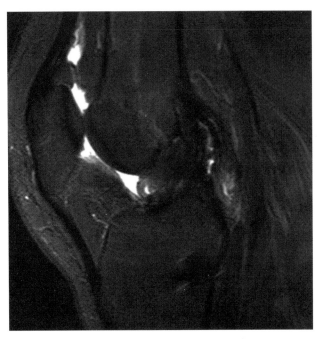

图 6.51A

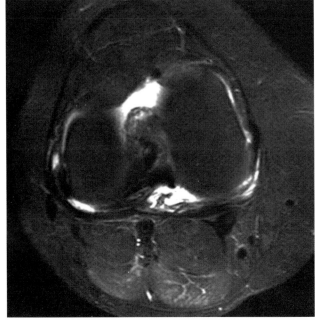

图 6.51B

【影像学表现】矢状位质子加权脂肪抑制MRI图像（A）和轴位T_2WI脂肪抑制MRI图像（B），显示前交叉韧带移植物前方可见中等信号强度软组织病灶。

【鉴别诊断】无。

【诊断】关节纤维化。

【讨论】"独眼"病变在1990年第一次被描述，是指在髁间窝处、前交叉韧带移植物前方形成的局限性纤维组织结节。这种结节被称为"独眼"病变是因为它的"头状"表现和由于静脉通道组成的特征性局限性淡红-蓝变色区域在关节镜下类似眼睛。特征临床表现包括伴或不伴爆鸣音的完全伸展终末期受限，最初膝关节能全范围的活动随后消失，手动至完全伸展后会反弹至受限位置。"独眼"病变的发生尚不清楚。纤维组织、纤维软骨、骨组织、滑膜和来自髌下脂肪垫的脂肪可能都与"独眼"病变的形成有关。在T_1WI MRI图像上表现为位于髁间窝处、移植物前方的局限性低信号结节。在T_2WI图像上，结节呈低信号为主的混杂信号，与中-高信号的关节液形成对比。因"独眼"病变而关节活动受限的患者通常需要二次关节镜检查来切除纤维结节样组织。

【临床病史】进行性下肢弯曲，A ～ B. X线片，3岁；C. X线片，7岁。

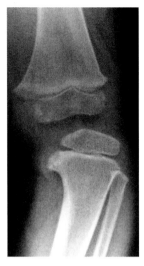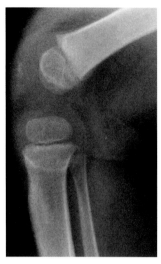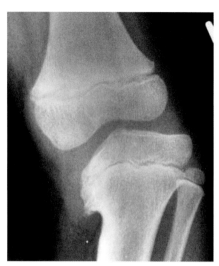

图 7.1A   图 7.1B   图 7.1C

【影像学表现】

A ～ B.患者3岁，左膝关节前后正位和侧位X线片示，胫骨内翻畸形，胫骨干骺端内侧呈明显的鸟嘴状。

C.患者7岁，左膝关节前后正位X线片示内翻畸形明显进展，内侧胫骨平台倾斜，胫骨干骺端内侧呈现鸟嘴状持续存在。

【鉴别诊断】布朗特病、创伤后畸形、佝偻病、生理性弯曲。

【诊断】布朗特病（胫骨内翻）。

【讨论】该病例的诊断要点是胫骨干骺端内侧部分异常小、鸟嘴样改变和膝关节内翻。这些异常影像学表现结合正常的胫骨干骺端的外侧部分和腓骨干骺端可以确诊本病。

胫骨的布朗特病是骨软骨病中的一种，累及骨骼的特定部位。骨软骨病的其他疾病包括雷-卡-佩病累及股骨头的骨骺、基恩伯克病累及月骨等。布朗特病特征性地累及胫骨近端干骺端的内侧部分。干骺端内侧部分异常进展的病因学不太清楚。内侧干骺端的异常进展导致干骺端鸟嘴样改变和膝关节内翻畸形。MRI对评价已经受累的患者和高危患者（如学步儿童可疑生理性胫骨弯曲）的生长板有帮助。

【临床病史】A.男童，3岁，表现为进行性胫骨弯曲畸形；B.配对病例。

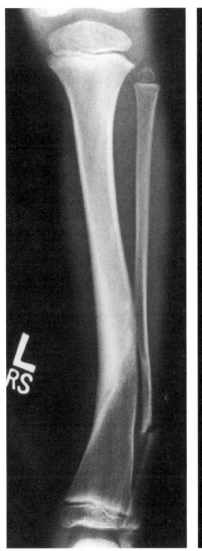

图7.2A

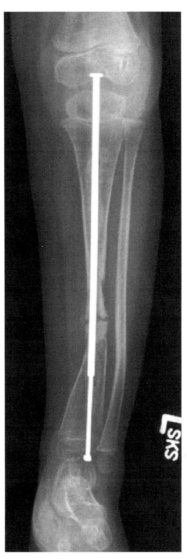

图7.2B

【影像学表现】

A.左小腿前后位X线片示，胫骨向前外方弯曲，骨髓腔硬化。腓骨成角畸形远端可见骨不连。

B.左小腿前后位X线片示，胫骨、腓骨骨干向前外方弯曲。

【鉴别诊断】神经纤维瘤病（NF）、成骨不全、骨纤维异常增殖症、创伤后畸形。

【诊断】神经纤维瘤病（Ⅰ型）。

【讨论】神经纤维瘤病是一种常染色体显性遗传疾病，累及神经嵴细胞。根据基因缺陷神经纤维瘤病分型为Ⅰ型（NF-1）、Ⅱ型（NF-2）及神经鞘瘤病。

神经纤维瘤病Ⅰ型相关的临床表现有皮下和外周的神经纤维瘤、骨骼畸形和牛奶咖啡色素斑。最常见的骨骼畸形是脊柱侧弯和脊柱后凸。胫骨弯曲在神经纤维瘤病Ⅰ型中的发生率约为3%。通常累及胫骨和腓骨，呈前外方弯曲，同时伴发骨髓腔硬化。这些异常的骨质容易发生骨折并发展为假关节，矫形外科手术可能会因骨折及骨切开术后不愈合而失败。神经纤维瘤Ⅰ型是神经纤维瘤病中最常见的类型。神经纤维瘤病Ⅱ型表现为双侧听神经瘤，但是没有骨骼肌肉系统的临床表现。

【临床病史】A.女孩，4岁，表现为多发骨科问题。

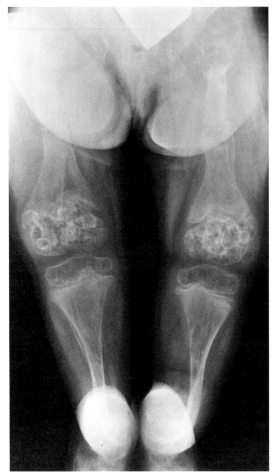

图 7.3A

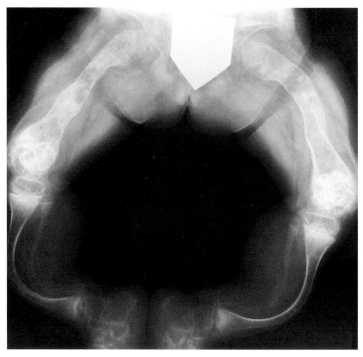

图 7.3B

【影像学表现】

A.下肢前后位X线片示，诸骨骨质疏松，股骨干多发骨折愈合后改变，为严重的小腿向后弯曲畸形。膝关节的骨骺变大并呈爆米花样改变。

B.双下肢蛙式侧位X线片示，骨质疏松，股骨、胫骨和腓骨弯曲畸形，多发骨折愈合后改变。

【鉴别诊断】成骨不全、骨纤维异常增殖症。

【诊断】成骨不全。

【讨论】成骨不全是一组先天性结缔组织疾病，以骨密度减低为影像学特点。主要问题是一种胶原合成的异常，而胶原合成异常是因为在产生一系列表型胶原过程中多种不同分子的缺乏。在骨骼中，骨基质缺乏后会导致骨质变薄、骨质疏松和骨质变脆，骨质变脆后容易反复骨折和畸形。这种疾病具有遗传性，但病例通常是散发的。常染色体隐性遗传通常表现为出生时的严重畸形，而常染色体显性遗传常临床表现晚并且异常表现相对轻。这种状况可表现为在子宫内和围期死亡伴有严重、先天多发骨折，也可表现为成年人轻度的晚发表现。严重异常占所有病例的10%，其他类型占90%。成骨不全发生率约1/（20 000～60 000活婴）。相关临床征象表现多样，包括蓝巩膜（90%）、薄而半透明皮肤、松弛的外周关节、异常牙齿（牙齿发育不全）、聋哑（易碎耳骨）。二碳磷酸盐化合物治疗对于中度到重度的患者都有效。

【临床病史】年龄较小儿童，多发骨科问题。

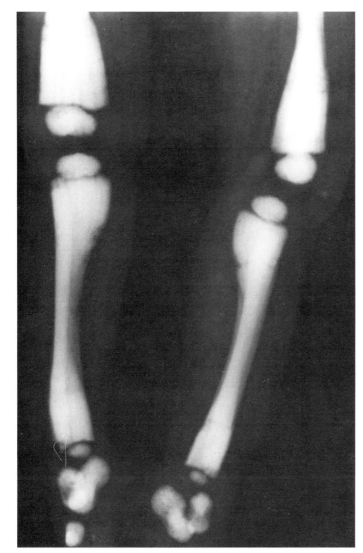

图 7.4A

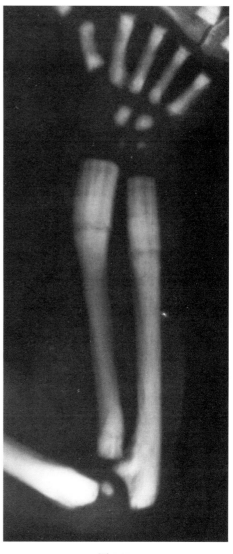

图 7.4B

【影像学表现】

A.下肢前后正位X线片示，弥漫骨质硬化，骨髓腔未发育，干骺端呈马球杆形。

B.同一患者的上肢X线片示，与下肢有相同的表现。

【鉴别诊断】骨硬化症、骨发育障碍矮小症。

【诊断】骨硬化症、早熟类型。

【讨论】这位年龄非常小的儿童所有骨均表现为粉笔样白色密度。骨髓腔看上去被这种白色密度所填充。骨骼表现为与马球杆相似的形状，表现为中间部分直径窄、远端直径宽。这种形状导致纵向生长过程中骨端没有骨质吸收，而在干骺端反折部分没有重塑，使新生骨在骨端有相同的直径。

骨硬化症是一种由于破骨细胞的功能异常导致的疾病。包括常染色体隐性和显性类型。常染色体显性异常或迟发型是最常见的。早熟类型（本例病例）是隐性遗传且通常由于骨髓腔的消失导致死亡。破骨细胞不能正常地重塑骨质。非拮抗的成骨活动导致了全身骨质密度的增加。常染色体显性遗传有两个独立的基因位点，以前称为大理石骨病或称为阿耳伯斯·尚堡病。

【临床病史】男性，18岁，患有身材矮小症。A.术后X线片；B.术后5个月X线片；C.术后7个月X线片。

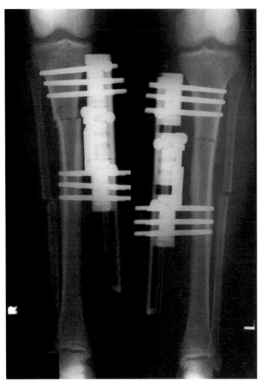

图7.5A

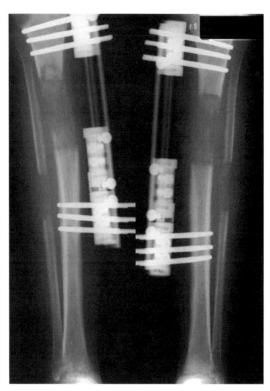

图7.5B

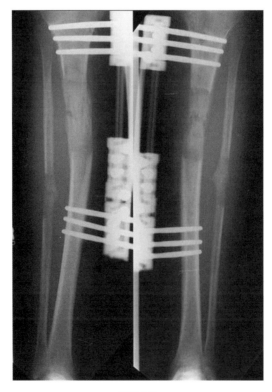

图7.5C

【影像学表现】

下肢前后正位 X 线片

A.双侧见销杆外固定器，通过胫骨和腓骨的近段实施了骨切开术。

B.经过 5 个月的治疗后，有 6cm 的长高。

C.经过 7 个月的治疗后，分开的骨端见重塑的骨桥。

【鉴别诊断】 身材矮小症的肢体延长术（任何原因）。

【诊断】 先天性肾上腺皮质增生患者肢体延长术。

【讨论】 先天性肾上腺皮质增生是常染色体隐性遗传缺陷，该病累及 21-羟化酶，从而导致皮质醇的合成失败。该病表现为继发肾上腺激素过多分泌，从而引起青春期早熟。作用于骨骼致快速发育但骨骺过早闭合，因此，出现儿童时身材较高但成年后较矮的情况。先天性肾上腺增生发生率约是 1/16 000，包括肾上腺分泌不足的"盐耗"型和雄激素分泌过多的男性化型。传统治疗是使用外源性皮质激素进行替代治疗。采用骨痂分离（骨痂延长）外科肢体延长术已经应用于身材矮小症患者（如软骨发育不全）的治疗。在这项技术中，骨的皮质部分被切断而保持骨髓完整。2 周后，柔软的骨痂形成时采用外固定器将骨的两个断端慢慢地分离，每天延长断端间隙 1mm 左右。最终可获得数厘米的延长，并发症发生率相对较低。达到期望的长度后，愈合和重塑最终促成皮质骨的形成。这个病例使用了销杆外固定器，双侧胫骨获得了对称性延长。

【临床病史】婴儿腿弯曲。

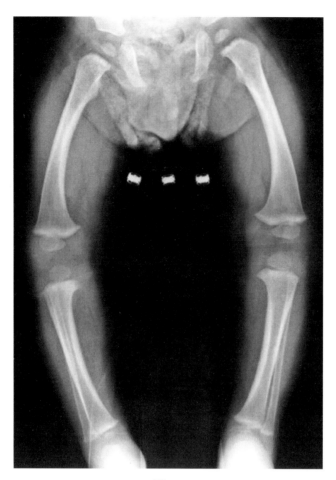

图7.6

【影像学表现】双下肢前后正位X线片显示胫骨轻度内翻，近端内侧面干骺端未见鸟嘴样改变及骨骺增宽征象。

【鉴别诊断】生理性弯曲、布朗特病、佝偻病。

【诊断】生理性弯曲。

【讨论】该婴儿的股骨和胫骨弯曲是以膝关节为中心，没有内在的畸形，故诊断为"生理性弯曲"。

尤其是没有胫骨干骺端内侧面的破碎，但胫骨干骺端内侧部轻度增大。

生理性弯曲被认为与在狭窄子宫空间内的位置有关。这种情况是自限性的。家长通常是因为儿童腿部弯曲在孩子1～2岁带来做评估。一旦幼儿能站和走时，正常的体重负重压力能校正这种轻度弯曲。

【临床病史】女童，4岁，表现为身材矮小症。

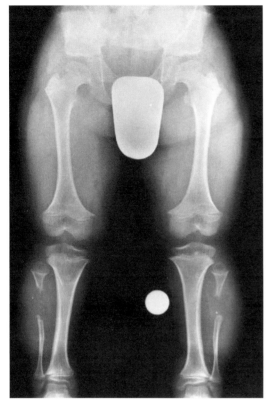

图 7.7A

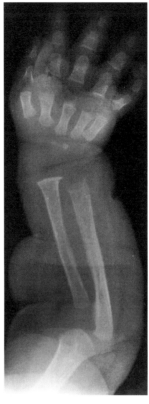

图 7.7B

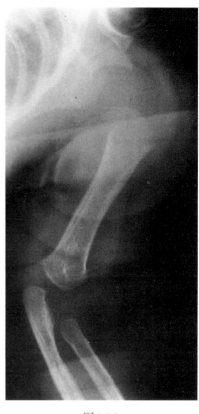

图 7.7C

【影像学表现】

A.下肢站立位前后正位X线片。长骨变短、增粗，干骺端呈喇叭口样改变。

B.前臂和手的后前位X线片显示前臂和手的骨骼短而增粗，手指粗短。

C.上肢前后正位X线片显示肱骨不成比例的改变。值得注意的是，所有的骨骼有正常的皮质和骨小梁结构，所有的骨骼有正常的密度。

【鉴别诊断】无。

【诊断】软骨发育不全。

【讨论】软骨发育不全是一种异常的软骨内骨化的遗传疾病。长骨异常缩短伴发干骺端呈喇叭口样改变。骨骼缩短在四肢近端最明显（肢根短小）。手的骨骼变短并增宽，有时候出现三叉样改变的现象。髋臼变平，髂骨呈四方样改变。软骨发育不全的其他表现（本例没有展示）包括增大的颅骨（与面部不成比例）、小枕大孔、下腰椎椎弓根间距变窄及椎体后部呈凹形改变。软骨发育不全患者的短肢体可以采用目前应用越来越多的外科肢体延长术（骨痂延长）来治疗。

【临床病史】男性，42岁，右腿前部疼痛1个月。

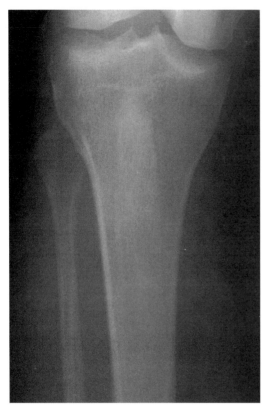

图 7.8A

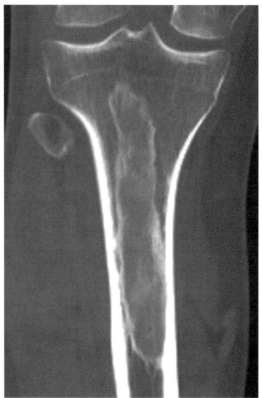

图 7.8B

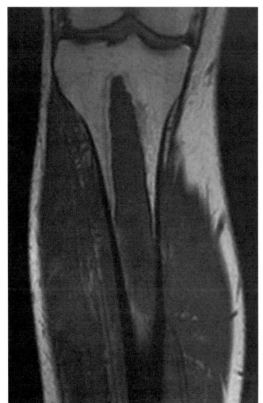

图 7.8C

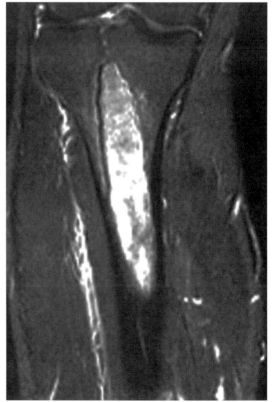

图 7.8D

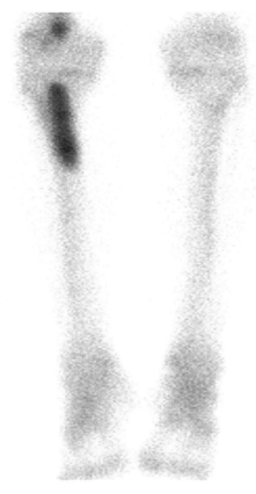

图7.8E

【影像学表现】

A.胫骨骨干近段前后正位X线片。

B.胫骨骨干近段CT冠状位重建，显示一个局灶性磨玻璃样密度病变。病变边缘轻度硬化，病变沿胫骨长轴生长。

C.冠状位T_1加权MRI图像，显示病变位于骨髓内，呈低信号。

D.冠状位T_2加权脂肪抑制MRI图像，显示病变呈中等、高混杂信号，病变边缘呈低信号。

E.骨扫描显示病变示踪剂浓聚。

【鉴别诊断】 无。

【诊断】 骨纤维异常增殖症。

【讨论】 骨纤维异常增殖症是一种非家族性非遗传性良性纤维骨病。纤维异常增殖症表现为发育异常，累及增殖的和成熟的成纤维细胞，良性纤维组织呈异常排列、不成熟编织骨的骨小梁代替了正常骨组织。不成熟的骨小梁厚度小于0.1mm，因此，在X线片上无法显示这些不成熟的骨小梁。如果这些不成熟的骨小梁足够多，病变呈现磨玻璃样密度；如果不占优势，病变呈透明样。

病变位于骨髓腔，但可以累及海绵状骨和骨皮质。骨质异常区可以表现为边界锐利、边缘反应性骨硬化，也可以表现为与周围正常的骨质呈混合移行、边缘模糊。骨皮质可增厚或者变薄，但骨的大小和外形通常不变。

弯曲变形是由于生物力学上骨质不足和病理性骨折的畸形愈合。病变发生在长骨时通常因骨折和畸形而被发现。治疗主要是对并发症采用矫形外科治疗。单骨型骨纤维异常增殖症与其他异常或疾病无关。为了避免病理性骨折，本例患者接受了病变刮除术和骨移植。

【临床病史】女性，75岁，大腿肿物。

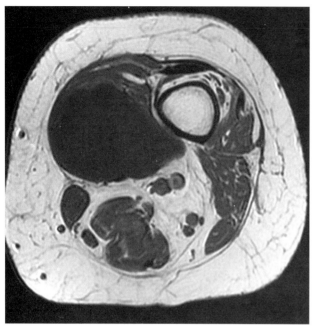

图7.9A

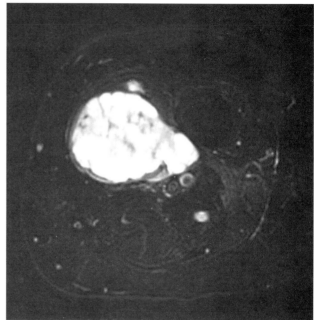

图7.9B

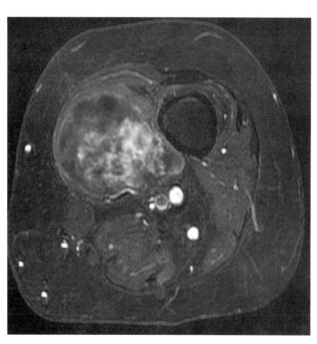

图7.9C

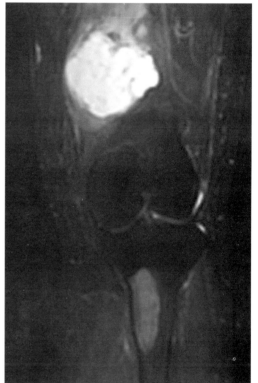

图7.9D

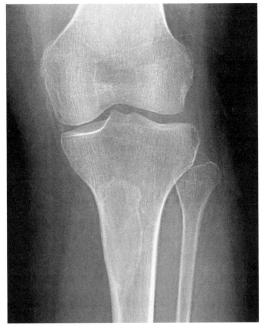

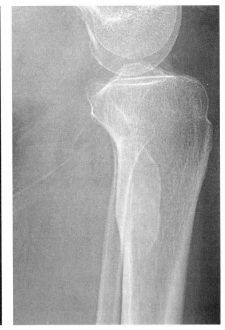

图 7.9E 图 7.9F

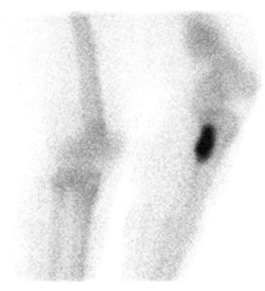

图 7.9G

【影像学表现】

A ～ C. MRI 轴位 T_1 加权图像、轴位 T_2 加权加脂肪抑制图像、增强后 T_1 加权加脂肪抑制图像，显示在股内侧肌远段内见一分叶状的肿块。肿块在 T_2 加权图像上呈高信号，并且内部有强化。

D. 冠状位反转回复（T_2）MRI 图像，显示远侧大腿内肿块，胫骨近段可见一个边界清楚骨髓内病变，呈高信号。

E ～ F. 胫骨近段 X 线片，显示病变呈卵圆形、磨玻璃样密度和薄的硬化边。

G. 骨扫描（细节观察），显示在胫骨近段有浓聚。

【鉴别诊断】骨纤维异常增殖症伴肌肉内黏液瘤、转移瘤累及骨和软组织。

【诊断】Mazabraud 综合征。

【讨论】Mazabraud 综合征是单骨或多骨的骨纤维异常增殖症及一个或多个肌肉内黏液瘤。Mazabraud 综合征罕见，没有遗传性。黏液瘤和骨纤维异常增殖症有很高的并发率。在所有报道的 Mazabraud 综合征的病例中，约 70% 发生于女性，81% 是多骨的骨纤维异常增殖症。骨纤维异常增殖症病变的 MR 信号多变。在 T_2 加权图像上，病变呈均匀或轻度不均匀高信号，约 60% 的病例表现为信号强度高于脂肪。其他病例在 T_2 图像上呈中等或低信号。所有的病变在 T_1 加权图像上呈低信号。骨纤维异常增殖症的诊断依靠相应的 X 线平片图像表现。肌肉内的黏液瘤在 T_1 加权图像上表现比周围肌肉信号低，而在 T_2 加权图像上表现为高信号；增强后，呈不均质强化和边缘不规则强化，增强幅度依赖于组织学上实性黏液样组织和桥型纤维分隔的表现。这些特征表现有助于黏液瘤与肉瘤鉴别。

【临床病史】女性，24岁，临床表现为腓肠肌无痛性肿块。

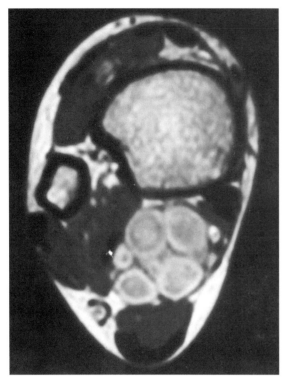

图 7.10A

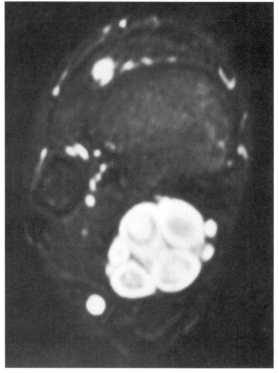

图 7.10B

【影像学表现】

A ～ B. MRI轴位T$_1$加权图像（A）、轴位T$_2$加权脂肪抑制图像（B）显示成串边界清楚病变，T$_1$、T$_2$图像中呈中心相对低信号、周边高信号。系列图像显示这些病变呈圆柱状。

【鉴别诊断】神经纤维瘤或神经鞘瘤。

【诊断】神经纤维瘤。

【讨论】本病例中病变呈环形及中心局部低信号是典型周围神经鞘肿瘤的表现。结合病变沿长轴呈圆柱状的改变征象，可诊断神经纤维瘤。大多数神经纤维瘤是年轻人中单发的（90%）、缓慢生长的肿物。病变可发生在表浅或深部区域，通常呈无痛性。因为病变与相关神经关系密切，所以患者会有感觉迟钝的表现。病变无法与神经分开，外科切除时不得不切除局部神经。MRI表现具有特征性。在T$_2$加权图像上，良性周围神经肿瘤的典型影像表现为周围高信号、中心低信号的靶征。在神经纤维瘤或神经鞘瘤均可见这种表现。靶心区域小灶状高信号解释为增厚的神经束。靶征病变内部斑点状表现是周围神经鞘肿瘤的特点。

病例 7.11

【临床病史】女性，16岁，小腿肿胀。

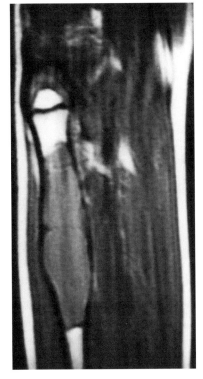

图 7.11A

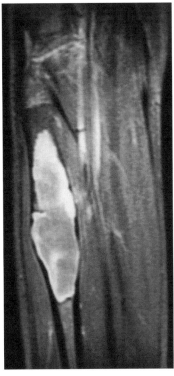

图 7.11B

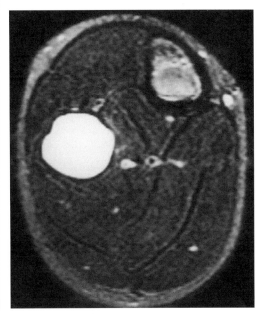

图 7.11C

【影像学表现】

A～B.冠状位 T$_1$加权增强前（A）和增强后（B）MRI图像 显示腓骨骨干近段一地图样、轻度膨胀的病变，呈 T$_1$低信号，边缘强化。

C.轴位 T$_2$加权 MIR 图像，显示病变呈均匀高信号，沿腓骨中心生长。

【鉴别诊断】单发骨囊肿、动脉瘤样骨囊肿、骨纤维异常增殖症。

【诊断】单发骨囊肿。

【讨论】诊断结合了X线片（未展示）。病变发生在干骺端或骨干，膨胀性和均质性，表现为液体信号特点、无侵袭性征象。病变内没有实性成分及分隔。病变内部也没有矿物质。

417

【临床病史】女性，37岁，临床表现为肿胀，及一个相伴病例。

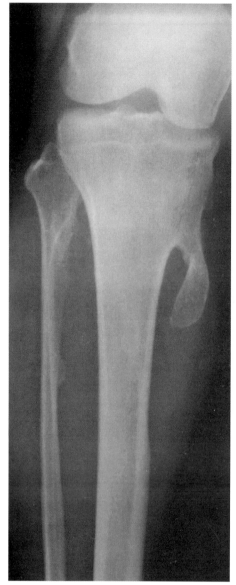

图 7.12A

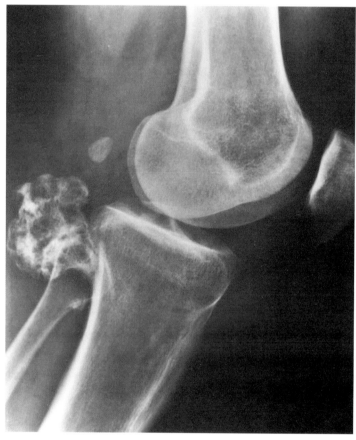

图 7.12B

【影像学表现】

A.下肢前后正位X线片。胫骨干骺端内侧见一外生性骨病变。病变的骨皮质和骨髓腔与基底下方的胫骨骨质相连续。腓骨骨干近段可见另一个宽基底病变。

B.相伴伴随病例。膝关节外侧位X线平片见一起始于胫骨近端后部皮质带蒂病变。病变的皮质和髓腔与胫骨的骨皮质和髓腔连续。

【鉴别诊断】无。

【诊断】骨软骨瘤。

【讨论】诊断主要是依据病变由成熟的骨质构成，骨皮质和髓腔与下方的骨质连续。骨软骨瘤呈衣钩样形态，而相伴伴随病例更像带蒂花椰菜的形态。骨软骨瘤（也叫外生骨疣）由从生长板旁的正常骨过度生长而形成。

【临床病史】男童，5岁，小腿前部肿物。

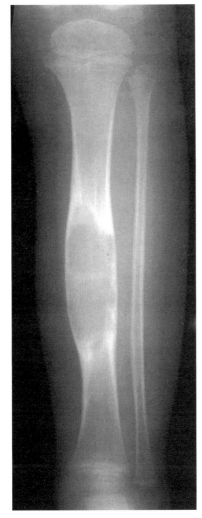

图 7.13A

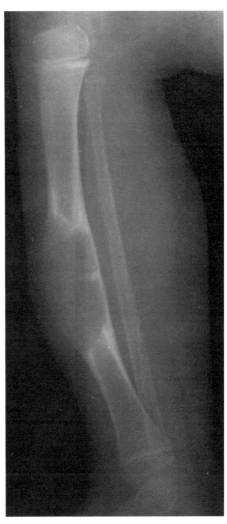

图 7.13B

【影像学表现】

A～B.左小腿前后位X线片（A）和侧位X线片（B），显示胫骨骨干较长节段膨胀性病变。病灶边缘模糊，周围可见较完整的骨硬化带。病灶呈不对称性，没有皮质穿透征象、骨膜反应和软组织肿块。

【鉴别诊断】骨纤维异常增殖症、骨母细胞瘤、造釉细胞瘤、骨纤维结构不良。

【诊断】骨母细胞瘤。

【讨论】本病例明确诊断比较困难，但儿童胫骨骨干膨胀性病变伴边缘模糊的骨化的鉴别诊断主要是纤维异常增殖症和骨母细胞瘤。发生于儿童胫骨骨干的其他疾病还有造釉细胞瘤和骨纤维结构不良（骨化性纤维瘤），这两种疾病可发生于骨髓腔但更容易发生于骨皮质，呈小泡状和多房改变。尽管骨母细胞瘤好发于脊椎，仍有30%发生于长骨，且大多数累及下肢和骨干的中心。大多数骨母细胞瘤X线片上呈低密度，但也可以呈斑点状或边界模糊的磨玻璃样密度。骨母细胞瘤不常见于小于5岁的儿童，男性好发。

【临床病史】女性，26岁，醉酒在楼梯跌倒。

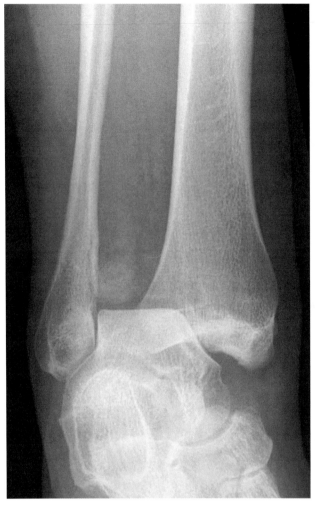

图 7.14A

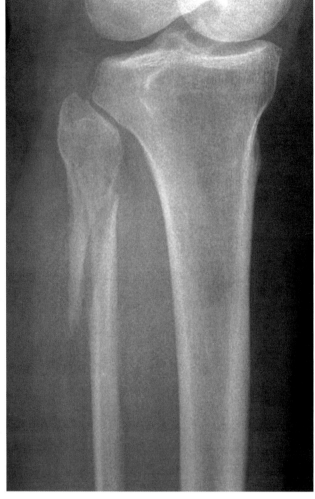

图 7.14B

【影像学表现】

A.踝关节斜位X线片示距骨和足向外侧移位，胫腓韧带联合断裂，腓骨远端完全与胫骨分离。胫骨和腓骨中间的骨碎片代表后踝。距骨和外踝的关系基本正常。距骨移位提示三角韧带断裂。

B.小腿近段的斜位X线片，显示腓骨近段骨干骨折。

【鉴别诊断】无。

【诊断】Maisonneuve骨折。

【讨论】Maisonneuve骨折指腓骨骨干近段斜行骨折伴发踝关节的损伤。由于严重的外旋，距骨和腓骨远端与胫骨分离，通常伴发强劲后踝韧带引起的后踝撕脱、骨间膜的撕裂和内踝的骨折或三角韧带的撕裂。本病例中，距骨向外侧移位并且紧贴胫骨外侧面，而典型病例中，距骨通常重新移位于踝关节榫槽，降低了后踝碎裂的可能。Maisonneuve骨折可见于不太严重的旋转损伤，踝关节榫槽外侧面向前部断裂，但是后部结构和骨间膜保存完整。

【临床病史】女性，18岁，膝关节疼痛。

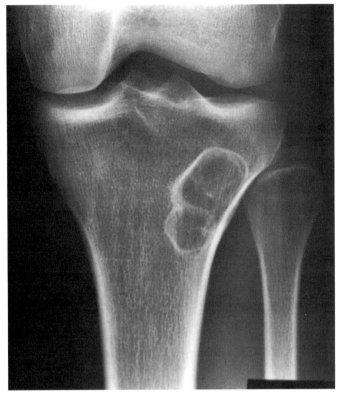

图 7.15A

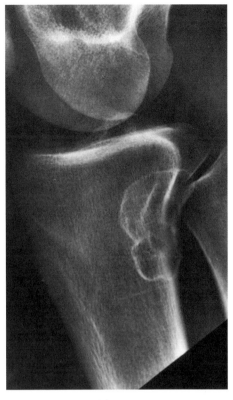

图 7.15B

【影像学表现】膝关节前后位X线片（A）和侧位X线片（B），显示胫骨干骺端边界清楚、多房、低密度病变，有硬化边。病变呈偏心性起始于骨皮质，并延伸入骨髓腔。皮质表面轻微膨胀。

【鉴别诊断】无。

【诊断】非骨化性纤维瘤（纤维性骨皮质缺损）。

【讨论】非骨化性纤维瘤组织学与纤维性骨皮质缺损一样。两者均是非肿瘤性纤维组织和组织细胞增生，并具有自限性，且没有继续生长或播散的潜力。通常将影像表现为累及皮质、表浅的小病变定义为纤维性骨质缺损，而多房的较大病变定义为非骨化性纤维瘤。这些病变会自动消退，由周围的骨填充。病变见于约1/3儿童某一段时间。纤维性骨皮质缺损最常见于4～8岁儿童，病变位于膝关节周围干骺端肌腱或韧带的附着处的皮质表面，表现为1～4cm大小局部扇贝样骨质缺损。呈圆形或卵圆形，边缘可见锐利的硬化边。某些病灶表现为泡状改变。病变可以发生病理性骨折，但是纤维性骨皮质缺损通常临床无症状。据报道，90%的病例发生于股骨远端、胫骨远端、胫骨近端和腓骨。

本例中病变具有生长缓慢的特征。评价局部骨病变生长速度最好的办法是评价病变和宿主骨的界面。一个边界清楚、薄的、硬化完全包绕病灶提示病变的生长速度缓慢，甚至可以有反应性成骨活动。病变周围这种硬化环可以分散生物机械力，通常在承重骨形成的更好。无论生长速度快慢，骨干的病变通常没有硬化边。

【临床病史】女性，49岁，右侧胫骨疼痛。

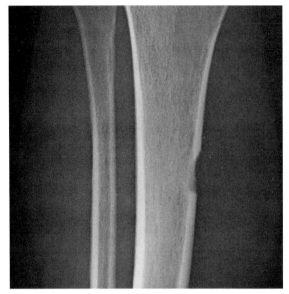

图 7.16A

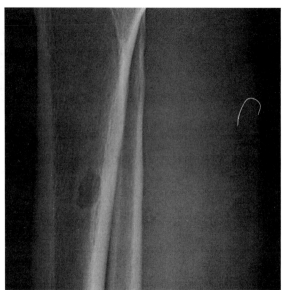

图 7.16B

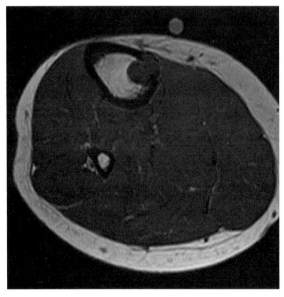

图 7.16C

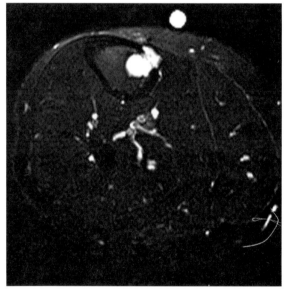

图 7.16D

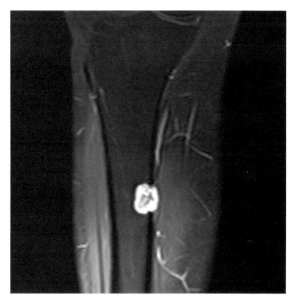

图 7.16E

【影像学表现】

A～B.膝关节前后位X线片（A）和侧位X线片（B）显示位于胫骨骨干的地图样、偏心性病变，胫骨内侧可见皮质穿透区。

C.横轴位T₁加权MRI图像，显示分叶状低信号病灶穿透胫骨内侧皮质进入软组织内。

D.横轴位T₂加权脂肪抑制MRI图像，显示病变呈弥漫性高信号。

E.冠状位T₁加权脂肪抑制增强MRI图像，显示病灶周边明显强化。

【鉴别诊断】转移，软骨黏液纤维瘤。

【诊断】软骨黏液纤维瘤。

【讨论】本例不容易诊断。软骨黏液纤维瘤是在所有软骨肿瘤里非常罕见的肿瘤，影像学表现没有特异性，所以诊断很容易错误。软骨黏液纤维瘤最好发的部位是胫骨近端干骺端。病变呈偏心性、分叶状、边界清晰，有硬化边。骨皮质侵蚀并不少见。一些学者将骨的半球样缺损描绘成"牙咬"征。软骨基质矿化不常见，骨膜反应也不明显。软骨黏液纤维瘤在病理上含水较多，CT图像病灶呈低密度，而MR T₁图像上呈低信号、T₂图像上呈非常高的信号。轻微的钙化很少见，最好用CT评估。

该病名称就提示组织学上软骨黏液纤维瘤有复杂的软骨样的、黏液蛋白和纤维成分构成。病变通常累及长骨，尤其是胫骨。在Mayo诊所的系列报道中，软骨黏液纤维瘤是最少见的良性软骨肿瘤，仅占3%，而软骨母细胞瘤占9%，软骨瘤（包括内生软骨瘤和外生性软骨瘤）占24%，骨软骨瘤占64%。

【临床病史】女性，44岁，酷爱跑步，跑步时左侧胫骨疼痛。

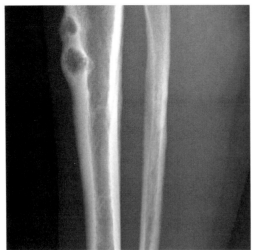
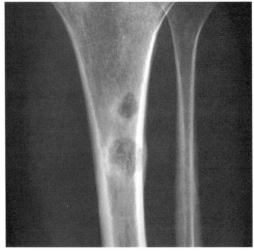

图7.17A

图7.17B

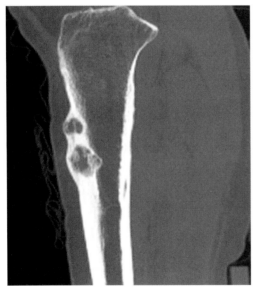
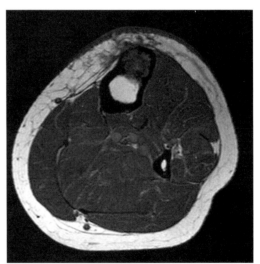

图7.17C

图7.17D

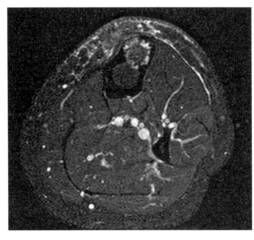

图7.17E

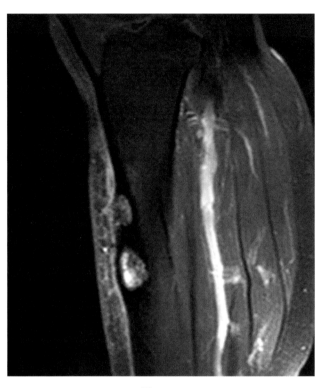

图 7.17F

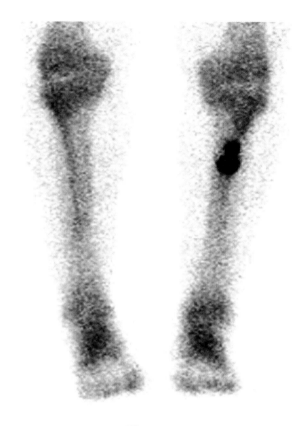

图 7.17G

【影像学表现】

A～C.左侧胫骨侧位X线片（A）、前后位X线片（B）和冠状位CT三维重建图像（C），显示胫骨前部皮质有两个低密度病灶，周围硬化。

D～F. CT可见一些粗糙的内部骨小梁，没有内在的基质矿化。轴位T_1加权图像（D），STIR（E）和矢状位增强T_1加权脂肪抑制MRI图像（F），显示病灶在T_1加权图像呈低信号，在STIR图像上呈轻度不均匀等到高信号，并呈明显强化。病灶大部分在骨皮质内，但是下部病灶穿透入骨髓腔，前部的皮质被突破并可见皮下水肿。

G.骨扫描图像，显示病变有明显放射示踪剂浓聚。

【鉴别诊断】造釉细胞瘤、骨化性纤维瘤、骨纤维异常增殖症。

【诊断】造釉细胞瘤。

【讨论】病变位于胫骨骨干中段前部皮质，这种特殊位置提示造釉细胞瘤可能。造釉细胞瘤是恶性肿瘤，起源于血管母细胞或上皮。年龄范围广，最常见于10～30岁，男性稍多于女性。特征性的表现是病变好发并累及胫骨中段骨干，占所有病例的80%至85%（多灶病变可发生在单骨或多骨，但非常少见）。临床过程较长，大多数患者表现为疼痛或局部肿胀。影像学最常见的表现是多发、边界锐利、低密度病变，大小不一，周围硬化。受累骨的典型表现为非对称性，胫骨的前部皮质受累总是偏心生长。有学者提出该病与骨化性纤维瘤有关，因为肿瘤的一些区域有组织学和影像学上的相似性。有学者提出两种假说，骨化性纤维瘤可能是造釉细胞瘤的前身或是代表可修复反应，这两个假说的机制尚不明确。手术是治疗造釉细胞瘤的方法，但是容易发生局部复发、淋巴转移和血行转移。

【临床病史】男性，35岁，小腿后部间歇性肿胀。

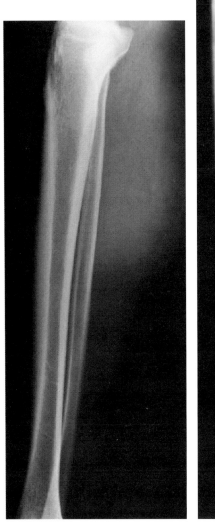

图 7.18A   图 7.18B

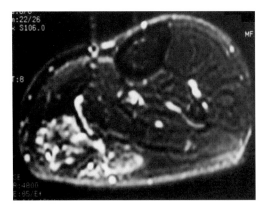

图 7.18C

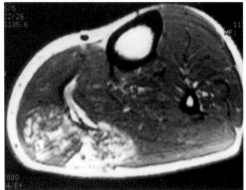

图 7.18D

【影像学表现】

A. 小腿侧位 X 线片示软组织肿胀并有静脉石。异常区域显示脂肪内见斑点状稍高密度影，皮下脂肪和浅筋膜之间正常的锐利分界缘消失。

B. 矢状位 T_1 加权 MRI 图像，显示在高信号（脂肪）内可见低信号管状结构。

C. 轴位 T_2 加权 MRI 图像，显示管状高信号位于小腿后部。

D. 轴位 T_1 加权增强扫描 MRI 图像，显示病变强化。

【鉴别诊断】血管瘤、蜂窝织炎。

【诊断】软组织血管瘤。

【讨论】

软组织内的静脉石提示血管畸形的诊断。MRI 所见可以确认该诊断。在 T_1 加权 MRI 图像上，血管瘤典型表现为病灶呈不均匀信号，部分区域可见脂肪信号，并可见大小不等的管状低信号。T_2 加权 MRI 图像显示在管状结构内为液体信号，代表流动缓慢的血流信号。血管瘤根据组织学上占优势的血管类型进行分型，三种主要类型包括毛细血管型、海绵状型和动静脉型。毛细血管型最常见于真皮或皮下组织，典型病例不需要影像学检查。动静脉型或静脉型非常罕见。海绵状型通常表现为软组织肿物，需要影像学进一步检查。总之，典型的 X 线片和 MRI 表现确诊该病例为海绵状血管瘤。

【临床病史】15岁，越野跑选手，下肢疼痛。

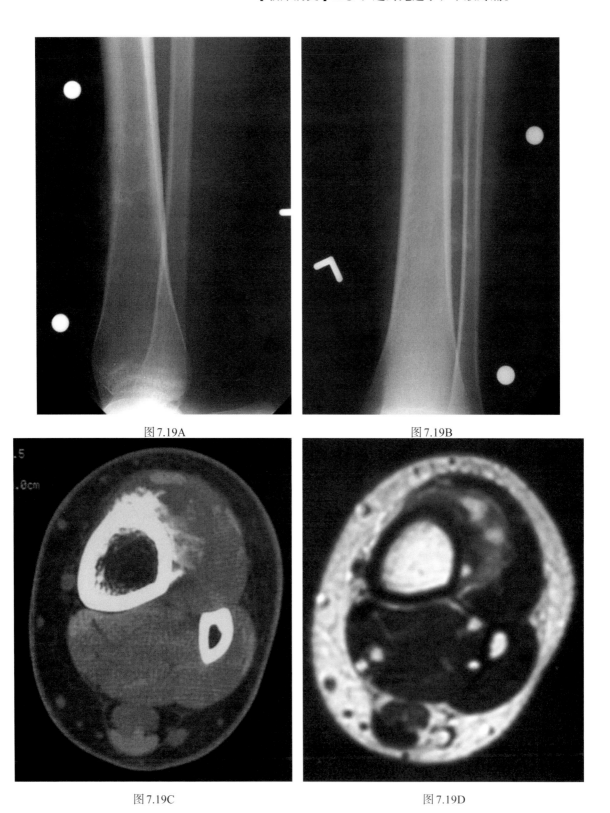

图 7.19A

图 7.19B

图 7.19C

图 7.19D

【影像学表现】

A，B.胫骨下段正位X线片和侧位X线片，显示胫骨远段骨皮质表面肿物，含低密度和硬化区，并可见从皮质至软组织的骨针。

C.轴位增强CT图像，显示肿物从骨皮质表面向外生长。

D.轴位增强T$_1$加权MRI图像，显示肿物紧贴完整皮质，呈强化，其内可见低信号无强化区。

【鉴别诊断】皮质旁骨肉瘤、骨膜骨肉瘤、高级别骨表面骨肉瘤、淋巴瘤、皮质旁软骨瘤。

【诊断】骨膜骨肉瘤。

【讨论】骨肉瘤是一种少见的恶性成骨肿瘤，其中含有三种起自骨皮质表面的罕见类型：皮质旁骨肉瘤、骨膜骨肉瘤和高级别骨表面骨肉瘤。骨膜骨肉瘤占所有骨肉瘤的1.5%，常见于股骨或者胫骨骨干，发病高峰期是20岁左右。大多数患者表现为几周或几个月的疼痛、肿胀、压痛或肿块。骨膜骨肉瘤呈中等程度分化和成软骨母细胞性，而更常见的皮质旁骨肉瘤分化较好及成纤维细胞性。如果具有任何高级别组织学特征则归为高级别骨表面骨肉瘤。

目前尚不知道这些骨表面的骨肉瘤是起自骨膜还是骨皮质外层。图像上，骨膜骨肉瘤表现为长骨骨干骨皮质表面细长的矿化肿物，其下部骨皮质增厚，边缘可见实性骨膜反应。肿瘤内低密度区是非矿化的肿瘤软骨，毛刷样的骨针从骨皮质延伸进入肿瘤主要是代表反应骨的骨小梁。肿瘤内斑点状或圆形的高密度影代表矿化的软骨样基质和反应骨。病变的外周矿化较少。骨膜骨肉瘤与皮质旁骨肉瘤相比在平片上密度更低，反映了在组织学上分化的差异。CT或MRI图像可见骨髓腔很少受累。骨膜骨肉瘤采用手术切除治疗方案。预后要比高级别骨表面骨肉瘤好，但是比皮质旁骨肉瘤差。

【临床病史】男童，8岁，下肢无痛性肿胀。

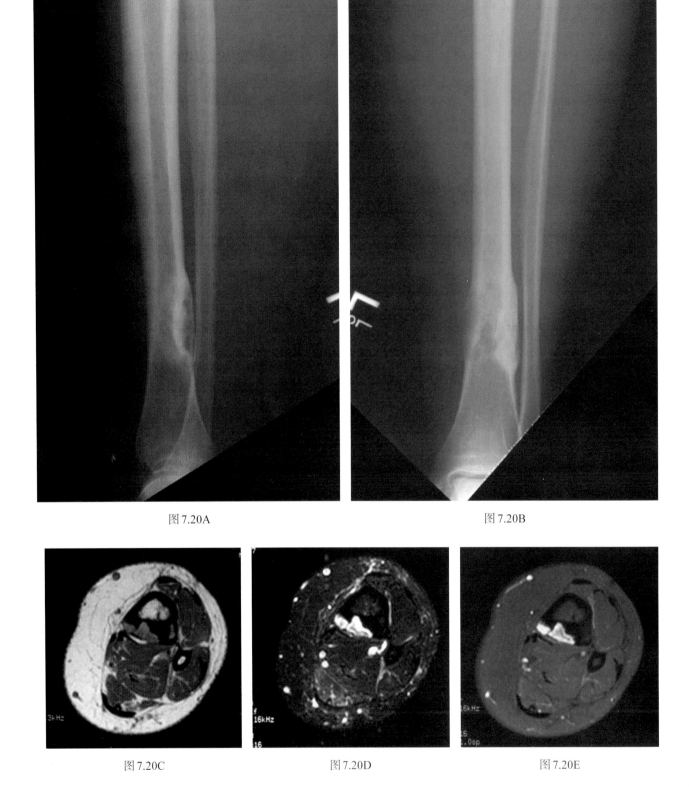

图 7.20A

图 7.20B

图 7.20C

图 7.20D

图 7.20E

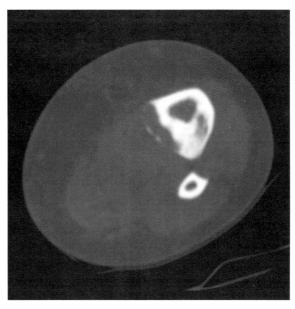

图 7.20F

【影像学表现】

A～B.小腿正位X线片和侧位X线片，显示胫骨骨干远段骨皮质膨胀性病变，其周围空间成熟的骨膜骨堆积。

C～E.小腿轴位质子密度加权（C）、T₂加权（D）、增强T₁加权（E）MRI图像，显示骨皮质病变信号不均匀、明显强化，周围见实性骨膜反应。没有骨外或髓腔内成分。

F.轴位CT图像，显示薄环样骨质包绕病变表面，病变外侧部分呈磨玻璃样矿化。

【鉴别诊断】造釉细胞瘤、骨化性纤维瘤、神经纤维瘤病、骨纤维异常增殖症。

【诊断】骨化性纤维瘤（骨化性纤维异常增殖症）。

【讨论】骨化性纤维瘤是一种良性纤维-骨异常疾病，与骨纤维异常增殖症在病理和影像学上相似，但位于骨皮质内。Campanacci首次对此病进行了综合描述。该病略多见于男性，多10岁以前发病。几乎单独累及胫骨，通常位于中段骨干，偶尔也可见腓骨受累。病变可以自然消退或者表现为某种程度的进展。

虽然骨化性纤维瘤是一种明确的疾病，但有研究认为其与造釉细胞瘤和骨纤维异常增殖症有一定关系。骨化性纤维瘤可能是恶性造釉细胞瘤的前身，曾有上述两种病变同时发生的报道。这些病变可以引起骨吸收和之后的纤维修复，他们可能代表骨纤维异常增殖症的某种特殊类型。

三染色体综合征可能与骨化型骨纤维异常增殖症有关。病理上，骨母细胞环和层状骨小梁是组织学上与传统骨纤维异常增殖症鉴别的典型特征。这些病变有与造釉细胞瘤相同的影像学表现，不同点包括骨质的磨玻璃样纹理、向前弯曲、缺少骨破坏或者骨膜改变。另外，骨纤维异常增殖症通常发生于更年轻的人群。有文献报道，这些特点正确诊断87%的骨纤维异常增殖症或骨化性骨纤维异常增殖症及95%的造釉细胞瘤。MRI表现是非特异性的，除了提供病变解剖范围信息外，不适合单独评价这些病变。因为该病有很高的术后再发率，主张保守治疗。常见的并发症包括病理性骨折和假关节形成。在一组11例中，4例病理性骨折，并发有假关节者有2例。

病例 7.21

【临床病史】女性，80岁，重病。

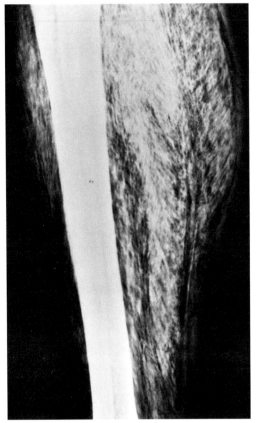
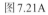

图 7.21A

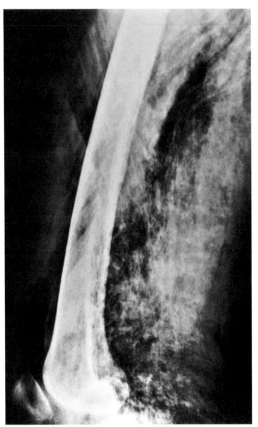

图 7.21B

【影像学表现】同侧小腿侧位X线片（A）和大腿侧位X线片（B）。气体进入软组织深部，勾画出肌肉束和筋膜的形态。

【鉴别诊断】感染、穿通伤、溃疡。

【诊断】气性坏疽。

【讨论】气性坏疽通常是由于外伤导致。外伤性造成的梭形菌污染可以在失活组织（气性坏疽）中产生广泛的组织损伤和气体。最常见的致病因子，产气荚膜梭菌，广泛存在于自然界中。梭菌性肌炎的典型影像学表现为弥漫的线样气体聚集，广泛存在于受累的肌肉内。

自发的非外伤导致的气性坏疽与结直肠癌、白血病、糖尿病和药物引起免疫抑制相关。自发性气性坏疽主要基本条件包括血液系统或者胃肠道系统的恶性病变。最常见的病原体是产气荚膜杆菌C和坏疽抗毒素C。自发性气性坏疽的死亡率高于外伤性气性坏疽，生存率只有19%。

症状包括疼痛、水肿、出血性大疱和捻发音，常并发休克。从感染区中检出革兰阳性菌有助于该病的诊断。梭状芽孢杆菌是产气的有机体，临床上感染区的捻发音提示气体的存在，可通过影像学确认，从而诊断该病。

本病的治疗包括清创术和抗生素治疗。高压氧治疗对于该病有效。有研究表明，高压氧治疗在降低动物模型的患病率和死亡率上有协同作用。对人的研究显示这种治疗方法可以降低50%死亡率。

【临床病史】女性，45岁，及相伴病例。

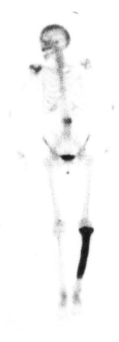

图 7.22A

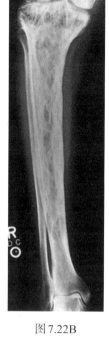

图 7.22B

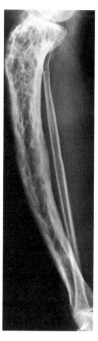

图 7.22C

【影像学表现】

A.全身核素骨扫描，显示胫骨明显高代谢，累及胫骨从膝盖到脚踝的几乎全程范围，并可见弯曲畸形。腰椎和右肩也可以见到异常区域。

B～C.相伴病例，78岁女性患者。胫骨前后正位X线片及侧位X线片显示骨皮质和骨小梁明显增厚，病变从胫骨的近端延伸到远侧的干骺端。在远端异常和正常骨质的界面处可见火焰样骨质溶解。

【鉴别诊断】无。

【诊断】佩吉特（Paget）病。

【讨论】骨扫描显示明显高代谢累及几乎全程长骨是佩吉特病的诊断要点。在X线片上，佩吉特病典型的表现是骨皮质增厚、骨小梁增粗、火焰样骨质溶解。

佩吉特病通常始于长骨的骨端并以区域的骨溶解为特征，最终被增厚的骨皮质和骨小梁所替代。新发

骨比较脆弱——一种富血管马赛克样编织骨和层状骨，继而出现特征性的股骨向外侧弯曲或者是胫骨向前弯曲。如本例所见，病变常起始于骨干的结节区。典型的是在胫骨结节，但是也可以见于股骨大小转子或者肱骨结节。佩吉特病最常见于年轻人，单骨发病，碱性磷酸酶检测正常。

出现单侧胫骨向前弯曲表现的疾病鉴别诊断包括梅毒、神经纤维瘤病Ⅰ型（骨皮质变薄更常见）和羊膜带综合征（从出生开始）中可见的军刀鞘异常。治疗一般采用支持性治疗并积极治疗并发症。但是，尚不清楚哪一种并发症是危险因素或者用于降低骨质更新的药物是否对于延缓该疾病进展有效。

有趣的是佩吉特病最初受累部分是在长骨的骨端，这个区域血管丰富，但造血骨髓很少。因此，原发性刺激因素取决于血供，而该病的播散取决于造血骨髓的破骨运动。

【临床病史】男童，10岁，腿痛伴压痛。

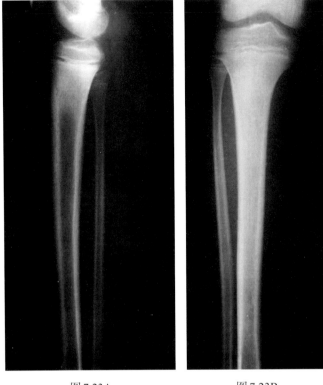

 图 7.23A　　　　　　　　 图 7.23B

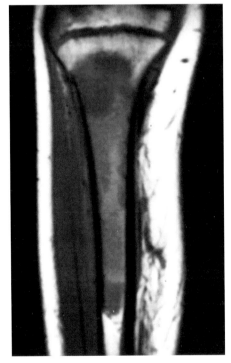

 图 7.23C

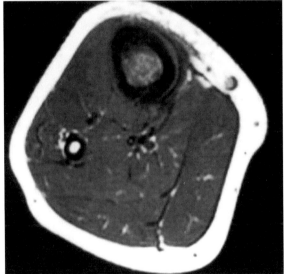

图 7.23D

【影像学表现】

A～B.小腿正侧位X线片：胫骨近段可见边界不清的骨质硬化，沿骨干长轴可见轻微的骨膜反应，骨膜反应位于胫骨后方（侧位X线片所示）和外侧（正位X线片所示）。

C.冠状位T₁加权MRI图像，显示在胫骨近段正常的髓质信号被替代。沿着长轴两侧可见骨膜反应，在干骺端外侧皮质可见病理性骨折。

D.轴位质子加权MRI图像，显示髓腔内异常信号通过皮层延续至周围软组织，正常骨皮质均匀的低信号内可见小的局灶性中等信号，使骨皮质呈现斑片样模糊表现；可见一层骨膜反应部分包绕胫骨。

【鉴别诊断】骨肉瘤、尤因肉瘤、淋巴瘤。

【诊断】尤因肉瘤。

【讨论】X线片表现非常轻微，很容易被视为正常。MRI显示广泛的髓内病变具有渗透性增长和迅速扩大的特性。侵袭性髓内病变的鉴别诊断包括肿瘤和感染。此部位好发骨肉瘤、尤因肉瘤和淋巴瘤，它们是儿童最常见的骨肿瘤。血源性骨髓炎起始于生长板干骺端侧，所以不太可能。肿瘤缺乏骨化有利于诊断尤因肉瘤和淋巴瘤，但是没有CT图像，小的钙化很容易在X线片或MRI中漏诊。显然，明确诊断必须活检。

【临床病史】女童，13岁，膝痛；相伴病例。

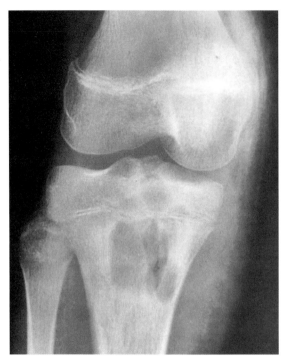
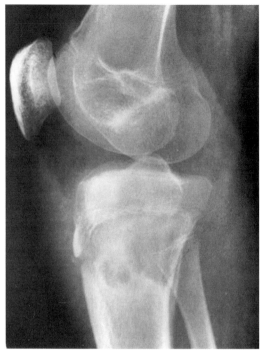

图 7.24A   图 7.24B

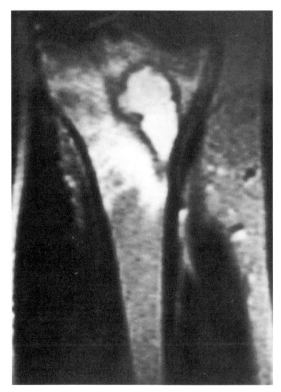
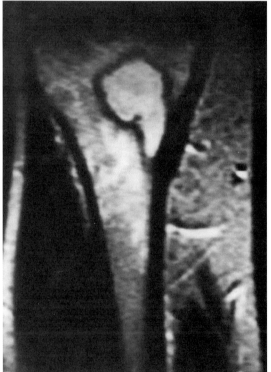

图 7.24C   图 7.24D

【影像学表现】

A～B.膝关节正位X线片和侧位X线片。胫骨近端干骺端邻近生长板可见一低密度病变，轮廓略呈分叶状并可见周围少量硬化，硬化带轻微，几乎与周围骨分界不清；周围软组织肿胀，并可见一单层的实性骨膜反应；没有膝关节腔积液。

C～D.相伴病例，年轻男性伴膝痛。冠状位T$_2$加权MRI图像，显示胫骨干骺端可见一地图样高信号区伴有低信号环；病变延伸至皮质表面。周围有广泛的骨髓水肿。

【鉴别诊断】嗜酸性肉芽肿、感染、淋巴瘤、转移。

【诊断】Brodie脓肿。

【讨论】Brodie脓肿是一种局灶的亚急性骨脓肿，可以表现为孤立性骨病变。症状为持续数月或数年的反复疼痛和局部压痛并伴有肿胀和红斑。大多数病例发生在青少年和年轻的成年人，但报道的年龄范围为6～61岁。男性发病多于女性，比例为2：1。典型的发病部位是股骨或胫骨的干骺端或骨端。Brodie脓肿可能是同一部位的急性骨髓炎进展之后形成，或随着急性骨髓炎的发展在另一区域形成。只有25%的患者有前期感染史或感染的临床征象。金黄色葡萄球菌是最常见的致病菌。

影像学上，Brodie脓肿表现为在骨松质内边界清晰的透亮区，伴有光滑的、圆形、地图样边界，周围厚硬化环可能与周围骨分界不清。病变可表现为分叶状，伴纤曲低密度管道样影沿着骨延伸，有时会在皮肤形成窦道。CT可判断反应性硬化，并识别骨中的管样结构。病理学显示这种管样结构是一个无血管管腔，通常为1～4cm长，内衬肉芽组织并有液体填充（通常不是脓液）。病变相邻的骨小梁通过骨内膜反应增厚，可能环绕管腔形成硬化壳。

虽然Brodie脓肿有特征性的表现，仍然可能与其他局灶的骨病变（包括肿瘤）混淆。Brodie脓肿的关键影像学特征是广泛的反应骨形成，这种反应骨与病变之间有清楚的边界，但与周围的正常骨逐渐融合。

【临床病史】男性，47岁，膝部疼痛数周。

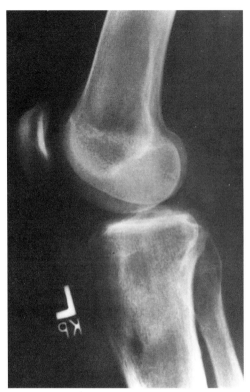 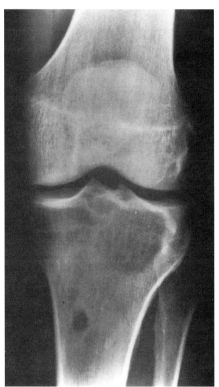

图 7.25A   图 7.25B

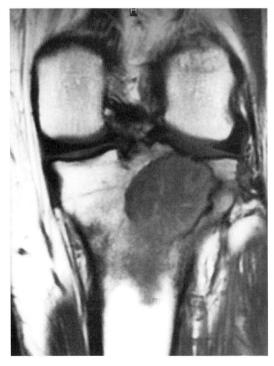 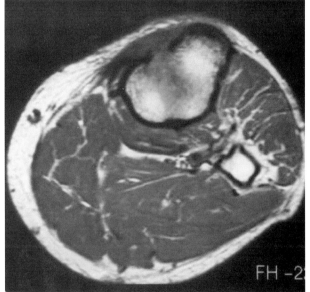

图 7.25C   图 7.25D

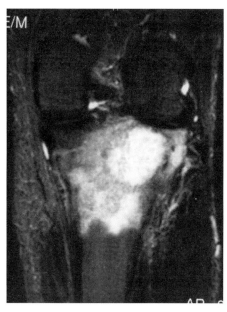

图 7.25E

【影像学表现】

A～B.膝关节侧位X线片和正位X线片，显示胫骨近端骨质破坏，伴有一个大的、圆形的近端病灶和一个小的远端病灶，其间骨质略显稀疏，一些区域可见硬化带环绕。硬化带没有完全包绕骨质破坏区。没有骨膜反应及膝关节腔积液。

C.冠状位T₁加权MRI图像，显示近端病变延伸到胫骨关节面，伴有部分反应骨低信号环。

D.轴位T₁加权MRI图像，显示远侧病灶造成胫骨前部骨皮质缺损，伴有局部边界清晰的软组织肿胀。

E.冠状位T₂脂肪抑制MRI图像，显示胫骨近端高信号区，未累及膝关节。

【鉴别诊断】感染、转移、淋巴瘤、造釉细胞瘤、佩吉特病恶性转化、辐射损伤或骨坏死。

【诊断】结核性骨髓炎。

【讨论】广泛的骨质破坏伴反应骨形成，提示感染性病变，而不是肿瘤，但反应骨形成少不是化脓性病原菌的特点。

不累及关节的结核性骨髓炎非常罕见。在X线片中，如本例所示的进展期病变容易与慢性化脓性骨髓炎、Brodie脓肿、肿瘤或肉芽肿性病变混淆。没有特别的影像征象能确诊该病。确诊本病必须活检。在一项研究中，已知的结核患者外周关节受累的发生率为0.05%，大多数情况下累及关节和邻近的骨骺。病变累及关节时表现为破坏性关节炎，如只累及骨，则影像表现类似溶骨性肿瘤。

近年来结核又开始复活。好发部位包括脊柱、髋关节和膝关节。分枝杆菌通过血源途径感染骨。感染组织后，引起宿主抗原反应，包括多核巨细胞和淋巴细胞反应；继而出现干酪样坏死，导致骨破坏和类似于化脓性骨髓炎的宿主反应。MRI显示的骨髓变化类似于化脓性感染，但结核的变化速度较慢。可出现滑囊炎（如本例所示）和肌腱炎。结核患者的Phemister三联征包括关节旁骨质疏松、周围侵蚀和临床早期关节间隙没有明显变化。当发生关节间隙闭塞时，通常是通过纤维化而不是骨性强直。注意在这个病例中软骨的空间相对保留。在X线片中，进展期结核性骨髓炎可以类似于慢性化脓性骨髓炎、Brodie脓肿、肿瘤或其他肉芽肿性病变。

【临床病史】53岁，走路时被汽车撞倒。

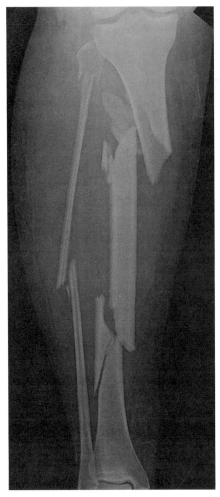

图7.26A

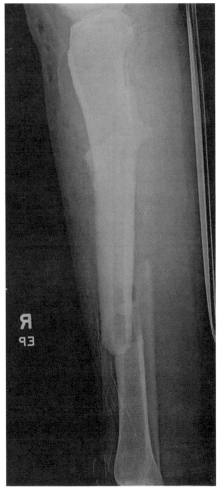

图7.26B

【影像学表现】

A.右小腿正位X线片，显示胫骨粉碎性多节段性骨折，腓骨中段骨折。

B.侧位X线片显示前方软组织内气体和胫腓骨骨折。

【鉴别诊断】无。

【诊断】开放性多节段性骨折。

【讨论】该患者被汽车从右边撞击，使胫骨绕汽车的防撞梁弯曲，结果造成一对伴有蝴蝶样碎片的横向骨折，并一段胫骨骨干分离。间接力会造成与受力部位一定距离的骨折。基于撞击的方式，可出现一定的骨折线形态。弯曲的凸面为拉伸力而凹面是压缩力。拉伸力导致横向骨折，而压缩力导致对称的斜行骨折和蝴蝶样碎片。这种形态的骨折都是因撞伤导致的弯曲和蝴蝶样碎片出现在弯曲的凹面。有时弯曲仅造成凹面侧的斜行骨折并与横行骨折连接，出现类似曲棍球棒形态的骨折线。

【临床病史】男童，2岁，母亲没有看到男童如何摔倒。

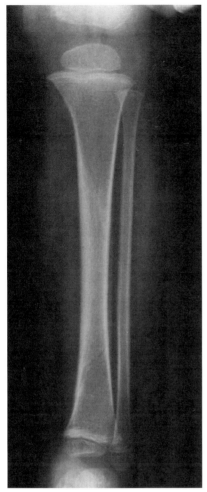

图 7.27A

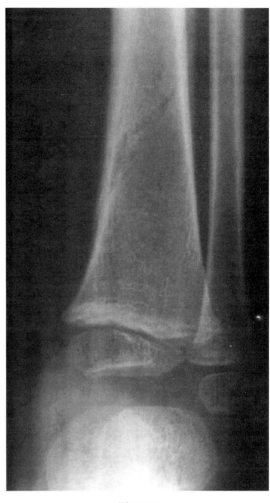

图 7.27B

【影像学表现】

A ~ B.胫骨前后位X线片［整体（A）和局部（B）］，显示胫骨远段骨干未移位的纤曲骨折。

【鉴别诊断】意外骨折、遭受创伤。

【诊断】学步儿童骨折。

【讨论】胫骨远端干骺端可见一未移位螺旋形骨折。儿童的年龄和骨折的位置是这种应力型的典型损伤。学步儿童在他们练习走路的过程中反复扭转跌倒，导致这种特征性的骨折。

孤立的螺旋样或斜行胫骨骨干骨折是学龄前儿童中常见的损伤（学步儿童骨折）。腓骨通常完整。这些损伤是由于跌落时足的扭转，相关创伤性事件往往没有被看到。这种骨折在X线片上可能轻微，因为造成这种骨折的较轻力量不足以将骨折段移位。临床表现为不能负重、跛行，或者负重时疼痛。随访检查如发现骨膜新骨，提示愈合过程。类似机制的骨折在股骨或距骨不常发生。学步儿童骨折必须与受虐儿童的创伤骨折区分。

441

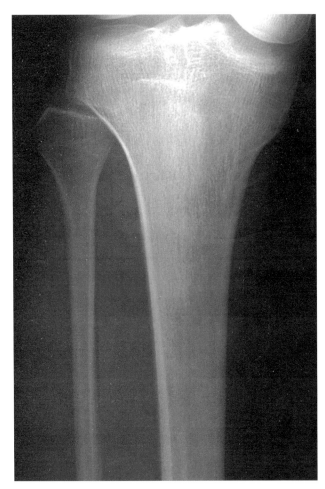

图7.28A

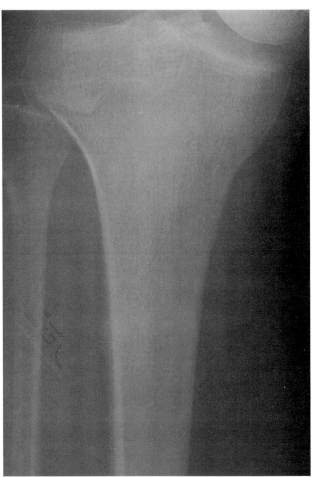

图7.28B

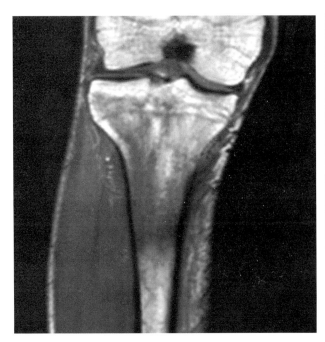

图7.28C

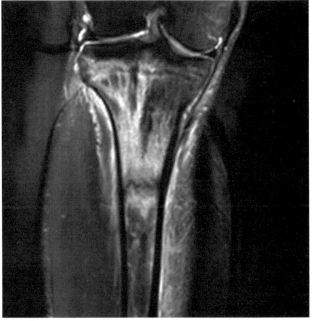

图7.28D

【影像学表现】

A.首次小腿前后位X线片，显示胫骨近端正常。

B.8周后前后位X线平片，显示胫骨近段骨干外侧缘局灶性骨膜反应。

C～D.冠状位T₁加权（C）和STIR（D）MRI图像，显示胫骨近端干骺端水平方向低信号带，伴邻近的骨髓和骨膜水肿。

【鉴别诊断】无。

【诊断】应力性骨折。

【讨论】胫骨干骺端低信号带垂直于长轴，紧邻皮质，周围边界不清的信号减低区代表骨髓水肿。这些表现是应力性骨折的特征。临床病史和随访X线片所见愈合过程的硬化改变证实了诊断。

应力性骨折发生在反复长时间肌肉活动部位，其比平常对骨施加更多的压力。骨的反应是重塑和强化自身以应对额外的应力，但在准备新骨形成时骨皮质的吸收使骨处于脆弱期。应力性骨折包括疲劳骨折和不全骨折。在运动员中出现的疲劳骨折，是由于异常反复的应力施加在正常骨上（如本例所示）。不全骨折是由于正常的应力施加在异常或强度不够的骨上。例如，老年性骨质疏松患者的脊柱压缩性骨折是不全骨折。骨质疏松致使骨的强度不足以承受正常体重的压缩性应力。

应力性骨折的影像学特征包括：X线片可见线样高密度影，T₁加权或质子密度加权MRI图像显示线样低信号，或线样放射示踪剂摄取浓聚。这些线样异常特征性地垂直于骨长轴。病理生理学上，这些影像改变是由于骨小梁微骨折周围愈合组织所致。应力反应的早期改变很难发现。患者首诊时，其X线片可能正常，或仅显示骨皮质非常微细的骨质吸收。虽然MRI与核素检查可以远早于X线片提示应力性骨折可能，但也可能只表现为不规则形的异常区。

疲劳骨折的部位根据体育活动的具体类型有所不同。跑步者倾向于在胫骨发生，而新兵倾向于在跖骨和跟骨发生。

【临床病史】参加基础训练的3名军人。

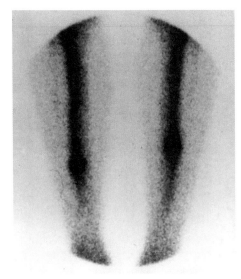

图 7.29A

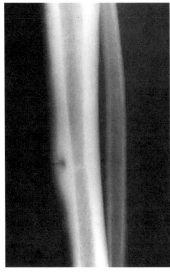

图 7.29B

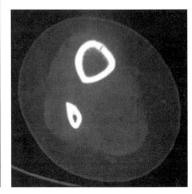

图 7.29C

【影像学表现】

A.病例1，放射性核素骨扫描，显示双侧胫骨中段骨干明显浓聚，近段骨干浓聚相对少些。

B.病例2，下肢侧位X线片（放大图像）。胫骨前方骨皮质明显增厚。可见一条横行低密度影从骨膜表面部分穿过部分皮质，低密度影深部边缘可见边界不清晰的稍低密度区包绕。

C.病例3，胫骨骨干中间1/3区轴位CT图像，显示穿过胫骨前内侧皮质的低密度线，伴有轻度的骨膜和骨内膜反应骨。

【鉴别诊断】不同阶段的应力性骨折。

【诊断】病例1：双侧胫骨应力性骨折和应力重塑。病例2：胫骨前部应力性骨折伴（局部）骨折不愈合。病例3：胫骨前部纵向应力性骨折。

【讨论】病例1中放射性核素骨扫描显示沿着双侧胫骨干明显浓聚，反应了应力重塑，局部明显浓聚区对应应力性骨折部位。病例2中下肢侧位X线片显示应力性骨折以及胫骨前部应力性重塑造成的皮质增厚。环绕骨折线深缘的低密度区代表骨折不愈合区。

病例3中CT图像显示胫骨骨干中1/3部位前内侧皮质的纵向骨折。

应力性骨折通常发生在运动员或军人群体。新兵中约20%发生应力性骨折，好发位置是胫骨近段骨干后、内侧皮质。造成这种损伤最主要的因素是与胫骨弯曲的张力是前后方向。骨折累及胫骨干中1/3并不常见，使得诊断难以明确，从而影响治疗。通常这种骨折一般横向骨折，但偶尔可以垂直骨折（如病例3所示）。通常情况下，初始X线片仅显示前部皮质增厚。胫骨痛是应力性骨折中较轻的状况。一个充气支具可以帮助患者更快恢复，以便尽早从事体育活动。

骨折愈合不全是一种少见的并发症，尽管胫骨中段前部皮质应力性骨折已发生这种并发症。在报道的一组应力性骨折运动员中，从出现症状到回归比赛的时间长达12.5个月。如果保守治疗几个月后失败，主张采用切除骨折处的手术治疗。髓内钉治疗有利于复发性应力性骨折患者，这常在运动员和新兵中见到。

【临床病史】女性，43岁，下肢疼痛和肿胀2周。

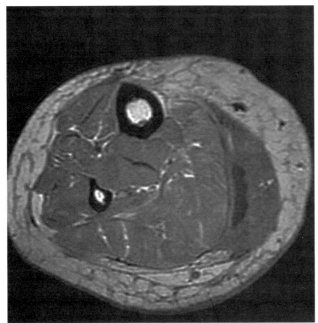

图 7.30A

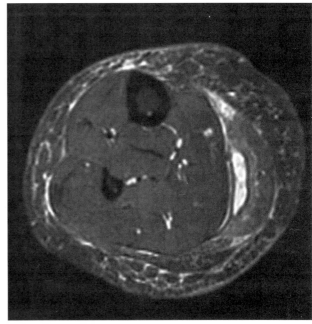

图 7.30B

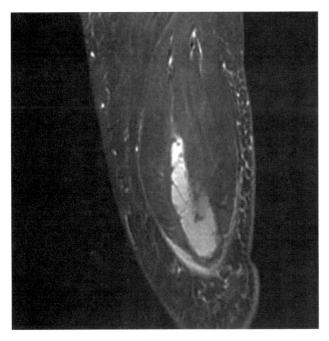

图 7.30C

【影像学表现】轴位 T_1 加权（A），STIR（B）和矢状位 STIR（C）MRI 图像。显示比目鱼肌和腓肠肌之间的血肿，位于撕裂的跖肌腱区。腓肠肌水肿代表肌肉损伤。

【鉴别诊断】无。

【诊断】跖肌腱断裂伴邻近腓肠肌损伤。

【讨论】跖肌是一块退化的辅助肌，在7%～10%的人群中缺乏。它起源于股骨外侧髁线远端，肌腱接点（myotendinous）位于胫骨的比目鱼肌起源水平，肌肉位于小腿中部腓肠肌内侧头和比目鱼肌之间，沿跟腱内侧面下行，止于跟骨。剧烈收缩时跖肌腱可能撕裂，临床检查时，类似腓肠肌内侧头断裂或部分撕裂的表现。无论是跖肌或腓肠肌内侧头破裂都被称为"网球腿"，因为这种损失与网球运动相关。跖肌或腓肠肌断裂后常伴随较大的血肿，并出现疼痛症状，临床检查很难区分这两种情况。腓肠肌撕裂需要更长的时间才能愈合，需要固定以限制损伤部位的运动，而跖肌腱撕裂临床不太严重，一般采取保守治疗。当跖肌腱撕破裂，在肌腱接点水平和小腿中段近侧跖肌腱区的 MR 图像可显示在比目鱼肌和腓肠肌内侧头之间的肌间血肿，同时可能观察到腓肠肌内侧头的部分撕裂。

【临床病史】10岁，膝关节创伤。

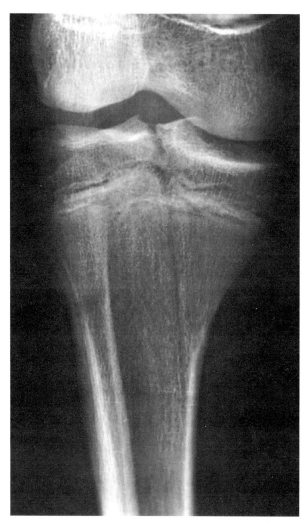

图7.31

【影像学表现】胫骨前后位X线片，显示起源于髁间嵴的低密度影一直延伸至干骺端内侧面。

【鉴别诊断】无。

【诊断】Salter Ⅳ型骨折。

【讨论】累及长或短骨管状骨生长板（骨骺）的骨折根据Salter-Harris系统分为Ⅰ型、Ⅱ型、Ⅲ型、Ⅳ型及Ⅴ型。

Ⅰ型骨折，骨折横向延伸通过生长板平面。

Ⅱ型骨折，最常见，除了生长板骨折还有干骺端骨折。

Ⅲ型骨折，骨折从生长板延伸入骨端。

Ⅳ型骨折，累及干骺端和骨端（如本例所示）。

Ⅴ型骨折，由于轴向负荷，造成骺端的撞击挤压伤。

分型非常重要，因为可以为临床提供预后判断价值。从Ⅰ型到Ⅴ型，不良骨折预后的发生率逐步增加，从而增加了潜在的生长障碍或成角畸形可能。对于下肢生长板骨折特别值得注意。

【临床病史】男性，40岁，小腿疼痛。患有Leiden因子 V 缺乏症，正应用华法林治疗下肢深静脉血栓。

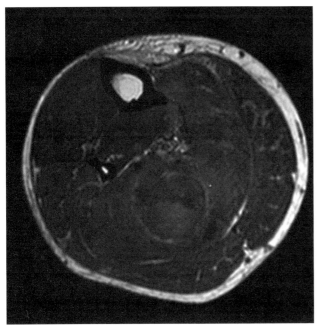

图 7.32A

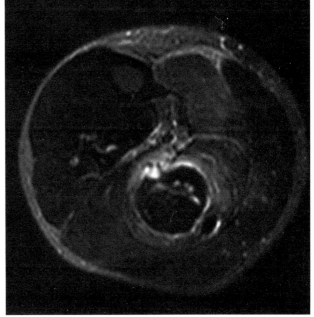

图 7.32B

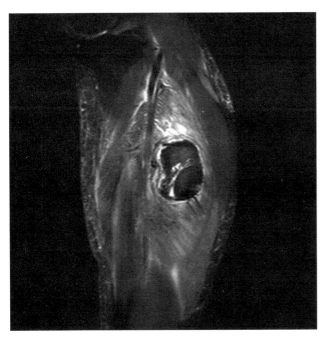

图 7.32C

【影像学表现】A ～ C.轴位T₁加权（A），脂肪抑制T₂加权（B），矢状位反转恢复（C）MRI图像。小腿比目鱼肌内可见一圆形的肿块样病变，病变在T₁加权像上可见部分高信号，而在脂肪抑制T₂加权像上表现为低信号。低信号病变区在所有序列均可显示；另可见周围肌肉水肿。

【鉴别诊断】血肿、出血性肿瘤、脓肿、坏死。

【诊断】比目鱼肌亚急性肌内血肿。

【讨论】比目鱼肌损伤少见，罕有报道。据推测，由于比目鱼肌撕裂常被误诊为腓肠肌撕裂，其发生率应该比报道的更多。肌肉肌腱结合处损伤后常引起血肿，这种血肿主要位于肌肉内或肌肉间。在MR影像上，肌内血肿可能类似肌内脓肿或坏死，因为这些病变均可能出现液-液平面、周围肌肉水肿及异常强化。血液分解产物可形成T₁高信号（高铁血红蛋白）或在所有序列中的低信号环（含铁血黄素），提示肌内血肿的诊断。鉴别单纯血肿和出血性肿瘤可能比较困难。注入造影剂行增强扫描时，如果可疑病变没有强化则可排除肿瘤；相反，如果在肌肉病变中可见异常强化结节则提示肿瘤而非血肿。当不能确定是否为良性血肿时，需要临床和MR检查追随观察，以便进一步评价病变的进展。

病例 7.33

【临床病史】男性，成年，小腿近段肿物及踇趾背屈无力，其后肿物逐渐缩小但踇趾背屈时疼痛。

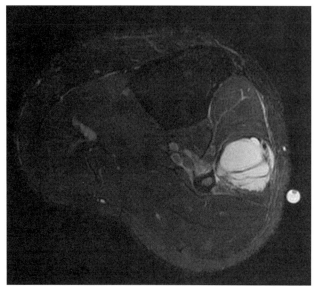

图 7.33A

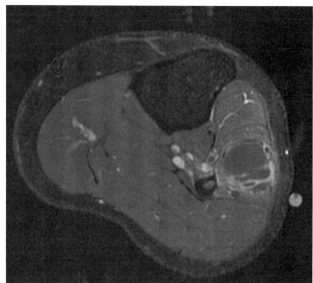

图 7.33B

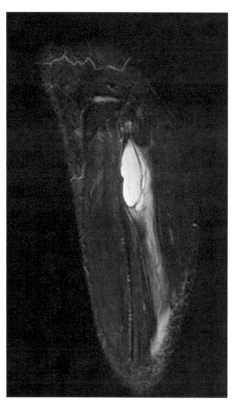

图 7.33C

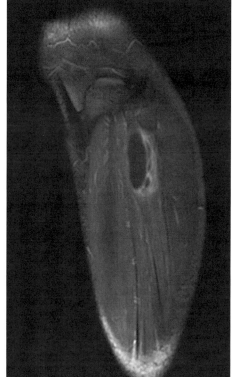

图 7.33D

【影像学表现】

A.轴位T₂加权脂肪抑制MRI图像，显示趾长伸肌内可见一多房囊肿，与邻近骨有间隔。

B.轴位T₁脂肪抑制MRI增强图像，静脉注射造影剂后，囊肿壁强化，而囊肿内容物或周围组织未见强化。

C.矢状位T₂加权MRI图像，显示该多房囊肿，并可见从病变沿着筋膜至远端的液体信号。

D.矢状位T₁加权脂肪抑制MRI增强图像，静脉注射造影剂后，囊肿壁强化，而囊肿内容物或周围组织未见强化。从病变沿着筋膜至远端的液体信号未见强化。

【鉴别诊断】腓神经神经节囊肿、神经鞘瘤、神经纤维瘤。

【诊断】腓神经神经节囊肿，伴破裂。

【讨论】肿块和姆趾背屈无力的临床病史提示肿块病变引起了腓深神经麻痹。MRI表现显示为囊性病变。腓神经神经节囊肿可能起源于近端胫腓关节滑膜囊，随着其增大，与腓总神经的上胫腓关节返支的扩大鞘囊分离。病变最终到达腓总神经并与胫腓关节失去沟通。病变继续扩大和囊性退变，对腓总神经或其分支产生占位效应，从而出现相应的症状和体征。MRI是显示这些病变最有价值的技术。鉴别诊断包括神经鞘膜肿瘤如神经鞘瘤或神经纤维瘤，但病变无强化提示囊肿的可能性更大。如果注射造影剂后延迟扫描，病变可能由于造影剂进入细胞外空间而强化。虽然囊肿破裂后占位效应减小，但可引起沿液体扩散区的疼痛。

【临床病史】女性，35岁，足下垂。

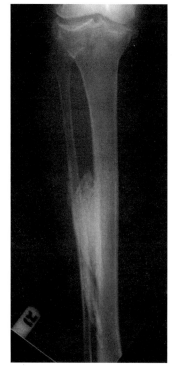

图 7.34A

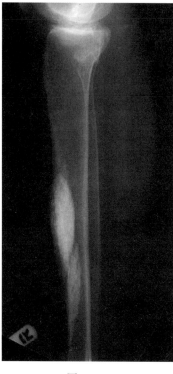

图 7.34B

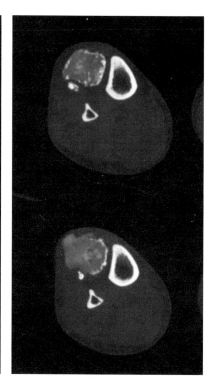

图 7.34C

【影像学表现】

A、B.X线正位片和侧位片，显示沿着小腿前外侧部边界清晰的团片状致密钙化影。

C.轴位CT，显示钙化灶位于小腿前间室，可见一个主病灶和少量卫星病灶，均有边界清楚的硬化边。病灶边缘的钙化更致密；因为钙化病变取代肌肉组织，没有占位效应。

【鉴别诊断】钙化性肌坏死、骨化性肌炎、肿瘤样钙质沉着症。

【诊断】钙化性肌坏死。

【讨论】病灶周缘钙化可见于骨化性肌炎，但通常表现为成熟骨小梁从病灶边缘到中心的钙化顺序，一般没有中央液化。本例患者的表现符合钙化性肌坏死。虽然皮肌炎及多发性肌炎可以显示线样钙化，但钙化通常不局限于单组肌群。

钙化性肌坏死是创伤后的病变，含有血肿或囊肿部分，从创伤到出现病变通常需要相当长的时间。这些病变会不断增大并具备其他类似恶性病变的征象，可能与软组织肉瘤等的肿瘤进展过程混淆。影像特征包括中央液化和呈周边分布的线状钙化，这种钙化特征提示一种良性创伤后病变，如同样显示周边钙化的骨化性肌炎。邻近的骨可能侵蚀。在MRI图像上，显示为不均匀的肌肉病变只有周缘强化。其影像学特征有助于与骨筋膜室综合征鉴别。在某些情况下，钙化性肌坏死的发生是由于后者的存在。缺血是其发生的另一个病因。

在一些病例中可见腓总神经损伤，说明外周神经损伤可能是一种最终结果。该神经位置表浅使其成为下肢最易受到损伤的神经，大部分报道的钙化性骨坏死病例，发生在由这根神经支配的肌肉。病理上，这些病变由含铁血黄素巨噬细胞的少细胞纤维组织及含坏死肌肉组织和出血性碎屑的囊肿组成。反复出血是其不断增大的原因。手术治疗的并发症比较高，如顽固性窦道形成和感染。

病例 7.35

【临床病史】女性，18岁，多发骨内病变。

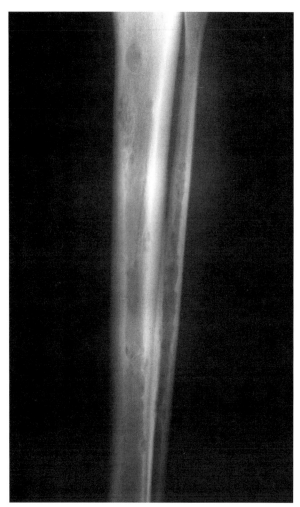

图 7.35A

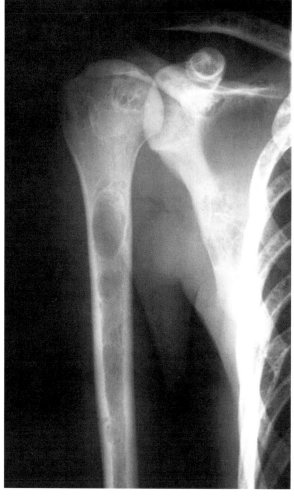

图 7.35B

【影像学表现】

A.下肢放大X线前后位片，显示沿着胫骨和腓骨干多发分叶状低密度影融合，骨内膜呈扇贝样改变。没有明显的骨皮质穿透征象或骨膜反应。

B.肱骨和肩部X线前后位片，显示肱骨干和头部、锁骨、肩胛骨、肋骨多发类似密度病变。

【鉴别诊断】囊性血管瘤、转移瘤、淋巴瘤。

【诊断】囊性淋巴血管瘤（囊性血管瘤病）。

【讨论】囊性淋巴血管瘤病由充满淋巴液的囊性空腔组成。组织学上，囊性淋巴血管瘤病的病灶与海绵状或毛细血管瘤、淋巴管瘤病灶相似，所以这些病变常被简称为囊性血管瘤病。病理上，囊性血管瘤由众多扩张的海绵状薄壁血管结构组成，填充甚至侵蚀骨小梁空间。放射学表现为单发或多发骨质稀疏区，可呈跳跃状分布，多累及一个以上骨。骨的受累部位包括骨端、干骺端或骨干。病灶一般边界清晰，无反应性骨和占位效应。鉴别诊断包括其他单发或多发骨病变。

7.36

【临床病史】男性，18岁，反复骨痛。

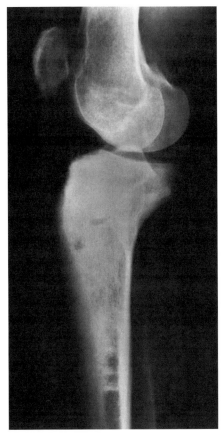
图7.36A

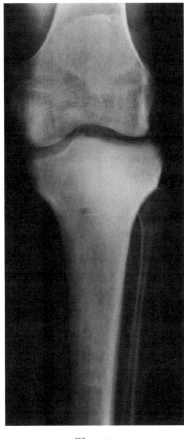
图7.36B

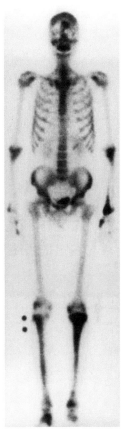
图7.36C

【影像学表现】

A ~ B.胫骨X线片，显示致密硬化破坏了骨小梁排列并使髓腔闭塞。累及胫骨近端并延伸到胫骨骨干，同时累及了股骨内侧髁。皮质完整，无破坏、膨胀或骨膜炎改变。胫骨干骺端可见骨活检通道。股骨内侧髁可见类似的致密硬化。

C.全身放射性核素扫描，显示左桡骨远端和拇指、左股骨远端、左胫骨近段、左胫骨远端和右胫骨近端和右足多处高浓聚灶。

【鉴别诊断】感染、放疗后改变、淋巴瘤、骨肉瘤。

【诊断】慢性复发性多灶性骨髓炎。

【讨论】多发致密骨病变的鉴别诊断包括先天性病变、肿瘤、炎症和代谢性疾病。本病例中病变的分布特征是诊断的主要依据。慢性复发性多灶性骨髓炎具有独特的临床特征，表现为不同骨的炎性骨病变在不同时间反复发作。血培养阴性，如果阳性则诊断为亚急性骨髓炎。活检标本无细菌检查，表现为淋巴细胞浸润性占主导地位的慢性炎症改变。该病具有良性自限过程，可能对抗生素无反应，但给予抗生素治疗后患者临床症状得到康复。建议采用非甾体类抗炎药治疗。

【临床病史】女性，35岁，近端肌肉无力。

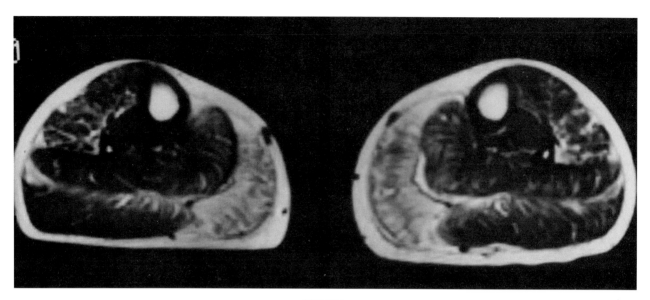

图 7.37A

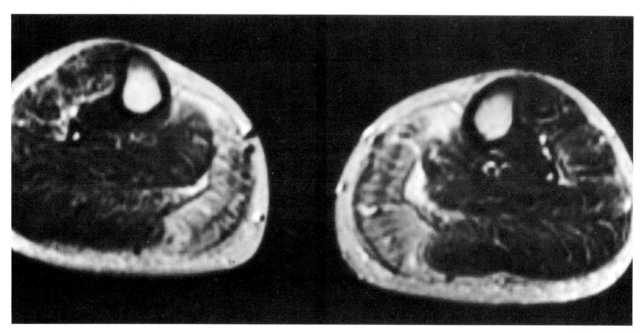

图 7.37B

A.轴位T_1加权MRI图像，显示双侧腓肠肌对称性异常高信号，无占位效应或骨受累。

B.轴位T_2加权MRI图像，也显示双侧腓肠肌对称性异常高信号，无占位效应。

【鉴别诊断】多发性肌炎、皮肌炎、失神经支配或失用性萎缩、骨筋膜间室综合征、病毒性肌炎、脓性肌炎、横纹肌溶解症、淋巴瘤。

【诊断】多发性肌炎。

【讨论】对称性病变提示是一种全身性疾病。因为没有占位效应，鉴别诊断中淋巴瘤和脓性肌炎的可能性小于其他疾病的可能性，但诊断需要进一步考虑临床其他资料。多发性肌炎和皮肌炎是横纹肌疾病，弥漫性非化脓性炎症和变性是其特征。皮肌炎有特异性的皮肤改变，而多发性肌炎没有。

多发性肌炎通常影响20～40岁的女性。它可能类似流感症状起病，继而出现从大腿开始的对称性肌无力、皮肤改变（40%～60%）和关节痛或关节炎（20%～50%）等变化多样。本病可能有很多的全身症状，包括心脏、肺、肾、眼、神经和胃肠道症状。多发性肌炎与恶性进展有一定关系，这种关系比皮肌炎弱。

最主要的影像学为皮下脂肪间隙和肌肉的水肿，随后水肿可吸收或进一步进展为纤维化、脂肪替代，可伴或不伴有软组织钙化。典型的钙化可勾画肌肉筋膜层，但也可位于皮下组织。CT可显示初始的肌肉水肿及随后脂肪替代和钙化。两种类型肌肉改变的MRI表现前面已经描述。早期的肌肉炎症表现为T_2加权高信号和T_1加权等信号。随后发生的脂肪替代表现为T_1加权和T_2加权同时为高信号（如本例所示）。在T_2加权中或反转恢复序列中显示的肌肉高信号与临床症状相关，它可能比实验室参数更具特异性。此外，MRI已被证明可以有效确定具诊断价值的活检部位。

【临床病史】男性，59岁，患糖尿病伴有右下肢蜂窝织炎和脓毒症恶化；相伴病例。（相伴病例也是坏死性筋膜炎和蜂窝织炎，但无脓肿形成）

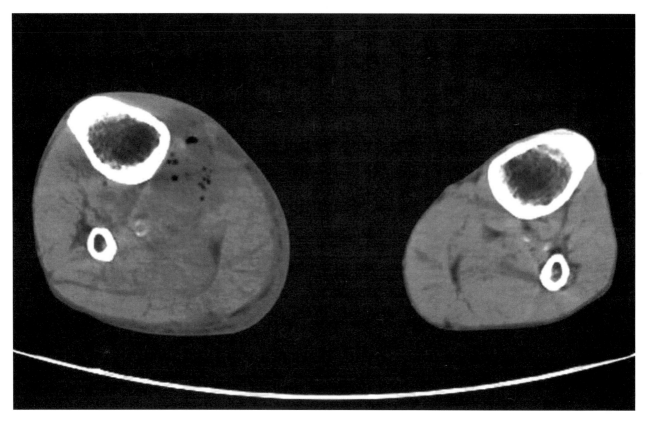

图 7.38A

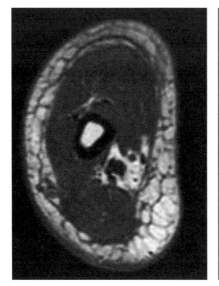
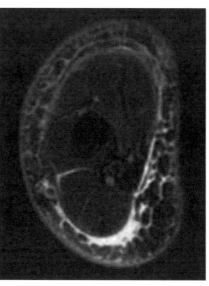
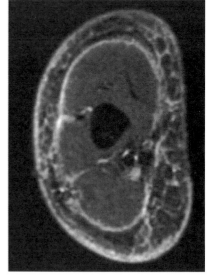

图 7.38B

【影像学表现】

A.双侧小腿横轴位CT图像，显示右侧小腿明显肿胀。可见气泡聚积和低密度区，累及趾长屈肌、胫后肌、比目鱼肌，皮下组织水肿；骨未见受累，可见动脉粥样硬化改变。

B.相伴病例。另一同样疾病患者的上臂轴位T_1加权、T_2加权脂肪抑制、增强T_1加权脂肪抑制序列MRI图像，显示增厚、强化的肌肉筋膜。

【鉴别诊断】蜂窝织炎、化脓性肌炎、坏死性筋膜炎、梭菌性肌坏死。

【诊断】坏死性筋膜炎伴脓肿形成和蜂窝织炎。相伴病例也是坏死性筋膜炎和蜂窝织炎，但无脓肿形成。

【讨论】坏死性筋膜炎是一种累及深筋膜的严重感染，通常致病因素或细菌入口不详。大多数患者有潜在疾病如糖尿病、酒精中毒或远端部位的感染。这些感染可能进展迅速，因此，快速诊断和治疗对患者的生存非常重要。下肢是最常累及的部位，但疾病可能开始于会阴、体壁、脊柱或上肢。坏死性筋膜炎的CT特征包括不对称的筋膜增厚、脂肪区渗液及气体沿筋膜层播散和脓肿。MRI表现包括T_2加权或STIR序列中增厚的高信号，及深筋膜强化。另可显示积液、脓肿和积气。然而，不是所有病例都具备这些CT或MRI影像表现。由于影像表现可能是非特异性或非确定性的，临床因素的相关性至关重要。坏死性筋膜炎的治疗通常采用手术清创，发病率和死亡率均较高。

【临床病史】男性，62岁，免疫抑制患者，小腿肿胀疼痛。

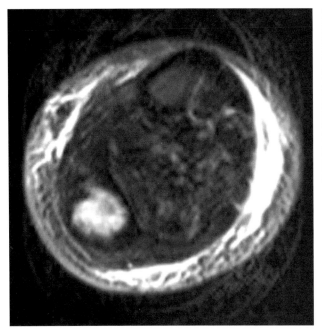

图 7.39A

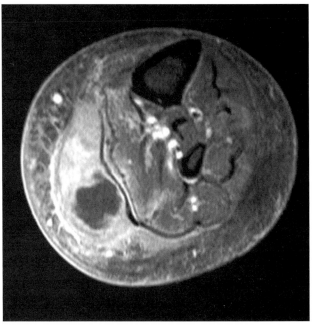

图 7.39B

【影像学表现】

A.轴位 T₂加权脂肪抑制 MRI 图像，显示比目鱼肌内肿物不均匀高信号，可见广泛皮下软组织水肿。胫腓骨未见受累。

B.轴位 T₁加权脂肪抑制增强 MRI 图像，显示比目鱼肌和周围的筋膜强化，T₂加权上显示的高信号区及前部皮下水肿未见强化。

【鉴别诊断】脓性肌炎伴脓肿、软组织肉瘤伴坏死或出血、肌肉撕裂伴血肿。

【诊断】脓性肌炎伴脓肿。

【讨论】皮下组织或筋膜炎性改变在肿瘤或肌肉撕裂中非常少见。在热带以外地区，脓性肌炎或化脓性感染并不常见，除非患者处于药物或获得性免疫缺陷病毒导致的免疫抑制状况下。在本病例培养出了链球菌。

不同于肺或胃肠道，由于肌肉和骨骼通常不暴露在病原体的环境中，深层骨骼肌肉感染非常少见。自发性感染一般继发于轻度创伤，局部血肿或组织坏死成为血行感染的起源。由于没有物理屏蔽阻挡感染的纵向播散，整块肌肉或肌肉群可能都会累及。治疗方法包括手术清创和全身应用抗生素。

病例 7.40

【临床病史】男性，45岁，小腿疼痛。A.右侧小腿X线片；B.左侧小腿X线片。

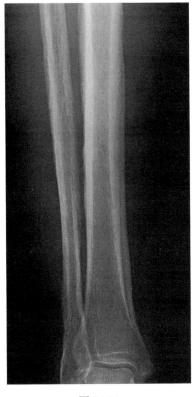 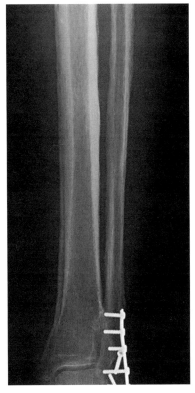

图 7.40A   图 7.40B

【影像学表现】

A～B.右侧（A）和左侧（B）小腿X线前后位片，显示沿胫骨和腓骨骨干增厚的实性波浪状骨膜反应。

【鉴别诊断】肥大性骨关节病（HOA）、静脉淤滞、甲状腺杵状指。

【诊断】肥大性骨关节病。

【讨论】经典肥大性骨关节病包括骨膜炎、杵状指和关节炎三联征。肥大性骨关节病（厚皮性骨膜病）原发型（特发的）是一种常染色体显性遗传病。HOA继发型已被观察到与各种各样的医疗条件相关。发病机制尚不明确。它通常与恶性或炎性胸内疾病有关。影像学可见广泛分布的对称性骨膜反应累及管状骨的骨干，骨端不受累。骨扫描可见沿着长管状骨骨干皮质边缘弥漫、对称性浓聚，有时被称为"平行轨道"或"双条纹"征。

甲状腺杵状指是自身免疫性甲状腺疾病的罕见并发症。可发生在甲状腺手术或原发甲状腺功能亢进放射性治疗后。它产生广泛对称性针状骨膜反应，主要累及手和足的管状骨骨干的中段。静脉淤滞（尤其是下肢）可导致广泛的实性波浪状骨膜反应，早期可与皮质分离，广泛的皮下水肿和曲张静脉中的静脉石提示病变的诊断。

7.41

【临床病史】男童，12岁，踝关节肿胀和压痛。

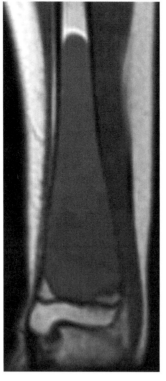

图 7.41A

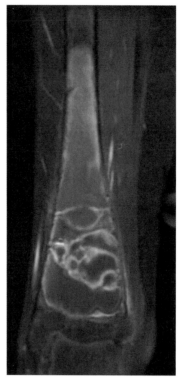

图 7.41B

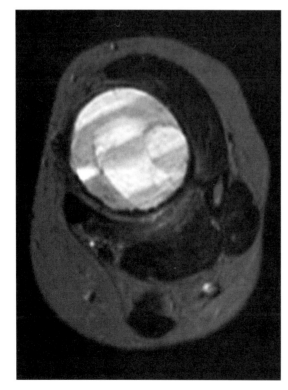

图 7.41C

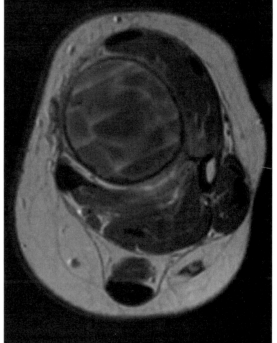

图 7.41D

【影像学表现】

A.冠状位 T_1 加权 MRI 图像，显示胫骨远端一个较长的病变，伴轻度膨胀和不均匀的内部信号。

B.冠状位 T_1 加权脂肪抑制增强 MRI 图像，显示病灶周缘强化及病灶中央复杂的曲线样强化。

C.轴位 T_2 加权 MRI 图像，显示病灶内多发液 - 液平面及多个分隔的腔室。

D.轴位 T_1 加权脂肪抑制增强 MRI 图像，显示腔室间分隔强化。

【鉴别诊断】 动脉瘤样骨囊肿、单纯骨囊肿。

【诊断】 动脉瘤样骨囊肿。

【讨论】 动脉瘤样骨囊肿是骨的膨胀性囊性病变。它们可能因创伤或潜在的肿瘤引起的血管障碍所致。病理学家在 1/3 或更多的病例的邻近骨组织中检出了原发的良性或恶性骨病变。本病例以往有创伤史。大多数囊肿患者发生在 10～20 岁，患者通常有小于 6 个月的持续疼痛和（或）肿胀。超过 50% 的动脉瘤样骨囊肿被发现在长骨中，通常在干骺端。12%～30% 发生在脊柱，通常在脊柱后部，其余病例发生在骨盆或其他扁骨。

动脉瘤样骨囊肿是偏心性低密度病变，增大骨的外径，使其呈膨胀样外形（因此称为动脉瘤）。病变的扩张超过骨膜骨生长速度时，有时会出现扩大的皮质壳连续性中断，但骨膜保持完整，虽然影像学可能显示不清。囊壁可能有小梁，但真正的骨性间隔罕见。动脉瘤样骨囊肿可位于长骨的中央（如本例所示）。病变由海绵状纤维血管组织组成，囊腔内充满血液或血清样液体。生长板可能被侵蚀。CT 或 MRI 可显示多发的间腔内的液 - 液平面，注入造影剂后病变的周缘和间隔可见强化。动脉瘤样骨囊肿的治疗类似于骨巨细胞瘤的治疗，当发现另有其他潜在病变时，则需要更积极的治疗。临床过程变化较大，可以从病变静止和自我修复，到快速而持续不断的生长。动脉瘤样骨囊肿没有转移的潜能。

【临床病史】女性，52岁，偶然发现胫骨远端病变。

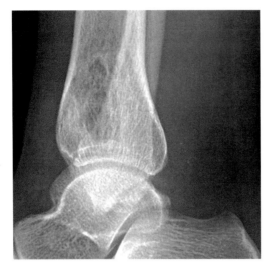

图 7.42A

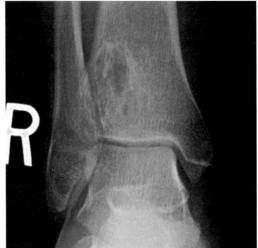

图 7.42B

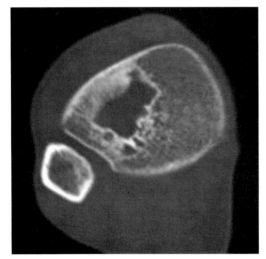

图 7.42C

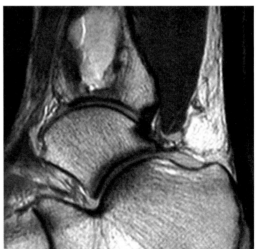

图 7.42D

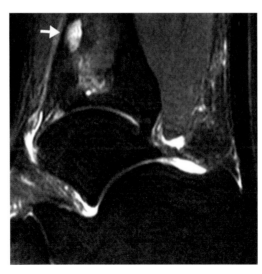

图 7.42E

【影像学表现】胫骨远端X线侧位片（A）、前后位片（B）和轴位CT（C）图像，显示胫骨远端一个边界清楚的溶骨性病变，伴有薄的硬化边。矢状位质子密度（D）和脂肪抑制（E）MRI图像，显示髓腔分叶状病变，在脂肪抑制图像上其信号几乎均匀减低，病灶前部可见局部小范围高信号区（囊肿形成）（E，箭头）。病变边缘可见低信号线，对应于X线片上的硬化边。

【鉴别诊断】骨梗死、单纯骨囊肿、骨纤维异常增殖症、骨内脂肪瘤。

【诊断】骨内脂肪瘤。

【讨论】骨内脂肪瘤是一种罕见的原发性骨肿瘤，由成熟的脂肪细胞、少量纤维和血管组织组成。脂肪瘤可能发生不同程度的退化，如脂肪坏死、囊肿形成和营养不良性钙化。X线片上，骨内脂肪瘤表现为地图样低密度病变，伴有硬化边、钙化或小梁区。当X线片无法检出骨内脂肪（特别是病灶内有坏死）时，MRI和CT因检出脂肪而准确诊断。X线片上，该病可能类似于骨纤维异常增殖症、动脉瘤样骨囊肿、单纯骨囊肿、骨梗死和软骨类肿瘤。大多数骨内脂肪瘤采用非手术治疗。手术治疗的主要适应证是怀疑或有恶性肿瘤的证据（虽然非常罕见），其他指征包括畸形或疼痛。手术治疗采用刮除和骨碎片填充。

7.43

【临床病史】22岁，业余橄榄球运动员，右踝关节损伤3周。A～B.右跟腱纵切面和横切面超声图像；C～D.左跟腱纵切面和横切面超声图像。

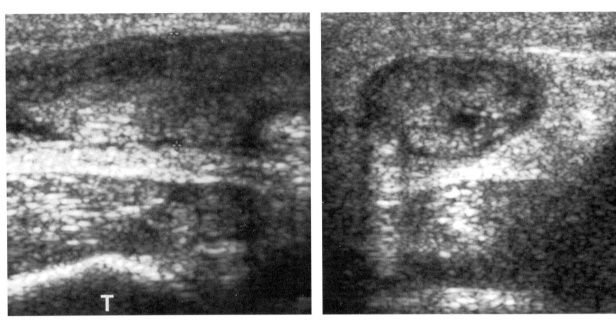

图 7.43A   图 7.43B

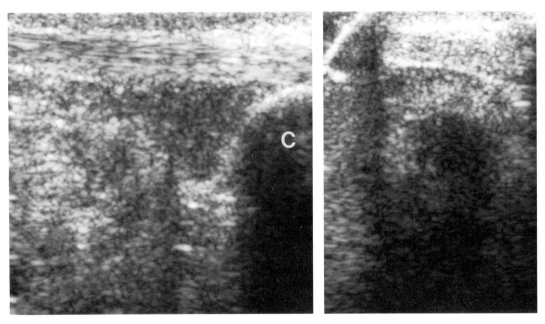

图 7.43C   图 7.43D

【影像学表现】

A.右跟腱。纵切平面的跟腱超声（探头置于跟腱的后方），显示跟腱整体明显增厚回声。跟腱前后方向的厚度是13mm。跟腱没有局部的中断（T=胫骨）。

B.横切面超声，显示跟腱增大的卵圆形横截面，肌腱内可见一个离散的低回声区。

C～D.左跟腱。未受伤的对侧跟腱超声，显示跟腱在纵向平面的正常厚度，并伴有轻度低回声、有序的纤维组织。在横切平面中，肌腱呈C形横断面（C=跟骨）。

【鉴别诊断】跟腱撕裂（部分或完全）、肌腱炎、高胆固醇血症、术后瘢痕。

【诊断】跟腱炎伴有部分跟腱内组织撕裂。

【讨论】由于跟腱位置表浅、尺寸较大和解剖简单，超声非常适合跟腱疾病的诊断。正常跟腱是由有序纤维组织构成的扁平结构，呈稍低回声。正常跟腱的厚度随着年龄和身高的增长而增加。肌腱变性指的是肌腱增厚、伴有矢状径增加和局灶的低回声区。

当肿大的肌腱撕裂断端间隙被液体、脂肪或出血填充时，诊断跟腱断裂。足跖曲和背曲的实时成像可很好地判断完全或部分跟腱撕裂。完全的撕裂通常发生在跟骨附着处近端3cm处。治疗方法包括石膏固定或手术修复。对希望继续从事体育运动的患者，大多数医生倾向于开放修复手术，因为可以降低该人群跟腱再撕裂率。对跟腱痛患者一项研究发现，恢复时间和跟腱的超声表现相关，并建议将超声作为预后预测工具。跟腱修复术后的超声表现包括肌腱内低回声区、回声不均匀、失去纤维状结构等。这些形态的变化与修复后的临床结构没有相关性。

【临床病史】男性，35岁，打篮球时突然感觉"呼"的一声和剧烈的疼痛。

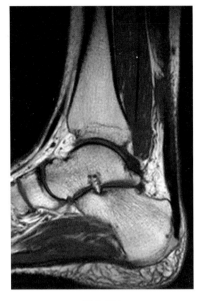
图 7.44A

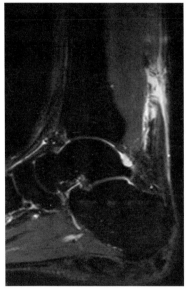
图 7.44B

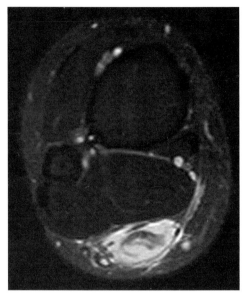
图 7.44C

【影像学表现】

A.矢状位T₁加权MRI图像；显示比目鱼肌和跟骨附着处之间跟腱的正常低信号消失。

B ~ C.矢状位反转恢复序列和T₂加权脂肪抑制MRI图像，显示跟骨附着处上约5cm处跟腱断裂，跟腱断端增厚。肌腱可伸缩的边缘在撕裂处是增厚的。液体（T₂加权高信号）穿过并环绕跟腱撕裂处。

【鉴别诊断】跟腱变性、跟腱断裂。

【诊断】跟腱断裂。

【讨论】跟腱通过腓肠肌和比目鱼肌表浅和深层筋膜的融合而形成，它附着于跟骨的后方。跟腱由致密的纤维束组成，这种纤维束由与跟腱外结缔组织（腱周膜）相连续的结缔组织（腱内膜）分隔。血管沿着腱内膜走行但是供血较差。跟骨附着处近端3 ~ 4cm处的跟腱部分血供最差。自发的或活动相关的跟腱撕裂常发生有基础疾病背景下。肌腱断裂可以被认为是肌腱炎的终点，这类病变包括腱旁组织的炎症到部分撕裂及最终完全断裂。有基础疾病的患者，如甲状旁腺功能亢进、类风湿关节炎、肾衰竭、假性甲状旁腺功能减退、假假性甲状旁腺功能减退和糖皮质激素治疗等，易患跟腱炎和断裂，大多数跟腱断裂患者已经有因参加体育活动后的跟腱炎病史。多数患者为较少参加体育运动的成年人，这些患者突然剧烈运动时易发生跟腱断裂。男性多见，男女比例约为3 ∶ 1，一项大宗病例报道的平均年龄41岁。在MRI中，正常的跟腱表现为所有序列中低信号扁平状结构，部分撕裂表现为增厚的跟腱内的高信号聚积。急性完全断裂表现为连续中断，局部被液体或肉芽组织充填。慢性肌腱炎表现为弥漫性增厚而没有信号强度的增加。

第8章
踝与足

【临床病史】女性，71岁，足踝疼痛。

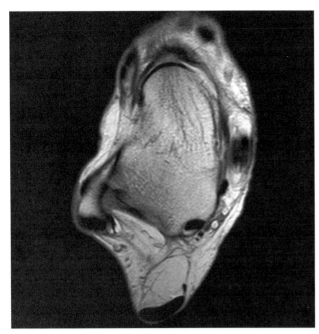

图 8.1A

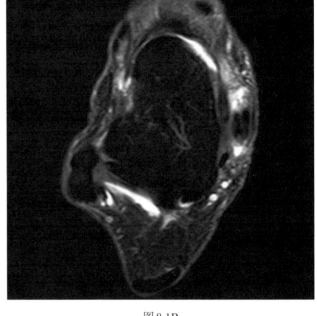

图 8.1B

【影像学表现】A.横轴位质子像；B.脂肪抑制T_2加权成像。胫骨后肌肌腱增厚、撕裂，T_2WI信号增高，周围可见积液。

【鉴别诊断】无。

【诊断】胫骨后肌肌腱纵向撕裂。

【讨论】胫骨后肌肌腱是三条内侧屈肌腱中最大及最厚的肌腱，此肌腱经过内踝，附着于足舟骨内侧部、三个楔状骨及第一至第四跖骨基底部。大部分胫骨后肌肌腱撕裂发生在内踝水平。此肌腱是构成足底足弓的主要肌腱之一，其撕裂可以导致扁平足畸形、明显慢性痛及骨性关节炎。有文献报道跗骨窦综合征与胫骨后肌肌腱撕裂有关。

【临床病史】女性，9岁，踝关节损伤。

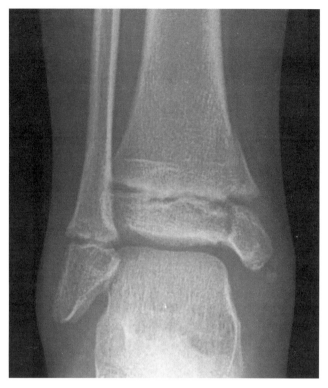

图8.2

【影像学表现】踝关节前后位X线片，显示关节内骨折，垂直通过胫骨内侧、骨骺、生长板、干骺端，将内踝与其余胫骨分开。

【鉴别诊断】无。

【诊断】内踝Salter Ⅳ型骨折。

【讨论】Salter Ⅳ型骨折通过干骺端、生长板及骨骺。在此病例中，可以看到矢状面垂直骨折通过这三个结构。这些骨折要求准确的开放性复位及内固定（ORIF），因为主要骨折片的对位不齐可以引起通过生长板的骨桥形成。此骨桥可以限制一侧生长板，而生长板的外侧部分继续生长使骨延长，从而导致进行性内翻畸形。因为儿童相对较长的生长期畸形的潜在性损伤对儿童影响较大。如果骨折移位超过2mm，发生并发症的危险较高。腓骨的Salter Ⅰ或Salter Ⅱ型骨折可能与此损伤有关。

【临床病史】男性，14岁，长曲棍球损伤。

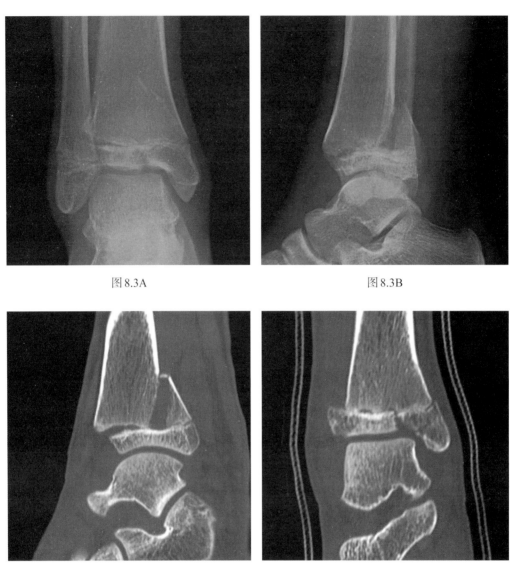

图 8.3A   图 8.3B

图 8.3C   图 8.3D

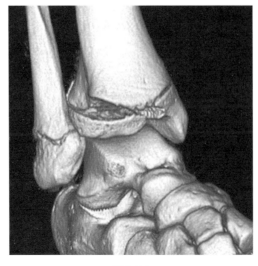

图 8.3E

【影像学表现】右踝关节前后位X线片（A）、侧位X线片（B）、CT矢状位（C）、冠状位（D）及三维重建（E）图像，显示右踝骨骺前后走行垂直型骨折及通过胫骨远端干骺端后部的斜形骨折。内踝及外侧干骺端完整。胫骨远端生长板的中央部分闭合，生长板的最内侧部分开放，外侧部分异常增宽。

【鉴别诊断】Salter Ⅱ、Ⅲ型及Ⅳ型骨折，青年型提奥骨折，三平面骨折。

【诊断】三平面骨折。

【讨论】X线片及CT可以显示累及生长板的胫骨远端骨折。一部分骨折通过斜冠状面的干骺端，一部分骨折通过矢状面的骨骺。因为通过生长板的骨折在横轴平面，并连接了干骺端和骨骺的骨折，这种骨折成分发生在三个不同的平面，因此定义为三平面骨折。三平面骨折包括Salter Ⅱ型及Ⅲ型骨折，因为其穿过骨骺、生长板、干骺端，可以被描述为Salter Ⅳ型骨折。相比较而言，青年型提奥骨折是一种胫腓前韧带剥离所导致的胫骨骨骺的前外侧面的骨折。因

此，青年型提奥骨折可以认为是Salter Ⅲ型骨折。

三平面骨折仅仅发生在胫骨远端骨骺闭合不完全的情况下。胫骨远端生长板从中央开始闭合，然后向内侧、最后向外侧闭合。跖曲及外旋被认为是三平面损伤的主要机制之一，在此过程中，胫腓韧带的拉伸可以致使胫骨的外侧部分（包括部分骨骺及干骺端）剥离。胫骨的骨折可以伴随这些骨折。当骨骺分离成两部分时，三平面骨折形成，其中一部分为胫骨干骺端的后部附着在分离的骨骺上，另一部分为内侧骨骺的一部分。三部分骨折通常较两部分骨折更为严重，是因为骨骺的较大范围的移位。三部分损伤通常采用开放性复位及内固定（ORIF）治疗。

骨折平均发病年龄男孩为15岁（12～17岁），女孩为13岁（10～15岁）。三平面骨折分别占18岁以下男孩及女孩足踝骨折的15%及7%，但是比例在这些骨折的发病年龄范围是较高的。如果ORIF治疗后骨骺的间隙达3mm或更大，那么骨骺早闭合的风险增大。

【临床病史】男童，4岁，拒绝行走。A、B.为出现症状后2周；C～F.为出现症状后6周。

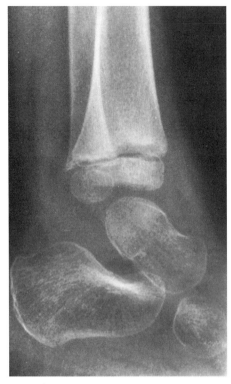
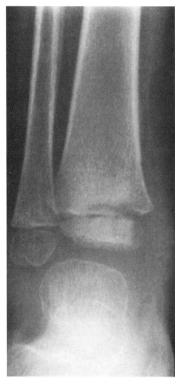
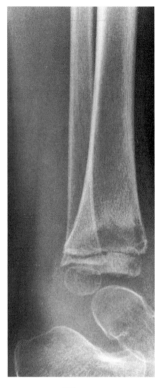

图 8.4A   图 8.4B   图 8.4C

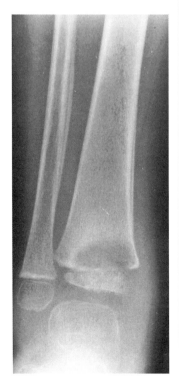
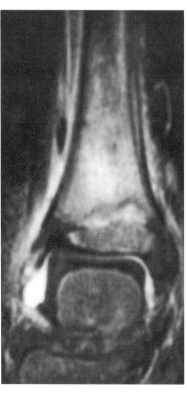
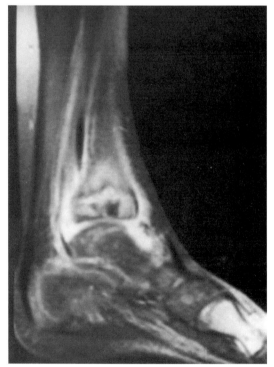

图 8.4D   图 8.4E   图 8.4F

【影像学表现】

A～B.为出现症状后2周拍摄的侧位及前后位X线片，提示胫骨干骺端轻度卵圆形透亮影，周围可见硬化。软组织肿胀可见。2周前X线片提示正常（未列出）。

C～D.为出现症状后6周X线片，提示透亮影增大、边界清楚、沿胫骨及腓骨长轴方向可见骨膜反应。软组织肿胀明显。

E～F.为出现症状6周的T_2WI图像，证实胫骨远端干骺端局灶性高信号影，邻近但没有穿透生长板，对应于平片上的透亮影。踝关节腔积液及软组织水肿显著。

【鉴别诊断】生长板骨折、化脓性、肉芽肿性或真菌感染所致的骨髓炎；恶性肿瘤如骨肉瘤、淋巴瘤或尤因肉瘤。

【诊断】非典型性分枝杆菌感染性骨髓炎。

【讨论】虽然随访2周时Slater Ⅰ骨折可以表现为生长板增宽及干骺端侧硬化，健康儿童生长板骨折通常6周可以愈合。非对称性增宽及硬化在外伤中不常见。干骺端增大的透亮影通常提示破坏性过程，如骨髓炎或肿瘤。干骺端远端通常是血源性骨髓炎的好发部位，但是反应骨少，6周末没有累及生长骨骺板及骨骺不是化脓性骨髓炎的典型特点。虽然干骺端骨硬化可以代表肿瘤骨，病变体积较小在骨肉瘤、淋巴瘤或尤因肉瘤等原发骨的恶性肿瘤中也不常见。这个病例是通过开放式活检证实的。透亮区包括液体充填的囊性间隙，液体培养为阳性。

非结核性分枝杆菌肌骨系统感染可以表现为肌腱滑膜炎、滑膜炎或骨髓炎。病理所见实际上包括非炎性、轻到重度非特异性慢性感染，不伴有坏死的肉芽肿以及与结核鉴别困难的干酪性上皮样肉芽肿。这些病理性变化可以解释这个病例的影像学表现相对温和。干骺端及骨干的多发病变、窦道、骨质疏松是非典型性分枝杆菌感染的另外一些征象。同结核一样，晚期也会出现关节间隙狭窄。非典型性分枝杆菌感染的诊断延误较为常见，病变可以是多灶。这些感染可以发生在免疫缺陷及免疫力正常的人。

【临床病史】男童，29岁，下肢肿胀。

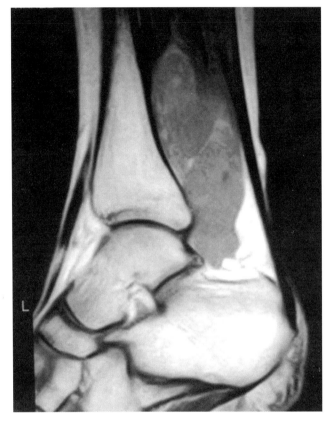

图 8.5A

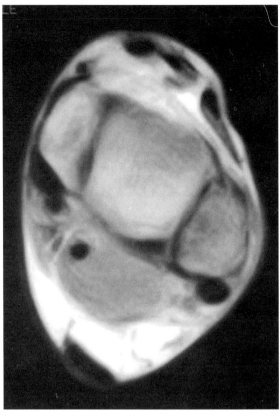

图 8.5B

【影像学表现】

A.矢状位 T_1WI图像，显示比目鱼肌远端占位性病变，向下至跟腱深部，紧邻胫骨及足踝后部。肿块可见分叶及不均匀中等信号强度。

B.踝关节平面横断面 T_1WI图像，显示踝关节后方软组织肿块，包绕拇长屈肌腱。所见骨质未见异常。

【鉴别诊断】软组织肉瘤、骨骼肌外尤因肉瘤、淋巴瘤、良性软组织肿瘤、肌肉肌腱损伤、骨化性肌炎、血肿。

【诊断】骨骼肌外原发性神经外胚层瘤（PNET）。

【讨论】成年人肢体深部软组织内大的分叶状软组织肿块总是受到关注。就此病例诊断而言，影像上没有特殊点，但肌腱损伤、血肿及骨化性肌腱炎通常会提示有意义的病史（此病例缺乏）。此患者的发病年龄小于间叶组织肉瘤的峰值发病年龄。诊断需要活检。

PNET是神经外胚层起源的肉瘤。在组织发生学上与尤因肉瘤密切相关，光镜上无法鉴别（小的类圆形蓝色细胞）。尽管尤因肉瘤和PNET都可以原发于骨或软组织，但是尤因肉瘤多好发于骨，而PNET在骨和软组织中发病率相等。大部分PNET的患者发病年龄为10～30岁，常见的软组织部位为椎旁、胸壁（可以称为阿斯金肿瘤）、腹膜后及下肢。软组织PNET通常表现为快速增大的软组织肿块。影像表现没有特异性，影像上PNET与尤因肉瘤难以鉴别。如本病例所示，肿瘤边界清楚，有时候可以包裹，或出现浸润征象，可见出血，增强扫描显著强化。PNET的治疗通常是化疗及外科手术治疗，有时候可以放疗。PNET患者预后较尤因肉瘤患者差。

【临床病史】男性，33岁，踝部疼痛。

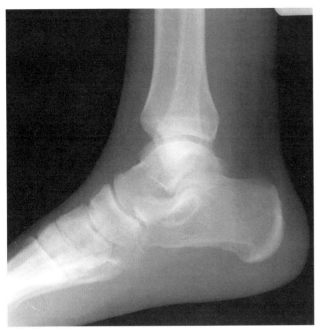

图 8.6A

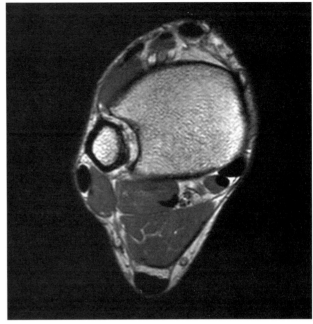

图 8.6B

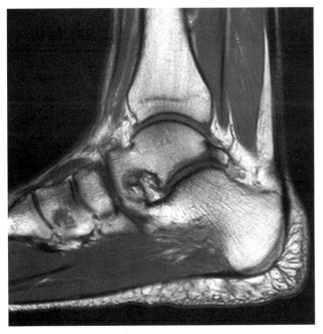

图 8.6C

【影像学表现】A.踝部侧位X线片图像，显示软组织肿块部分占据Kager脂肪垫，位于踇长屈肌腱后方。B，C.横断面及矢状面T$_1$WI图像，显示跟腱前方副比目鱼肌。

【鉴别诊断】无。

【诊断】副比目鱼肌。

【讨论】根据尸检研究，副比目鱼肌的发生率为0.7% ～ 5.5%，单侧多见。通常起源于比目鱼肌深面或胫骨及腓骨。从起源开始，副比目鱼肌走行于跟腱前方或前内侧。副比目鱼肌一般有自己的筋膜，其血供来自于胫后动脉。胫后神经支配永恒比目鱼肌及副比目鱼肌。

副比目鱼肌临床表现通常表现为踝部软组织肿块。临床上显著的副比目鱼肌以男性好发，一般发生于10 ～ 30岁。横断面成像中，副比目鱼肌通常位于跟腱前方及屈肌支持带浅面，典型时向内延伸通过跟腱内缘与内踝之间的间隙。治疗通常依据患者的临床表现及严重程度。对于有症状的患者可以行非手术治疗，也可采用筋膜切开术或肌肉切除术进行外科治疗。

8.7

【临床病史】女性，28岁，踝部扭伤。

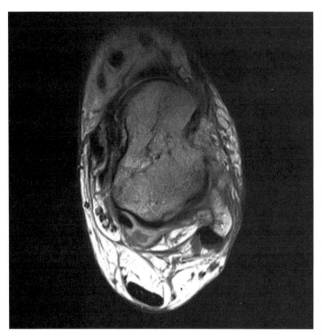

图 8.7A

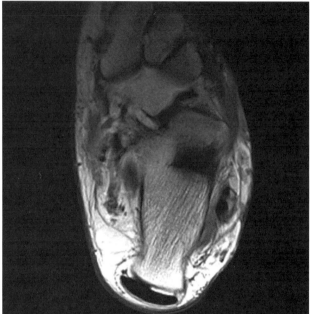

图 8.7B

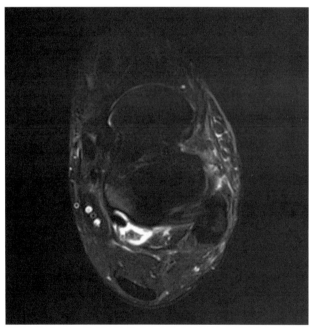

图 8.7C

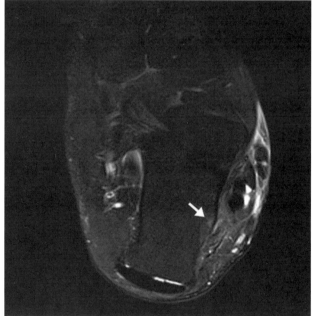

图 8.7D

【影像学表现】轴位质子像（A、B）及脂肪抑制T₂WI图像（C、D）。显示距腓前韧带完全撕裂，周围可见液体积聚。跟腓韧带在腓骨肌腱鞘下方撕裂。距腓后韧带纤维连续但信号增高提示损伤。距骨后部及跟骨的腓骨结节可见水肿。

【鉴别诊断】无。

【诊断】外踝韧带撕裂。

【讨论】外侧副韧带复合体主要包括三根韧带：距腓前韧带、距腓后韧带及跟腓韧带，此复合体损伤常见，尤其是在年轻人的活跃人群中。在这些韧带中，距腓前韧带最弱，最容易撕裂。随着反转拉力的增加，跟腓韧带也会撕裂。距腓后韧带损伤不常见，常继发于距腓前韧带及跟腓韧带的损伤。Ⅰ级及Ⅱ级急性撕裂、牵拉及部分撕裂常非手术治疗，Ⅲ级撕裂及完全断裂的治疗方案有较大争议。不管采用什么治疗方法，踝关节扭伤的预后较好。不幸的是，有10%～20%患者发展为慢性踝关节不稳。MR关节造影对于踝关节韧带的检测及准确分级具有较高的敏感性。关节造影可以用来评估韧带撕裂后的游离端，进而评估初步修复的可行性，同时可评估邻近结构情况，有利于指导外科重建。

【临床病史】女性，34岁，足部疼痛。

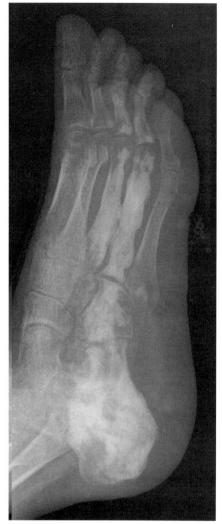
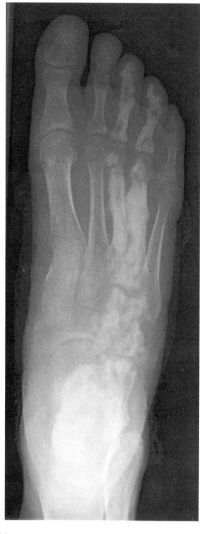

图8.8A

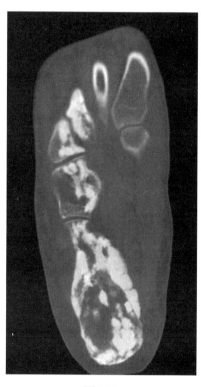

图8.8B

【影像学表现】

A.斜位及前后位X线片，显示跟骨、骰骨及第3、第4跖骨及趾骨波浪样、致密性骨质硬化。

B.长轴位CT图像，显示硬化累及骨皮质及髓腔，没有软组织肿块及骨质破坏。

【鉴别诊断】蜡泪样骨病（肢骨纹状肥大）、外伤、慢性骨髓炎、骨肉瘤。

【诊断】蜡泪样骨病。

【讨论】蜡泪样骨病是一种不明原因的疾病，可发生在任何年龄。最常见的表现为骨皮质硬化，与蜡泪征相似。通常单侧肢体受累，常沿着骨膜分布。当软组织受累时，肌肉及肌腱挛缩，可导致骨骼肌畸形，如脊柱侧弯及生长受累。大部分患者没有症状，但也可表现为疼痛。与蜡泪样骨病相关的疾病有脆弱性骨硬化（骨斑点症）、条纹状骨病、神经纤维瘤病及结节性硬化。治疗通常是外科手术以纠正畸形及去除软组织肿块。

【临床病史】男童，8岁，踝部疼痛。

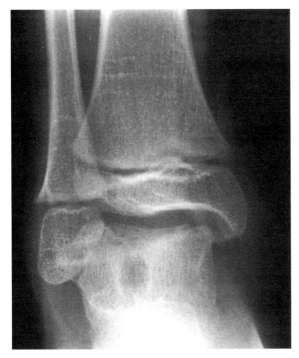

图8.9A

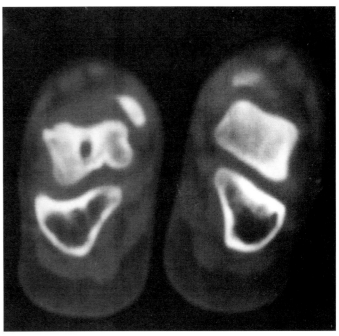

图8.9B

【影像学表现】

A.踝部前后X线片，显示骨骺生长过度，距骨穹窿扁平、硬化及囊变，距骨内可见1cm大小的透亮影，伴硬化边。

B.双踝CT图像；显示右侧距骨边界清楚卵圆形透亮影，灶周可见硬化。病变内可见软组织密度。距骨穹窿关节面不规整。与对侧比，距骨轻度变窄。踝关节腔内可见软组织密度影，提示关节积液及滑膜肥厚。

【鉴别诊断】血友病、青年特发性关节炎、化脓性关节炎、镰刀形细胞病。

【诊断】血友病假瘤。

【讨论】发生于儿童的与滑膜肥厚相关的关节面异常可见于青年特发性关节炎、血友病及类风湿因子阴性海绵样骨关节病。关节炎常见关节面下软骨囊性改变，本例患者距骨囊性病变远离关节面下骨，是血友病患者骨内出血所致的假瘤样改变。

骨内出血及继发的清除出血的炎性反应可以在骨内产生放射性透过性缺损，称之为假瘤。假瘤内重复出血可导致复发及病变增大，类似恶性改变。累及距骨的镰刀形细胞病所出现的骨坏死或骨髓炎与此病有类似表现。脓毒性关节炎可以导致骨髓炎及骨坏死。血友病的X线片表现与某些关节病类似，尤其是青年特发性骨关节炎。因为影像表现的病理机制不同（前者为继发炎性改变关节内出血，后者为无出血的慢性炎性改变），所以在鉴别这些疾病的时候应当寻找出血的特点。明显不同点是出血性渗出，可以用MRI来确认，其他鉴别点包括由于骨膜下出血所致的局灶性骨膜反应及骨内出血所致的假瘤。

软组织出血可能导致软组织假瘤形成，并对邻近骨产生压迫性侵蚀及扇贝样改变，可类似肿瘤一样伴有或不伴有明显骨膜反应。假瘤在成人主要起自近端骨骼中较大的骨，在年轻患者骨骼肌成熟之前，主要发生于远端的腕部或踝部。远端假瘤通常对非手术治疗效果较好，而对近端假瘤通常采用手术切除的办法。大的近端假瘤可导致威胁生命的出血。急诊外科治疗术中术死亡风险很高。

【临床病史】男童，10岁，踝部疼痛。

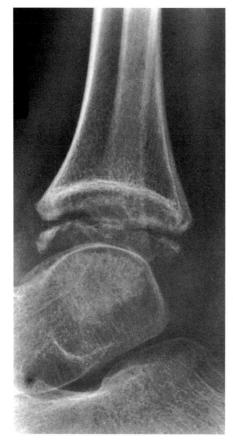

图 8.10A

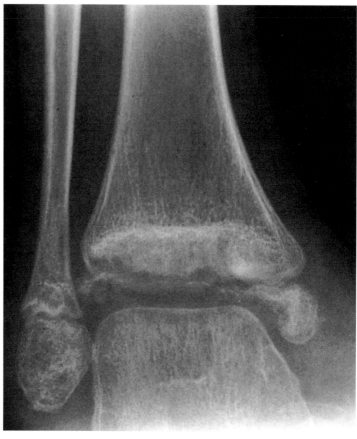

图 8.10B

【影像学表现】踝关节侧位X线片及踝穴位投照片（A，B），显示胫骨远端骨骺可见矿化形成，骨骺骨化来自于多个骨化中心。通过胫骨干骺端远端可见一条水平走行的致密硬化线。内踝及外踝的骨化形态紊乱。

【鉴别诊断】骨坏死、骨骺发育不良、外伤、骨髓炎。

【诊断】镰刀形细胞病骨坏死。

【讨论】具有骨骺多个中心骨化意味着骨坏死的再血管化。在此病例中，患者患有镰刀形细胞病，临床的主要问题是踝部疼痛的原因。镰刀形细胞病主要是由于血红蛋白的遗传性结构缺陷致使红细胞功能失调所致。镰刀形细胞病在骨的X线片表现主要是骨髓增生、血管闭塞及骨髓炎。骨髓增生使髓腔扩张，血管闭塞可以导致骨坏死。任何骨的任何部分都可以发生梗死，常受累的部位包括长骨的髓腔、生长中的骨骺及手。生长中的骨骺受累可以影响个体生长。如果股骨头受累，病理生理学事件及后遗症与股骨头骨骺软骨病相似。椎体的生长紊乱将导致H形椎的发生。伴有修复或营养不良性钙化的局灶性骨梗死能导致骨骼的散发性局灶性硬化。

镰刀形细胞病患者骨髓炎发病率较高。与血源性骨髓炎部位不同的是，镰刀形细胞病患者的感染在长骨的骨干常见，此处氧的压力最低。在约50%的病例中，沙门菌属或混合菌属是常见的致病原（其出现在任何其他情况下都是极罕见的）。其余的通常由链球菌属感染所致。骨髓炎慢性化和复发常见。在临床及X线片上骨髓炎与梗死难以鉴别，两者也可互为各自的并发症。骨髓炎的放射学征象可与镰刀形细胞病的骨改变影像相重叠。

病例 8.11

【临床病史】男性，63岁，最近诊断为前列腺癌。

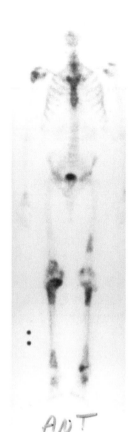

图 8.11A

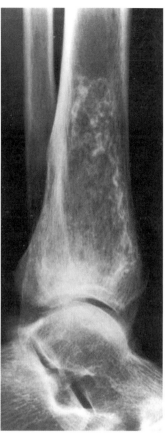

图 8.11B   图 8.11C

【影像学表现】

A.全身放射性核素扫描，显示在多个部位有放射性浓聚，尤其是骨的终端受累，包括双侧胫骨、股骨远端、右侧肱骨近端、距骨和左侧股骨干远端，受累部位相对较大。中轴骨未见受累。

B～C.X线片提示右侧胫骨远段病变可见花边样钙化基质及匐行性硬化壳。没有皮质膨胀或穿透。

【鉴别诊断】转移瘤、内生软骨瘤、骨髓梗死（骨坏死）。

【诊断】骨髓梗死。

【讨论】与附肢骨相比，转移癌的典型表现更容易累及中轴骨，踝部和足部不常受累。转移也可以局灶性或分散性发生。内生软骨瘤和骨髓梗死均可以发生放射性核素浓聚。内生软骨瘤的核素浓聚是反应性骨形成及内生软骨骨化的反应。骨梗死的浓聚是再血管化后的修复及重塑的反应。在骨髓梗死的缺血期，骨扫描可以是冷色或正常的。内生软骨瘤和骨髓梗死可以有相似的X线片表现。相对于内生软骨瘤而言，匐行性钙化壳和骨端受累常见于骨髓梗死，而多灶受累也多见于骨髓梗死。

骨髓梗死的潜在原因包括外源性激素、酒精中毒、镰刀形细胞病、外伤、戈谢病及胰腺炎。在酒精中毒及胰腺炎患者中，异常的脂肪代谢可能是脂肪栓塞而致骨梗死的原因。在MRI上，骨髓梗死常是多发的，并具有一定的诊断特点，在T_1WI及质子密度成像上可以表现为边界清楚的不规则形匐行性生长的低信号缘。这种表现与再血管化及重塑后的边缘相一致。同一时间的X线片可以表现为正常，但是梗死后的骨髓可以最终发生钙化。梗死中的营养不良性钙化与内生软骨瘤的钙化基质类似。

【临床病史】女性，32岁，踝关节慢性肿胀及疼痛。

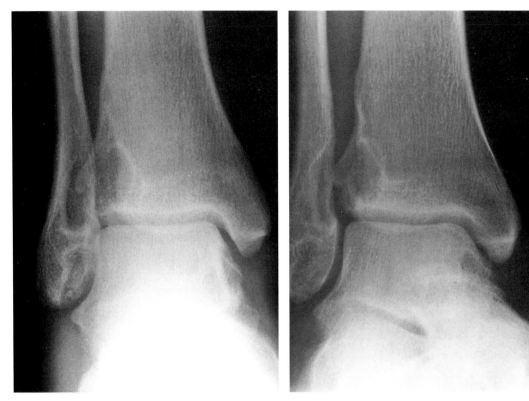

图 8.12A   图 8.12B

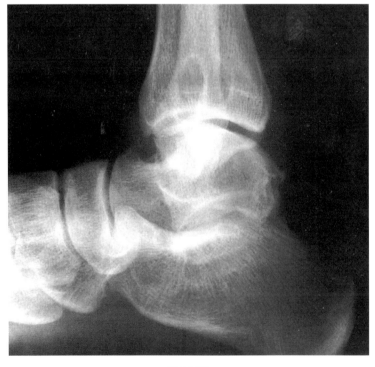

图 8.12C

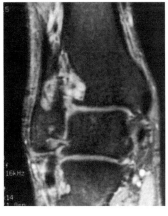 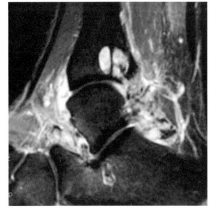 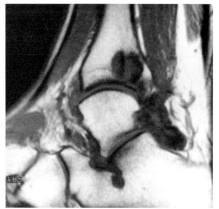

图 8.12D　　　　　　　　　　图 8.12E　　　　　　　　　　图 8.12F

【影像学表现】A，B.踝关节前后位及踝穴位投照图像，显示胫骨及腓骨远端侵蚀性改变。侵蚀较浅，可见硬化边；软骨间隙保留。这些病变的分布提示主要是滑膜而非骨的多灶病变。

C.侧位片，显示距骨的前上及后部侵蚀性改变，提示疾病较弥散。

D～F.冠状位及矢状位T₂脂肪抑制、矢状位T₁WI加权MRI图像，显示骨皮质下大量滑膜肥厚及相关病变，其中一些病变与关节相通。在肥厚的滑膜及骨内可见低信号影。

【鉴别诊断】色素沉着绒毛结节性滑膜炎（PVNS）；滑膜骨软骨瘤病，淀粉样骨关节病，结核，滑膜血管瘤病。

【诊断】色素沉着绒毛结节性滑膜炎（PVNS）。

【讨论】以上鉴别诊断中的疾病都能引起滑膜肥厚及骨侵蚀。X线片上表现未见钙化使得滑膜软骨瘤病的可能性减小。滑膜及骨在T₂WI上的低信号灶可见于PVNS或淀粉样病，但是单关节受累更支持PVNS，而不是淀粉样病。这些低信号灶不见于结核或血管瘤病。

PVNS被认为是一种滑膜的良性肿瘤性病变。典型病例是单关节受累，好发于下肢的大关节，尤其是膝关节。然而，任何滑膜关节都可以受累。X线片表现主要包括关节积液、关节旁侵蚀及软骨间隙保留。后期可见继发性骨关节炎。关节强直不是其特征。一般来讲，在PVNS中滑膜肿块不会钙化或骨化，这是与滑膜软骨瘤病的重要鉴别点。在MRI上，PVNS在所有序列上都可以看到由于反复关节内出血、广泛的含铁血黄素沉积所致的低信号灶。含铁血黄素的沉积在大体标本上可以使得滑膜看似色素沉着样改变。淀粉样变性可以有相似表现，但淀粉样变性通常是对称性的、多关节受累，可能和长期血液透析有关。

PVNS可以采用滑膜切除治疗，但由于病变完整切除困难，复发率高达50%。PVNS恶变极罕见。曾有PVNS患者初始即恶性表现报道，而当作良性PVNS治疗的恶性PVNS病例以前也有报道。

病例 8.13

【临床病史】女性，26岁，皮肤异常。

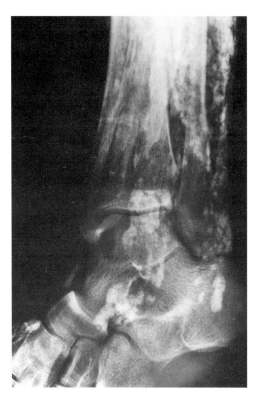

图 8.13

【影像学表现】踝关节斜位X线片。可见无定型的致密软组织钙化分布在垂直层。无骨质异常，无关节异常。

【鉴别诊断】皮肌炎、系统性红斑狼疮（SLE）、硬皮病、维生素D过多症、甲状旁腺功能亢进、假甲状旁腺功能低下、假-假甲状旁腺功能低下、寄生虫感染。

【诊断】皮肌炎。

【讨论】可见广泛的软组织钙化，大部分位于皮下，一些位于肌肉内及肌腱内。钙化形态不固定，没用明确的内部结构。很多疾病与软组织钙化有关，包括皮肌炎、SLE、硬皮病、维生素D过多症、甲状旁腺功能亢进、假甲状旁腺功能低下、假假甲状旁腺功能低下及寄生虫感染。

皮肌炎是一种特发性皮肤及骨骼肌的非感染性炎症。多发性肌炎仅仅累及肌肉。基于临床表现，多种疾病已经被描述，一种与恶性相关的临床类型也已经被描述。不管哪一种亚型，几乎所有患者都经历肌肉无力（通常是近端）。皮疹及关节痛是其常见临床表现及症状。累及到心脏、肺部、肾、神经及胃肠道组织时，临床表现将会相应变化。实验室检查提示在反应期肌酸激酶升高，并可以检测到肌电图改变。儿童软组织受累常较成年人常见并更加严重。软组织肿胀可以通过受累部位专门的软组织片评价，但软组织钙化是X线片最特征的表现。不同的软组织钙化形式中，最常见的是筋膜内的线样、片状样钙化。网状及类圆形钙化可见于皮下组织，深部圆形钙化常见。青春期时软组织钙化可以自发消退。X线片上关节改变罕见，通常限于软组织肿胀。远端簇状吸收可能与软组织钙化有关，这可能会与硬皮病相混淆。

MRI是一种用来评估疾病程度及活跃程度的有效方法。T_2WI信号升高说明疾病处于活动期，反转恢复或脂肪抑制T_2WI序列是显示这些变化最敏感的序列。抗肌凝蛋白抗体闪烁扫描可能在检测活动性方面比MRI敏感。确认疾病处于活动期可以用于指导活检。

【临床病史】女性，73岁，足踝扭伤后持续外侧足部疼痛。

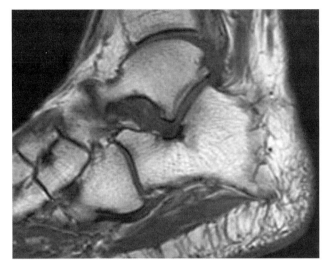

图8.14A

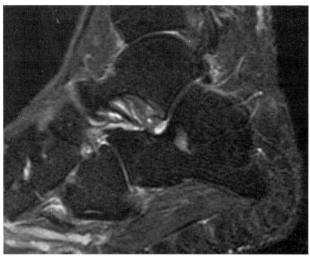

图8.14B

【影像学表现】后足矢状位 T_1WI 及反转恢复 MRI 图像，显示跗骨窦内水肿、正常脂肪信号消失。

【鉴别诊断】无。

【诊断】跗骨窦综合征。

【讨论】跗骨窦是位于距骨颈部及跟骨远端的间隙。这个间隙包括韧带、神经血管及脂肪。在严重的踝关节内翻损伤中，此区域的炎症或出血可产生慢性疼痛。跗骨窦内的韧带可以被撕裂，产生不稳定感觉。MRI 可以证实跗骨窦内韧带撕裂，通常是颈韧带或骨内距跟韧带撕裂，并在周围的脂肪组织中可以产生水肿和纤维化。跗骨窦综合征可以发生于扁平足及骨性关节炎。通常采用非手术治疗。但非手术治疗失败后，关节镜距骨下滑膜切除术是一种有效的治疗方法。

【临床病史】男性，20岁，足部疼痛。

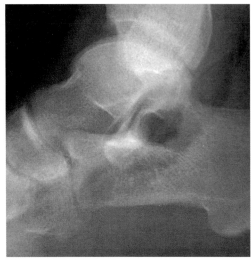

图 8.15A

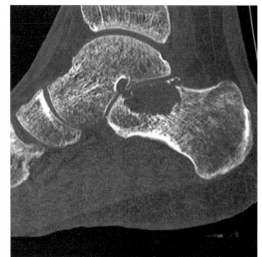

图 8.15B

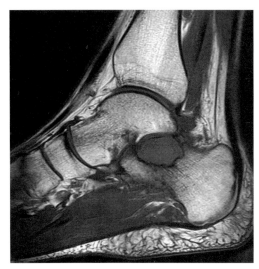

图 8.15C

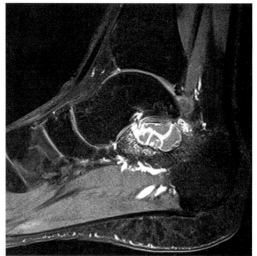

图 8.15D

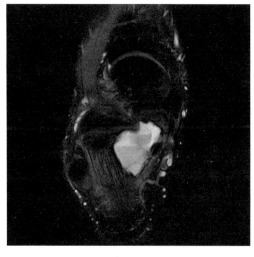

图 8.15E

【影像学表现】

A.踝关节侧位X线片（放大图），显示跟骨内透亮影。

B.矢状位CT重建图像，显示跟骨关节后部溶骨性病变，后距下关节邻近皮质变薄。无硬化边，无矿化基质。

C～D.矢状位T_1及T_1脂肪抑制增强扫描MRI图像，显示跟骨肿块可见环形及内部结节样强化，间隔增厚强化。

E.横断面T_2WI脂肪抑制MRI图像，显示囊性病变内液-液平面，周围可见显著骨髓水肿。

【鉴别诊断】软骨母细胞瘤、巨细胞瘤、动脉瘤样骨囊肿。

【诊断】软骨母细胞瘤继发动脉瘤样骨囊肿。

【讨论】软骨母细胞瘤是主要发生于20岁以下的罕见肿瘤，几乎只发生于骨骺，但可累及长骨骨干。2/3患者发生于下肢，50%的患者发生于膝关节。当软骨母细胞瘤发病年龄超出常见发病年龄组时，通常发生在不常见部位。

X线片表现是位于骨骺的偏心或中心生长的卵圆形或圆形透亮影，边缘呈地图状，通常有薄壁、反应性硬化边。可见类似于其他软骨肿瘤的散在点状分布的钙化。10%～15%的患者可以继发动脉瘤样骨囊肿。常见的继发动脉瘤样骨囊肿的病变包括骨巨细胞瘤、骨母细胞瘤及血管瘤，少见的病变包括骨纤维异常增殖症、软骨母细胞瘤、软骨黏液样纤维瘤、单纯性骨囊肿、纤维组织细胞增生症、嗜酸性肉芽肿、骨肉瘤及纤维肉瘤。软骨母细胞瘤继发动脉瘤样骨囊肿的患者通常发病年龄大于20岁。病变内的液-液平面常见于软骨母细胞瘤及动脉瘤样骨囊肿，因此，对两者鉴别意义不大。

【临床病史】47岁，酗酒患者，慢性踝部疼痛，无外伤史。

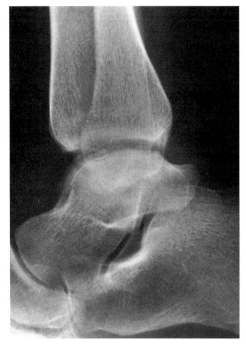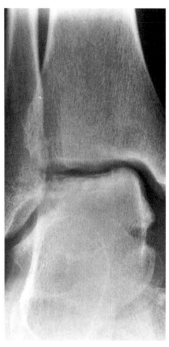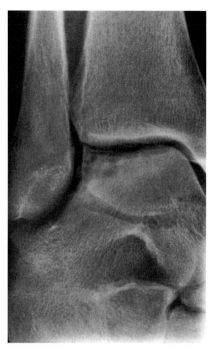

图8.16A　　　　　　　　图8.16B　　　　　　　　图8.16C

【影像学表现】踝关节侧位、前后位及踝穴位X线片（A～C），显示距骨穹窿软骨下透亮影、软骨下硬化及距骨穹窿扁平。

【鉴别诊断】骨软骨骨折、骨坏死、骨性关节炎及神经性骨关节炎。

【诊断】骨坏死。

【讨论】诊断累及关节面骨坏死（缺血性坏死）的主要X线片征象包括线样软骨下透亮影、软骨下硬化及关节面塌陷。关节间隙保留、胫骨关节面形态正常提示疾病主要累及距骨而不是关节本身。在骨坏死中，对侧关节面保持正常，直到晚期继发退行性改变时对侧可以受累。一旦坏死骨的血管重新建立，随着新的存活骨与死骨黏附，通过匍匐替代修复可导致骨硬化。硬化代表骨坏死最早期的X线表现。骨吸收造成应力的消失，有时可导致软骨下骨折。软骨下骨折可以显著表现为线样软骨下透亮影-所谓"新月征"-是骨坏死的特异性征象。软骨下骨折甚至可以包含在牵拉时所致的关节内形成的一氧化氮气体。通过关节的持续的外力修复可导致关节面塌陷，进而关节面碎裂，导致关节对位欠佳，最终导致骨性关节炎。

距骨穹窿的非外伤性骨坏死有很多原因，包括酒精中毒、SLE、镰刀形细胞病、大量类固醇激素（内源性或外源性）、胰腺炎、减压症及骨髓填塞性疾病如戈谢病。一些疾病没有明显病因，但大部分距骨非外伤性骨坏死患者都有其他部位骨坏死病史，尤其是股骨头坏死，约50%患者有双侧距骨受累。非外伤性骨坏死相对不常见，大部分患者与距骨颈骨折有关。

【临床病史】男性，26岁，摩托车事故。

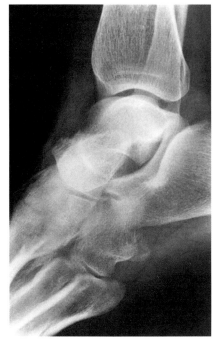

图 8.17A

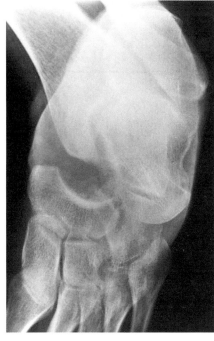

图 8.17B

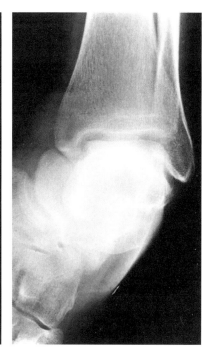

图 8.17C

【影像学表现】足部侧位X线片（A）。距骨位于踝关节穴内，但是距骨与跟骨后关节面的位置关系异常。距骨头部与足舟骨重叠，而不是相关节。斜位（B）及前后位（C）X线片，显示整个中足向内侧及下方脱位。最显著的是距骨远侧关节面和足舟骨的近侧关节面裸露。

【鉴别诊断】无。

【诊断】距骨下脱位。

【讨论】距跟关节与距舟关节同时脱位被称为距下脱位。在距骨的支持韧带中，距舟韧带、距跟韧带及关节囊比跟舟韧带、关节囊及踝关节韧带薄弱，因此这个病例中足及跟骨可以作为单一的脱位。大部分损伤都是高能损伤，例如摩托车事故或高空坠落等，但相对小的绊伤也可以导致这种损伤。约90%的距骨下脱位是闭合的。在80%的病例中，足脱位于距骨内侧。严重的开放性距骨下脱位可发生于较大的外伤，典型病例见于摩托车事故。附属损伤包括胫神经损伤、胫距后韧带撕裂、胫后动脉撕裂伤以及距骨下关节、胫舟关节和距骨穹窿关节面骨折。预后较差，距骨骨坏死风险显著。

【临床病史】青年男性，18岁，扁平足底疼痛。

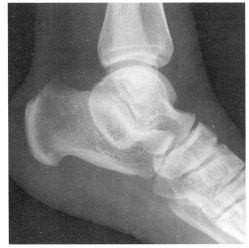

图8.18A

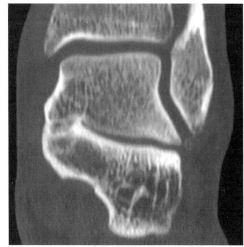

图8.18B

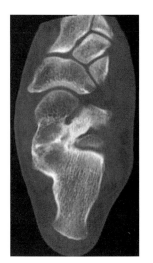

图8.18C

【影像学表现】

A.足部侧位X线片，显示距跟联合，"中间关节面缺如"征及C征。距骨下关节面后部可见。

B.冠状位CT图像，显示距骨与跟骨在载距突的骨性联合，后关节面可见，没有桥接形成。

C.横断面CT图像，显示跟骨与距骨的骨性联合。

【鉴别诊断】跗骨联合、外科融合。

【诊断】跗骨联合。

【讨论】跗骨联合是一种异常的2个跗骨间的骨性或纤维性关节形成，是先天异常，源于骨分割的不全而不是已完全发育骨的融合。跗骨联合通常为孤立的畸形，但也可见于同侧的肢体畸形及其他常见的综合征。常染色体显性遗传已经被报道。大部分有症状的患者见于跟骨和足舟骨的联合（跟舟联合）或跟骨与距骨的联合（距跟联合）。50%的病例是双侧发病。

距跟联合可以妨碍行走时距骨下关节正常的旋转及滑行运动，导致疼痛及扁平足畸形。这种联合可以是纤维性的、软骨性的或骨性的。典型的联合是软骨性的，但骨骼的成熟可变为骨性联合，进而导致关节僵直及出现症状。随着距舟联合的形成，距骨下运动出现部分丧失，并且疼痛通常局限于联合本身。

可能需要特殊角度投照或CT以确认联合的存在及精确位置。跟骨与距骨间联合的间接征象是距骨鸟嘴样改变。距骨鸟嘴样结构是起自于距骨前上侧面的骨刺，可导致距骨下运动受限、距骨头部发育不良及足舟骨背侧半脱位。距骨鸟嘴样结构可发生于任何导致距舟异常运动的情况。当中间关节面联合存在时，侧位片显示C征显著。距骨穹窿形成C征的顶部，联合形成中部，载距突形成底部。距骨下关节的中间关节面在正常人中可见。因此，当中间关节面缺如时，应当怀疑联合存在。其他跗骨间的骨联合罕见且一般不对称。

【病史】男婴，1个月，足部畸形。

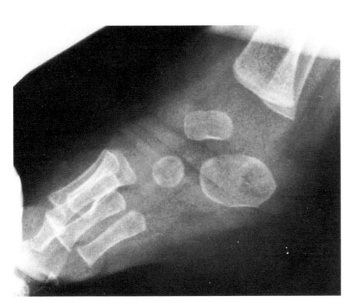

图 8.19A

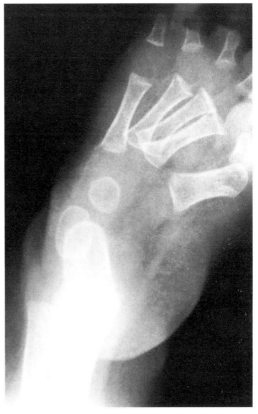

图 8.19B

【影像学表现】

A.足侧位X线片，显示距骨及跟骨长轴几近平行，纵向足弓异常高起。

B.足前后位X线片，显示距跟角异常狭小，前足重度内收及旋后。

【鉴别诊断】马蹄内翻足、垂直距骨、跖骨内收、内收内翻跖（斜足）。

【诊断】典型畸形足（马蹄内翻足）。

【讨论】在婴儿期，某些先天性足畸形诊断的影像学标准是基于横向的和正侧的由负重或由背曲应力模拟负重获得的图像。正常人的足部，直到2岁左右，在侧位和前后位方向X线片上距骨长轴和跟骨长轴成角（距跟角）约是40°。如果将距骨固定在踝关节踝穴，那么跟骨距骨的内翻（内侧）矫正将在正侧位投影上显示距跟角减小，而异常外翻（外侧）的矫正将增大距跟角。由于距骨和跟骨之间在几何和韧带上的连接关系，距跟角在正位X线片和侧位X线片的变化是大致相等的。因此，在正侧位X线片和侧位X线片，偏小的距跟角（接近平行，10°或更小）被称为后足内翻，而一个偏大的距跟角（70°或以上）被称为后足外翻。

马蹄内翻足，或先天畸形足，是一种常见的先天性异常疾病，存活新生儿发病率为1/1000。约50%是双侧畸形，男童的发病率约为女童的3倍。当只有一侧畸形时候，通常为左足异常。畸形通常认为是由宫内和遗传因素联合造成的。马蹄内翻足可能也与关节挛缩畸形、脊髓脊膜膨出及其他神经肌肉和遗传综合征有关。主要X线表现是足内翻（距跟角减小）联合前足跖屈和旋后。根据畸形的严重程度和僵硬程度，马蹄内翻足可以通过一系列的操作或塑形，或手术松解软组织对足部复位。

【病史】婴儿，有足畸形家族史。

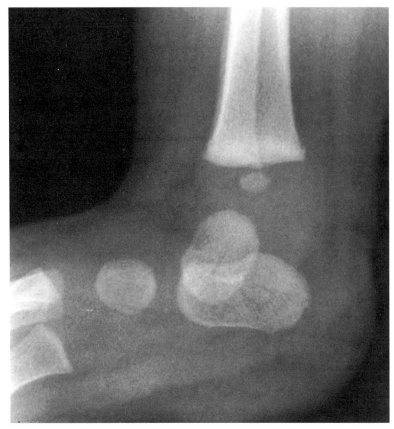 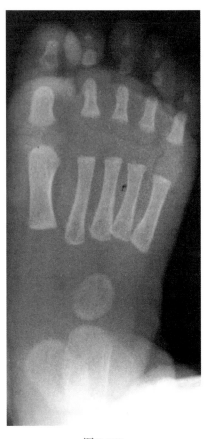

图 8.20A   图 8.20B

【影像学表现】

A.足侧位 X 线片，显示距骨及跟骨长轴间角度（距跟角）增大。

B.足前后位 X 线片，显示距跟角增大，前足旋前。

【鉴别诊断】马蹄内翻足、垂直距骨、跖骨内收、内收内翻踇。

【诊断】先天性垂直距骨。

【讨论】先天垂直性距骨是一类少见畸形，特点是后足外翻畸形（增加距跟角）和足舟骨向距骨背侧脱位。足舟骨为适应异常位置变成楔状故而导致前足旋前。足底弓将变扁平，在严重的情况下，可能会导致摇椅足畸形（患足跖面凸起）。距下关节的前、中关节面可能缺失或被纤维组织取代。约 50% 先天性垂直距骨为原发病例，其余的发生与神经纤维瘤病、关节挛缩、脊髓脊膜膨出或其他中枢神经系统及遗传综合征有关。后天性垂直距骨的发生可能与大脑瘫痪、脊髓灰质炎和脊髓性肌萎缩有关。对典型的马蹄内翻足的过度矫正可能会导致垂直距骨。

【病史】婴儿，足部畸形。

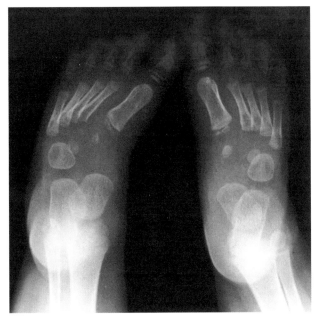

图 8.21A

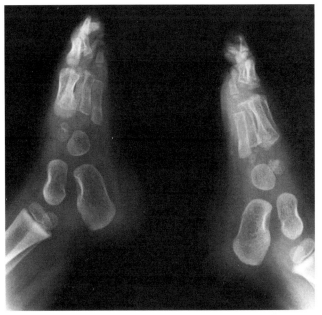

图 8.21B

【影像学表现】前后位及侧位X线片（A、B），显示前足内收内翻，以左足明显。可见足软组织影向外侧凸起而向内侧凹陷。后足及中足正常。

【鉴别诊断】马蹄内翻足、内收内翻跖、跖骨内收畸形。

【诊断】跖骨内收畸形。

【讨论】跖骨内收是一种先天性畸形，其特点为前足内侧偏斜，后足正常。作为最常见的先天性足畸形，其发病率是经典马蹄内翻足的10倍。大多数情况为双侧发病，并且被认为由宫内体位不当引起。1/3的畸形缺陷在出生时即能查明，其余的在第一年也可被发现。畸形的原因尚未阐明，但有遗传原因，25%的患儿其直接亲属可见同样畸形。在大多数情况下，畸形可以灵活运动，在不治疗的情况下畸形可逐渐矫正。

跖骨内收畸形X线片表现为足跖骨显著内侧偏斜及后足排列正常。在婴幼儿的负重X线片或模拟负重X线片中，跟骨纵轴线（跟骨轴线）的延长线在正侧位投影上应通过第四跖骨基底部。如果前足向此线内侧突出成角会造成内收。前足内收和后足外翻组合称为内收内翻跖，它是一种不同寻常的畸形，通常需要手术矫正。

【病史】女性，54岁，足病。

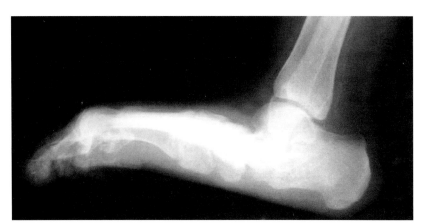

图 8.22A

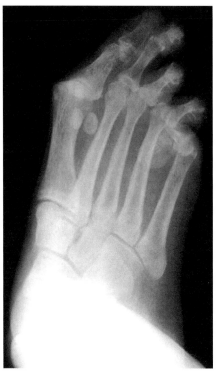

图 8.22B

【影像学表现】

A.足侧位X线片，显示明显的扁平足畸形。所见无骨性增生肥大，无骨折片，无骨脱位。可见广泛的血管钙化影。

B.足前后位X线片，显示扁平足畸形，伴有前足旋前及脚趾外偏。可见骨质疏松，未见骨磨损。

【鉴别诊断】遗传性结缔组织增生症（如Ehlers-Danlos综合征，马方综合征）、SLE、关节挛缩、先天性垂直距骨、糖尿病神经病变、类风湿关节炎、脑卒中。

【诊断】系统性红斑狼疮（SLE）。

【讨论】重度扁平足伴血管钙化在糖尿病神经病变中很常见，但神经病性关节病（或夏科关节病）的骨改变并未在此病例中发现。先天性垂直距骨也会导致重度扁平足，但是在老年患者中，临床影像主要表现为退行性关节炎。Ehlers-Danlos综合征和关节挛缩在婴幼儿中以关节松弛发病，而成年人以关节挛缩发病。尽管骨质疏松症和对齐畸形提示类风湿关节炎可能，但没有骨侵蚀性改变可排除这种可能。严重的血管疾病伴萎缩提示卒中可能。

约50%的SLE患者可以发现手部异常，约2/3的可以发现足部异常。关节改变的严重程度与病程长短呈正相关。几乎所有伴有手部非侵蚀性关节改变的患者（关节病雅库型）也会出现足部的可被动矫正的关节畸形。这种畸形包括踇外翻、小跖趾关节半脱位（MTP）和前足增宽。骨及软骨的侵蚀性或囊性变化在SLE中并不常见，增生性改变（如软骨下硬化、骨赘形成、关节间隙变窄或不对称）也不常见。SLE患者的血管疾病通常累及微血管循环，但大血管闭塞性疾病偶尔发生，据推测可能与免疫复合物介导的内皮损伤相关。腹股沟韧带下广泛的血管疾病的SLE患者预后较差，往往需要截肢治疗。

病例 8.23

【病史】女性，25岁，多关节炎症。

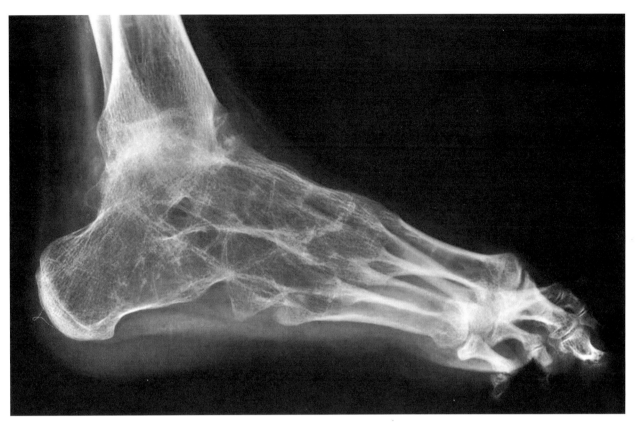

图 8.23

【影像学表现】足侧位X线片，显示踝关节、后足、中足及MTP多关节融合改变，可见弥漫的骨质疏松。

【鉴别诊断】幼年特发性关节炎、创伤或感染后遗症、矫正后的马蹄内翻足。

【诊断】幼年特发性关节炎。

【讨论】几乎整个足部和踝关节的强直伴骨量减少和骨塑形提示幼年特发性关节炎为基本病因。外伤、感染和手术是其他可能导致足部融合的原因。幼年特发性关节炎，以前也称为青少年慢性关节炎或幼年型类风湿关节炎，是一类疾病统称，包括血清反应阴性的青少年发病的类风湿关节炎（Still病）、幼年发病的血清学阳性成人型类风湿关节炎和血清阴性脊柱关节病。幼年特发性关节炎的影像学表现反映了生长骨骼中慢性炎症性关节炎的作用，对某一临床疾病没有特异性。影像学表现包括软组织肿胀、骨质疏松、骨膜炎、关节侵蚀、关节强直和生长紊乱。发病年龄越早，表现越严重。不是所有的异常都同时出现，但这些异常表现组合在一起提示该病的诊断。这种疾病可能在成年期缓解，但永久性肌肉萎缩、发育畸形、关节强直造成的功能丧失和继发性骨关节炎是常见的后遗症。MRI和超声对评价、监测这类疾病患者变得越来越重要。

【病史】女性，37岁，足部疼痛。

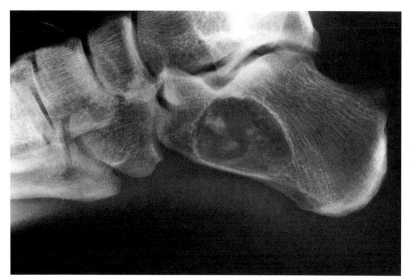

图 8.24A

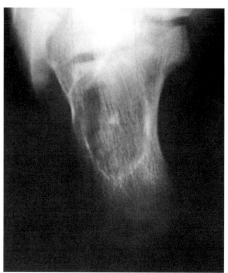

图 8.24B

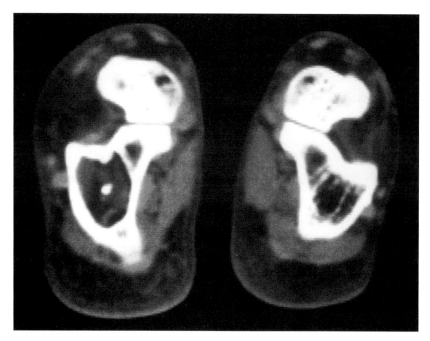

图 8.24C

【影像学表现】

A、B.跟骨侧位片及Harris位片，显示跟骨地图样骨髓腔内病变，可见硬化边和中央透亮区，病灶中心可见营养不良性钙化。

C.冠状CT图像，显示部分病变呈脂肪样低密度。

【鉴别诊断】囊肿、脂肪瘤、巨细胞肿瘤、嗜酸性肉芽肿。

【诊断】骨内脂肪瘤。

【讨论】单房性骨囊肿、动脉瘤性骨囊肿、巨细胞肿瘤、脂肪瘤和嗜酸性肉芽肿均可能在跟骨中表现为界限清晰的低密度病灶。跟骨前部是单房性骨囊肿和骨内脂肪瘤的好发部位。少量钙化灶是骨内脂肪瘤的典型特征，为营养不良性钙化。CT检查中检出脂肪密度进一步支持该诊断。上述的其他病变均不含脂肪。软组织脂肪瘤比骨内脂肪瘤更常见。大多数骨内脂肪瘤见于长骨，15%见于跟骨。典型骨内脂肪瘤表现为低密度影、薄硬化边和无周围侵犯征象。中央营养不良性钙化是跟骨内脂肪瘤的基本特征，MRI或CT影像可检出病灶的脂肪成分。组织学上，骨内脂肪瘤由成熟脂肪组织混合少量退化骨小梁组成。

【病史】女性，55岁，因足跟疼痛无法继续一项新的强度较大的运动。

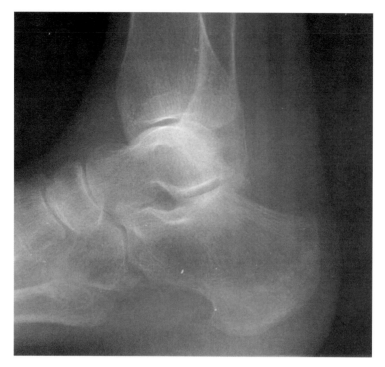

图 8.25A

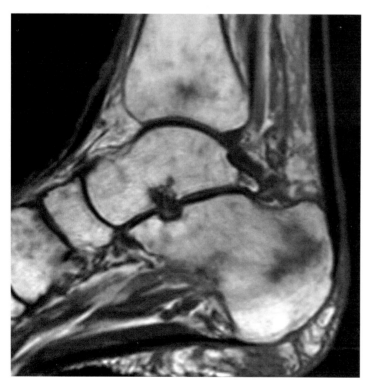

图 8.25B

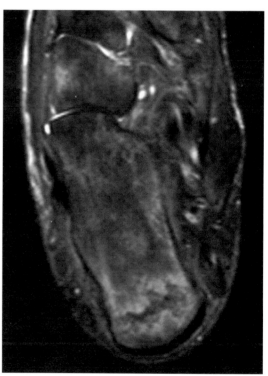

图 8.25C

【影像学表现】

A.X线侧位片，显示跟骨结节不规则硬化带，与主要承重的骨小梁相垂直。硬化带边缘略毛糙。

B.矢状位T₁WI 加权MRI图像，显示跟骨后部可见曲线样低信号区。

C.轴位T₂WI脂肪抑制MRI图像，显示线样低信号影被周围水肿包绕。

【鉴别诊断】创伤性骨折、疲劳性骨折、病理性骨折。

【诊断】跟骨疲劳性骨折。

【讨论】线样高密度影和硬化边毛糙是疲劳性骨折愈合的特征。临床病史提示此病变与运动有关。无肿块及骨质破坏排除了转移瘤或淋巴瘤可能性。

应力性骨折可分为疲劳性骨折和功能不全性骨折，前者发生于正常骨异常受力，后者发生于异常骨组织正常受力。骨折发生在局灶性病变如肿瘤处被称为病理性骨折。通过骨小梁的应力性骨折与通过管状骨的应力性骨折基本相似，除了负重骨小梁会产生骨内钙化骨痂，这是X线片所见模糊密度影的原因。不同于创伤性骨折，骨皮质通常是完整的。随着骨折愈合，硬化区重建并最终消失。应力性骨折的表现和演化与应力刺激的部位和性质无关。在对军队新兵的一项研究中发现，胫骨是应力性骨折最好发骨，但跟骨后结节是最常见的发病部位。

病例 8.26

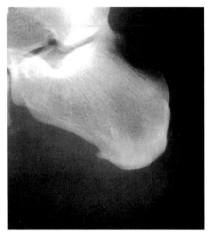

图 8.26A

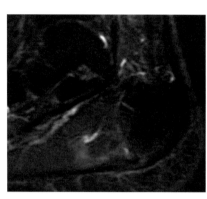

图 8.26B

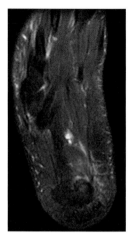

图 8.26C

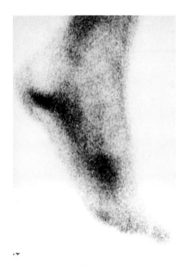

图 8.26D

【影像学表现】

A. 足侧位 X 线片，显示足底跖腱膜跟骨附着处跖面锐利的正常软组织-脂肪组织分界缺失。

B，C. 相伴病例。矢状反转恢复序列及轴位 T_2WI 脂肪抑制 MRI 图像，显示跖腱膜附着处增厚、信号增高。邻近皮下脂肪和跟骨骨髓可见轻度水肿信号。

D. 三相放射性骨扫描血池期侧位图像，显示跖腱膜跟骨附着处放射浓聚增加。

【鉴别诊断】足底筋膜炎、足底纤维瘤病、足底筋膜撕裂、跟骨下滑囊炎、跟骨应力性骨折、脊柱关节病、类风湿关节炎。

【诊断】足底筋膜炎。

【讨论】跖腱膜是一种强韧的结缔组织，它起自跟骨，远端附着于脚趾的韧带联合。足底筋膜炎是一种累及跖腱膜的炎性反应性疾病，常发生于跖腱膜的起点。足底筋膜炎可伴反复的轻微外伤，是跑步者足跟痛的常见原因。约7%的中长跑运动员训练伤与足底筋膜炎相关。跖腱膜在行走或跑步的前半始发阶段通过伸展来储存势能。约90%蓄积的能量像弹簧一样反冲回来。3倍于体重的应力峰值出现在中间阶段，此时大部分的体重压力已经从脚后跟转移到足体。

足底筋膜炎最常见的症状是疼痛，尤其晨起严重。沿跖腱膜方向或在跟骨结节内侧腱膜起源处可有触痛。X线片可能显示正常，或肿胀及沿跖腱膜方向的软组织——脂肪交界区模糊。放射性核素研究发现，在成像早期常表现为沿跖腱膜的浓聚信号，在静态延迟图像中表现为跟骨下侧病灶处示踪剂的沉积。MRI显示信号变化发生在跟骨近端。足底筋膜炎也可能为类风湿关节炎和血清阴性脊柱关节病的一个特征表现。

【病史】女性，47岁，足跟疼痛、肿胀。

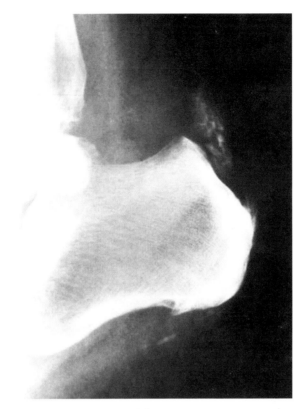

图8.27

【影像学表现】跟骨侧位X线片，显示跟骨后方跟腱前方软组织钙化影，位于跟骨后滑囊处，邻近骨质未见侵蚀。

【鉴别诊断】羟基磷灰石沉积病、痛风性关节炎、焦磷酸关节病、脊柱关节病、滑膜骨软骨瘤病。

【诊断】羟基磷灰石沉积病（钙化性跟骨后滑囊炎）。

【讨论】羟基磷灰石沉积病是一类软组织非晶体型羟基磷灰石（碱性磷酸钙）异常沉积的疾病。离子污染物如碳、镁、氟、氯存在于晶体内。多种可能的原因造成多种沉积发生机制。羟基磷灰石沉积病的X线表现与其他晶体相关疾病的表现相似，如无症状性沉积病、急性结晶性滑膜炎和慢性破坏性关节病。

羟基磷灰石沉积病通常累及关节周围软组织、肌腱、韧带、滑囊和关节囊，而累及关节软骨和软骨下骨。羟基磷灰石沉积在软组织时，影像表现为均匀、边缘锐利的不规则致密钙化影，可呈线形、角形或圆形。不同于软骨钙质沉着病，其钙化特征与透明软骨或纤维软骨结构不一致。

钙化性肌腱炎或钙化性滑囊炎的反复发作通常与羟基磷灰石沉积有关。大多数患者是50～60岁的成年人，表现为急性疼痛、肿胀、压痛。非甾体抗炎药可迅速缓解症状。若累及跟后滑囊，跟腱是羟基磷灰石沉积的常见部位。肌腱可进一步发生萎缩、断裂，但究竟是沉积导致局部软组织损伤还是组织损伤基础上发生的沉积，目前尚不清楚。这一过程常发生于单关节，但也可同时或先后发生在多个关节。其他常累及的部位包括冈上肌腱、肱二头肌长头腱、腕关节的伸肌肌腱、沿股骨粗线肌腱附着处（大腿内收肌）、胫骨近端内侧缘（鹅足滑囊）、肘部鹰嘴滑囊、股骨大转子处滑囊及坐骨滑囊。

8.28

【病史】女性，41岁，足底痛性包块。

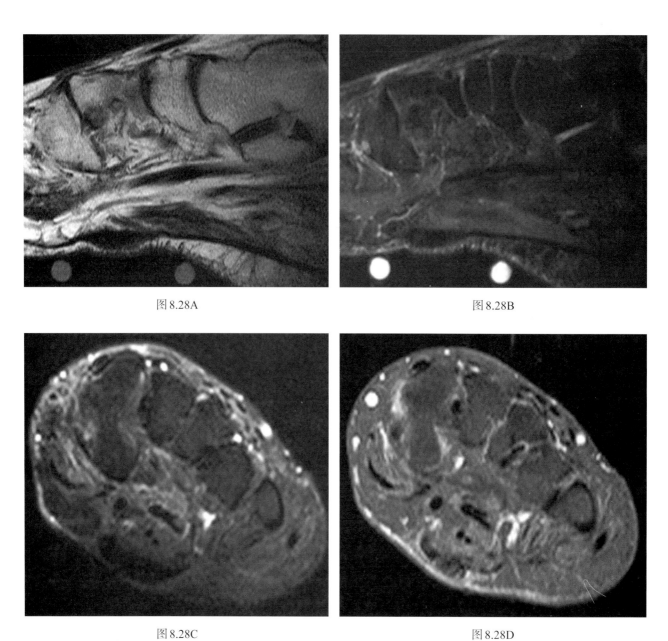

图 8.28A

图 8.28B

图 8.28C

图 8.28D

【影像学表现】

A～C.矢状位 T_1WI、矢状反转恢复及冠状 T_2WI 脂肪抑制 MRI 图像，均显示足弓下方皮下组织内一低信号、分叶状肿块，肿块累及跖腱膜并毗邻底层肌肉。

D. T_1WI 脂肪抑制增强扫描 MRI 图像，显示肿块呈不均匀强化。

【鉴别诊断】软组织肉瘤、异物肉芽肿、纤维瘤病、转移瘤、腱鞘巨细胞瘤、脓肿。

【诊断】足底纤维瘤病。

【讨论】纤维瘤病是一组表现为纤维组织增生/具有局部侵袭性但不具有转移潜能的病变。广义的分型包括浅层和深层纤维瘤病。浅层纤维瘤病好发于下肢，常见的包括手掌纤维瘤病、足底纤维瘤病和结节性筋膜炎。

不同于纤维瘢痕和瘢痕瘤，纤维瘤病的细胞基质中含有更多的细胞成分，尤其是肌成纤维细胞。MRI 图像中，此病的典型表现是在所有的脉冲序列均表现为信号强度减低，如病变富含更多细胞（细胞-胶原比较高），在 T_2WI 序列则表现为更高的信号强度。T_1WI、T_2WI 和质子加权脉冲序列对显示病变中各成分（包括胶原、梭形细胞和黏多糖）具有相对优势。

足底纤维瘤病是常发生在足底腱膜的一种生长缓慢、无包膜的结节性病变。患者通常为成年人，表现为足跖面一个或多个坚硬、固定、无痛性皮下结节。MRI 特点是浸润性边缘、T_1WI 等信号、T_2WI 高信号。病变表面与相邻皮下组织脂肪界限清晰，下方可能与肌肉界限不清。强化方式多样，一项 MRI 研究显示，60% 的病例表现为明显强化。

【病史】男性，29岁，足跟疼痛、肿胀。

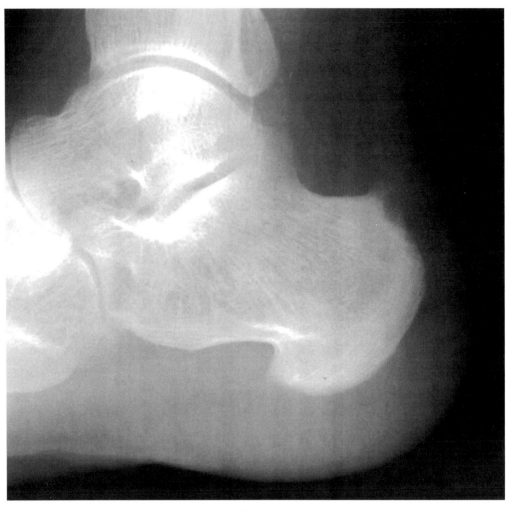

图 8.29

【影像学表现】跟骨侧位X线片，显示跟骨后滑囊积液，跟骨底部跖腱膜起始处可见毛糙的骨膜炎性反应。

【鉴别诊断】反应性关节炎、银屑病关节炎、强直性脊柱炎、类风湿关节炎、足底腱膜炎。

【诊断】反应性关节炎。

【讨论】跟骨是反应性关节炎影像异常的典型部位。反应性关节炎患者中，跟骨影像异常的发生率为25%～50%。跟骨可以是反应性关节炎发生的唯一部位或主要部位，相应跟骨症状经常发生，双侧常见。在跟骨后方，跟骨后滑囊炎、跟腱炎导致软组织增厚，相邻的跟骨边缘受侵蚀。不同于银屑病关节炎和强直性脊柱炎，反应性关节炎在跟腱附着处很少见到骨赘。在足跖面可见骨质增生、骨侵蚀及骨赘形成。起初，骨赘表现为边界不清，轮廓模糊，随着骨赘成熟，边界逐渐清晰，可与常见的足底骨刺难以区分。临床症状是否存在与起止点病骨赘的存在无明显相关性。尽管在反应性关节炎中可见到骨质疏松与骨质磨损，然而骨质增生改变有助于它与类风湿关节炎鉴别。

【病史】男性，88岁，双足阵发性剧痛伴肿胀。

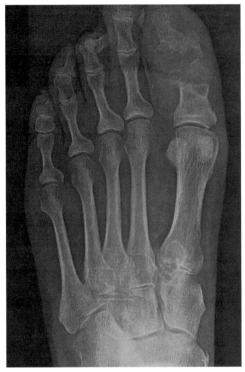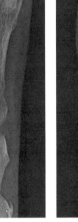

图 8.30A

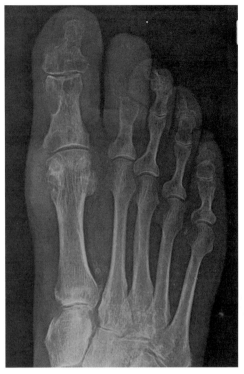

图 8.30B

【影像学表现】

A.左足前后位X线片，显示第一趾间关节（IP）及跗跖关节（TMT）骨质严重侵蚀，侵蚀部分可见硬化边、边缘翘起，第一足趾肿胀。

B.右足前后位，显示第一指间关节（IP）、跖趾关节（MTP）及跗跖关节（TMT）、第二远端指间关节（DIP）及近端指间关节（PIP）骨质严重侵蚀，侵蚀部分可见硬化边，边缘翘起。第一、二足趾肿胀，第一跖趾关节（MTP）内侧可见一稍高密度软组织肿块影。关节间隙正常。

【鉴别诊断】痛风石性痛风、银屑病关节炎、类风湿关节炎。

【诊断】痛风石性痛风。

【讨论】侵蚀部位的边界清晰，提示疾病发展缓慢；未见软组织梭形肿胀、关节间隙不均匀狭窄、关节旁骨质疏松可排除炎性骨关节病。这些影像表现及分布部位，提示为痛风性关节炎。痛风的尿酸盐结晶沉积到软组织，患者通常表现为尿酸偏高。高尿酸血症产生的原因可能是由于尿酸产生过多，肾对尿酸清除率降低，或两者兼有。多数痛风为原发性，没有致血尿酸升高的其他疾病。男性比女性更易患病（男：女=20 : 1），患者多为40 ～ 50岁。

本病最常见于下肢，75% ～ 90%的患者第一跖趾关节受累。第一趾间关节、跗跖关节、踝关节及膝关节常受累。上肢也常受累，特别是手及肘关节。过去50% ～ 60%的患者会发展成关节炎，目前由于药物干预，概率已经下降。患者发病早期，X线片通常没有明显关节病表现，X线片所见影像异常出现前常有持续数年的间歇性临床症状。波浪样肿胀的软组织多见于伸肌表面，可能由于砂砾状物质沉淀，常可见矿化。侵蚀往往发生在关节边缘或关节旁。痛风的侵蚀通常边界清楚，有时形成硬化边。尽管侵蚀性改变分布广泛，但关节间隙受累直到疾病晚期才发生，没有关节间隙狭窄有助于鉴别痛风性关节炎与其他侵蚀性关节炎。砂砾状沉积可以沿着骨膜下发展，在侵蚀边界产生悬垂边缘，这一特征有助于鉴别诊断。

病例 **8.31**

【病史】男性，50岁，糖尿病史，足部疼痛。

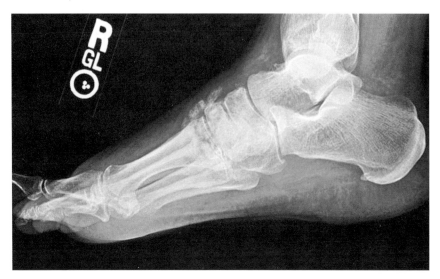

图 8.31A

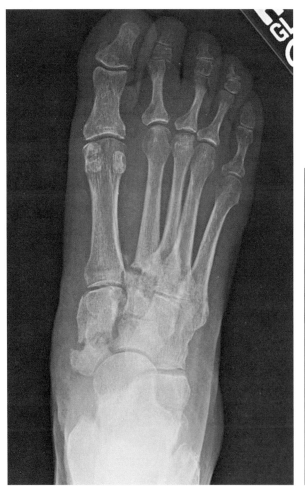

图 8.31B

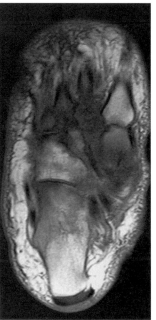

图 8.31C

506

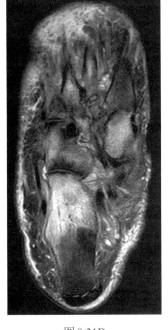

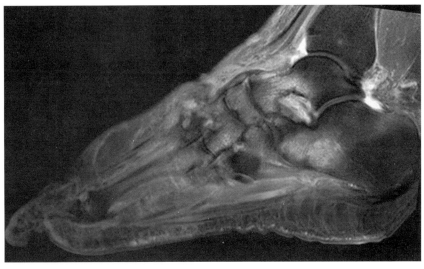

图8.31D　　　　　　　　　　　　　　　　　　图8.31E

【影像学表现】

A～B.足侧位及前后位（AP）X线片，显示跗跖关节骨质侵蚀、游离体形成、异位骨形成。此外，第二跖骨基底见骨质断裂、舟骨-楔骨关节可见骨质破坏。

C～D.轴位T_1WI、脂肪抑制T_2WI加权MRI图像，显示跗跖关节骨质破坏、断裂，骨髓水肿，后足、中足及跗跖关节近端趾骨处可见骨髓水肿信号。

E.矢状位增强T_1WI脂肪抑制图像，显示骨髓强化，骨质侵蚀，软组织强化。滑膜囊及软组织内未见积液。

【鉴别诊断】神经性关节病变、感染、创伤。

【诊断】神经性关节病。

【讨论】神经性关节（也叫夏科关节）表现为本体感觉和深部痛觉丧失。关节的持续活动使支撑组织的松弛度和张力减低，导致对位排列异常和复发性损伤。关节软骨的迅速侵蚀、软骨下的硬化、骨折及软骨下的骨质破坏导致关节紊乱。关节中的碎片可引起滑膜炎和慢性积液。这种破坏和紊乱可能发生在几天到几周的时间，此期间症状并不明显。下运动神经元（周围）和上运动神经元（中心）的病变可能会导致神经性关节病。

糖尿病神经病变是引起神经性关节病的最常见的下运动神经元病变。其他原因包括酗酒、结核、淀粉样变性、麻风、周围神经损伤、类固醇类药物和先天性痛觉丧失病变。脊髓空洞症是最常见的上运动神经元病变。其他原因包括脊髓脊膜膨出、外伤、多发性硬化症、脊髓痨（梅毒）和脊髓压迫。神经性关节病在所有糖尿病患者中的患病率为0.1%，在糖尿病神经病变患者中为5%。糖尿病周围神经病变引起痛觉消失和本体感觉丧失，导致患者不易察觉的关节异常磨损和撕裂。足部最常受累（80%），尤其是跗跖关节、跗骨间关节和跖趾关节，可单侧或双侧受累。跗跖关节骨折脱位（Lisfranc骨折脱位）可以自发或由轻度创伤引起。广泛硬化、骨赘、骨折、骨裂、半脱位、脱位、骨碎片、积液和软骨下囊肿是常见的影像发现。慢性骨髓炎在糖尿病足中也较常见，神经性关节病伴感染时诊断较为困难。运用钆对比剂增强MRI扫描有助于这种状况的判断。MRI表现可以帮助鉴别诊断骨髓炎和神经性关节病。骨髓炎的骨髓水肿往往只会导致单骨的弥漫性受累；水肿分布局限，而不是多个关节或骨；典型的位置为承重区，如足趾、跖骨头和跟骨；软组织改变较为突出，可形成表面溃疡、脓肿或窦道。

病例 8.32

【病史】男性，15岁，篮球运动员。

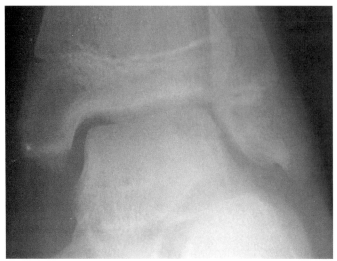

图 8.32A

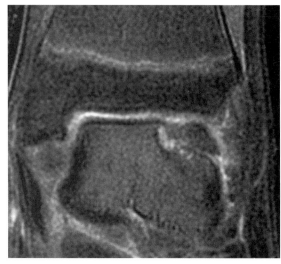

图 8.32B

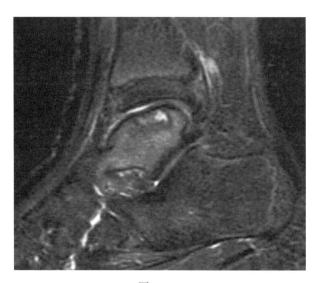

图 8.32C

【影像学表现】

A.足斜位X线片，显示距骨穹窿外侧部一新月形透亮影。

B～C.冠状位T$_2$WI脂肪抑制及矢状反转恢复序列MRI图像，显示距骨穹窿外侧部骨软骨损伤，骨碎片下方可见液体信号。

【鉴别诊断】骨软骨病变、关节炎、骨折。

【诊断】距骨骨软骨病变。

【讨论】距骨穹窿的骨软骨病变，以前称为剥脱性骨软骨炎，是软骨和软骨下骨的局限性损伤，通常继发于外伤。软骨损伤究竟发生在创伤时或由于创伤后关节不稳定产生，至今存有争议。某些病例中并没有明确外伤史。X线片中，距骨穹窿前外侧部或后内侧部可见局部透亮影。MRI可清楚地显示软骨损伤，骨碎片下方的液体信号提示骨碎片的不稳定性。首先采用固定、理疗等非手术治疗。手术治疗包括关节镜下取出游离体、清创、软骨病变钻孔。

病例 **8.33**

【病史】男性，18岁，足部疼痛并畸形。

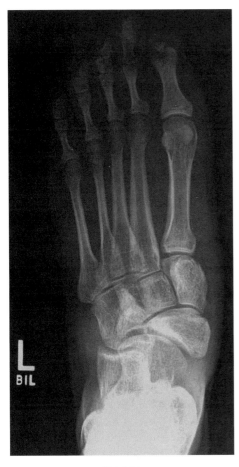

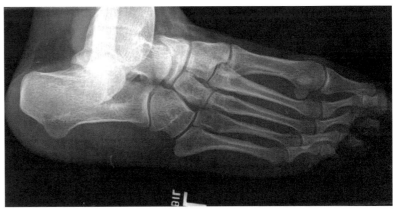

图 8.33B

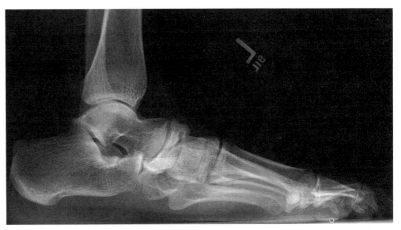

图 8.33A

图 8.33C

【影像学表现】

A ～ C.左足前后位、斜位及侧位 X 线片，显示足舟骨内侧和背侧部分骨质隆起，呈较高密度。足舟骨外侧部分骨质塌陷，呈"逗点形"改变。

【鉴别诊断】Mueller-Weiss综合征（足舟骨自发性骨坏死）、Koehler病。

【诊断】Mueller-Weiss综合征（足舟骨自发性骨坏死）。

【讨论】Koehler病，即儿童足舟骨骨软骨病，是众所周知的疾病。成人的自发性足舟骨坏死（Mueller-Weiss综合征）是一类独立的疾病，不应与Koehler病混淆。Koehler病常发生于3 ～ 7岁儿童，通常症状轻微或无临床表现。Mueller-Weiss综合征有典型的疼痛表现和渐进性畸形。

Koehler病中75% ～ 80%为单侧发病，男性更易患病。Mueller-Weiss综合征通常累及双侧，女性多见。Mueller-Weiss综合征病因尚不清楚，影像学表现非常典型。通常双侧发病，虽然单侧发病在年轻人群中可能更常见。起始改变包括足舟骨外侧部的体积减小，伴随这部分骨质的密度增加。足舟骨由于侧向压缩形成逗点样形状。随后，骨的背突和碎片可能更明显。保守治疗包括定制模塑矫形器及抗炎药物治疗，但通常无效。之后可手术治疗。

【病史】单关节的关节炎。

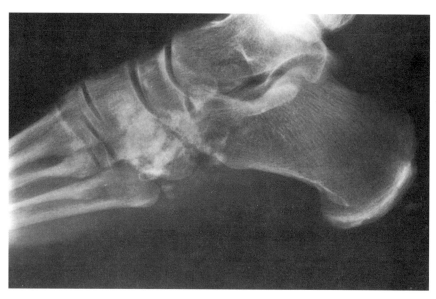

图 8.34A

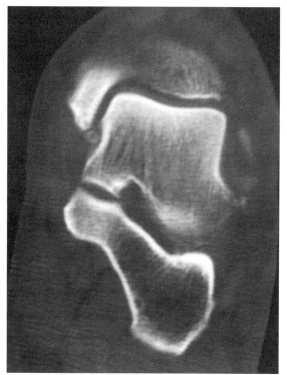

图 8.34B

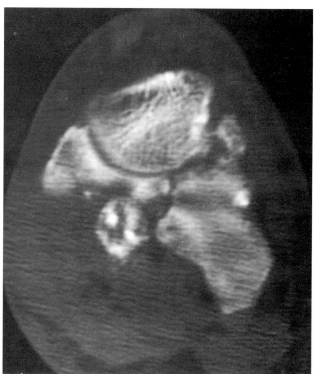

图 8.34C

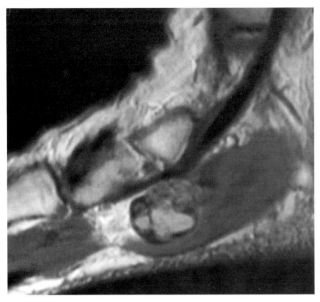

图 8.34D

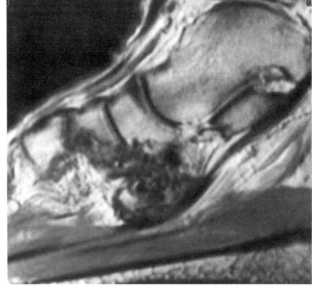

图 8.34E

【影像学表现】

A.足侧位X线片，显示骰骨投影区多发碎片骨样密度影。

B，C.冠状位CT图像，显示继发性骨质缺损，有皮层的界限清楚的骨片，其中之一位于内踝与距骨之间。

D，E.矢状位T_1WI加权MRI图像，显示肿物将距舟关节和楔骨的骨质侵蚀，但仍见一些局部T_1高信号，提示为含有脂肪的成熟骨化组织。

【鉴别诊断】 色素沉着绒毛结节性滑膜炎（PVNS）、滑膜软骨瘤病、血管瘤病。

【诊断】 滑膜软骨瘤病。

【讨论】 足部复杂的解剖结构使得传统的X线诊断比较困难，因为它不能描述钙化及钙化和骨质的关系。CT在这种情况下帮助很大，能在距跟舟关节发现多个圆形骨片。看见侵蚀性改变，但没有关节间隙变窄、骨质疏松、关节紊乱。MRI检查中，T_1WI和T_2WI均表现低信号应与色素沉着绒毛结节性滑膜炎（PVNS）相鉴别，但CT中PVNS多发游离体非常少见。软组织血管瘤病伴静脉结石是导致钙化和侵蚀的原因，但横轴位图像的表现与之不符。根据影像学表现，滑膜软骨瘤病是最佳诊断。

滑膜软骨瘤病是一种自限性疾病，表现为单关节滑膜化生，少数情况下手或脚的腱鞘会受累。这种疾病主要发生在男性，患病率是女性的2～4倍，尤其是关节肿胀、僵硬和疼痛症状的中年患者。膝关节是最常受累的关节，其次是肘关节、髋关节、肩关节；但是，任何关节都有可能发病。

不是所有的滑膜软骨瘤病的病例（33%）在放射学检查中都能发现软骨游离体。本病的游离体体积小、数量多、大小一致，与之相反，骨关节炎或剥脱性骨软骨炎的游离体体积大、分布散、密度高。虽然退行性变可能是滑膜软骨瘤病的晚期表现，但游离体无论程度还是数量比骨关节炎改变更明显，主要沉积于关节间隙，因为患者在病程的早期即来就诊。侵蚀在连接紧密的关节中比在连接宽松的关节如膝关节中更易出现。

CT对解剖复杂的区域很有帮助，如颞下颌关节和椎间关节，可以描述侵蚀程度并判断出常规X线片上骨外高密度影的特点。MRI对判断疾病也大有帮助，尤其是多层面多参数成像。MRI最常见的表现是关节内的变化，T_1WI为中等信号、T_2WI为高信号，其内可见多个所有序列均为低信号的小结节（代表骨化）。骨游离体中T_1WI高信号提示脂肪。

病例 8.35

【病史】中足肿块10年余。

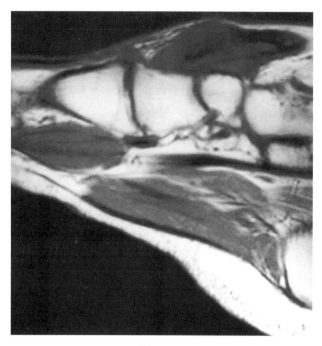

图 8.35A

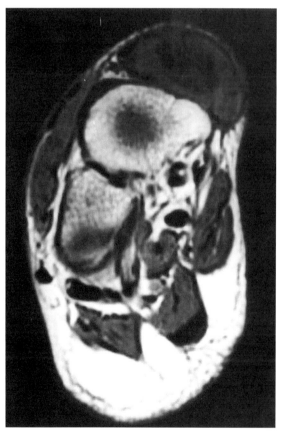

图 8.35B

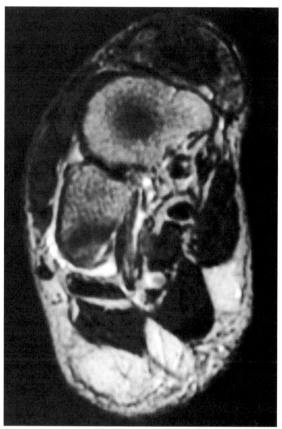

图 8.35C

【影像学表现】

A.矢状位 T_1WI 加权 MRI 图像，显示足内侧及背侧一边界清楚的低信号肿块。可见跚长伸肌腱伸入肿块。

B ～ C.轴位 T_1WI 平扫及增强 MRI 图像，显示肿块边界清楚，有轻微强化。

【鉴别诊断】 腱鞘巨细胞瘤、滑膜肉瘤、滑膜软骨瘤病、特异性感染（如结核分枝杆菌）。

【诊断】 腱鞘巨细胞瘤。

【讨论】 踝关节周围出现软组织肿块并不常见。神经血管束未受累及，提示外周神经鞘膜瘤的可能性不大。肌腱无受累，提示透明细胞肉瘤可能性不大。踝关节周围软组织肿块需考虑滑膜肉瘤。然而肿块在跚趾屈肌腱鞘，最可能的诊断包括自腱鞘发生的疾病如腱鞘巨细胞瘤、滑膜软骨瘤病及一种不常见的海鱼分枝杆菌感染。周围软组织无炎性提示结核的可能性不大。肿块内未见钙化降低了滑膜软骨瘤病可能性，但并不排除此病可能。

结合影像学表现，最可能的诊断是腱鞘巨细胞瘤。这是一种良性的滑膜增生性疾病，组织学上与色素沉着绒毛结节性滑膜炎（PVNS）难以区分。腱鞘巨细胞瘤最常发生在30 ～ 50岁的患者，女性与男性患病率比约为2 ： 1。病变最常累及手部，只有5%到15%的病例发生在足部。15% ～ 21%的病例可以见到毗邻骨的压力性侵蚀，有些罕见病例中有骨的侵犯。6%的病例中可能会出现病灶内钙化，使腱鞘巨细胞瘤和滑膜软骨瘤病难于鉴别。肿块在 T_1WI 上无特殊表现，通常表现中等信号。诊断通常根据 T_2WI，常表现为中等到低信号。T_2WI 中低信号可能是因为病变中的含铁血黄素所致。MRI 表现根据含铁血黄素沉积的不同程度而改变。增强扫描显示中度到明显强化。超声检查中这些病变呈均匀的低回声，可以测得内部血流。

【病史】男性，47岁，车祸伤。

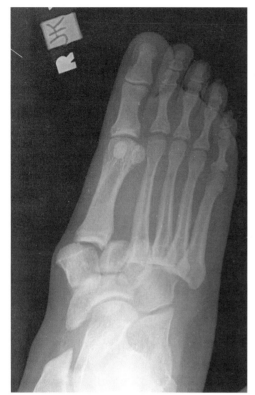

图 8.36A

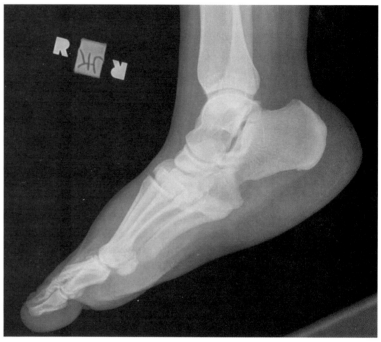

图 8.36B

【影像学表现】

A，B.足前后位及侧位X线片，显示跗跖关节骨折脱位。第一跖骨与其他跖骨分离，位于第一楔骨的背内侧。第一楔骨向内侧脱位。第2～5跖骨共同向背外侧脱位。

【鉴别诊断】无。

【诊断】Lisfranc骨折脱位（分离型）。

【讨论】Lisfranc骨折脱位是指任意多个跗跖关节的骨折脱位。外展力使足前部相对于足中部发生侧移，常伴第二跖骨和骰骨基底骨折。第二跖骨相对第二楔状骨的错位是诊断的一个先决条件。第2～5跖骨的基底部由韧带连接。虽然韧带连接第二跖骨至内侧楔骨，也有韧带连接内侧楔骨至第一跖骨，但是没有韧带连接第一跖骨和第二跖骨基底部。当所有的跖骨一起横向错位，损伤可称为同向性损伤。当第一跖骨与其他跖骨分离，损伤可称为分离性损伤。虽然本病例的异常表现显而易见，但如果跖骨受伤后自发性复位，异常表现可能会很细微，只能通过CT或MRI检查出来。在诊断不明确的情况下采用应力下X线片可能会有所帮助。

【临床病史】女性，57岁，踝关节疼痛。

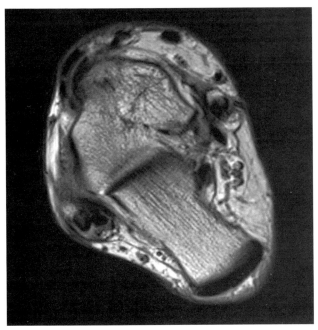

图 8.37A

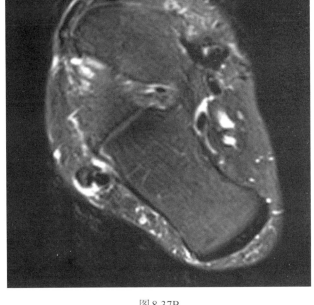

图 8.37B

【影像学表现】踝关节和足的MRI轴位扫描，质子密度加权（A）及脂肪抑制T₂加权（B）MRI图像，显示跟骨外侧可见三条肌腱影，腱鞘存在少量液体。

【鉴别诊断】无。

【诊断】腓骨短肌腱撕裂。

【讨论】腓骨长、短肌腱位于踝关节外后方，是足的主要支持结构，尤其是腓骨短肌腱更为关键。腓骨短肌腱附着于第5跖骨基底部。腓骨长肌腱以宽基底附着于第一跖骨和内侧楔骨的底侧。这些肌腱均可发生完全及部分撕裂。当背屈时腓骨短肌腱呈楔形夹在外踝和腓骨长肌腱之间时，腓骨短肌腱可发生纵向撕裂。一旦腓骨短肌腱撕裂，分离的两条主要的腓骨短肌腱束会部分包绕腓骨长肌腱。腓骨短肌腱纵向撕裂是引起外踝疼痛的原因之一，但在临床上常被忽视。

【临床病史】女性，12岁，贫血。

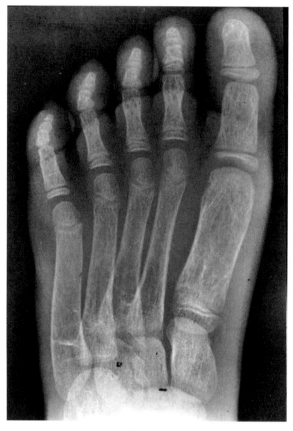

图8.38

【影像学表现】足正位X线片示，骨髓腔扩大，造成骨皮质变薄呈扇贝样，髓腔内结构减少。长骨没有骨干略细、干骺端略宽的正常形态。可见骨量减少。

【鉴别诊断】血红蛋白病、戈谢病、白血病、派尔病、骨纤维异常增殖症。

【诊断】地中海贫血。

【讨论】地中海贫血是由于血红蛋白链合成障碍引起无效造血和贫血的一组遗传性疾病。由于血红蛋白基因畸变的多样性，地中海贫血有多种类型。肢体畸形和干骺端异常是地中海贫血最常见的骨骼表现。干骺端骨髓腔扩大伴肢体畸形在女性患者中尤为常见，并与早期应用去铁胺疗法有关。其他骨骼变化包括头骨板障增厚、骨小梁似"短发直立状"及鼻窦气化消失。骨质疏松可能在成年阶段才会突显出来，这主要与骨髓异常增生有关。除了生长障碍，骨及软组织的缺血性坏死和感染都是一般血红蛋白病的潜在并发症。骨的管状化不良是非特异性的，在多种疾病中可以出现。骨质疏松及骨髓腔扩大是骨髓替换过程的一种特征表现。在年轻患者中，这种表现的出现大大提高了血红蛋白病的可能性。

在地中海贫血中，β链合成缺陷，以α链合成为主。过多α珠蛋白链的合成产物沉淀在细胞内，反过来引起溶血，红细胞生成紊乱，骨髓腔扩大。如高量输血疗法等可能会减少亢进红细胞的生成，从而减少骨髓腔膨胀程度。MRI能够很好地显示包括铁过载在内的并发症。铁沉积在某些器官中，使骨髓变为低信号。另外铁螯合剂可以限制铁沉积，能使外周骨骼的铁过载显得不那么突出。

【临床病史】男性，29岁，足慢性肿胀。

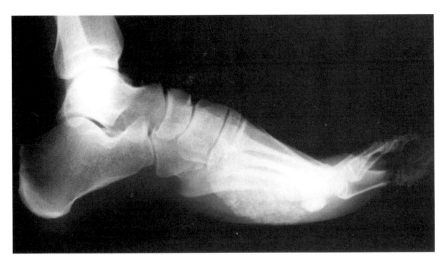

图 8.39A

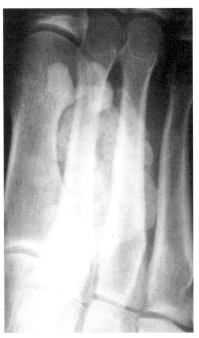

图 8.39B

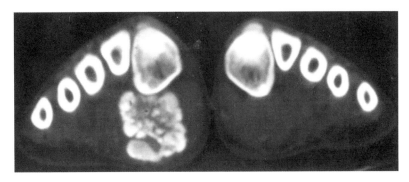

图 8.39C

【影像学表现】

A ～ B. 足的侧位、斜位 X 线片，足底软组织可见无定形钙化，足诸骨骨质未见异常改变。

C. 轴向 CT（骨窗）图像，可见足底软组织的钙化。

【鉴别诊断】肿瘤样钙质沉着、滑膜性骨软骨瘤病、羟磷灰石沉着病、异物肉芽肿、骨肉瘤。

【诊断】特发性肿瘤样钙质沉着。

【讨论】特发性肿瘤样钙质沉着是一种少见的代谢紊乱疾病，主要特征是钙化的羟基磷灰石钙晶体团沉积在关节周围的软组织形成肉芽肿。通常认为引起这种非肿瘤性病变的原因是先天性的磷代谢异常。约 1/3 的病例报道有家族史。肿块生长缓慢，往往很多年才慢慢长大，症状也是由钙化团推挤周围组织引起的。堆积形成多发球形的钙化，内有透亮线分隔。通常会有液平存在，但有时并不明显，只有通过 CT 检查显示。病灶通常位于滑囊的正常部位。纤维分隔可以形成钙化之间的网状透亮线，邻近病灶的骨皮质也可能受侵，表现为光滑的磨损区。该病需采用手术治疗，但局部复发并不少见。

【临床病史】男性，40岁，业余跑步爱好者，足痛。

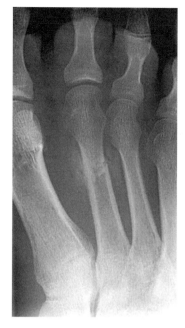

图 8.40A

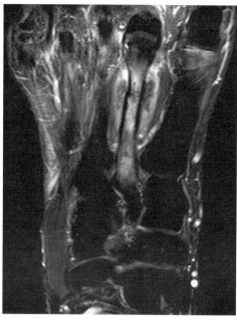

图 8.40B

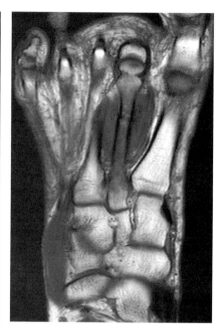

图 8.40C

【影像学表现】

A.足 X 线平片（放大视图），显示第二跖骨骨折，远段骨干周围可见绒毛样梭形骨痂。

B～C.冠状位 STIR 和 T$_1$ 加权 MRI 图像，显示第二跖骨远段骨干骨折，可见明显骨痂形成，低信号区对应于 X 线片上所见的钙化。

【鉴别诊断】无。

【诊断】跖骨应力骨折。

【讨论】X 线平片上，长骨的应力性骨折表现为仅累及部分皮质的薄透亮线，因此是不完全骨折。大多数皮质应力性骨折在平片可以显示时，通常已有骨痂形成。有时骨痂可见，但骨折线本身不明确。透亮线完全被硬化骨包围，代表不愈合的应力性骨折。放射性核素骨扫描中，应力性骨折加速重构表现为弥漫斑片状的示踪剂浓聚增加，应力性骨折呈局灶热点。MRI 可显示应力性骨折中广泛的骨内膜和骨膜水肿及骨折愈合的证据，实际骨折线常显示不清。骨扫描和 MRI 检测应力性反应和骨折远比 X 线片敏感。在没有可证实的骨折线时，骨膜新骨形成和骨内膜增厚通常代表应力反应，这是微骨折后发生的愈合过程；如果 X 线片显示为阴性，这个过程可通过放射性核素骨扫描中检出，这种情况也被称为创伤性骨膜炎。前足中最常发生疲劳骨折的位置是第二或第三跖骨的远端或颈部。

【临床病史】女性，24岁，足痛。

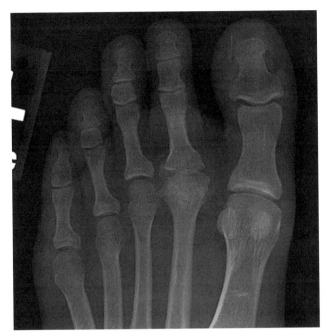

图 8.41A

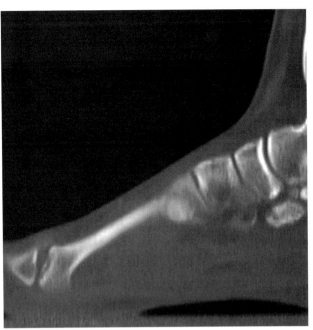

图 8.41B

【影像学表现】左足X线片前后位（A，放大视图）和左足矢状位CT三维重建图像（B）。显示第二跖骨头增宽、扁平、密度增高。CT图像显示第二跖骨头软骨下低密度影。对应的趾骨近端可见相应的骨质改变。

【鉴别诊断】创伤后骨关节、炎性骨关节炎、弗赖堡梗死（Freiberg infarction）。

【诊断】弗赖堡梗死。

【讨论】跖趾关节诸骨发育不良提示在骨骼生长期出现了病理过程。创伤和感染可以累及跖骨关节并造成继发性骨关节炎。骨发育不良说明是生长异常而不是直接损伤，而软骨间隙的保留也不支持关节炎为原发疾病。弗赖堡梗死是第二跖骨的骨软骨病，发生在10～19岁骨骺仍然存在时。发病原因不详，但该病表现为第二跖骨头的骨坏死、再血管化、软骨下塌陷和骨再重塑。目前认为慢性反复性损伤导致的骨软骨损伤和骨坏死是其原因。继发性退行性关节炎发生在成年早期。早期表现为跖骨头的疼痛和触痛，通常1～2年症状消失。慢性疼痛提示出现了继发性退行性改变，这在女性患者更常见。

【临床病史】女性，22岁，慢性足部肿胀。

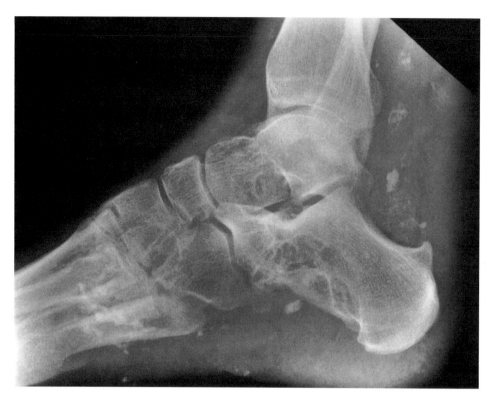

图 8.42A

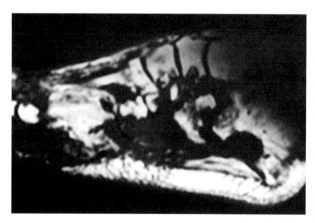

图 8.42B

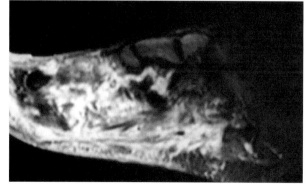

图 8.42C

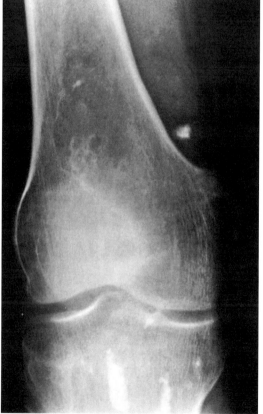

图 8.42D

【影像学表现】

A.侧位X线片。显示多处软组织钙化，大部分呈圆形或线性。跟骨底面、距下关节、楔骨的楔跖关节面可见磨损，另可见骨小梁增粗。

B～C.矢状位T₁加权平扫及增强MRI图像，显示大部分病灶呈无强化的低信号，跖骨基底部部分呈高信号，软组织肿物明显强化。

D.前后位膝关节X线片，显示软组织钙化，股骨远端中央可见低密度病变，边界呈扇贝样，内有点状软骨样钙化。

【鉴别诊断】内生软骨瘤病，Maffucci综合征（马富奇综合征），特发性肿瘤钙质沉着，滑膜骨软骨瘤病。

【诊断】Maffucci综合征。

【讨论】足部鉴别诊断包括所有伴软组织钙化的疾病。当钙化确定为静脉石而股骨病变确认为内生软骨瘤时，应该考虑到Maffucci综合征。MRI能够显示足的血管瘤，如果必要的话，也可见进一步确认股骨内生软骨瘤的存在。

Maffucci综合征是一种中胚层发育不良的先天性疾病，表现为多发性内生软骨瘤并发软组织血管瘤。Maffucci综合征要比内生软骨瘤病少见的多，而内生软骨瘤病本身就相当少见。血管瘤病可表现为局部或广泛，并且可以发生在皮肤或皮下组织的任何地方。回顾性研究证实，约20%的骨病变能够恶变为软骨肉瘤，但这些患者软骨肉瘤的终身危险性可能要高得多。软组织血管瘤常位于邻近骨病变的部位，尽管它们也可能恶变，但概率要小得多。

【临床病史】女性，46岁，多发性关节炎。

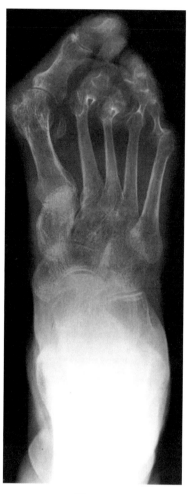

图 8.43

【影像学表现】前足前后位X线片，显示弥漫性骨质减少。存在严重踇外翻和第一跖骨内翻，第一跖骨头严重侵蚀。沿第一趾的指间关节内侧、其他跖趾的跖趾关节处、外侧籽骨边缘都出现侵蚀，形成较薄的硬化边。第三趾向上耸立呈重叠畸形，类似于"公鸡抬头"。小趾跖趾关节的软骨间隙因为畸形排列很难识别，但是第二趾的跖趾关节可见弥漫性狭窄。相对缺乏肥厚骨的形成。

【鉴别诊断】类风湿关节炎、痛风石性痛风、银屑病关节炎、骨关节炎。

【诊断】类风湿关节炎。

【讨论】手类风湿关节炎的症状也可以发生在前足，表现为近关节区域慢性骨质疏松、边缘性侵蚀、软骨下囊肿和弥漫性关节间隙变窄。跖趾关节往往是最常见的受累部位。相对缺乏肥厚骨的形成，如骨赘和软骨下硬化，消除了骨关节炎和神经骨关节病的可能性。侵蚀是边缘性的，累及未覆盖软骨的骨质，并直接暴露于炎性血管翳。炎性侵蚀性病灶边界多不清晰，本例中病灶出现硬化边，提示急性期的结束和愈合。硬化边的存在需要与痛风石性痛风鉴别，但这样的病灶分布在痛风中少见。此外，痛风的骨侵蚀代表骨缺失和骨反应的联合表现，这一过程可导致边缘翘起，本病例未见此征象。类风湿关节炎骨侵蚀为单纯性的骨质减少。银屑病关节炎与类风湿关节炎的表现有重叠，但前者的骨侵蚀往往更严重，并更倾向于骨关节面的中央和关节内，而不是边缘。银屑病关节炎另一个显著特征是常存在的骨膜炎，而类风湿关节炎一般不会发生骨膜炎。

病例 **8.44**

【临床病史】女性，11岁。

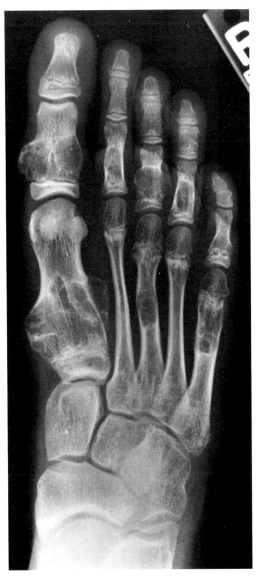

图 8.44

【影像学表现】前后位X线片，显示多发骨病灶导致足畸形。较大的病灶大多呈膨胀性，邻近皮质菲薄但是完整。一些病灶有矿物基质及点状钙化。第一跖骨内的大病灶致使邻近的第二跖骨重塑。

【鉴别诊断】无。

【诊断】多发性内生软骨瘤（内生软骨瘤病，Ollier病）。

【讨论】多发性内生软骨瘤（内生软骨瘤病）是一种非家族性的、非遗传的、广泛的发育异常，通常表现为管状骨弯曲、不同程度缩短合并多发的内生软骨瘤。受累范围程度不一，可以从少数病灶引起轻微变形到无数病灶造成严重畸形。这些病灶在青春期通常比较稳定，但是随着患者年龄增长会不断生长。单个病灶在影像学和组织学上与单发性内生软骨瘤相同，但是多发性软骨瘤的患者恶变成软骨肉瘤的可能性高达30%～50%。在没有病理性骨折的情况下，病灶出现疼痛应该考虑恶变的可能。

【临床病史】女性，37岁，逐渐增大的足部肿块，无骨折。

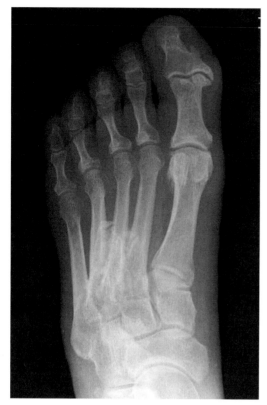

图 8.45A

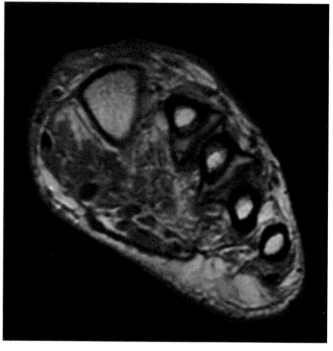

图 8.45B

【影像学表现】

A.前后位足X线平片示第2、3、4跖骨成骨性病变，附带踇趾退行性改变。

B.横轴位MRI示成骨性病变起自第2、3、4跖骨中段皮质，形成成熟的骨膜新生骨。可见宽基底的假关节。跖骨原有皮质及骨髓腔依然存在。

【鉴别诊断】骨折，旺炽性反应性骨膜炎，奇异性骨旁骨软骨瘤样增生（Nora病），获得性骨软骨瘤（塔状骨疣）。

【诊断】奇异性骨旁骨软骨瘤样增生（bizarre parosteal osteochondromatous proliferation，BPOP；Nora病）。

【讨论】常规X线片显示包含成熟骨组织的病变覆盖于完整的跖骨骨干。成熟骨质表明病变生长缓慢，但其与跖骨的关系尚不清晰。MRI显示病变与跖骨并不存在骨髓的连续性，这排除了骨软骨瘤的诊断。骨旁骨软骨瘤表现为骨表面所产生的成骨性肿块，但极少会有多发性骨病变的出现，而且有完全成熟的骨组织却没有任何软组织成分或骨质破坏也很罕见。所以此类病变称为骨表面的反应性病变，通常发生在手和足，包括反应性的花边样骨膜骨赘、BPOP及获得性骨软骨瘤（塔状骨疣）。从影像学来说，这些病变可能彼此无法鉴别。而病理上的鉴别则基于反应性梭形细胞、软骨和骨形成的数量和特征。

这些病变与骨化性肌炎有关，被认为是创伤后的结果。患者通常在20～40岁。手的中间及近端指骨最常受累。影像学鉴别主要是骨软骨瘤，这些病变常会有化生的软骨帽。如前所述，横断面图像上皮质和髓腔无连续性排除了骨软骨瘤的诊断。BPOP病理学上由骨组织和软骨两组细胞系之间的不典型细胞组成，如果没有影像学除外（恶性）的话，常使病理学家倾向做出恶性的诊断。BPOP是一种良性病变，切除后复发的可能性很小。CT是一种检查该病极好的方法，可以分辨皮质和广泛钙化，在这种情况下，CT优于MRI。

【临床病史】女性，59岁，疼痛。

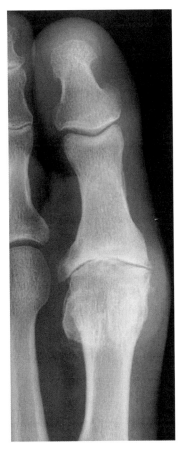

图 8.46A

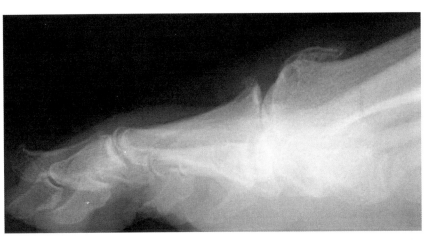

图 8.46B

【影像学表现】X线片显示踇趾软骨间隙不均匀狭窄，软骨下骨质硬化，第一跖趾关节明显骨赘。踇趾及第一指节的排列无异常。

【鉴别诊断】无。

【诊断】踇僵症（踇强直）（踇趾外翻）。

【讨论】踇僵症以第一跖趾关节活动受限为特征。也称作踇强直，因为关节活动范围非常受限。这种限制通常是沿背伸方向，主要是因为关节周围的骨赘引起机械性阻挡。这些骨赘倾向于围绕第一跖骨内侧、背侧及外侧边缘形成肥厚的马蹄形"颈圈"，常与近节趾骨肥大相匹配。随着骨关节炎的进展约2%年龄超过50岁的个体发生踇僵症。另外，还有很多不同的原因都能导致踇僵症，包括特发性骨关节炎、创伤后骨关节炎、代谢性疾病如结晶性关节病，以及先天性疾病如长第一趾及步态异常。大多数患者表现为慢性疼痛，但骨赘骨折或新游离体形成可导致症状急性加重。骨背侧肥厚与鞋挤压可见产生相关症状，当背侧神经越过增生的骨质时，与之产生机械碰撞可能会造成烧灼痛或感觉异常。女性发生的概率是男性的2倍，大部分有症状的患者是青少年或者老年群体。

【临床病史】女性，45岁，双足疼痛。

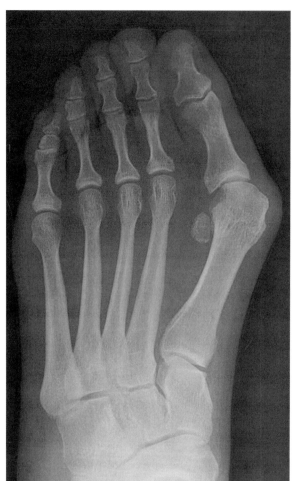

图 8.47A

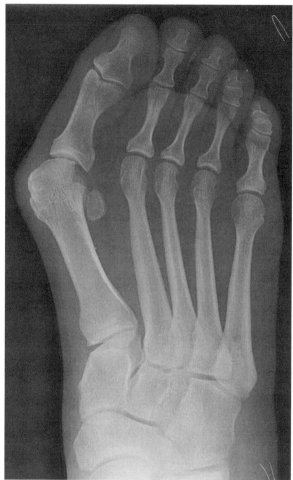

图 8.47B

【**影像学表现**】足X线片（A、B），显示踇趾外翻和第一跖骨内翻。第一跖骨头的关节面50%裸露。外侧籽骨从第一跖骨头下方半脱位。踇趾沿其长轴稍外旋。第一跖骨头内侧软组织隆起。

【**鉴别诊断**】踇囊炎、痛风、类风湿关节炎、SLE（系统性红斑狼疮）。

【**诊断**】踇囊炎。

【**讨论**】第一跖趾关节软组织肿物的存在提示痛风石性痛风，但由于没有骨侵蚀又出现矛盾。大踇趾向外侧偏移和第一跖骨向内侧偏移（踇外翻，第一跖骨内翻）被定义为踇囊炎，也被称为踇外翻。覆盖跖骨头内侧隆起的软组织肿物代表膨胀的滑膜囊。骨关节炎常伴随踇囊炎有关，但这是继发特征。踇囊炎也是类风湿关节炎的一个常见特征，但本例中没有其他表现可支持类风湿关节炎的诊断。

足部问题在美国和其他常见的富有国家非常普遍，约12%的美国人（是女性）有足部手术史。多达80%的美国成年女性有穿鞋痛的经历，踇囊炎的患病率约为50%。鞋子太紧挤压前足是踇囊炎发生的主要原因之一。家族因素也很重要，特别是在儿童和青少年患者。

第一跖趾关节具有很厚的跖侧囊、籽骨的机械作用及薄的背侧囊。踇长、短伸肌腱穿过第一跖趾关节背侧的内部结构止于趾骨。踇短屈肌腱的两头包绕籽骨并分别于各自的浅槽中延伸。踇展肌止于近节指骨的足底内侧面，踇收肌固定籽骨并止于近节指骨的足底外侧面。由于踇趾外翻和第一跖骨内翻（这两者之间的因果关系并不确切），第一跖趾关节向外侧出现半脱位。由于踇收肌的牵拉，第一跖骨头向内侧滑动离开籽骨；籽骨由于被拉出它们的槽，出现继发的退行性改变。踇展肌腱移位到足底方向，近节趾骨向后旋转，而屈肌和伸肌肌腱如弓弦般作用进一步加重畸形。更严重的情况下，踇趾可偏移至第二足趾下方。

踇囊炎畸形的严重程度可通过评估踇趾外翻的程度、第一和第二跖骨间的角度及籽骨外侧半脱位的程度来判定。这些测量应在负重X线片下进行。如果手术治疗必要的话，有多种可能的手术方式，主要是截骨重排术及相应的软组织切除术。其他常见的发生在较小足趾的足畸形包括爪形趾（MTP关节背伸，PIP和DIP关节屈曲）、锤状趾（MTP关节背伸，PIP关节屈曲，DIP关节过伸）及槌状趾（仅DIP关节屈曲）。除了以上疾病外，女性的高跟鞋会造成膝关节内侧部和髌股关节的骨性关节炎。

病例 8.48

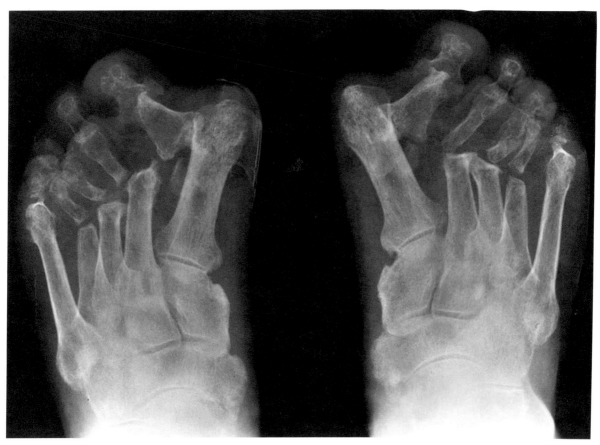

图 8.48

【影像学表现】双足正位X线片，显示双足严重畸形，呈明显踇趾及小趾外翻及外侧半脱位，特别是大踇趾跖趾关节（MTP关节）。MTP关节的骨端被侵蚀，特别是第二至第四趾，在某些部位呈所谓"铅笔帽样"畸形。踇趾趾间关节（IP关节）存在侵蚀和半脱位。骨密度正常或者略有下降，与前足关节改变的程度相比，软组织肿胀程度略轻。跗骨间关节几乎完整，但沿足舟骨和内侧楔骨的内缘可见骨质增生。

【鉴别诊断】类风湿关节炎、银屑病关节炎、反应性关节炎、强直性脊柱炎、神经源性骨关节病、创伤。

【诊断】银屑病关节炎（残毁性关节炎）。

【讨论】关节改变的严重程度符合残毁性关节炎。虽然在许多情况下对其进行病理生理学诊断非常困难甚至并不重要，但对早期、轻微病变的诊断仍然有很高的价值。这种疾病是明显发生于双侧、对称的多关节病。关节中央及关节内的侵蚀提示脊柱关节病，而类风湿关节炎侵蚀往往发生在关节边缘，类风湿关节炎的骨侵蚀也不太可能造成"铅笔帽"征象。反应性关节炎的典型影像学表现较轻微，其骨质增生性改变较骨质侵蚀更明显。对于强直性脊柱炎来说，这些严重的改变很少出现。神经源性骨关节病和创伤后骨关节病可以表现为双侧，但是其本质还是反应性骨形成和骨碎片，本例中没有这些改变。

【临床病史】女性，48岁，足部不适。

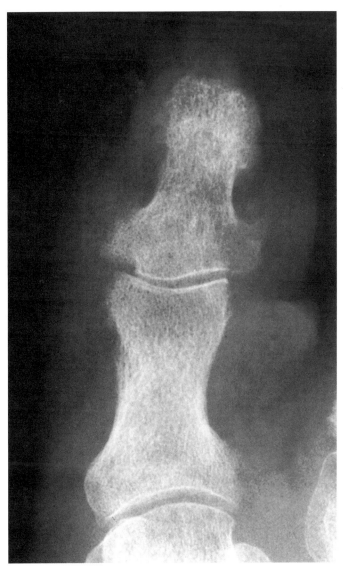

图 8.49

【影像学表现】姆趾正位X线片示，趾间关节的两端被侵蚀。骨密度无变化，关节处有较为明显的骨膜反应。

【鉴别诊断】银屑病关节炎、反应性关节炎、强直性脊柱炎、类风湿关节炎、化脓性关节炎、关节切除成形术。

【诊断】银屑病关节炎。

【讨论】指间关节的严重侵蚀提示炎性过程，但是并没有发展到关节强直。骨膜新骨呈绒毛样（这种形态与骨膜炎相关）而不是线状（这种形态与感染相关）。没有骨质疏松不支持类风湿关节炎，但需要注意的是类风湿患者足的骨质疏松往往不及手和上肢的程度严重。在美国成年人中，足部手术实际上比炎症性关节炎更为普遍，所以当关节受累时，术后改变总是要作为一种诊断考虑。患者的年龄提示银屑病关节炎而非反应性关节炎。

【临床病史】女性，67岁，足部疼痛。

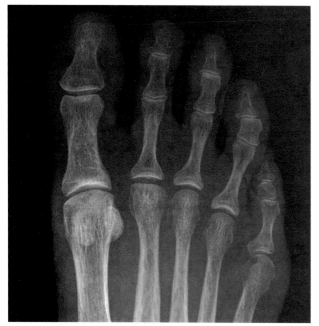

图 8.50A

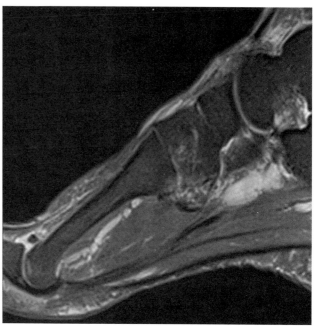

图 8.50B

【影像学表现】左足的正位X线片（足趾放大图像，A）及矢状位质子密度脂肪抑制MRI图像（B）。第二跖骨头较宽、扁平且密度增高；MRI显示第二跖骨头软骨下低信号（代表软骨下骨折），伴轻微水肿。

【鉴别诊断】软骨下骨折、创伤后骨关节病、炎症后骨关节炎、弗莱堡骨梗死。

【诊断】软骨下骨折。

【讨论】跖骨头软骨下骨折被认为是继发于运动过度或者本身已有致不全骨折疾病的患者。第二跖骨头软骨下骨折的发生部位和影像表现与弗莱堡骨梗死类似，但是后者通常发生在青少年（12～18岁），前者见于成年人。这两种疾病的原因相似，都与机械性压力、软骨下骨折、血管损伤及继发性股骨头坏死相关。MR可见两种表现。早期，软骨下骨折会伴随严重的骨髓水肿，并且扩展到关节周围的软组织中。后期，跖骨头出现软骨下硬化而变扁，髓内水肿减轻或消失。对于跖骨头软骨下骨折和弗莱堡骨梗死的治疗包括制动、器械矫形及手术治疗。

【临床病史】22岁，大学橄榄球运动员。

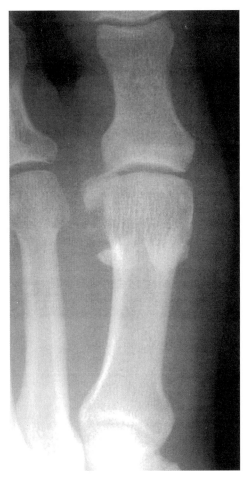

图8.51

【影像学表现】前足（以第一跖趾关节为中心）正位X线片，显示内侧（胫侧）籽骨和外侧（腓侧）籽骨的横向骨折，骨折片分离数毫米。

【鉴别诊断】无。

【诊断】籽骨骨折。

【讨论】跗趾籽骨的创伤性骨折可发生于第一跖趾关节背侧脱位时。跗短屈肌腱的内侧头和外侧头分别附着于内侧和外侧籽骨，然后通过跖侧囊止于大跗趾近端趾骨MTP关节的跖侧。跗趾在MTP关节的背侧脱位对籽骨施加了非常大的张力，是籽骨分离性横向骨折的基础。另外，籽骨远侧的跖侧囊可能破裂。在橄榄球运动、机动车事故、马术镫损伤及高处跌落时，应力被施加到背屈跗趾，从而造成这些损伤。术

语"人工草坪趾"是指橄榄球运动员在人造草坪比真草坪更容易遭受这种伤害。

籽骨的应力性骨折比创伤性骨折更为常见，可发生在多种竞技项目中，包括舞蹈和长跑。因为跗短屈肌往往使骨折碎片分离，骨折不愈合成为一种常见的并发症。对于骨折不愈合切除籽骨碎片是最常见的手术方式，而植骨可能有效。应力性骨折更容易发生在内侧籽骨，而创伤性骨折则更易发生于外侧籽骨。根据是否有圆形轮廓和环形皮质边缘，籽骨骨折在影像学上可以与二分籽骨鉴别。MRI能够鉴别无移位的籽骨骨折和其他原因所致的籽骨疼痛，包括籽骨炎、骨坏死、骨髓炎、关节炎及滑囊炎。

病例 **8.52**

【临床病史】女性，33岁，足球运动员，大踇趾疼痛。

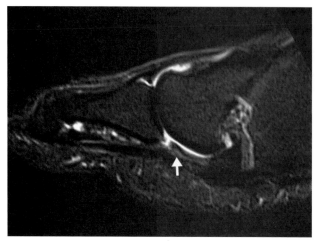

图 8.52A

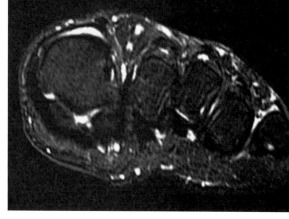

图 8.52B

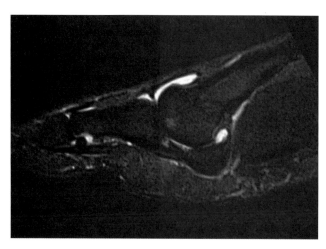

图 8.52C

【影像学表现】第一跖趾关节（MTP）矢状位反转恢复序列（A、C）及轴位脂肪抑制 T_2 加权（B）MRI图像，显示跖板呈等信号（A中箭头），跖板无部分或完全撕裂。位于第一跖骨头下的两个籽骨位置正常，踇长屈肌很好的位于凹槽中。斜矢状位（C）显示第一跖骨软骨下少量水肿。

【鉴别诊断】无。

【诊断】人工草坪趾（Ⅰ级跖板损伤）。

【讨论】跖板是由第一跖趾关节囊跖侧部分的纤维软骨样增厚所形成。其附着于近节趾骨的跖侧基底部的远端较为坚韧，而通过关节囊上方附着于第一跖骨颈跖侧部分较为薄弱。跖板从内侧延伸至外侧，包绕胫侧和腓侧籽骨，能够防止第一跖趾关节过伸。术语"人工草坪趾"用于描述第一跖趾关节周围多种软

组织的损伤，然而其严格的定义是第一跖趾关节跖侧韧带的损伤。人工草坪趾第一次用来描述美式橄榄球运动员在人工草坪上的损伤。这种损伤的发病率随着人工草坪及使用的更轻和更灵活运动鞋的广泛使用而增加，因为这会减弱对MTP关节的支撑作用。

MR是对跖板损伤分级的理想成像方式，尤其是第一跖趾关节矢状位和横轴位脂肪抑制 T_2 加权图像。正常情况下各序列中跖板显示为均匀信号。MR关节造影能够显示近节趾骨的跖板两处外侧止点间位于中央远端的小凹，这个小凹不应被误解为撕裂。Ⅰ级损伤表现为沿第一跖趾关节跖侧的软组织水肿和肿胀，可能有跖侧关节囊结构的轻度增厚和水肿。Ⅱ级损伤显示跖侧囊壁部分撕裂/破裂；Ⅲ级损伤则表现为跖侧囊结构的完全破裂及相关的籽骨病变，并可见背侧跖骨头相关的骨软骨病变。人工草坪趾通常只需要非手术治疗，手术用于非手术治疗无效或复杂的病例。

病例 8.53

【临床病史】女性，50岁，足畸形。

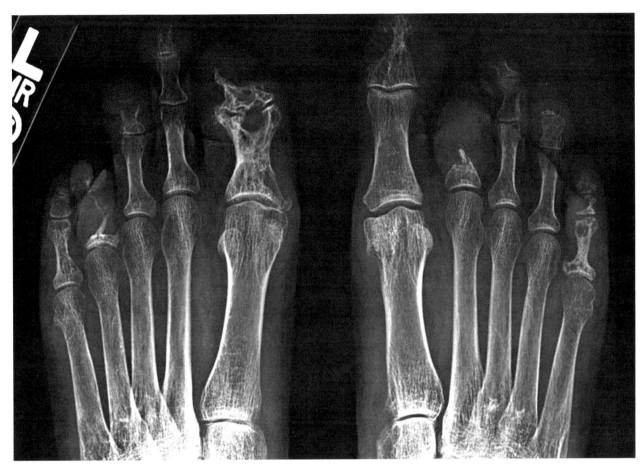

图 8.53

【影像学表现】双足正位X线片，显示双足趾骨广泛的骨质吸收，伴花边样骨质破坏。骨质吸收区的边缘可见皮质样硬化，关节没有异常改变。左侧大踇趾可见囊性病灶。

【鉴别诊断】热损伤、麻风、结节病、痛风。

【诊断】结节病。

【讨论】结节病是一种病因不明的多系统性肉芽肿病变，通常发生在年轻人，可累及肺、皮肤和眼。结节病中5%～10%的患者可出现骨质改变，且最常见于手指骨、足趾骨，椎体也可受累。影像学特点包括囊性透亮区、花边样蜂窝状改变或者广泛的骨质侵蚀合并病理性骨折。关节间隙通常完好，除非进展为广泛的神经性病变。可发生皮下软组织肿物或腱鞘炎。结节性骨病变的自然转归多种多样，极少病例可以恢复，大多会缓慢进展，甚至自截。系统性激素治疗可能会使骨病变部分康复或稳定，但通常不会恢复到正常形态。